S. Rausch, A. Stenzl (Hrsg.)

ELSEVIER ESSENTIALS

Männermedizin

Steffen Rausch, Arnulf Stenzl (Hrsg.)

ELSEVIER ESSENTIALS Männermedizin

Das Wichtigste für Ärztinnen und Ärzte aller Fachrichtungen

Mit Beiträgen von:
Thomas Altgelt, Hannover; Dr. med. Stefan Aufderklamm, Tübingen; Prof. Dr. Anil Batra, Tübingen; Prof. Dr. med. Jens Bedke, Tübingen; Prof. Dr. med. Gerhard Binder, Tübingen; Prof. Dr. Martin Dinges, Stuttgart; Prof. Dr. med. Thomas Eigentler, Tübingen; Dr. Johanna Graf, Tübingen; Dr. med. Maik Häntschel, Tübingen; Dr. med. Maximilian Haider, Regensburg; Prof. Dr. med. Oliver Hakenberg, Rostock; PD Dr. med. Georgios Hatzichristodoulou, Nürnberg; Prof. Dr. med. Jürgen Hetzel, Tübingen; Dr. med. Aybike Hofmann, Regensburg; Prof. Dr. med. Alexandra Kautzky-Willer, Wien; PD Dr. rer. medic. Friederike Kendel, Berlin; Prof. Dr. med. Sabine Kliesch, Münster; Dr. med. Ann-Lena Kraeft, Bochum; PD Dr. med. Jennifer Kranz, Aachen und Halle/Saale; Dr. med. Laura Lawaczeck, Tübingen; Dr. med. Michael Leutner, Wien; Dr. med. Céline Lugnier, Bochum; Dr. rer. nat. Marcus Mau, Usingen; Prof. Dr. med. Kurt Miller, Berlin; Dr. med. Fabian Münch, Tübingen; Gunter Neubauer, Tübingen; Prof. Dr. med. Andreas Nies, Tübingen; PD Dr. med. Peter Ong, Stuttgart; Prof. Dr. med. Steffen Rausch, Tübingen; Prof. Dr. med. Anke Reinacher-Schick, Bochum; Prof. Dr. med. Wolfgang Rösch, Regensburg; Dr. med. Bettina Scheffer, Münster; PD Dr. med. Ute Seeland, Berlin; Prof. Dr. med. Karl Dietrich Sievert, Detmold; Dr. med. Ioannis Sokolakis, Nürnberg; Prof. Dr. med. Frank Sommer, Hamburg; Prof. Dr. med. Herbert Sperling, Mönchengladbach; Prof. Dr. med. Valentina Aglaja Stirn, Ostseebad Damp; Manuela Stubbe, Berlin; Dr. med. Georg Voos, Ostseebad Damp; PD Dr. med. Friedemann Zengerling, Ulm

ELSEVIER

Elsevier GmbH, Bernhard-Wicki-Str. 5, 80636 München, Deutschland
Wir freuen uns über Ihr Feedback und Ihre Anregungen an kundendienst@elsevier.com

ISBN 978-3-437-23535-1
eISBN 978-3-437-06131-8

Wichtiger Hinweis für den Benutzer
Die medizinischen Wissenschaften unterliegen einem sehr schnellen Wissenszuwachs. Der stetige Wandel von Methoden, Wirkstoffen und Erkenntnissen ist allen an diesem Werk Beteiligten bewusst. Sowohl der Verlag als auch die Autorinnen und Autoren und alle, die an der Entstehung dieses Werkes beteiligt waren, haben große Sorgfalt darauf verwandt, dass die Angaben zu Methoden, Anweisungen, Produkten, Anwendungen oder Konzepten dem aktuellen Wissensstand zum Zeitpunkt der Fertigstellung des Werkes entsprechen.
Der Verlag kann jedoch keine Gewähr für Angaben zu Dosierung und Applikationsformen übernehmen. Es sollte stets eine unabhängige und sorgfältige Überprüfung von Diagnosen und Arzneimitteldosierungen sowie möglicher Kontraindikationen erfolgen. Jede Dosierung oder Applikation liegt in der Verantwortung der Anwenderin oder des Anwenders. Die Elsevier GmbH, die Autorinnen und Autoren und alle, die an der Entstehung des Werkes mitgewirkt haben, können keinerlei Haftung in Bezug auf jegliche Verletzung und/oder Schäden an Personen oder Eigentum, im Rahmen von Produkthaftung, Fahrlässigkeit oder anderweitig übernehmen.

Für die Vollständigkeit und Auswahl der aufgeführten Medikamente übernimmt der Verlag keine Gewähr.
Geschützte Warennamen (Warenzeichen) werden in der Regel besonders kenntlich gemacht (®). Aus dem Fehlen eines solchen Hinweises kann jedoch nicht automatisch geschlossen werden, dass es sich um einen freien Warennamen handelt.

Bibliografische Information der Deutschen Nationalbibliothek
Die Deutsche Nationalbibliothek verzeichnet diese Publikation in der Deutschen Nationalbibliografie; detaillierte bibliografische Daten sind im Internet über https://www.dnb.de abrufbar.

22 23 24 25 26 5 4 3 2 1

In ihren Veröffentlichungen verfolgt die Elsevier GmbH das Ziel, genderneutrale Formulierungen für Personengruppen zu verwenden. Um jedoch den Textfluss nicht zu stören sowie die gestalterische Freiheit nicht einzuschränken, wurden bisweilen Kompromisse eingegangen. Selbstverständlich sind **immer alle Geschlechter** gemeint.

Planung: Dr. Barbara Schweighofer, München
Projektmanagement: Ulrike Schmidt, München
Redaktion: Dr. Nikola Schmidt, Berlin
Bildredaktion und Rechteklärung: Max Goldschmidt, Aljezur
Herstellung: Der Buchmacher, Arthur Lenner, Windach
Satz: Thomson Digital, Noida/Indien
Druck und Bindung: Printer Trento S. r. l., Trento/Italien
Umschlaggestaltung: SpieszDesign, Neu-Ulm
Titelfotografie: © AdobeStock.com/Mopic

Aktuelle Informationen finden Sie im Internet unter **www.elsevier.de**

Vorwort

„Die Medizin lässt sich nicht auf beide Geschöpfe gleich anwenden. Mit dem Mund kann man das vielleicht, aber nicht mit der Tat."

Paracelsus (1493–1541)

Analog zu dieser seinerzeit eher allgemein formulierten Aussage des medizinischen Vordenkers Paracelsus existieren auch im aktuellen medizinischen Kontext zahlreiche Belege für die Unterschiede in der Erfahrung von Gesundheit und Krankheit zwischen den Geschlechtern. Hier hat die wissenschaftliche Diskussion dieser Unterschiede zur engeren Verzahnung von Soziologie, Psychologie und Medizin geführt, mit der Folge, dass Hypothesen für genderspezifische Gesundheitsstrategien, insbesondere unter Vorsorgeaspekten, generiert werden konnten. Die Bearbeitung des Themas bleibt dennoch herausfordernd und es stellt eine wichtige interdisziplinäre Aufgabe dar, die theoretischen Erkenntnisse und Entwicklungen aus z. B. epidemiologischen Untersuchungen für die klinische Arbeit eines praktizierenden Arztes, oft Erstanlaufstelle für individuell weibliche und männliche Gesundheitsthemen, implementierbar zu machen.

Im Verhältnis zur Frauengesundheit erscheint die Thematik der Männermedizin öffentlich aktuell noch vergleichsweise unterrepräsentiert. Dies mag verwundern, da die zu einem höheren Gesundheitsrisiko von Männern beitragenden und vor allem kulturell bedingten Faktoren, z. B. berufsbezogener Gesundheitsrisiken oder eines aus dem Leitbild der „hegemonialen Männlichkeit" hervorgehenden geschlechtsspezifischen Schädigungsverhaltens, bekannt und wissenschaftlich beschrieben sind.

Da gesundheitspolitische Initiativen, Maßnahmen zur Prävention und Aufklärung im Bereich Frauengesundheit klarer und nachhaltiger strukturiert erscheinen, hat der vorliegende Band „Elsevier Essentials – Männergesundheit" somit die Absicht, der Zielgruppe der Ärztinnen und Ärzte der Allgemeinmedizin, den hausärztlich sowie in allen anderen Fachrichtungen Tätigen als medizinisches Kurzlehrbuch und Nachschlagewerk für die spezifischen Krankheitsbilder der Jungen- und Männergesundheit zu dienen. Zudem werden durch Expertenbeiträge aus der Sozialwissenschaft und Psychologie auch die theoretischen und soziokulturellen Hintergründe des Themas dargelegt, um somit einen zielgerichteten Umgang mit männlichen Gesundheitsthemen abzuleiten und zu vermitteln.

Darüber hinaus ist eine weitere Zielgruppe diejenige der Studierenden der Medizin, welche einen praxisorientierten Einblick in diesen spannenden Querschnittsbereich erlangen wollen.

Wir hoffen, Ihnen anhand des vorliegenden Bandes die theoretischen Hintergründe und praktischen Inhalte zum Thema Männergesundheit näher bringen zu können. Dies ist verbunden mit der Intention und dem Wunsch, die vermittelten Kenntnisse durch integrierte Anwendung in der täglichen Praxis stärker zu betonen und somit eine verbesserte Versorgung zu ermöglichen.

Tübingen, im Februar 2021
Steffen Rausch, Arnulf Stenzl

Benutzerhinweise

Kernaussagen
Kurze Vorschau auf die wichtigsten Aspekte des Kapitels

CAVE
Worauf man achten sollte; Vorsicht

DEFINITION
Begriffserläuterungen

INTERPROFESSIONELLES TEAM
Hinweise für Spezialisten aus den verschiedenen Fachrichtungen

LEITLINIEN
Aussagen der aktuellen Leitlinien

EVIDENZ
Studien und wissenschaftliche Fakten zum Thema

PATIENTENINFO
Hinweise und ergänzende Erläuterungen

FALLBEISPIEL
Patienten-, Praxis- oder Anwendungsbeispiele

PRAXISTIPP
Hinweise für die Anwendung oder Umsetzung in der Praxis

Fehler gefunden?

https://else4.de/978-3-437-23535-1

An unsere Inhalte haben wir sehr hohe Ansprüche. Trotz aller Sorgfalt kann es jedoch passieren, dass sich ein Fehler einschleicht oder fachlich-inhaltliche Aktualisierungen notwendig geworden sind.

Sobald ein relevanter Fehler entdeckt wird, stellen wir eine Korrektur zur Verfügung. Mit diesem QR-Code gelingt der schnelle Zugriff.

Wir sind dankbar für jeden Hinweis, der uns hilft, dieses Werk zu verbessern. Bitte richten Sie Ihre Anregungen, Lob und Kritik an folgende E-Mail-Adresse: kundendienst@elsevier.com

Adressen

Herausgeber

Prof. Dr. med. Steffen Rausch
Universitätsklinikum Tübingen
Klinik für Urologie
Hoppe-Seyler-Straße 3
72076 Tübingen

Prof. Dr. med. Arnulf Stenzl
Universitätsklinikum Tübingen
Klinik für Urologie
Hoppe-Seyler-Straße 3
72076 Tübingen

Autoren

Thomas Altgelt
Landesvereinigung für Gesundheit und Akademie für Sozialmedizin Niedersachsen e. V.
Fenskeweg 2
30165 Hannover

Dr. med. Stefan Aufderklamm
Universitätsklinikum Tübingen
Klinik für Urologie
Hoppe-Seyler-Straße 3
72076 Tübingen

Prof. Dr. Anil Batra
Universitätsklinikum Tübingen
Klinik für Psychiatrie und Psychotherapie
Osianderstraße 24
72076 Tübingen

Prof. Dr. med. Jens Bedke
Universitätsklinikum Tübingen
Klinik für Urologie
Hoppe-Seyler-Straße 3
72076 Tübingen

Prof. Dr. med. Gerhard Binder
Universitätsklinikum Tübingen
Klinik für Kinder- und Jugendmedizin
Hoppe-Seyler-Straße 1
72076 Tübingen

Prof. Dr. Martin Dinges
Quarzweg 21
70619 Stuttgart

Prof. Dr. med. Thomas Eigentler
Universitätsklinikum Tübingen
Universitäts-Hautklinik
Liebermeisterstraße 25
72074 Tübingen

Dr. Johanna Graf
Universitätsklinikum Tübingen
Comprehensive Cancer Center
Tübingen-Stuttgart

Dr. med. Maik Häntschel
Universitätsklinikum Tübingen
Innere Medizin VIII
Medizinische Klinik
Otfried-Müller-Straße 10
72076 Tübingen

Dr. med. Maximilian Haider
Krankenhaus Barmherzige Brüder Regensburg
Klinik für Kinderurologie
Steinmetzstraße 1
93049 Regensburg

Prof. Dr. med. Oliver Hakenberg
Universitätsmedizin Rostock
Urologische Klinik und Poliklinik
Ernst-Heydemann-Straße 6
18057 Rostock

PD Dr. med. Georgios Hatzichristodoulou
Krankenhaus Martha-Maria Nürnberg
Urologische Klinik
Stadenstraße 58
90491 Nürnberg

Prof. Dr. med. Jürgen Hetzel
Universitätsklinikum Tübingen
Medizinische Klinik
Otfried-Müller-Straße 10
72076 Tübingen

Dr. med. Aybike Hofmann
Krankenhaus Barmherzige Brüder Regensburg
Klinik für Kinderurologie
Steinmetzstraße 1
93049 Regensburg

Prof. Dr. med. Alexandra Kautzky-Willer
Medizinische Universität Wien
Klinischen Abteilung für Endokrinologie und Stoffwechsel
Universitätsklinik für Innere Medizin III
Währinger Gürtel 18–20
A-1090 Wien

PD Dr. rer. medic. Friederike Kendel
Charité – Universitätsmedizin Berlin
Institut für Geschlechterforschung in der Medizin
Reinickendorfer Straße 61
13347 Berlin

Prof. Dr. med. Sabine Kliesch
Universitätsklinikum Münster
Centrum für Reproduktionsmedizin und Andrologie
Albert-Schweitzer-Campus 1, Gebäude D11
48149 Münster

Dr. med. Ann-Lena Kraeft
Abteilung für Hämatologie, Onkologie und Palliativmedizin
St. Josef Hospital Bochum
Katholisches Klinikum Bochum gGmbH
Gudrunstraße 56
44791 Bochum

PD Dr. med. Jennifer Kranz, FEBU, MHBA
Klinik und Poliklinik für Urologie
Uniklinik RWTH Aachen
Pauwelsstraße 30
52074 Aachen
und
Universitätsklinik und Poliklinik für Urologie
Universitätsklinikum Halle (Saale)
Ernst-Grube-Straße 40
06120 Halle (Saale)

Dr. med. Laura Lawaczeck
Universitätsklinikum Tübingen
Klinik für Urologie
Hoppe-Seyler-Straße 3
72076 Tübingen

Dr. med. Michael Leutner
Universitätsklinik für Innere Medizin 3
Abteilung für Endokrinologie und Stoffwechsel
Medizinische Universität Wien
Währinger Gürtel 18–20
1090 Wien

Dr. med. Céline Lugnier
Abteilung für Hämatologie, Onkologie und Palliativmedizin
St. Josef Hospital Bochum
Katholisches Klinikum Bochum gGmbH
Gudrunstraße 56
44791 Bochum

Dr. rer. nat. Marcus Mau
Medizinredakteur
Deutsche Gesellschaft für Mann und Gesundheit e. V.
Am Dornbusch 19
61250 Usingen

Prof. Dr. med. Kurt Miller
Charité – Universitätsmedizin Berlin
Klinik für Urologie
Hindenburgdamm 30
12200 Berlin

Dr. med. Fabian Münch
Universitätsklinikum Tübingen
Klinik für Psychiatrie und Psychotherapie
Osianderstraße 24
72076 Tübingen

Gunter Neubauer
SOWIT
Ringstraße 7
72070 Tübingen

Prof. Dr. med. Andreas Nies
Universitätsklinikum Tübingen
Medizinische Klinik, Abt. Sportmedizin
Hoppe-Seyler-Straße 6
72076 Tübingen

PD Dr. med. Peter Ong
Abt. für Kardiologie
Zentrum für Innere Medizin III
Robert-Bosch-Krankenhaus Stuttgart
Auerbachstraße 110
70376 Stuttgart

Prof. Dr. med. Steffen Rausch
Universitätsklinikum Tübingen
Klinik für Urologie
Hoppe-Seyler-Straße 3
72076 Tübingen

Prof. Dr. med. Anke Reinacher-Schick
St. Josef-Hospital
Universitätsklinikum der Ruhr-Universität Bochum
Hämatologie, Onkologie und Palliativmedizin
Gudrunstraße 56
44791 Bochum

Prof. Dr. med. Wolfgang Rösch
Krankenhaus Barmherzige Brüder Regensburg
Klinik für Kinderurologie
Steinmetzstraße 1
93049 Regensburg

Dr. med. Bettina Scheffer
Universitätsklinikum Münster
Centrum für Reproduktionsmedizin und Andrologie
Albert-Schweitzer-Campus 1, Gebäude D11
48149 Münster

PD Dr. med. Ute Seeland
Charité – Universitätsmedizin Berlin
Medizinische Klinik für Kardiologie, Campus Benjamin Franklin
Hessische Straße 3–4
10115 Berlin

Prof. Dr. med. Karl Dietrich Sievert
Klinikum Lippe
Kontinenzzentrum
Röntgenstraße 18
32756 Detmold

Dr. med. Ioannis Sokolakis
Krankenhaus Martha-Maria Nürnberg
Urologische Klinik
Stadenstraße 58
90491 Nürnberg

Prof. Dr. med. Frank Sommer
Summer Health GmbH
Butenfeld 44
22529 Hamburg

Prof. Dr. med. Herbert Sperling
Kliniken Maria Hilf GmbH
Klinik für Urologie
Viersener Straße 450
41063 Mönchengladbach

Prof. Dr. med. Valentina Aglaja Stirn
VAMED Rehaklinik Damp
Abteilung Psychosomatik
Seute-Deern-Ring 30
24351 Ostseebad Damp

Manuela Stubbe
Praxis für Allgemeinmedizin und Psychotherapie
Grunewaldstraße 11A
12165 Berlin

Dr. med. Georg Voos
VAMED Rehaklinik Damp
Abteilung Psychosomatik
Seute-Deern-Ring 30
24351 Ostseebad Damp

PD Dr. med. Friedemann Zengerling
Universitätsklinikum Ulm
Urologie und Kinderurologie
Albert-Einstein-Allee 23
89081 Ulm

Abkürzungen

ABP	Akute bakterielle Prostatitis
ADHS	Aufmerksamkeitsdefzit-/Hyperaktivitätsstörung
An	Anorexia nervosa
ANOCA	Angina pectoris ohne Koronarstenosen
ARM	Anorektale Malformationen
AZF	Azoospermiefaktor
BBD	Bladder-bowel-dysfunction
BCC	Basalzellkarzinom
BEEK	Blasenekstrophie-Epispadie-Komplex
BES	Binge-Eating-Syndrom
BMI	Body-Mass-Index
CBAVD	Kongenitale bilaterale Aplasie des Vas deferens
CBP	Chronisch-bakterielle Prostatitis
CHH	Kongenitaler hypogonadotroper Hypogonadismus
CPSI	Chronischer-Prostatitis-Symptom-Index
DSM-IV	Diagnostic and Statistical Manual of Mental Disorders
ED	Erektile Dysfunktion
EP	Ejaculatio praecox
GIK	Geschlechtsinkongruenz
GU	Gonorrhoische Urethritis
HFpEF	Herzinsuffizienz mit erhaltener linksventrikulärer Funktion
HFrEF	Herzinsuffizienz mit reduzierter linksventrikulärer Funktion
HWI	Harnwegsinfektion
ICD-10	International Statistical Classification of Diseases and Related Health Problems
ICSI	Intra-zystoplasmatische Spermieninjektion
INOCA	Ischämie ohne Koronarstenosen
IPP	Induratio penis plastica
IVF	In-vitro-Fertilisation
KEV	Konstitutionelle Entwicklungsverzögerung
KRK	Kolorektales Karzinom
LOT	*late-onset hypogonadism*
MCU	Miktionszysturethrografie
MESA	Mikrochirurgische epididymale Spermienaspiration
MUS	Miktionsurosonografie
NDRI	Noradrenalin-Dopamin-Wiederaufnahmehemmer
NGU	Nichtgonorrhoischen Urethritis
NMSC	*Non-melanom-skin-cancer*
NNT	*Number needed to treat*
NOA	Nichtobstruktive Azoospermie
OAB	*over active bladder syndrome*
PAE	Prostata-Arterienembolisation
PIN	Prostatische intraepitheliale Neoplasie
PSA	Prostata-spezifisches Antigen
SSRI	Selektiver Serotonin-Wiederaufnahmehemmer
TESE	Testikuläre Spermienextraktion
TRUS	Transrektale Sonografie
TUMT	Transurethrale mikrowelleninduzierte Thermotherapie
TUNA	Transurethrale Nadelablation der Prostata
VUR	Vesikoureteraler Reflux

Abbildungsnachweis

Der Verweis auf die jeweilige Abbildungsquelle befindet sich bei allen Abbildungen im Werk am Ende des Legendentextes in eckigen Klammern. Alle nicht besonders gekennzeichneten Grafiken und Abbildungen © Elsevier GmbH, München.

F264-005	Rebik K et al. Scrotal Ultrasound. Radiologic Clinics of North America, 2019; 57(3): 635–648. Elsevier.
F276-010	Clarke NW et al. Renal and urological surgery – II. The management of testis cancer. Surgery (Oxford), 2019; 37(9): 513– 523. Elsevier.
F602-004	Schmiegel W et al. S3-Leitlinie – Kolorektales Karzinom. Zeitschrift für Gastroenterologie, 2017; 55(12): 1344–1498. Thieme.
F849-017	Lam C S P et al. Sex differences in heart failure. European Heart Journal, December 2019; 40(47): 3859–3868c. Oxford University Press.
F1092-001	Andersson K-E et al. The pharmacological treatment of urinary incontinence. BJU International, 199; 84(9): 923–947. John Wiley and Sons.
G924	Brierley J, Gospodarowicz M, Wittekind C (eds.),.TNM classification of malignant tumours. 8th Ed. UICC. John Wiley & Sons, 2017.
H231-001	Madersbacher H. Neurogene Harninkontinenz infolge Sphinkterdysfunktion. Journal für Urologie und Urogynäkologie, 2004; 11 (Sonderheft 5): 12–13. Krause & Pachernegg.
H232-001	Stijns R C H et al. Advances in organ preserving strategies in rectal cancer patients. European Journal of Surgical Oncology, Feb 2018; 44(2): 209–219. © 2017 Elsevier Ltd, BASO ~ The Association for Cancer Surgery, and the European Society of Surgical Oncology. All rights reserved.
L143	Heike Hübner, Berlin.
L231	Stefan Dangl, München.
M1075	Thomas Altgeld, Hannover.
M1076	Dr. med. Aybike Hofmann, Regensburg.
M1077	Priv.-Doz. Dr. med. Herbert Sperling, Mönchengladbach
M1078	Priv.-Doz. Dr. med. Peter Ong, Stuttgart.
M1079	Dr. med. Ute Seeland, Berlin.
M1080	Prof. Dr. med. Aglaja Valentina Stirn, Damp.
M1081	Priv.-Doz. Dr. med. Jennifer Kranz, Eschweiler.
M1084	Priv.-Doz. Dr. med. Steffen Rausch, Tübingen.
M1085	Dr. med. Stefan Aufderklamm, Tübingen.
M1086	Dr. med. Maik Häntschel, Tübingen.
M1087	Prof. Dr. med. Jürgen Hetzel, Tübingen.
M1088	Priv.-Doz. Dr. med. Friedemann Zengerling, Ulm.
M1089	Dr. med. Ioannis Sokolakis, Nürnberg.
M1090	Gunter Neubauer, Tübingen.
P774	Prof. Dr. med. Herbert Tilg, Innsbruck.
R211	Kahl S, Kähler G F B A, Dormann A: Interventionelle Endoskopie – Lehrbuch und Atlas. 1. Aufl. Elsevier/Urban & Fischer, 2007.
T866-001	ICIQ Group (www.iciq.net). Bristol Urological Institute, Southmead Hospital, Bristol, UK.
T1183	Priv.-Doz. Dr. med. Georgios Hatzichristodoulou, Nürnberg.
T1184	Prof. Dr. med. Jens Bedke, Tübingen.
T1185	Dr. med. Laura Lawaczeck, Tübingen.
T1186	Prof. Dr. med. Thomas Eigentler, Tübingen.
W193	Statistisches Bundesamt (Destatis), Wiesbaden.
W247	Gesellschaft epidemiologischer Krebsregister in Deutschland e.V. (GEKID e.V.)
W295-003	Medizinischer Dienst des Spitzenverbandes Bund der Krankenkassen e.V. (MDS) und GKV Spitzenverband (2020): Präventionsbericht 2020 – Leistungen der gesetzlichen Krankenversicherung: Primärprävention und Gesundheitsförderung. Leistungen der sozialen Pflegeversicherung: Prävention in stationären Pflegeeinrichtungen.
W318-004	Griesinger F et al. Lungenkarzinom, nicht-kleinzellig (NSCLC). Onkopedia Leitlinie, Juli 2021. Deutsche Gesellschaft für Hämatologie und medizinische Onkologie e.V. (DGHO).
X221-034	Robert Koch-Institut (Hrsg.) und die Gesellschaft der epidemiologischen Krebsregister in Deutschland e.V. (Hrsg). Krebs in Deutschland für 2017/2018. 13. Ausgabe. Berlin, 2021.

Inhaltsverzeichnis

KAPITEL

1 Die gesundheitliche Lage von Männern

1.1 Epidemiologische Daten zur Männergesundheit

Kurt Miller und Steffen Rausch

Kernaussagen

- Die Differenz in der statistischen Lebenserwartung zwischen Frauen und Männern beträgt aktuell ca. 4,7 Jahre.
- Dieser Unterschied wird durch biologische Variablen allein nicht vollumfänglich abgebildet.
- Verhaltensbedingte Todesursachen und chronische Erkrankungen tragen altersabhängig zur männlichen Übersterblichkeit bei.

1.2 Lebenserwartung und Gesundheitsverhalten

Ein wesentlicher Indikator für die geschlechtsspezifischen Unterschiede im Gesundheitsverhalten von Frauen und Männern stellt die beobachtete **Differenz bei der Lebenserwartung** dar. Zwar nähert sich diese zwischen den Geschlechtern in den vergangenen Jahren zunehmend an, dennoch beträgt die mittlere Lebenserwartung (Statistisches Bundesamt, 2020) der Frauen bei Geburt derzeit 83,6 Jahre und liegt somit **mehr als 4 Jahre** über derjenigen der Männer (78,9 Jahre).

Biologische Faktoren scheinen hier im Ausmaß von 1–2 Jahren zur Erklärung der höheren Lebenserwartung der Frauen beizutragen.

Als kausale Erklärung für die zusätzlich verminderte Lebenserwartung ist der höhere Anteil vorzeitiger Sterbefälle bei Männern zu benennen. So sterben im Alter von 15–75 Jahren doppelt so viele Männer wie Frauen. Insbesondere sind hier verhaltensbedingte Todesursachen wie Folgen einer koronaren Herzerkrankung, Todesfälle durch Unfälle, Suizid und psychische bzw. Suchterkrankungen geschlechtsspezifisch häufiger.

Insbesondere in der Kohorte jüngerer Männer bis 35 sind die Sterblichkeit durch Unfälle und Suizid im Vergleich zur weiblichen Vergleichsgruppe deutlich erhöht.

Bei Männern im mittleren Lebensalter von 45–60 Jahren führen vor allem chronische Krankheiten, wie Herz-Kreislauf-Krankheiten, maligne Tumorerkrankungen und Krankheiten des Verdauungssystems zur Übersterblichkeit.

1.3 Geschlechtsspezifische Erkrankungs- und Behandlungsdaten

Insgesamt ist die Erkrankungsrate bei kardiovaskulären Erkrankungen bei Männern doppelt so hoch wie bei Frauen, was die Krankheitslast in der Bevölkerung im Allgemeinen und die Belastung des ambulanten und stationären medizinischen Sektors im Speziellen maßgeblich prägt. Somit ist es nicht überraschend, dass bei Erwachsenen über 60 Jahren mehr Männer als Frauen (je 100.000 nach Geschlecht und Altersgruppe) in Krankenhäusern behandelt werden.

EVIDENZ

Der Anteil der stationär behandelten Männer im Alter von 60–80 Jahren ist neben Herz-Kreislauf-Erkrankungen auch bei malignen Tumorerkrankungen und Krankheiten des Atmungssystems erhöht. Demgegenüber ist der Anteil stationärer Behandlungsfälle bei Verletzungen und Vergiftungen sowie Krankheiten des Muskel-Skelett-Systems geringer als bei Frauen.

Bei über 80-jährigen Personen sind die Anteile stationärer Behandlung in allen Krankheitsklassen bei Frauen höher, was durch deren bessere Lebenserwartung und dem hieraus folgenden, höheren Bevölkerungsanteil in der Alterskohorte bedingt ist.

Bei den Tumorerkrankungen treten Brust- und Prostatakrebs geschlechtsspezifisch am häufigsten auf. Unterschiede in der geschlechtsabhängigen Inzidenz fallen darüber hinaus insbesondere bei **Lungenkrebs** auf. Hier ist die geschätzte Zahl der Krebsneuerkrankungen bei Männern doppelt so hoch wie bei Frauen. Der über die vergangenen Jahrzehnte beschriebene Trend einer steigenden Zahl an Neuerkrankungen bei Frauen wird vor allem auf den im Zeitverlauf gesteigerten Zigarettenkonsum weiblicher Individuen zurückgeführt.

Männer sind von **Muskel- und Skeletterkrankungen** häufiger betroffen. Die Erkrankungsgruppe verursacht bei beiden Geschlechtern die meisten Arbeitsunfähigkeitstage und ist zudem maßgeblich für krankheitsbedingte Frühberentungen verantwortlich.

Während bei beiden Geschlechtern in den letzten Jahren eine Zunahme der Arbeitsunfähigkeit aufgrund **psychischer Erkrankungen und Störungen** zu verzeichnen war, sind die durch psychische Erkrankungen verursachten durchschnittlichen Fehlzeiten bei Frauen mit 8,7 Tagen im Vergleich zu 5 Krankheitstagen noch immer deutlich häufiger.

Bezogen auf die psychischen Erkrankungen werden auch qualitative Unterschiede beschrieben. Bei Frauen überwiegen hier affektive Störungen wie Depressionen und Angststörungen, während bei den Männern hingegen insbesondere **Suchterkrankungen** im Vordergrund stehen. Hier stellt der Alkoholismus den anteilig wichtigsten Faktor dar.

PATIENTENINFO

Links mit Übersicht und detaillierten Informationen zur Männergesundheit:
https://www.rki.de/DE/Content/GesundAZ/M/Maennergesundheit/Maennergesundheit_inhalt.html
http://www.maennergesundheitsbericht.de/fileadmin/user_upload/maennergesundheitsbericht/kurzfassungsbroschuere.pdf

1.4 Fazit

Frauen und Männer finden sich aufgrund der geschlechtsspezifischen Segregation des Arbeitsmarkts auch weiterhin in unterschiedlichen Arbeitsumgebungen und Lebensbedingungen wieder und sind in der Folge spezifischen gesundheitlichen Belastungen ausgesetzt. Bei der Bewertung von empirischen Daten zur Gesundheit von Frauen und Männern stellt sich die Integration dieser Variablen komplex dar.

CAVE

Sowohl der Einfluss geschlechtsspezifischer Lebensumstände (wie auch deren Veränderungen) und anderer psychosozialer Einflussfaktoren sollten idealerweise bei der Interpretation und Diskussion von Gesundheitsdaten berücksichtigt werden.
Differenzierte, geschlechtersensible Forschungsaktivität mit dem Ziel, Unterschiede und Ähnlichkeiten innerhalb der Geschlechter herauszuarbeiten und hieraus genderspezifische Versorgungsstrategien zu generieren, ist daher erforderlich.

1.5 Männlichkeit und Gesundheit: Historische Perspektiven für eine bessere Zukunft

Martin Dinges

Kernaussagen

Die bisher zu selten beachteten historischen Perspektiven erlauben:

- Ein besseres Verständnis von Männergesundheit als gängigen Defizitdiskurs
- Angemessenere Erklärungen als die verbreiteten biologistischen Befunde

Historische Perspektiven sind gesundheitspolitisch relevant, weil sie Veränderungspotenziale für Männergesundheit in der Gegenwart aufzeigen können.

1.5.1 Historischer Paradigmenwechsel in der Wahrnehmung von Geschlecht und Gesundheit

Seit der Spätaufklärung um 1770 galt die Frau als eher schwach und krank, weil vom Körper bestimmt, der Mann als stark und gesund, da vernunftgesteuert – die Sonderanthropologie der Frau. Erst jüngst wird beachtet, dass Frauen seit 170 Jahren länger leben als Männer.

Männern werden in den Medien und von der BZgA ihre geringere Lebenserwartung, ihr Risikoverhalten und eine geringe Nutzung des Gesundheitsangebots als Defizit vorgehalten [35, 41]. Körpersensibilität und Gesundheitsverhalten von Frauen gelten als Vorbild. Das ist eine völlige Umkehrung des Gesundheitsdiskurses: Der Mann ist vom Ideal zum „gesundheitlichen Sanierungsfall“ abgestiegen. Diese Diskurslage zeigt einen grundlegenden Wandel und schafft als Spiegelung vermeintlich akzeptierter Meinungen Realitäten. Andere Positionen zu vertreten, wird schwieriger [14, 44].

1.5.2 Männergesundheitsdiskurs: Herkunft und Ambivalenzen

Der Männergesundheitsdiskurs entstand während der 1980er-Jahre in den Gesundheitswissenschaften, insbesondere in Australien und den USA [34, 35]. Feministische Männlichkeitskritik trug zur Entstehung bei. Urologen-Kongresse adressierten Männergesundheit umfassender seit den 1990er-Jahren. Den aktuellen Diskurs prägen medizinische Disziplinen (Urologie, Andrologie, Endokrinologie, Psychiatrie), Krankenkassen, Gesundheitswissenschaft und Gesundheitspsychologie, Pharmaindustrie, Männlichkeitsforschung, „Männerbewegung“ und Medien.

Sie verfolgen jeweils unterschiedliche Agenden zur Platzierung ihres (Deutungs-)Angebots. In der deutschen Politik ist das Thema nach langem Zögern angekommen – deutlich später als in Österreich und der Schweiz [40, 5]. 2014 erschien ein erster Männergesundheitsbericht des RKI [43], nachdem 2001 ein „Bericht zur gesundheitlichen Situation von Frauen in Deutschland" publiziert worden war (ein weiterer ist in Vorbereitung). Bis auf ein Männergesundheitsportal und fünf eintägige Kongresse blieb das ohne Folgen. Den besonderen gesundheitlichen Bedarf von Männern propagieren nun vor allem ein Netzwerk von Fachleuten [38] und die private Stiftung Männergesundheit [48].

Kontraproduktiv ist demgegenüber die Stigmatisierung von Männern als Gesundheitsmuffel. Die damit verbundene Schuldzuweisung lädt nicht zu gesundheitsförderlichem Verhalten ein. Man macht es sich zu einfach, nur auf (Fehl-)Verhalten hinzuweisen, statt effektive Verhältnisprävention zu betreiben.

Gleichzeitig wurde das Thema über die Zeitschrift „Men's Health" popularisiert. Derartige Magazine preisen Männergesundheit als Konsumgut an: Alles angeblich Männlich-Gesunde lasse sich kaufen oder erarbeiten [34, 33]. Männergesundheit soll zur Zufriedenheit beitragen sowie andere Männer und Frauen beeindrucken. Ganz anders ist ein Verständnis von Männergesundheit als Abwendung von tradierten Männlichkeitsleitbildern und daraus resultierenden gesundheitsschädlichen Verhaltensweisen. Dabei werden sowohl gesellschaftliche Verhältnisse als auch das individuelle Verhalten der Männer bedacht.

CAVE

In der Spannung zwischen Konsumgut und Emanzipation stellt Männergesundheit Männer und Frauen, Wirtschaft und Politik vor ganz unterschiedliche Herausforderungen [12].

Frühere Versuche, Männergesundheitsdiskurse, z. B. um 1910, zu den Wechseljahren des Mannes, zu etablieren, sind gescheitert [49, 24]. Auch die geringere Lebenserwartung der Männer war schon seit 1900 in den Handbüchern zur Sozialhygiene gut sichtbar, wurde aber bis in die 1960er-Jahre mit Verweis auf die „Schwäche des Weibes" übergangen. Das zeigt den Bias des damaligen medizinischen Geschlechterdiskurses [14]. Derzeit besteht offenbar eine höhere Bereitschaft der Gesellschaft, das Thema ernst zu nehmen.

1.5.3 Unterschiedliche Lebenserwartung: ganz überwiegend kulturell bedingt

Zentral für den Männergesundheitsdiskurs ist die in Deutschland noch fast 5 Jahre geringere Lebenserwartung der Männer. Dieser Unterschied hat nur wenig mit ihrer biologischen Ausstattung zu tun. Die Klosterforschung – der Vergleich von männlichen und weiblichen Populationen in sehr ähnlichen Lebensbedingungen – belegt, dass Frauen einen genetischen Vorteil haben, der lediglich eine um etwa 1 Jahr höhere Lebenserwartung erklärt [30]. Die übrigen 4 Jahre gehen auf kulturelle und soziale Ursachen zurück.

Die unterschiedliche Lebenserwartung bei der Geburt hat sich erst seit einigen Generationen so entwickelt, wie wir sie kennen (➤ Tab. 1.1).

Die Lebenserwartung bei der Geburt stieg bei beiden Geschlechtern von nur ca. 40 Jahren im Jahr 1850 auf derzeit 80 Jahre an. Dafür waren bis 1950 bessere Ernährungs- und Wohnverhältnisse sowie Hygienebedingungen und insbesondere Bildung entscheidend [23]. Für die Lebenserwartung der Männer wird der historische Beitrag des Gesundheitssystems auf 10 % bis höchsten 30 % geschätzt, für Frauen auf 20–40 % [51]. Selbst für die gewonnenen Lebensjahre der letzten Jahrzehnte liegt der Beitrag der Medizin bei nur etwa einem Viertel [53]. Diskussionen über Gesundheitspolitik und steigende Kosten betreffen also nur den kleineren Teil möglicher Gesundheitsförderung.

Die Entwicklung der Lebenserwartung beider Geschlechter war unterschiedlich dynamisch: Phasen steigender physischer

Tab. 1.1 Lebenserwartung bei der Geburt: Männer und Frauen in Deutschland (1850–2020) (Für Daten zu 1850 Imhof AE (1990). Lebenserwartungen in Deutschland vom 17. bis 19. Jahrhundert. Weinheim, 462 f./Für 1870: Statistisches Bundesamt (Hrsg.) (2008). Periodensterbetafeln für Deutschland. Allgemeine und abgekürzte Sterbetafeln 1871/1881 bis 2004/2006. Wiesbaden 2008, 401–414. Danach https://www.deutschlandinzahlen.de/tab/deutschland/demografie/natuerliche-bevoelkerungsbewegungen/lebenserwartung-frauen sowie …lebenserwartung-maenner)

Jahr	Männer	Frauen	Längere Lebenserwartung der Frauen
1850	39,6	40	0,4 fast kein Unterschied
1881/1890	37,2	40,3	3,1 Jahre mehr
1901/1910	44,8	48,3	3,5 Jahre mehr
1924/1926	56,0	58,8	2,8 Jahre mehr
1949/1951	64,6	68,5	4,1 Jahre mehr
1980/1982	70,2	76,9	6,7 Jahre mehr
2000/2002	75,4	81,2	5,8 Jahre mehr
2018/2020	78,6	83,4	4,8 Jahre mehr

Angaben gelten für das Deutsche Reich und die Bundesrepublik jeweils nach deren Gebietsstand.

und psychischer Überforderung der Männer korrelieren mit Stagnation oder Abnahme der Lebenserwartung: Früh- und Hochindustrialisierung (1835–1914), vor allem die Zeit der Kriegsfolgenbewältigung während des Wiederaufbaus nach dem Zweiten Weltkrieg. Die Frauen gewannen durch den sukzessiven Wegfall der geburtsverbundenen Probleme nach 1900 nur ein halbes bis höchstens ein Jahr Lebenserwartung bei der Geburt [37]. In der Weimarer Zeit blieb die Geschlechterdifferenz in der Lebenserwartung fast konstant. Seit Mitte der 1980er-Jahre verringert sich diese kontinuierlich [13, 44]. Der Männergesundheitsdiskurs entstand also, als die Differenz der Lebenserwartung ihren Höhepunkt erreicht hatte.

1.5.4 Genderspezifische Arbeitsteilung

Die **wellenförmige Entwicklung der Lebenserwartung von Männern** lässt zwei Hauptgründe für die relative Verschlechterung ihres Gesundheitsstatus erkennen:

- Erstens führt die genderspezifische Arbeitsteilung mit dem männlichen Haupternährer seit der Industrialisierung zu einer einseitigen Berufsorientierung bei Männern.
- Zweitens fördern tradierte Männlichkeitsleitbilder Gesundheitsrisiken.

Die Trennung der Sphären von Frau und Mann war im 19. Jahrhundert ideologisch erwünscht. Immer mehr haushaltsferne Arbeitsplätze der Männer begünstigten sie.

EVIDENZ

Die Gesundheitsrisiken vieler fast ausschließlich von Männern ausgeführten Tätigkeiten waren hoch. Noch 2018 betrafen 95,7 % der tödlichen Arbeitsunfälle, über 75 % der meldepflichtigen Arbeitsunfälle und fast 76 % der Arbeitsunfallrenten Männer [19] – obwohl seit 1990 viele Produktionen mit Schwerarbeit ins Ausland verlegt wurden. Berufstätige Männer machen viel mehr Überstunden als berufstätige Frauen. Das begünstigt koronare Herzkrankheiten [19]. Allerdings nahm die Zahl männlicher Workaholics mit extremer Berufsarbeitsorientierung bereits seit 1953 ab [39].

Männer haben die vorrangige Berufsorientierung verinnerlicht. Andere Familienaufgaben als der Erwerb des Einkommens galten als nachrangig. Frauen arbeiteten bis in die 1960er-Jahre zumeist 8 Jahre vor der Geburt des ersten Kindes ganztags, danach halbtags in aushäusigen Arbeitsverhältnissen. Der Frauenanteil an allen Erwerbstätigen lag in den Stichjahren 1882, 1907, 1925, 1939, 1950 und 1972 jeweils bei 36 %, stieg danach bis 2019 auf 47,5 % [22, 50]. Allerdings betrug der Frauenanteil am Erwerbsarbeitsvolumen weiterhin nur 40,3 % [50], denn seit 1991 stieg vor allem die Teilzeitquote. Während 2020 immerhin 19,8 % der Männer in Teilzeit arbeiten, ist es nun mit 58,2 % sogar die Mehrheit der Frauen [50]. Erwerbstätigkeit ist für sie lediglich eine Aufgabe neben unbezahlter Care-Arbeit. Die geht aber in die Berechnungen zur Erwerbsarbeit nicht ein.

Die Doppelbelastung (Familie und Beruf) ist bei unterstützendem Partner, jedenfalls im Vergleich mit der reinen Hausfrauentätigkeit, gesundheitsförderlich. Nur-Hausfrauen haben eine geringere Lebenserwartung als „Doppeltbelastete" [5, 6, 42]. Erst seitdem sich der Anteil berufstätiger Frauen in den 1980er-Jahren erhöhte, verringerte sich die Differenz zwischen der Lebenserwartung von Frauen und Männern.

Die Beteiligung der Männer an Hausarbeit und Kinderbetreuung – wie auch im Pflegeberuf – wird auch für frühere Zeiten unterschätzt [46]. Unter britischen Arbeitern aus der ersten Hälfte des 20. Jahrhunderts war die Beteiligung der Männer an der Hausarbeit 14-mal höher als Nichtbeteiligung [4]. Männer beschrieben in deutschen Autobiografien die doppelte Anforderung aus Beruf und Familie erst nach dem Zweiten Weltkrieg als Belastung [26]. Vorher schützte sie wohl das traditionelle Geschlechterarrangement. Derzeit ist die gesamte Arbeitszeit für Erwerb und Care-Aufgaben bei Männern in Paaren mit Kindern sogar geringfügig höher als diejenige der Mütter [16].

CAVE

Die stärkere Familienpräsenz von Männern kann gesundheitsförderlich sein, darf aber nicht ausschließlich eine Zusatzforderung zur Berufsbelastung werden. Stattdessen müssten Personalabteilungen die Arbeitszeitreduzierung bei Männern genauso akzeptieren wie bei Frauen.

1.5.5 Traditionelles Leitbild von Männlichkeit

Der zweite Hauptgrund für die geringere Lebenserwartung der Männer sind traditionelle Leitbilder. Das im 19. Jahrhundert geprägte Männlichkeitsleitbild zielte auf harte, schmerzunempfindliche, wehrfähige Jungen – später pervertiert im Bild soldatischer Männlichkeit des Nationalsozialismus [11].

EVIDENZ

Das Leitbild männlicher Härte führt auch heute noch zu Gesundheitsgefährdungen im Lebenslauf. Jungen spielen gefährlicher [36]. Männliche Jugendliche verhalten sich risikoreicher als weibliche, besonders beim Konsum von Drogen und Alkohol. Die Unfall- und Suizidrate junger Männer ist vielfach höher als bei gleichaltrigen Frauen.

Gewalt spielt in Männlichkeitskonzepten eine Rolle. Bei betroffenen Jungen fördert das die Annahme, dass Gewaltwiderfahrnisse normal seien. Die Gewöhnung an Gewalt als angemessenes Mittel der „Erziehung" erfolgt bei Jungen früh – sie werden viel häufiger geschlagen als Mädchen [27]. Der größte Teil aller Gewalttaten wird von Männern gegen Männer verübt [27].

Das Thema wurde im Männergesundheitsbericht des RKI adressiert, müsste im Männergesundheitsdiskurs aber stärker beachtet werden.

Zurück zur Lebenserwartung von Männern: Die stärkere Erfolgsorientierung von Männern fördert ein gesundheitsgefährdendes Leistungsverhalten – häufig auch bei Ärzten sowie im

Sport [52]. Besonders im Umfeld gefährlicher Arbeitsplätze besteht eine spezifisch männliche Risikokultur [31, 45]. Risikobereitschaft ist gesellschaftlich (z. B. in Bergbau, gefährlichen Berufen, Militär) sehr erwünscht. Es war und ist demnach von Männern nicht gänzlich frei gewählt und sie können es auch nicht beliebig vermeiden.

Zudem wollen Männer Probleme mit der Arbeit oder in Beziehungen durch gesteigerten Alkoholkonsum statt Gespräche lösen. Das Leitbild traditioneller proletarischer und auch bürgerlicher Männlichkeit steht gesundheitsförderlichem Verhalten also oft entgegen.

1.5.6 Der größte „Killer" Rauchen: Männerspezifisches Schädigungsverhalten geht zurück

Der wichtigste Grund für die Übersterblichkeit der Männer war im 20. Jahrhundert aber der Tabakkonsum. Er erklärt insbesondere ihre langsamer steigende Lebenserwartung nach dem Zweiten Weltkrieg. Sein Anteil an der Übersterblichkeit von Männern betrug in den Niederlanden 1950–1975 80 %, in Deutschland 1975–1994 noch über 45 % [18].

Rauchen kann man historisch als **geschlechtsspezifisches Schädigungsverhalten** einordnen. Tabakrauchen wurde seit dem 19. Jahrhundert immer ausschließlicher zu einem männlichen Privileg. Die Zigarettenrationen der Soldaten während beider Weltkriege verstärkten diese Zuschreibung. In der Weimarer Zeit wurden die Gefahren des Tabakkonsums erkannt. Die Nationalsozialisten verordneten Werbeverbote und Kampagnen gegen das Rauchen, die besonders auf Mütter zielten. Die erste Zigarette blieb für Jungen aber ein Schritt zum Erwachsenwerden, mit dem „Männlichkeit" eingeübt wurde. Trotz der verstärkt männlichen Markierung des Rauchens in der NS-Zeit gelang es der Tabakindustrie während der 1960er-Jahre, auch verheirateten Frauen die Zigarette schmackhaft zu machen. Nach 1968 galt Rauchen als Teil der Frauenemanzipation.

EVIDENZ

Männer über 14 Jahren rauchten noch 1950 zu 88 %, bis 1985 mit 47 % immer weniger, Frauen hingegen 1985 mit 28 % mehr als 1950 (21 %) [18]. Junge Frauen rauchen oft, weil sie schlank bleiben wollen, haben also ein zusätzliches Motiv. Weil sie das früher eher Männern vorbehaltene Verhaltensmuster Rauchen übernommen haben, wurde es für Männer weniger attraktiv. Weil jüngere Männer Gesundheitsrisiken stärker beachteten, begannen sie seltener zu rauchen. Außerdem wurde Rauchen ein Unterschichtmarker. So sanken die Raucherquoten der 12–18-Jährigen männlichen Jugendlichen von 33,4 % (1979) auf 11,1 % (2011), also um 22,3 %; bei den weiblichen Jugendlichen von 26,4 % (1979) auf 12,4 % (2011), also nur um 14,4 % [21]. Dieser stärkere Verhaltenswandel bei den männlichen Jugendlichen blieb konstant: Derzeit (2014–2017) rauchen nur noch 7,0 % der Jungen von 11–17 Jahren, aber 7,4 % der gleichaltrigen Mädchen [54].

Nach neuesten Daten haben etwas mehr Mädchen als Jungen außerdem einen riskanten Alkoholkonsum. Allerdings ist Rauschtrinken bei Jungen doppelt so häufig wie bei Mädchen [54]. Gesundheitsschädliche Verhaltensweisen gleichen sich also an; die Jungen gehen aber stärker ins Risiko. Insgesamt verweisen Tabak- und Alkoholkonsum auf Probleme der Jugendphase, weniger auf Charakteristika nur des männlichen Geschlechts.

Das veränderte Rauchverhalten zeigt sich in der Lungenkrebssterblichkeit: Sie sank von 1980 bis 2002 bei den Männern anderthalbmal so schnell wie bei den Frauen. Von 1998 bis 2020 sank der Anteil der Männer weiter von 75,5 % auf 61,9 % [21].

1.5.7 Inanspruchnahme des medizinischen Angebots durch Männer hat sich sehr verändert

Die **geschlechterspezifische Inanspruchnahme von Ärzten** ist historisch erlernt. Beim Rückblick bis ins 16. Jahrhundert zeigt sich, dass bis 1800 mehr Männer Arztpraxen aufsuchten [1]. Seit den 1770er-Jahren wurden vorrangig Frauen als Patienten rekrutiert, sodass sich die Anteile annäherten. Seit 1850/60 sind mit ca. 60 % durchgehend mehr Frauen in den Praxen. Auch ohne den höheren Frauenanteil in der Bevölkerung und den „gynäkologische Bedarf" bliebe noch ein Überhang von 12 % – und das seit 160 Jahren! Frauen haben die Lektion akzeptiert, regelmäßig zum Arzt zu gehen [10]. Die Geschichte des geschlechterspezifischen Arzneimittelkonsums zeigt eine parallele Entwicklung: vor 1850/60 deutlich mehr Verschreibungen für Männer, danach für Frauen [25]. Die vorrangige Orientierung der Ärzte auf die weibliche Klientel erklärt diese Veränderung.

Ein Jahrhundert Gesundheitsberatung adressierte ebenfalls vor allem Frauen [14]. Die bevölkerungspolitisch gewünschte Senkung der Säuglingssterblichkeit brachte um 1900 Stillberatung und Geburtshygiene. Fast die gesamte Hygienepropaganda zielte auf Hausfrauen oder Mütter. Nur bei der Bekämpfung der Geschlechtskrankheiten kamen nach den Prostituierten auch die männlichen Freier in den Blick. Die „Gesundheitsaufklärung" in Bundesrepublik und DDR bevorzugte Frauen – und stellte Männer häufig als inkompetent dar [41, 29]. Seit den 1970er-Jahren hat sich die Konzentration auf Frauen mit Früherkennungsprogrammen für Brustkrebs verstärkt. Für Männer gibt es wenige, später im Lebenslauf einsetzende Programme. Erst in den **AIDS-Präventionskampagnen** wurden beide Geschlechter angesprochen. Das seit 2009 von der BZgA betriebene Männer-Gesundheitsportal ist mittlerweile nur noch sehr wenig geschlechterspezifisch.

1

EVIDENZ

Trotz der wenig männerfreundlichen „Gesundheitsaufklärung" nutzten im Jahr 2010/11 etwa gleich viele Männer (44,7 %) wie Frauen (47,6 %) den **Gesundheits-Check-up,** der beiden ab 35 Jahren regelmäßig angeboten wird [43]. 32,6 % der 55- bis 74-jährigen Männer nahmen **Krebsfrüherkennungsuntersuchungen** wahr, gleichaltrige Frauen zu 42,4 % [55]. Nicht den Unterschied von 10 % sollte die BZgA dramatisieren, sondern dass beide Geschlechter zu wenig erreicht werden [7]. Zudem wurde die Bedeutung der Krebsvorsorge überschätzt. Der Rückgang von Neubildungen als Todesursache hat in den 22 Jahren von 1980 bis 2002 wenig mehr als ein halbes Jahr zur Verbesserung der Lebenserwartung von Männern und Frauen beigetragen [51]. Allein die Reduzierung der Verkehrsunfallfolgen hat für die Männer fast genau so viel gebracht (0,47 Jahre).

Auch der Umgang von Männern mit psychischen Belastungen ändert sich. Der Anteil dieser Diagnosen stieg als Grund für Arbeitsunfähigkeit während der letzten 30 Jahre stark. Einerseits zeigt das die steigenden Arbeitsbelastungen. Andererseits verweist es auf die zunehmende Bereitschaft von Männern, fachliche Hilfe zu suchen.

So nahmen Frauen niedergelassene Psychotherapeuten 1998 noch um 89 % häufiger als Männer in Anspruch. Bis 2010 hatte sich ihr „Vorsprung" auf 66 % reduziert. Frauen erhielten 1995 doppelt so viele Tagesdosen Psychopharmaka wie Männer, 2016 nur noch 55 % mehr [18]. Auch bei Ärzten und Ärztinnen ist ein Umdenken erkennbar: So werden bei Männern nicht mehr vorschnell somatische Beschwerden diagnostiziert. Männer akzeptieren nun auch zuvor eher mit weiblicher Schwäche assoziierte psychische Erkrankungen [15]. Ein beachtlicher Wandel des männlichen Selbstbildes: Man muss nicht mehr durchgehend stark und gesund sein!

1.5.8 Gesundheitshabitus ist erlernt und veränderbar

Die Zuständigkeit für Ernährung, Gesundheit und Krankheit wird weiter überwiegend Frauen zugeschrieben. Jungen erfahren dies konkret und erwarten oft auch später von Frauen diese Kompetenzen. Vielleicht distanzieren sich manche männliche Jugendliche auch deshalb vom Medizinbetrieb, weil sie ihn mit „Weiblichkeit" assoziieren [2].

Heranwachsende Jungen essen Fleisch, um „stark" zu werden [20]. Sie gehen meist nach Unfällen zum Arzt, wenn ihr Körper „reparaturbedürftig" ist. Für Mädchen ist der Arztbesuch, insbesondere beim Gynäkologen, regelmäßige Praxis, die sie ihr Leben lang fortsetzen. Der Arzt wird also zur Vorsorge aufgesucht. Männer spüren bis in ihr viertes Lebensjahrzehnt selten Anlass zum Arztbesuch und müssen dann den Vorsorgehabitus erst erlernen.

Aber das Vorurteil, Männer redeten nur über Gesundheit, wenn es zu spät ist, lässt sich in historischer Perspektive nicht halten [9]. Interessanter sind Kontexte, die eine Thematisierung von Gesundheit ermöglichten, z. B. bei Arbeitern. Schwer an Milzbrand erkrankte Textilarbeiter taten um 1900 in England ihren Familien gegenüber bis zum bitteren Ende so, als seien sie nicht krank. Mit Arbeitskollegen hatten sie aber sehr wohl darüber gesprochen [8]. Gegenüber ihren Familien fühlten sich die Arbeiter aber durch ihre Rolle als Haupternährer so verpflichtet, dass sie ihre Krankheit nicht eingestehen konnten. Dieses Muster wurde früh in ihrem Leben geprägt: Junge Männer wählten besonders gefährliche, besser bezahlte Arbeit im Bergbau, um eine Familie gut ernähren zu können [31]. Die entscheidenden Tipps zur Reduzierung von Gefahren am Arbeitsplatz gaben (meist ältere) Kollegen [28]. Die Arbeitswelt könnte auch heute ein Setting für Gesundheitskommunikation sein, wenn man es richtig angeht.

Briefwechsel zeigen, dass Männer über Krankheit mit Frauen ebenso wie mit Männern ohne Genderpräferenz kommunizieren [47]. Dass Männer konkurrenzhalber nicht miteinander über Krankheit reden, ist so generell unzutreffend.

CAVE

Der Topos der schweigsamen Männer, die Gefühle nicht ausdrücken können, bedarf der Überprüfung [3].

1.5.9 Fazit: Stärkung der Gesundheitsressourcen von Männern statt Defizitdiskurs

Das Gesundheitsverhalten von Männern und Frauen hat sich in vier Jahrhunderten stark verändert. Im Ergebnis lässt sich wenig von dem aufrechterhalten, was als typisch männliches Gesundheitsverhalten gilt. Vielmehr wirken historische Prägungen in die Gegenwart. Außerdem werden erhebliche Veränderungen der letzten Generation deutlich. Gesundheitsbildung und Versorgungssystem sollten diese Entwicklungen befördern.

Ein erster Schritt ist ein differenzierteres Verständnis von Männergesundheit, das neben Verhaltensweisen die krankmachenden Verhältnisse in den Blick nimmt. Ein zweiter Schritt wäre die Umsetzung einer nationalen Männergesundheitsstrategie [48].

KAPITEL

2

Thomas Altgeld

Männliche Kommunikation und Gesundheitsverhalten

Kernaussagen

- Traditionelle Formen von Männlichkeit werden häufig über besonders gesundheitsriskantes Verhalten (z. B. exzessiver Alkohol- und Tabakkonsum oder Schmerzignoranz) inszeniert.
- Stereotype von Männlichkeiten, wie ein „richtiger Mann" zu sein hat, verhindern häufig einen fürsorglichen Umgang mit dem eigenen Körper.
- Gesundheitsangebote für Jungen und Männer sollten geschlechtersensibel und niedrigschwellig angelegt sein.
- Es fehlt eine nachhaltige Strategie zur Förderung der Gesundheit und des Wohlbefindens von Jungen und Männern.
- Durch die Berücksichtigung männerspezifischer Sozialisationseffekte und Kommunikationsweisen lässt sich auch die Adhärenz von Männern verbessern.

DEFINITION

„**Männergesundheit** umfasst diejenigen Dimensionen von Gesundheit und Krankheit, die insbesondere für Männer und Jungen relevant sind. Gesundheit ist physisches, psychisches und soziales Wohlbefinden, das aus einer Balance von Risiko- und Schutzfaktoren entsteht, die sowohl in individueller, partnerschaftlicher als auch kollektiver Verantwortung liegen. Als **Schutzfaktoren** wirken ein gesunder und achtsamer Lebensstil, Akzeptanz der eigenen Stärken, aber auch Schwächen als Mann, Sinnerfahrung und Lebensfreude, soziale Unterstützung und Anerkennung. Die Risiko- und Schutzfaktoren sind besonders bei Männern in Abhängigkeit von Bildung, Herkunft, Einkommen und beruflicher Stellung ungleich verteilt. Die gesundheitlichen Probleme der Männer bedürfen im gesamten Lebenslauf besonderer Präventions- und Versorgungsangebote, die größtenteils noch zu entwickeln sind" (Bardehle u. a. 2016).

Männer und Frauen unterscheiden sich in ihrem Gesundheits- und Krankheitsverhalten, in der Inanspruchnahme von Gesundheitsversorgung und der Erreichbarkeit für **Früherkennungs- und Präventionsangebote.** Doch der ermüdende Diskurs, der Männer und Jungen als „schwer erreichbare Zielgruppen" für Gesundheitsangebote aller Art stigmatisiert, blendet deren Selbstwahrnehmungen und die Struktur der Angebotsvorhaltung bisher völlig aus. Gerade Präventionsangebote werden hinsichtlich der Themenauswahl, der Art und des Kontexts ihrer Bewerbung und Durchführung allzu oft nach einem Standard konzipiert, der Genderaspekte außen vor lässt und deshalb gesundheitsbewusste Frauen eher anspricht als Männer (Altgeld 2017). Die mangelnde Nutzung dieser Angebote durch Männer ist auch auf die geschlechterinsensible Ausgestaltung zurückzuführen, wobei Inanspruchnahme und Ausgestaltung selten in Bezug zueinander gesetzt werden.

Auch bei der **„Adhärenz"**, dem Einhalten gemeinsam vereinbarter Therapieempfehlungen und Verhaltensregeln für den Alltag, lassen sich geschlechtsspezifische Unterschiede nachweisen, bei denen sich Frauen adhärenter verhalten als Männer, z. B. bei koronaren Herzerkrankungen und in der Mundgesundheit (u. a. Regitz-Zagrosek 2014, Gleissner 2014). Auch haben **Rollenerwartungen** und **Geschlechterstereotype** einen Einfluss auf die größere Adhärenz der Frauen.

2.1 Geschlechterstereotype und männliches Gesundheitsverhalten

Rollenerwartungen und kulturelle Stereotype haben gesundheitliche Auswirkungen. Sehr **traditionelle Vorstellungen von Männlichkeit** durchziehen beispielsweise auch im Kontext von Gesundheit die deutsche Sprache und ihre Redewendungen:

- Ein Mann, ein Wort
- Seinen Mann stehen
- Selbst ist der Mann
- Ein Indianer kennt keinen Schmerz
- Kein richtiger Mann sein

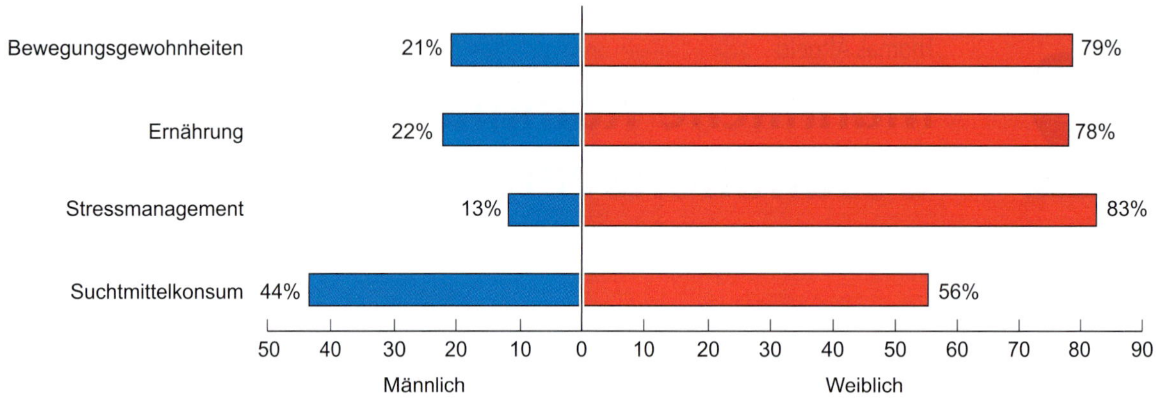

Abb. 2.1 Inanspruchnahme von individualpräventiven Kursangeboten der Gesetzlichen Krankenversicherungen 2019 nach Geschlecht [W295-003, L231]

Goldberg hat in seinem bereits 1979 erschienen Buch „Der verunsicherte Mann" aufgezeigt, dass **gesundheitsriskante Verhaltensweisen** gerade für Männer einen Weg darstellen, zu zeigen, wie männlich sie sind. Für diese **männliche Selbstinszenierung** hat er sieben „männliche Imperative" benannt:

- *„Je weniger Schlaf ich benötige,*
- *je mehr Schmerzen ich ertragen kann,*
- *je mehr Alkohol ich vertrage,*
- *je weniger ich mich darum kümmere, was ich esse,*
- *je weniger ich jemanden um Hilfe bitte und von jemandem abhängig bin,*
- *je mehr ich meine Gefühle kontrolliere und unterdrücke,*
- *je weniger ich auf meinen Körper achte,*
- *desto männlicher bin ich."* (Goldberg 1979)

Frauen, die solche gesundheitsriskanten Verhaltensweisen zeigen, können sich darüber jedoch nicht als weiblich inszenieren. Solche Stereotype beeinflussen die gesundheitsrelevante Geschlechtsidentität, was etwa Selbstkategorisierungen („ich als richtiger Mann") oder **internalisierte Körperbilder** anbelangt. Das vermeintlich geschlechtstypische Gesundheits- und Krankheitsverhalten ist also nicht primär biologisch determiniert, sondern in seinen jeweiligen Ausprägungen auch ein Sozialisationsprodukt.

Deshalb bewerten Männer in der Selbsteinschätzung häufig ihren **Gesundheitszustand** im Durchschnitt besser und sind mit ihrer subjektiv wahrgenommenen Gesundheit zufriedener als Frauen (u. a. RKI 2014 und 2021). Die Psychologie hat für diese teilweise unrealistische Zufriedenheit den Terminus technicus „optimistischer Fehlschluss" oder „**unrealistischer Optimismus**" (Weinstein 1980) geprägt, der verdeutlichen soll, dass die „objektiven" **Krankheitsrisiken** insbesondere von Männern subjektiv unterschätzt werden. Mit anderen Worten: Männer gehen davon aus, dass Erkrankungen und auch Krankheitsfolgen sie nicht treffen, obwohl sie weniger präventiv orientiert sind oder sich sogar gesundheitsriskant verhalten, z. B. rauchen, exzessiv Alkohol konsumieren oder Risikosportarten betreiben.

Die Präventionsberichte über die Leistungen der Gesetzlichen Krankenversicherung in der Primärprävention in Deutschland zeigen Jahr für Jahr das gleiche Bild bezüglich der **Erreichbarkeit von Männern** für **primärpräventive Kursangebote** nach dem individuellen Ansatz: Jungen und Männer nehmen diese Angebote im Vergleich zu Mädchen und Frauen nur unterdurchschnittlich in Anspruch. Im Präventionsbericht 2020 etwa wird dieser Sachverhalt eingeleitet mit dem eher beschönigenden Satz: *„Bei der Betrachtung der Inanspruchnahme von Kursen nach Handlungsfeld zeigt sich, dass bei den Themen Bewegungsgewohnheiten, Ernährung und Stressmanagement die Teilnehmenden zu einem Großteil weiblich sind"* (GKV und MDS 2020) (➤ Abb. 2.1).

2.2 Therapie

Altgeld und Kolip haben bereits 2006 deutlich gemacht, dass sich mehr Qualität und **Geschlechtergerechtigkeit** von Präventionsprogrammen und Gesundheitsförderungsangeboten in folgenden vier Schritten erreichen lässt:

- Wahl der **Zugangswege**
- Entwicklung der **Methodik**
- Effektive **Ansprache**
- Gelingende Sozialraum- und **Lebensweltorientierung** (Kolip & Altgeld 2006)

Die Weltgesundheitsorganisation (WHO) hat in ihrer ersten Strategie zur Förderung der Gesundheit und des **Wohlbefindens** von Männern in der Europäischen Region 2018 klar formuliert, dass effektive männergerechte Gesundheitsförderung auf Stärken und positiven Bildern von Männern aufbauen sollte und eben nicht Männer als vom Gesundheitsbewusstsein her defizitäre Wesen begreifen darf. Die Strategie benennt drei Grundvoraussetzungen (WHO 2018):

- Aufbauen auf einem positiven Bild von Jungen und Männern und dieses fördern, unabhängig von deren Alter,

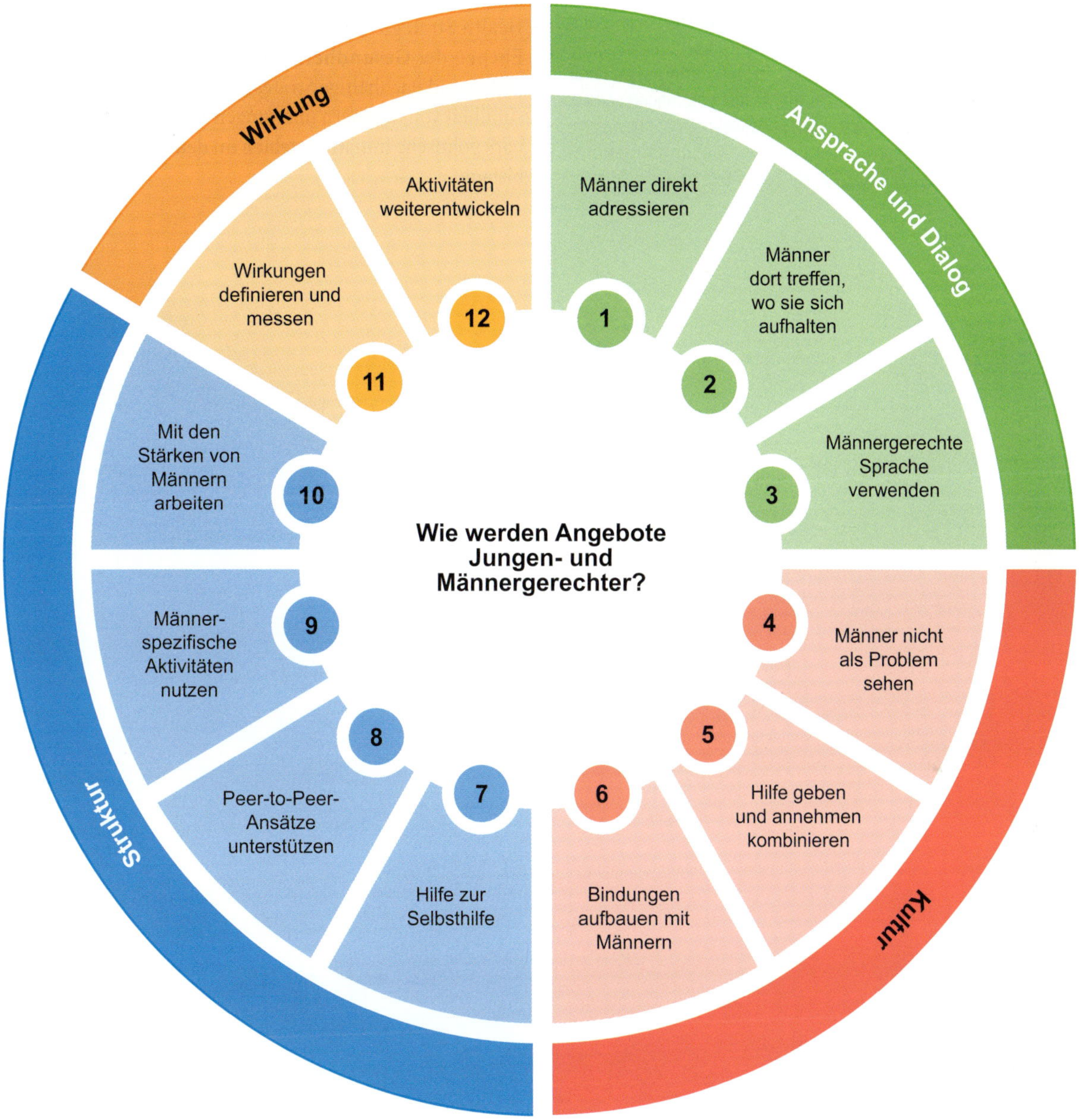

Abb. 2.2 Jungen- und männerspezifische Angebote [M1075, L231]

sexueller Orientierung, Geschlechtsidentität, ethnischer Zugehörigkeit, Kultur und Religion
- Verzicht auf Verwendung von geschlechtsspezifischen Vorurteilen, die zu einem Fortbestehen von ungleichen und schädlichen Rollenbildern und Verhaltensweisen beitragen
- Entwicklung stützender Umfelder, die einen positiven, ganzheitlichen Ansatz gegenüber der Rolle von Männern als Väter, Partner, Kollegen und Betreuer fördern

Richtungsweisend ist bei der WHO-Strategie der Perspektivenwechsel weg von der Betrachtung einzelner Risikoverhaltensweisen und vermeintlich gesundheitlicher Defizite bei Männern hin zu positiven Männerrollen und Wohlbefinden.

Außerdem ist die enge Verknüpfung mit **Gleichstellungsfragen** bemerkenswert. Länder mit einer ausformulierten politischen **Männergesundheitsstrategie,** wie Australien, Neuseeland oder Irland, erfüllen diese Voraussetzungen bereits seit Jahren. Gerade in Australien ist auch das Konzept der **„male-friendly health-services"** entstanden, das **Zugangsbarrieren** etwa bei der Kommunikation, Öffnungszeiten oder Angebotsstruktur analysiert und versucht, systematisch abzubauen. Das Australian Men's Health Forum (AMHF) hat dazu 2020 einen Leitfaden in zwölf Schritten entwickelt, wie Dienstleistungsangebote männergerechter gestaltet werden können (➤ Abb. 2.2).

CAVE

Geschlechtergerechtere Ansätze zur Gesundheitsförderung und Gesundheitsversorgung würden auch in Deutschland einen Schub für die Qualitätsentwicklung bedeuten und möglicherweise damit auch die gesundheitlichen Outcomes für Männer und Jungen verbessern. Die Berücksichtigung männlicher Selbstwahrnehmungsweisen, gesundheitlicher Selbstkategorisierungen und **Gesundheitskompetenzen** stellt dabei die zentrale Herausforderung dar.

Die 2020 in Australien verabschiedetet neue National Men's Health Strategie (2020–2030) adressiert insbesondere alle Ebenen der **Gesundheitspolitik,** stärker zusammenzuarbeiten und nachhaltige Strategien zu entwickeln, um die Gesundheit von Männern und Jungen zu verbessern. Vergleichbare politische Initiativen fehlen im deutschsprachigen Raum bislang.

KAPITEL

3 Endokrinologie und reproduktive Gesundheit

3.1 Urogenitale Fehlbildungen im Kindesalter

Maximilian Haider, Aybike Hofmann, Wolfgang H. Rösch

Kernaussagen

- Eine angeborene Phimose gilt bis zur Pubertät als physiologisch.
- Eine behandlungsbedürftige Phimose sollte vor einer operativen Korrektur mit einer steroidhaltigen Salbe behandelt werden.
- Ein Buried penis sollte nicht ohne eine zeitgleiche Rekonstruktion der Penisschafthaut zirkumzidiert werden.
- Beim Maldescensus testis kann es bis zum 6. Lebensmonat zum Spontandescensus kommen.
- Abdominalhoden, Leistenhoden, Gleithoden und ektoper Hoden sollten mit Vollendung des 12. Lebensmonats operiert sein. Bei Frühgeborenen gilt das korrigierte Alter.
- Eine primäre Hydrozele im Kleinkindesalter ist meist durch einen offenen Processus vaginalis bedingt.
- Die Varicocele testis bedarf im Kindes- und Jugendalter selten einer operativen Therapie.
- Die operative Korrektur der Hypospadie wird zwischen dem 12. und 18. Lebensmonat angestrebt, dabei steht die Funktionsverbesserung im Vordergrund.
- Die Epispadie sollte im 12.–18. Lebensmonat korrigiert werden. Aufgrund des häufig assoziierten Sphinkterdefekts können im weiteren Lauf noch kontinenzverbessernde Operationen erforderlich werden.

3.1.1 Phimose/Buried Penis

Phimose

DEFINITION

Bei der Phimose handelt es sich um eine angeborene oder erworbene Verengung der Vorhaut, durch die eine atraumatische Retraktion der Vorhaut nicht möglich ist. Dabei wird zwischen einer **primären** und **sekundären Phimose** unterschieden (➤ Abb. 3.1):

- **Primäre Phimose:** Persistieren der physiologischen Vorhautenge. Eine Retraktion der Vorhaut ist möglich im:
  - 1. Lebensjahr bei 50 %
  - 3. Lebensjahr bei 89 %
  - 6.–7. Lebensjahr bei 92 % der Jungen
- **Sekundäre Phimose:** Vernarbung der Vorhaut, bedingt durch stattgehabte Balanitiden (postinfektiös), durch Vorhauteinrisse (traumatische Manipulation) oder Hauterkrankungen (Lichen sclerosus)

Das Vorhandensein einer angeborenen Phimose gilt bis zur Pubertät als physiologisch.

Epidemiologie und Ätiologie

Die Inzidenz der **primären Phimose** liegt bei Jugendlichen zwischen 0,6 % und 1,5 %. Die Ätiologie ist unbekannt.

Die Inzidenz der **sekundären Phimose** ist unbekannt. Derzeit ist nicht klar, mit welcher Häufigkeit Verletzungen oder Entzündungen zu sekundären Engen oder narbigen Veränderungen führen.

Diagnostik

Anamnese

- Stattgehabte Entzündungen (Balanitis)?
- Miktionsstörungen (mit Ballonieren der Vorhaut)?
- Stattgehabte Harnwegsinfekte?
- Stattgehabte Paraphimose?

Körperliche Untersuchung

- Reponierbarkeit der Vorhaut
- Vorhandensein eines Schnürrings beim Reponieren der Vorhaut
- Entzündungszeichen
- Narbige Veränderungen
- Weißliche, porzellanartige Veränderungen der Vorhaut mit Verdacht auf Lichen sclerosus (ehemals Balanitis xerotica obliterans = BXO)

Therapie

Indikationen

- Rezidivierende Balanitiden
- Miktionsstörungen

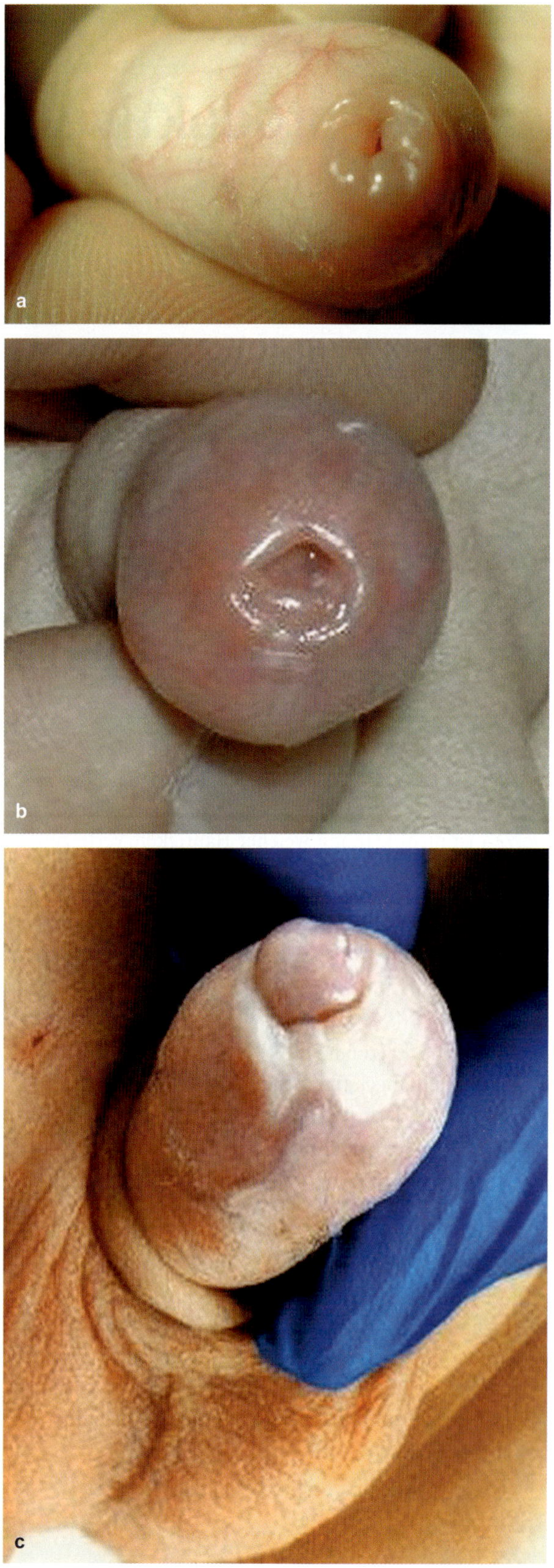

Abb. 3.1 a) Physiologische Phimose; b) narbige Phimose; c) Phimose mit Lichen sclerosus [M1076]

- Stattgehabte Paraphimose
- Narbige Phimose
- Bei Jugendlichen: schmerzhafter Geschlechtsverkehr
- Lichen sclerosus et atrophicans
- Rezidivierende Harnwegsinfekte, insbesondere bei zugrunde liegender Anomalie des Urogenitaltrakts

Konservative Therapie

Primär sollte vor einer Operation eine topische Behandlung mit einer **steroidhaltigen Salbe (z. B. Betamethason 0,1 %; Mometasonfuroat 0,1 %, Clobetason 0,05 %)** durchgeführt werden (Erfolgsrate 90 %). Diese erfolgt über 4–8 Wochen, dabei wird die Salbe 2-mal täglich dünn auf die Engstelle aufgetragen. Nach zweiwöchiger Applikation Beginn des vorsichtigen Retrahierens der Vorhaut, entweder durch die Eltern oder vorzugsweise durch den Patienten selber. Erst nach erfolgloser konservativer Therapie ist eine Zirkumzision indiziert.

Operative Therapie

Eine **Zirkumzision** sollte im Kindesalter **immer** in Allgemeinanästhesie in Kombination mit einer Regionalanästhesie (z. B. Kaudalanästhesie, Peniswurzelblock) erfolgen.

Es existieren verschiedene Operationsprinzipien und -techniken:

- **Radikale chirurgische Zirkumzision:**
  - Vollständige oder partielle Entfernung des inneren und äußeren Vorhautblattes mit Frenulumplastik
  - Verwenden von resorbierbarem Nahtmaterial
  - In jedem Alter anwendbar
- **Radikale Zirkumzision mit Hilfsmitteln** (z. B. Plastibell, Gomco-Klemme)
  - Beschneidung unter Verwendung spezieller Hilfsmittel/Instrumentarien
  - Wundränder verheilen durch Verkleben ohne Naht.
  - Vor allem im Säuglings- und Neugeborenenalter durchführbar
  - Bei älteren Kindern aufgrund der Präputiumdicke höhere Komplikationsrate
  - Im Neugeborenen- und Säuglingsalter ist zu beachten, dass die Anwendung bestimmter Instrumentarien bei unsachgemäßem Gebrauch leicht zur ungewollten Entfernung von zu viel Penisschafthaut bis hin zu Glans(teil)amputationen führen kann.
- **Vorhauterhaltende plastische Verfahren:**
  - Inzision des Schnürrings an 2–3 Stellen, sog. „Triple-Inzision“ (Welsch-Plastik oder daraus abgeleitete Modifikationen)
  - Rautenförmige Defekte werden quer zur Schnittrichtung verschlossen.
  - Durch sparsame Resektion von Vorhautanteilen wird ein Großteil der Vorhaut erhalten.
  - Hohes Rezidivrisiko (11–20 %)
  - Häufig nicht zufriedenstellendes kosmetisches Ergebnis (Zufriedenheit: 80 %)

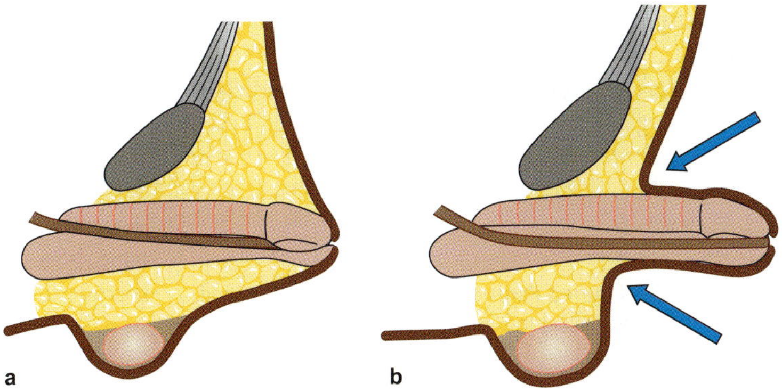

Abb. 3.2 Buried Penis [M1076, L143]

LEITLINIE

Vor einer **operativen Therapie** (Zirkumzision) soll zunächst eine **topische Behandlung** der Vorhaut mit einer steroidhaltigen Salbe oder Creme vorgenommen werden.
Erst nach erfolgloser konservativer Therapie soll bei Fortbestehen der Phimose und der Beschwerden die Zirkumzision durchgeführt werden
Ein Lichen sclerosus et atrophicans soll immer behandelt werden. Alternativ zur radikalen Zirkumzision kann eine Therapie mit Clobetasolpropionat 0,05 % versucht werden.
Bei **kongenitalen Fehlbildungen des Penis** soll **keine Zirkumzision** (außer im Rahmen der Korrekturoperation) durchgeführt werden.
Vor durchgeführter Zirkumzision soll darüber aufgeklärt werden, dass auch unter optimalen Bedingungen mit einer **Komplikationsrate von etwa 5 %,** in der Neugeborenenperiode unter Umständen auch mit einer höheren Rate (z. B. durch die Ausbildung einer Meatusstenose) zu rechnen ist.

Buried penis

DEFINITION

Der **Buried Penis** oder **„vergrabene Penis"** bezeichnet einen im präpubischen Fett verborgenen Penis (➤ Abb. 3.2). Glans penis und Schwellkörper sind in normaler Größe vorhanden und der Altersnorm entsprechend ausgebildet

Pathophysiologie

Der „vergrabene Penis" kann sowohl angeboren als auch erworben sein. Bedingt durch die bereits im frühen Kindesalter zunehmende Übergewichtigkeit kommt es zunehmend zu einem „erworbenen vergrabenen Penis"

- **Buried Penis:** Durch die fehlende bindegewebige Befestigung der Tunica dartos und Buck-Faszie verschwindet der Penis im präpubischen Fettgewebe (➤ Abb. 3.3).
- **Webbed Penis:** Durch eine ausgeprägte ventrale Hautfalte (Palmure) wird der penoskrotale Winkel aufgehoben, dadurch scheint der Penis im Skrotum zu verschwinden.
- **Trapped Penis:** ist die Folge einer alleinigen Zirkumzision eines **Buried Penis** oder nach anderen Eingriffen am Penis, die zu einer subkutanen Fixierung des Penis führen.

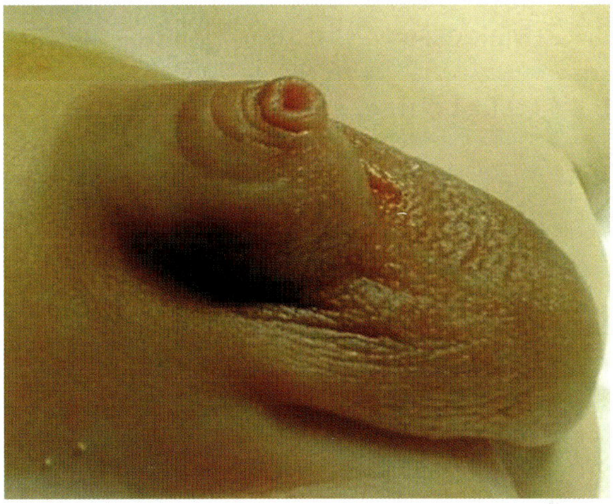

Abb. 3.3 Buried Penis – schematische Darstellung des Bindegewebsdefekts [M1076]

Diagnostik

Anamnese

- Stattgehabte Harnwegsinfekte?
- Miktionsprobleme?
- Vorhandensein einer Phimose?
- Vergrößerung des „penilen Zeltes" durch Urinansammlung?

Klinische Untersuchung

- Phimose?
- Urinansammlung unter der massiv erweiterten Vorhaut
- Tastbare normgroße Corpora cavernosa
- Präpubisches Fett?

Therapie

Die Therapie erfolgt durch eine operative Korrektur. Der Penis wird zunächst aus der zeltartigen Penisschafthaut heraus präpariert. Anschließend penopubische Fixation der Tunica dartos sowie der Buck-Faszie und Penisschafthautdeckung mit dem äußeren Vorhautblatt.

Der ideale Operationszeitpunkt wird kontrovers diskutiert. Geringer ausgeprägte Formen können sich in der Pubertät auswachsen.

Insbesondere bei Auftreten von rezidivierenden fieberhaften Harnwegsinfekten aber auch bei psychischen Belastungen des Patienten sollte zeitnah eine operative Korrektur erfolgen.

CAVE

Bei Vorliegen eines **Buried Penis soll** keine **Zirkumzision** ohne Korrektur der Penisschafthautrekonstruktion erfolgen. Eine Rekonstruktion der Penisschafthaut ist zu einem späteren Zeitpunkt ohne Vorhaut nur erschwert möglich.

3.1.2 Maldescensus testis

DEFINITION

Lageanomalien des Hodens sind ein häufiger Vorstellungsgrund in der kinderurologischen Sprechstunde. Diese können ein- oder beidseitig auftreten. Es werden unterschieden (➤ Abb. 3.4):

- **Pendelhoden** befinden sich die meiste Zeit im Skrotalfach, haben aber die Eigenschaft, durch Cremasterzug von dort bis in den Leistenkanal zu pendeln (getriggert u. a. durch Kälte, Berührung, körperliche Untersuchung). Es handelt sich beim Pendelhoden nicht um eine Pathologie oder einen Hodenhochstand im engeren Sinne.
- Ein **Gleithoden** tastet sich in der Leiste, kann aber manuell nach skrotal gezogen werden mit sofortiger selbstständiger Retraktion. Die klinische Differenzierung zwischen Pendel- und Gleithoden ist oft schwierig.)
- Der **Leistenhoden** verbleibt im Leistenkanal.
- Ein **Abdominalhoden** ist nicht tastbar, liegt intraabdominell, jedoch entlang des physiologischen testikulären Deszensusverlaufs.

Alle anderen Lokalisationen werden als **ektop** bezeichnet.

Bis zum 6. Lebensmonats kann es noch zu einem Spontandeszensus kommen; dieser sollte abgewartet werden. Idealerweise sollte mit dem 12. Lebensmonat die operative Therapie abgeschlossen sein. Bei Frühgeborenen gilt das korrigierte Alter.

CAVE

Einige Lageanomalien können ineinander übergehen (z. B. Leistenhoden zu Pendelhoden, aber auch vice versa!).

Diagnostik

- Tastbefund
- Sonografie
- Ggf. vierwöchiges Hodenlageprotokoll
- In speziellen Fällen Laparoskopie
- MRT nicht indiziert

PRAXISTIPP

Zur richtigen Diagnosestellung können mehrere Untersuchungen im zeitlichen Verlauf sinnvoll und notwendig sein.

Therapie

➤ Tab. 3.1

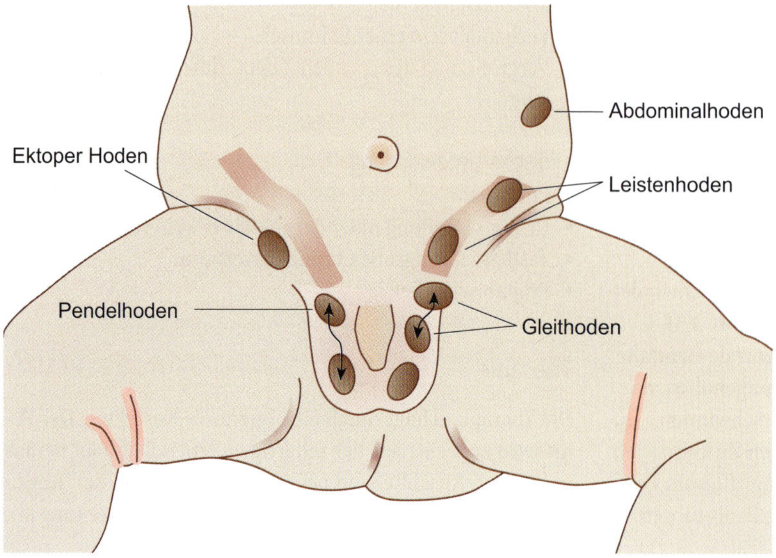

Abb. 3.4 Schematische Darstellung des Maldescensus testis [M1076, L143]

Tab. 3.1 Therapie des Pendelhodens und des Maldescensus testis

Fragestellung	Therapie
Pendelhoden	Keine Therapieindikation
Gleithoden (unilateral)	Funikulolyse und Orchidopexie Vor 11. Lebensmonat: zuwarten
Leistenhoden (unilateral)	Funikulolyse und Orchidopexie Vor 11. Lebensmonat: zuwarten
Pendelhoden	Keine Therapie notwendig. Verlaufskontrolle.
Abdominalhoden	Laparoskopische Hodensuche, in Abhängigkeit vom Befund: laparoskopische ein- oder zweizeitige Orchidopexie vs. Orchiektomie Vor 11. Lebensmonat: zuwarten
Ektoper Hoden	Funikulolyse und Orchidopexie Vor 11. Lebensmonat: zuwarten
Erworbener Hodenhochstand	Funikulolyse und Orchidopexie
Bilateraler Hodenhochstand	Beidseitige Funikulolyse und Orchidopexie in einer Sitzung (Standard) Vor 11. Lebensmonat: zuwarten
Bilateraler Kryptorchismus	Inhibin B im Serum Laparoskopische Hodensuche
Therapieabschluss optimalerweise vor Ende des 12. Lebensmonats Ab Erwachsenenalter: Orchiektomie	

Nachsorge

- Rezidivgefahr
- Erhöhtes Risiko für Malignom
- Infertilität und Hormondefizit
- Regelmäßige Kontrolle bilaterales Hodenwachstum

3.1.3 Hydrocele testis und offener Processus vaginalis testis

DEFINITION

Bei der **primären Hydrocele testis** im Kindesalter liegt eine Hydrozele meist in Kombination mit einem offenen Processus vaginalis testis vor.

Definition und Pathophysiologie

Eine **Hydrocele testis** ist eine Flüssigkeitsansammlung zwischen Lamina visceralis und Lamina parietalis der Tunica vaginalis testis. Dieser Raum steht über den **Processus vaginalis** mit dem Peritonealraum in Verbindung. Der Processus vaginalis obliteriert meist noch intrauterin. Geschieht dies nicht, kommt es zu Verschiebungen von Flüssigkeit zwischen dem Abdomen und dem Skrotum. Durch starken Husten oder durch erhöhten intraabdominalen Druck anderer Ursache kann ein zunächst verklebter Processus vaginalis im Kleinkindesalter wieder aufgehen und zu einer Hydrozele führen. Eine **sekundäre Hydrozele** entsteht, wenn sich Bildung und Absorption von Flüssigkeit in der Cavitas scrotalis nicht die Waage halten. Ätiologisch kommt eine Vielzahl an skrotalen Pathologien in Betracht (u. a. Entzündung, iatrogenes oder nichtiatrogenes Trauma, Torsion, idiopathisch). Diese Form der Hydrozele dominiert im Erwachsenenalter.

Diagnostik

Die klinische Diagnose wird sonografisch bestätigt (➤ Abb. 3.5). Die vielerorts noch erwähnte Diaphanoskopie des Skrotums hat historischen Charakter.

Therapie

Es kann kein Cut-off angegeben werden, ab wann der Processus vaginalis obliteriert sein muss. Dies liegt einerseits daran, dass der physiologische Ablauf nicht vollständig bekannt ist. Andererseits ist nicht bekannt, inwiefern eine unkomplizierte, primäre Hydrozele überhaupt ein Risiko für den Hoden darstellt und damit behandlungsbedürftig ist. In der Praxis wird ein offener Processus vaginalis bei langfristiger Zunahme

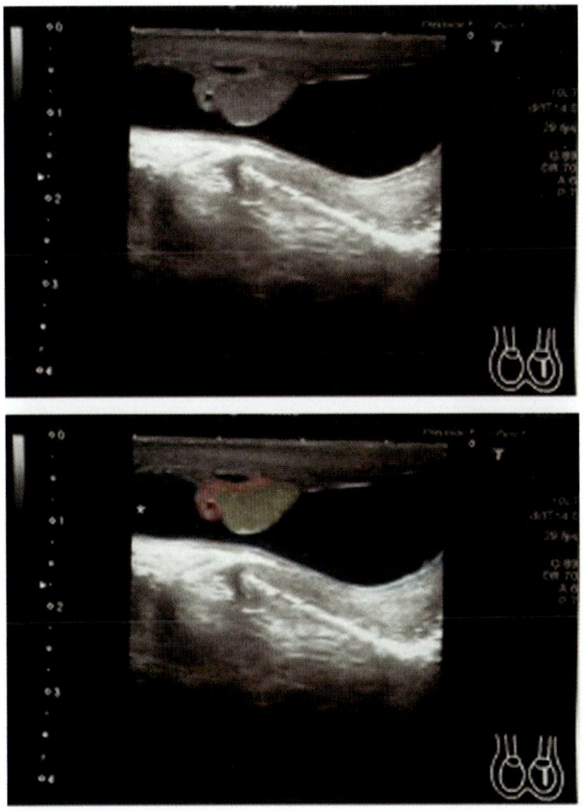

Abb. 3.5 Primäre Hydrozele mit offenem Processus vaginalis (B-Bild) [M1076]

der skrotalen Schwellung, Schmerzen, Fremdkörpergefühl, objektivierbarer Kompromittierung des Hodens oder konkomitant im Rahmen eines anderweitig indizierten inguinalen operativen Eingriffs verschlossen. Dem gegenüber steht eine gewisse Spontanmaturationsrate, sodass frühestens ab dem 12. Lebensmonat häufig auch deutlich später operiert wird. Die Wahrscheinlichkeit für die Entstehung einer inkarzerierten Hernie ist sehr gering.

Sekundäre Hydrozelen haben eine hohe Spontanremissionsrate bis zu 75 %, weswegen nach Ausschluss einer anderweitigen Pathologie meist 6–12 Monate zugewartet werden sollte. In der Regel handelt es sich um eine relative OP-Indikation. Der Eingriff kann im Kindesalter von inguinal ebenso wie von skrotal erfolgen.

Sklerosierungsverfahren sind aufgrund des Risikos einer chemischen Peritonitis im Kindesalter nicht indiziert.

3.1.4 Varicocele testis des Kindes- und Jugendalters

Siehe hierzu auch ➤ Kap. 3.5

DEFINITION

Bei der Varicocele testis handelt es sich unabhängig vom Alter des Patienten um einen venösen Reflux über den Plexus pampiniformis. Dies kann langfristig möglicherweise zu testikulären Schäden führen. Als pathogenetische Mechanismen werden hierfür eine Hyperthermie, abnormaler Blutfluss, Hypoxie, Reflux aus den Nebennieren sowie endokrines Ungleichgewicht diskutiert. Varikozelen treten aufgrund der Hämodynamik im Bereich der Mündung des V. testicularis in die V. renalis sinistra fast immer linksseitig auf. Eine rechtsseitige Varikozele ist malignomsuspekt. (➤ Tab. 3.2).

Tab. 3.2 Gradeinteilung der Varicocele testis

Einteilung	Befund
Subklinisch	Rein sonografischer Nachweis eines venösen Refluxes
Grad 1	Nur unter Valsalva-Manöver tastbar
Grad 2	(Ohne Valsalva-Manöver) tastbar, aber nicht sichtbar
Grad 3	(Ohne Valsalva-Manöver) aus der Distanz sichtbar

CAVE

Eine **rechtsseitige** Varicocele testis ist dringend weiter abklärungsbedürftig!

Diagnostik

Klinisch-sonografische Untersuchung des äußeren Genitales sowie der Nieren (obligater Ausschluss einer Raumforderung), inklusive Bestimmung des Tanner-Stadiums. Der Plexus pampiniformis wird mittels Palpation sowie **Dopplersonografie** im Liegen und im Stehen sowie unter Valsalva-Manöver untersucht.

Bei der Bestimmung der Hodengröße sind wiederholte Messungen im Intervall erforderlich. Typische Fallstricke sind: natürliches asynchrones Wachstum (insbesondere in der Pubertät!) mit konsekutiver transienter Asymmetrie, beidseitiger Wachstumsarrest, messtechnische Fehler.

Ein **Spermiogramm** ist erst ab vollständig durchlaufener Pubertät (Tanner-Stadium V) und einem Lebensalter von 18 Jahren sinnvoll. Die Bestimmung der Sexualhormone hat keine Wertigkeit.

Therapie

Indikationen zur OP

- Symptomatik (Schmerzen bei Belastung oder in Ruhe, Fremdkörpergefühl)
- Bilaterales, mindestens zweitgradiges Auftreten
- Schlechtes Spermiogramm (ab 17. Lebensjahr)
- Persistente testikuläre Hypotrophie (> 20 % oder 2 ml Unterschied)
- Konkomitant anderweitige Risikofaktoren für Infertilität

Die Therapiemöglichkeiten müssen mit dem Patienten und den Eltern kritisch abgewogen werden, da es sich um eine **präventive Maßnahme** handelt (Ausnahme: bei Symptomatik). Auch wenn Spermienkonzentration und Hodengröße postoperativ oft aufholen, liegt die Number needed to treat (NNT), bezogen auf die Vaterschaftsrate, bei 17 – damit ist die Gefahr einer Übertherapie groß. Testikuläre Asymmetrie, suboptimales Spermiogramm und hormonelle Veränderung können transient sein. Zudem weisen nur etwa 20 % der Betroffenen später tatsächlich eine Subfertilität auf.

Auch der Therapiezeitpunkt bleibt umstritten: Dem Konzept einer frühzeitigen präventiven Therapie steht eine OP zum Zeitpunkt des unerfüllten Kinderwunsches gegenüber.

Im Kindes- und Jugendalter ist deshalb ein konservatives Vorgehen mit **aktiver Überwachung** vordergründig. Diesbezüglich sollte die oben genannte Diagnostik alle 6–12 Monate erfolgen.

Es stehen verschiedene **operative Techniken** zur Verfügung (➤ Kap. 3.5). Grundsätzlich sind alle wirksam und komplikationsarm. Für die antegrade Vasosklerosierung nach Tauber und die mikrochirurgische inguinale Vasoligatur sind im Kindes- und Jugendalter niedrige Rezidiv- und Hydrozelenraten belegt. Alternativ steht die laparoskopische Varikozelenligatur zur Verfügung.

Nachsorge

Die Varikozele verschwindet einige Monate postoperativ. Neben dem Monitoring der Hodengröße sollte auch auf das Auftreten eines Rezidivs oder einer Hydrocele testis geachtet werden.

3.1.5 Hypospadie

DEFINITION

Der Begriff **Hypospadie** (*hypo* = unten, *spadon* = Spalte) stammt aus dem Griechischen und bedeutet übersetzt „unten liegende Spalte". Sie entspricht einer typischen Spaltfehlbildung mit drei wesentlichen Anomalien:

- Ventrale Mündung der Harnröhre zwischen Glans und Perineum (abhängig vom Schweregrad)
- Ventrale Verkrümmung des Penis (Chorda)
- Dorsale Vorhautschürze mit ventral nicht ausreichend angelegter Vorhaut

Klassifikation

Die Hypospadie wird in Abhängigkeit der Meatusposition in drei Formen eingeteilt (➤ Abb. 3.6, ➤ Abb. 3.7):

- Distale oder anteriore (glandulär, koronar, subkoronar) Form
- Mittlere (distal penil, midshaft, proximal penil) Form
- Proximale oder posteriore (penil, penoskrotal, skrotal) Form

Sonderform: **„Hypospadia sine hypospadie"** – ausgeprägte Penisschaftdeviation mit orthotop gelegener Harnröhrenöffnung und geschlossener Vorhaut.

Distale Hypospadien kommen mit 70–80 % am häufigsten vor (➤ Abb. 3.6).

CAVE

Die Klassifikation definiert nicht den Schweregrad der Hypospadie. Auch bei glandulär gelegenem Meatus kann, bedingt durch eine minderwertige Urethra (fehlendes Corpus spongiosum) und/oder eine starke Verkrümmung, eine aufwendige Rekonstruktion notwendig sein.

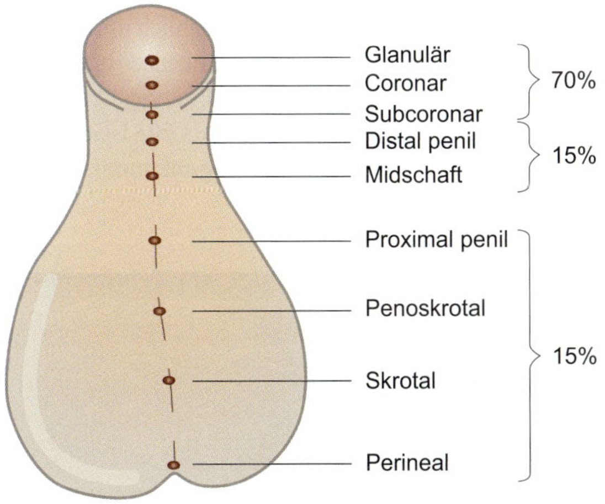

Abb. 3.6 Klassifikation der Hypospadie [M1076, L143]

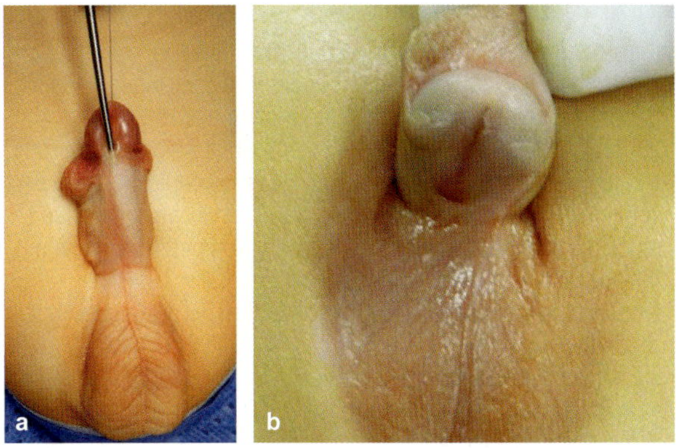

Abb. 3.7 Hypospadie: a) koronar; b) penoskrotal [M1076]

Epidemiologie und Ätiologie

Eine Hypospadie findet sich bei ca. 0,32 % (0,2–0,4 %) aller männlichen Neugeborenen.

Die Ätiologie der Hypospadie ist nicht vollständig geklärt. Neuere Untersuchungen weisen auf eine genetische Malformation durch Umweltfaktoren auch bei distalen Hypospadien hin. Umweltfaktoren und Ernährungsgewohnheiten (Rauchen und/oder vegetarische Ernährung der Mutter, Pestizidexposition eines Elternteils) scheinen weiterhin eine Rolle zu spielen.

Es besteht zudem eine familiäre Häufung. Bei Zwillingen liegt das Risiko bei 14 %. Falls der Vater betroffen ist, kann das Risiko für seinen Sohn zwischen 6 % und 8 % liegen.

Eine höhere Inzidenz zeigt sich ebenfalls bei Jungen, die mittels In-vitro-Fertilisation (IVF), insbesondere mittels intrazytoplasmatischer Sperminjektion (ICSI) gezeugt wurden. Bislang ist jedoch unklar, ob der Risikofaktor hierbei die IVF an sich oder die zur Infertilität führende Störung ist.

Diagnostik

Im Rahmen der klinischen Untersuchung sollten die folgenden Befunde erhoben werden:

- Position und Größe des Meatus
- Konfiguration der Vorhaut sowie der Glans
- Beschaffenheit der Urethralplatte
- Vorhandensein einer Penisschaftdeviation/-torsion
- Vorhandensein einer penoskrotalen Transposition
- Lage der Hoden

Der Nachweis einer Penisdeviation kann insbesondere bei nur geringer Ausprägung der Verkrümmung präoperativ schwierig sein. Das Ausmaß der Penisverkrümmung wird intraoperativ mittels artifizieller Erektionsprüfung untersucht.

Präoperativ ist routinemäßig keine weitere (apparative) Diagnostik notwendig.

3

CAVE

Bei **proximalen Hypospadien,** insbesondere in Kombination mit nicht palpablen Gonaden, muss das Vorliegen einer sexuellen Differenzierungsstörung in Betracht gezogen werden.
In diesen Fällen ist eine exakte präoperative Abklärung mittels Hormonstatus und Chromosomenanalyse erforderlich. Gemäß der vorliegend S2k-Leitline „Varianten der Geschlechtsentwicklung" sollte die Familie diesbezüglich in einem Kompetenzzentrum mit multidisziplinärem Team vorgestellt werden.
Eine weiterführende Diagnostik ist erforderlich bei proximaler Hypospadie mit:
- einem bilateralen Hodenhochstand
- und/oder assoziierter Utriculuszyste
- und/oder syndromaler Erkrankung.

Therapie

Ziele der operativen Korrektur sind:
- Aufhebung der Penisschaftdeviation oder -torsion auch bei Erektion > Erreichen einer normalen Geschlechtsfunktion
- Harnröhrenrekonstruktion
- Ästhetisch ansprechende Penisschafthautdeckung
- Ggf. Korrektur einer penoskrotalen Transposition

Bei der Korrektur der Hypospadie muss zwischen einer kosmetischen und funktionellen Notwendigkeit unterschieden werden. Insbesondere bei distalen Hypospadien ohne relevante Penisverkrümmung steht damit der kosmetische Aspekt im Vordergrund. Im Zweifel sollte die Zustimmungsfähigkeit des Patienten selbst (ab etwa 14–16 Jahren) abgewartet werden, da ein Operationswunsch bei geringer Ausprägung nicht antizipiert werden kann, da möglicherweise dem Patienten daraus kein Nachteil entsteht bzw. er sich der Fehlbildung gar nicht bewusst ist. Es ist auch bekannt, dass bei späterer Beurteilung des Operationsergebnisses durch den Patienten die Positionierung des Meatus als weniger wichtig empfunden wird. Gleichwohl soll in die Indikationsstellung auch die zu erwartende psychologische Belastung des Kindes durch das auffällige Genitale einfließen. Dies ist sicherlich abhängig vom familiären und sonstigen sozialen Umfeld. Damit spielen die Eltern oder andere Sorgeberechtigten und ihre Erziehung eine wichtige Rolle.

Bei distalen Hypospadien mit Penisverkrümmungen besteht dagegen eine eindeutige funktionelle Indikation zur Korrektur.

Proximale Hypospadien benötigen häufig ein zweizeitiges Vorgehen. In der Regel liegen zwischen beiden Operationen 3–6 Monate.

PATIENTENINFO

Informationen für die Eltern

Der bevorzugte Operationszeitpunkt liegt zwischen dem 12. und 18. Lebensmonat. Hypospadien sind selten mit weiteren Komplikationen (z. B. Anomalien des oberen Harntrakts, Harnverhalt, Harnwegsinfekte) assoziiert.
Trotz häufigem Vorkommen der Hypospadie ist die Operation kein Routineeingriff, sondern ein anspruchsvoller plastisch-rekonstruktiver Eingriff.

3.1.6 Epispadie

DEFINITION

Der pathomorphologische Gegensatz zur Hypospadie ist die Epispadie mit der partiell oder komplett offenen Harnröhre auf der Oberseite des Penis (Fissura urethrae superior). Die Epispadie ist gekennzeichnet durch:
- Dorsaler Verlauf der Harnröhrenrinne zwischen Glans und Symphyse
- Dorsale Verkrümmung des Penis (durch die verkürzte Harnröhrenrinne)
- Ventrale Vorhautschürze mit dorsal nicht ausreichend angelegter Vorhaut

Klassifikation

Die Epispadie wird in Abhängigkeit der Meatusposition in drei Formen eingeteilt:
- Glanduläre Form
- Penile Form
- Proximal bzw. penopubische Form

Nahezu alle Formen der Epispadie sind mit einem unterschiedlich stark ausgeprägten Defekt des Sphincter externus vergesellschaftet (> Abb. 3.8).

Epidemiologie und Ätiologie

Mit einer Inzidenz von 1:117.000 männlichen Neugeborenen ist die Epispadie wesentlich seltener als die Hypospadie. Sie ist Teil des **Blasenekstrophie-Epispadie-Komplexes** (BEEK), der ein Spektrum unterschiedlich stark ausgeprägter Fehlbildungen des Mittellinien-Missbildungskomplexes umfasst. Die Extremformen sind die Blasenekstrophie bzw. die Kloakenekstrophie.

Die **Ätiologie** des BEEK ist noch nicht vollständig geklärt. Sehr wahrscheinlich handelt es sich ursächlich um eine Spontanmutation, bei der dem Insulin-gene-enhancer-binding-Protein (ISL-1) auf dem Chromosom 5q11.1 (Suszeptibilitäts-Gen für die Entstehung des BEEK) und dem SLC20A1-Gen (*human disease-gene*) eine besondere Bedeutung zukommt.

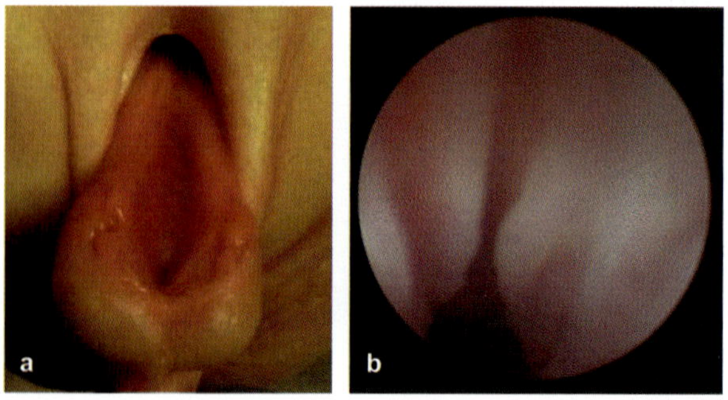

Abb. 3.8 a) Epispadie; b) Darstellung des Sphinkterdefekts (Urethrozystoskopie) [M1076]

Während Umweltfaktoren keinen wesentlichen Einfluss auf die Entstehung des BEEKs zu haben scheinen, ist auch das Risiko für eine Fehlbildung aus dem BEEK bei Kindern nach In-vitro-Fertilisation (IVF) als auch nach intra-zystoplasmatischer Spermieninjektion (ICSI) signifikant erhöht.

Diagnostik

Im Rahmen der klinischen Untersuchung sollten die charakteristischen Befunde vergleichbar zur Hypospadie systematisch erhoben werden.

Präoperativ ist routinemäßig keine weitere (apparative) Diagnostik notwendig. Die Beurteilung über das Vorhandensein bzw. das Ausmaß eines Sphinkterdefekts erfolgt im Rahmen der Narkose für den Korrektureingriff mittels präoperativer Endoskopie (➤ Abb. 3.8).

Therapie

Die vier wesentlichen Schritte zur Rekonstruktion eines funktionell und kosmetisch akzeptablen Penis sind:

- Die Korrektur der dorsalen Verkrümmung mit kompletter Mobilisation der Urethralrinne und der beiden Corpora cavernosa
- Die Harnröhrenrekonstruktion und Verlagerung der Harnröhre auf die Ventralseite des Penis
- Die Glansrekonstruktion
- Die adäquate, möglichst narbenfreie Hautdeckung des Penisschafts

Es existieren verschiedene Rekonstruktionsverfahren, denen alle diese vier Grundprinzipien zugrunde liegen.

PATIENTENINFO

Informationen für die Eltern

Der ideale Zeitpunkt für diese, zunächst auf das Genitale beschränkte, Rekonstruktion liegt vergleichbar mit der Hypospadie um den 12. Lebensmonat. Die Evaluation einer möglicherweise bestehenden Harninkontinenz aufgrund des assoziierten Sphincter-externus-Defekts erfolgt um das 5. Lebensjahr mittels urodynamischer Abklärung. Abhängig von der Blasenkapazität und der Detrusorqualität erfolgen dann weitere Therapiemaßnahmen (z. B. Blasenhalsplastik).

3.2 Komplizierte Harnwegsinfektionen im Kindesalter

Maximilian Haider, Aybike Hofmann, Wolfgang H. Rösch

Kernaussagen

- Bei Neugeborenen, Harnwegsinfekten **mit Fieber** sowie mechanischen und funktionellen Obstruktion liegt immer ein **komplizierter Harnweginfekt** vor.
- Jungen sind im 1. Lebensjahr häufiger betroffen als Mädchen.
- Ein auffälliger Beutelurin sollte vor Beginn einer antibiotischen Therapie mittels Einmalkatheter – oder Blasenpunktionsurin kontrolliert werden.
- Neben der antibiotischen Therapie kommen insbesondere bei unkomplizierten Harnwegsinfekten vermehrt Phytopharmaka zum Einsatz.
- Die **Urethritis posterior** ist eine häufig unerkannte Ursache einer Makrohämaturie bei Jungen im Alter von 5–15 Jahren.

DEFINITION

Die Risikoklassifikation der aktuellen EAU/ESPU-Guidelines unterscheidet im Kindesalter unkomplizierte von komplizierten Harnwegsinfektionen (HWI). Letztere beinhalten alle Neugeborenen, mechanische und funktionelle Obstruktionen im Harntrakt und alle Fälle mit nachgewiesener Pyelonephritis. Im Folgenden soll speziell auf die komplizierten HWI in Verbindung mit kongenitalen Anomalien eingegangen werden. Zu den unkomplizierten HWI sei auf das ➤ Kap. 3.8 „Urogenitale Infektionen" verwiesen.

Inzidenz und Ätiologie

Die HWI ist die häufigste bakterielle Infektion im Säuglings- und Kindesalter mit der höchsten Prävalenz im Neugeborenen- und Säuglingsalter. Die Inzidenz variiert abhängig von Alter und Geschlecht:

- 7,5–8 % der Mädchen (höchste Inzidenzraten im 1. sowie im 3.–6. Lebensjahr [LJ.])
- 2,4 % der zirkumzidierten Jungen
- 20,1 % der nicht zirkumzidierten Jungen (höchste Inzidenzrate im 1. LJ.)

Ätiologisch stehen die folgenden assoziierten Anomalien und Begleiterkrankungen im Vordergrund:

- Phimose
- Lichen sclerosus
- Vesikoureteraler Reflux (VUR)
- Neurogene Blasenfunktionsstörungen:
  - Spina bifida
  - Anorektale Malformationen (ARM) (z. B. Analatresie)

- Funktionelle Blasenentleerungsstörungen:
  - Dysfunctional Voiding/Miktionsaufschub
  - Bladder Bowel Dysfunction (BBD), ehemals als dysfunktionelles Eliminationssyndrom (DES) bezeichnet
  - Sekundärer VUR
  - Assoziation von BBD und VUR mit rezidivierenden HWI häufig

Diagnostik

Uringewinnung

➤ Tab. 3.3

Tab. 3.3 Methoden der Uringewinnung bei Kindern

Ältere Kinder	Mittelstrahlurin
Säuglinge und Kleinkinder	• Beutelurin (allerdings oft falsch positiv) • „Clean-catch-Urin": durch Beklopfen der suprapubischen Region und nachfolgend kreisender Massage der lumbalen Paravertebralregion kann eine Spontanmiktion ausgelöst werden (allerdings nur bei jungen Säuglingen auslösbar). • Katheterurin • Blasenpunktionsurin

CAVE

Die Wahrscheinlichkeit eines **falsch positiven** Befunds im Beutelurin ohne Vorreinigung des Genitales ist
- bei Mädchen: 88 %,
- bei nicht zirkumzidierten Jungen: 95 %.

Deshalb nie Antibiose aufgrund eines einzigen pathologischen Beutel-Urin Befunds!
Die **zweimalige** Vorreinigung des Genitales senkt das Kontaminationsrisiko von 24 % auf 8 %.

Klinische Untersuchung

- Phimose/Buried Penis?
- Lichen sclerosus?

Sonografie

- Ausschluss von bis dahin nicht bekannten kongenitalen Anomalien (ca. 15 %)
- Ausschluss Urolithiasis
- Indirekte und direkte Zeichen einer Pyelonephritis oder eines VUR:
  - Nierengrößendifferenz (Größenzunahme der betroffenen Seite durch die pyelonephritische Schwellung)
  - Parenchymstruktur (Auflockerung, pyelonephritische Herde mit verminderter Durchblutung in der Dopplersonografie)
  - Dilatation des Nierenhohlsystems
  - Positives Epithelzeichen der Pyelonwand
  - Dilatierter Ureter(en) retrovesikal
- Hinweis auf BBD:
  - Stuhlverhalt (Durchmesser Rektumampulle bei suprapubischer Querdurchschallung > 3,5 cm)
  - Restharnbildung, Blasenwandverdickung

Miktionszysturethrografie (MCU) und Miktionsurosonografie (MUS)

- Ausschluss bzw. Nachweis eines VUR: Stets strenge Indikationsstellung beachten, d. h.:
  - Nur bei Nachweis einer strukturellen Auffälligkeit in der Sonografie (Größendifferenz der Nieren, Dilatation des Hohlsystems etc.)
  - Nur bei **gesicherten** Pyelonephritiden in der Anamnese
  - Sonderfall: laut Leitlinien bei männlichen Säuglingen nach der ersten gesicherten Pyelonephritis
- Durchführung frühestens am 7.–10. Behandlungstag nach einer fieberhaften HWI
- Kein konventionelles Röntgen! Durchführung nur noch auf kindgerechten Anlagen unter Einsatz von Kinderfiltern mit gepulster Fluoroskopie und reduzierter Pulsrate. Auf exakte Einblendung ist zu achten!
- Die MUS hat sich in den letzten Jahren als Alternative ohne ionisierende Strahlung zum MCU etabliert. In Verbindung mit einem Echosignalverstärker (SonoVue® für die Anwendung im Kindesalter zugelassen) ist diese Methode sehr sensitiv für die Detektion eines VUR sowie zum Nachweis des besonders risikorelevanten intrarenalen Refluxes. Zur Instillation des Echosignalverstärkers ist allerdings auch bei dieser Methode ein transurethraler Katheterismus erforderlich.

DMSA-Szintigrafie

Die DMSA (Dimercatobernsteinsäure)-Szintigrafie kann zum Nachweis von Pyelonephritisherden im akuten Zustand oder zum Ausschluss/Nachweis von Nierenparenchymnarben genutzt werden, wenn sie mindestens 6 Wochen nach der letzten fieberhaften Harninfektion durchgeführt wird. Beide Untersuchungen dienen zur Einschätzung des Risikos für die Entstehung weiterer Narben bei Auftreten neuerlicher fieberhafter HWI.

Therapie

Vor dem Einsatz eines Antibiotikums sollten folgende Kriterien kritisch geprüft werden:
- Liegt tatsächlich eine (fieberhafte) HWI vor (Ausschluss anderer Infektionen im Kindesalter)?
- Berücksichtigung der Grundkrankheit des Patienten (z. B. kongenitale Anomalie)
- Besteht die Notwendigkeit zum Einsatz eines Antibiotikums?
  - Bei fieberhafter HWI/Urosepsis

- Bei febriler symptomatischer HWI
- Bei asymptomatischer (rezidivierender) Bakteriurie
- Die optimale Substanz (kalkulierte Therapie) ist abhängig von:
  - Alter
  - Region (Resistenzen)
  - Schweregrad der (urologischen) Vorerkrankungen

Parenterale Antibiotikatherapie

- Alle Säuglinge < 6 Mon.
- Bekannte kongenitale Harntraktanomalien
- Urosepsis, reduzierter Allgemeinzustand, rezidivierendes Erbrechen und/oder Durchfall
- Eingeschränkte Compliance von Seiten des Umfelds
- Nahrungs-/Trinkverweigerung
- < 1. Lj.: Ampicillin + Cephalosporin (3. Generation) oder Aminoglykosid
- > 1. Lj.: Amoxicillin/Clavulansäure oder Cephalosporin (3. Generation)

Orale Therapie (kalkulierte Therapie)

- Cephalosporine 2. Generation (Cefaclor, Cefuroxim)
- Amoxicillin/Clavulansärue oder Ampicillin/Sulbactam
- Trimethoprim (**Cave:** abhängig von der lokalen Resistenzlage!)

Phytotherapeutika

Phytopharmaka kommen zunehmend auch im Kindes- und Jugendalter als wirksame Alternative zur Behandlung nicht fieberhafter HWI (Zystitis) zur Anwendung. Ein Präparat aus Meerrettichwurzel und Kapuzinerkresse (Angocin Antinfekt N®) ist inzwischen bereits ab dem 6. Lj. zugelassen, die meisten anderen pflanzlichen Wirkstoffkombinationen ab dem 12. Lj. (siehe auch Medikamente zur Rezidivprophylaxe).

Rezidivprophylaxe

Im Vordergrund einer Rezidivprophylaxe muss stets der kausale Ansatz stehen, da eine medikamentöse Prophylaxe alleine oft zum Scheitern verurteilt ist.

Operative Maßnahmen

- Die Korrektur einer anatomischen Ursache für ein erhöhtes Pyelonephritisrisiko kann in vielen Fällen die Infektionsbereitschaft nachhaltig senken. Auf die unterschiedlichen Indikationsgebiete kann hier nicht eingegangen werden. Grundsätzlich gilt es aber zu bedenken, dass die Indikation zu einer operativen Behandlung an der Blase im 1. Lj. (z. B. endoskopische Harnleiterunterspritzung, Antirefluxplastik oder Harnleiterneueinpflanzung) sowie generell bei neurogenen Blasen und sekundärem VUR stets sehr zurückhaltend gestellt werden soll, um Komplikationen, wie Blasenentleerungsstörungen, Rezidiv-VUR oder sekundären Harnaufstau, zu vermeiden.
- Bei komplizierten Verläufen, wie Durchbruchsinfektionen mit multiresistenten Keimen oder hochgradigem bilateralen Reflux, **ist die temporäre Vesikostomie (Blocksom-Stoma) im Säuglingsalter** eine komplikationsarme und schonende Alternative.
- Die infektprophylaktische Wirkung der Zirkumzision ist inzwischen belegt. Sie reduziert das Risiko von Durchbruchsinfektionen bei Jungen mit kongenitalen Anomalien des Harntrakts um 83–92 %. Alternativ kann auf Wunsch der Eltern eine topische Kortikoidtherapie durchgeführt werden. Allerdings besteht für die letztgenannte Form der Behandlung bislang keine Evidenz im Hinblick auf die Infektprävention.
- Auch beim **Lichen sclerosus** (ehemals Balanitis xerotica obliterans) der Vorhaut ist eine radikale Zirkumzision indiziert. Bei Verdacht auf Mitbeteiligung der Glans und vor allem des Meatus urethrae sollte postoperativ bereits nach 1–2 Wochen eine 4- bis 6-wöchige topische Therapie mit einem hochwirksamen Kortikoid (z. B. Mometasonfuroat) angeschlossen werden [6].

Konservative Maßnahmen

- Bei neurogenen Blasenfunktionsstörungen stehen die Optimierung des intermittierenden Einmalkatheterismus und die medikamentöse Behandlung der Blasendysfunktion im Vordergrund.
- Bei dilatierendem VUR und erhaltener, nicht reponierbarer Vorhaut ist eine medikamentöse Reinfektionsprophylaxe meist unumgänglich. Abhängig vom Alter stehen dafür folgende Antibiotika in reduzierter Dosierung zur Auswahl:
  - Cephalosporine der 2. Generation
  - Trimethoprim
  - Nitrofurantoin

CAVE

Die antibiotische Langzeittherapie kann zwar das Risiko neuer fieberhafter HWI nachweislich senken, weist aber folgende Nachteile/Einschränkungen auf:
- Sie hat keinen Einfluss auf das Risiko neuer Nierenparenchymnarben.
- Die Compliance im Hinblick auf die regelmäßige Einnahme ist niedrig.
- Sie erhöht das Risiko für Resistenzen.
- Sie kann das Mikrobiom des Darms verändern.
- Sie kann von Präparate-abhängigen Nebenwirkungen begleitet sein.

3

- Blasenkontrollstörungen mit rezidivierenden HWI sind im Kleinkindes- und Grundschulalter oft mit einer habituellen Obstipation assoziiert und werden heute als **BBD** bezeichnet. Die Behandlung sollte folgende Aspekte gleichermaßen berücksichtigen:
  - Aufklärung und Verhaltenstherapie (Blasenschule)
  - Stuhlregulierung (z. B. Makrogol)
  - Medikamentöse Infektionsprophylaxe, idealerweise ohne Antibiotika
  - Zurückhaltender Einsatz von Anticholinergika (Restharn und Obstipation!)
- **Antibiotika** sollten auch im Kindesalter erst zum Einsatz kommen, wenn Verhaltensmodifikationen und medikamentöse Alternativen ohne ausreichenden Effekt bleiben. Folgende Therapeutika mit hinreichend nachgewiesener infektprophylaktischer Wirkung stehen derzeit zur Verfügung:
  - Cranberry – ab dem 1. Lj. (nur bei *E.-coli*-Infektionen, auf ausreichend hohe Konzentration des verwendeten Präparats achten)
  - Meerrettichwurzel und Kapuzinerkresse (Angocin Anti-infekt N®, ab dem 6. Lj. zugelassen)
  - Tausendgüldenkraut, Liebstöckel und Rosmarinblätter (Canephron®, ab dem 12. Lj. zugelassen)
  - D-Mannose und Mannoside ab dem 1. Lj. (nur bei *E.-coli*-Infektionen)

Die Datenlage zur Impfprävention (orale und parenterale Vakzinierung) im Kindesalter ist derzeit noch spärlich. Sie kann künftig eine mögliche Alternative zur Antibiotikatherapie darstellen.

Mittelfristig werden jedoch neue Therapieansätze (z. B. Probiotika), die das protektive Mikrobiom des Harntrakts nicht schädigen, an Bedeutung gewinnen.

3.2.1 Urethritis posterior

DEFINITION

Neben Trauma, Harnwegsinfektion und Urolithiasis stellt die **Urethritis posterior (Synonym: „idiopathic urethrorrhagia")** mit bis zu 19 % eine nicht seltene, jedoch oft unerkannte Ursache für eine Makrohämaturie bei Knaben im Alter von 5–15 Jahren dar.

Das Phänomen, dass am Ende der Miktion einige Blutstropfen am Meatus hängen bzw. gelegentlich blutige Flecken in der Unterwäsche entdeckt werden, ist sowohl für die betroffenen präpubertären und pubertären Jungen als auch deren Eltern sehr beunruhigend. Nicht selten treten diese Symptome über Wochen und Monate wiederholt auf und sind oft Anlass für ausgedehnte diagnostische Maßnahmen unterschiedlicher Fachdisziplinen.

Pathogenese und Ätiologie

Ursache dieser Blutungen sind lokal begrenzte entzündliche Veränderungen der Urethraschleimhaut in der bulbären Harnröhre von unterschiedlichem Ausmaß, unmittelbar distal des externen Sphinkters. Ätiologisch weisen zahlreiche Studien daraufhin, dass der Urethrorhagie ein testosteronabhängiges Geschehen zugrunde liegt. Auch eine Verschiebung der Sexualhormone hin zu einem deutlich erhöhtem Serum-Östrogenspiegel bei gleichzeitig niedrigerem Testosteronspiegel wird diskutiert, die zu östrogeninduzierten Plattenepithelmetaplasien führen kann. Aktuell bleibt aber die Ursache dieses Missverhältnisses der Sexualhormone beim (prä-)pubertären Jungen unklar, ebenso wie eine mögliche Beteiligung adrenaler Steroide.

Diagnostik

Bei typischer Anamnese und Altersgruppe sowie unauffälliger Sonografie des oberen und unteren Harntrakts ist zunächst keine weitere Diagnostik erforderlich. Sollten die Beschwerden länger bestehen oder sind die Eltern sehr verunsichert, würde die Endoskopie die Diagnose letztendlich bestätigen. Eine weitere Bildgebung vor der Endoskopie ist nicht angezeigt, da dadurch die Diagnose nicht zuverlässiger verifiziert werden kann.

Therapie

Der eindeutige Lokalbefund bei schonend durchgeführter Endoskopie (➤ Abb. 3.9) und die Kenntnis der wahrscheinlichen Ätiologie beruhigen alle Beteiligten, auch wenn auf eine Therapie dieses sich selbst limitierenden Krankheitsbildes bewusst verzichtet wird.

Nachsorge

Eine regelmäßige Nachsorge (Uroflowmetrie, Sonografie, einschließlich Restharnbestimmung) ist aufgrund des Risikos von Harnröhrenstrikturen im Verlauf empfehlenswert.

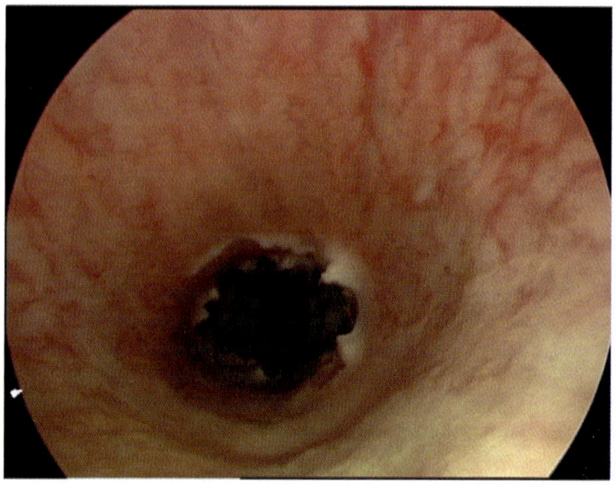

Abb. 3.9 Urethritis posterior – Lokalbefund (Urethrozystoskopie) [M1076]

3.3 Hormon- und Wachstumsstörungen in der männlichen Adoleszenz

Gerhard Binder

Kernaussagen

- Die Pubertät beginnt beim Jungen regelhaft zwischen dem 9. und 14. Geburtstag und dauert 3,5 Jahre.
- Penislänge und -reife sowie die Sekundärbehaarung sind von der Pubertätsreife abhängig und werden nach Tanner eingeteilt. Parallel nimmt das Hodenvolumen zu, das mit dem Orchidometer nach Prader oder sonografisch erfasst werden kann.
- Pubertätsverzögerung zieht immer eine Wachstumsverzögerung nach sich, da der pubertäre Wachstumsschub aussteht. Die Abklärung sollte durch einen kinderendokrinologischen Spezialisten erfolgen.
- Der zentrale oder primäre Hypogonadismus ist von der häufigen konstitutionellen Verzögerung von Wachstum und Pubertät zu unterscheiden, die eine Tempovariante der natürlichen Entwicklung ist.
- Vorzeitige Pubertät (Pubertas praecox) des Jungen ist ein ernster Befund, der eine zeitnahe Abklärung durch den kinderendokrinologischen Spezialisten erfordert.
- Die Pubertätsgynäkomastie tritt im Rahmen einer physiologischen Sexualhormonimbalanz bei mindestens 30 % aller gesunden Adoleszenten auf und ist meistens transitorisch.

DEFINITION

Pubertät beginnt, wenn hemmende periphere und zentralnervöse Einflüsse auf den hypothalamischen Gonadotropin-Releasing-Hormon (GnRH)-Pulsgenerator aufgehoben werden und stimulierende Einflüsse überwiegen. Eine pulsatile GnRH-Sekretion bewirkt pulsatile und vermehrte Ausschüttung von LH und FSH mit Wachstum- und Aktivitätseffekten auf die Hoden. Die Pubertät beginnt beim Jungen regelhaft zwischen dem 9. und 14. Geburtstag und dauert 3,5 Jahre. Der natürliche Pubertätsbeginn beim Jungen ist durch die Vergrößerung des Hodens auf über 3 ml Volumen (**Orchidometer**) definiert. Das mittlere Alter bei Pubertätsbeginn liegt bei 11,8 Jahren. Es folgen Wachstum und Fältelung des Skrotums, dann Wachstum und Reifung des Penis und nach 6 Monaten eine Beschleunigung des Körperwachstums. Jungen wachsen in der Pubertät 25–30 cm in die Höhe. Tanner hat die pubertäre Reifung in einer schematischen Stadieneinteilung für das männliche Genitale (Stadien G1 bis G5) und für die Sekundärbehaarung im Genitalbereich (PH1 bis PH5) untergliedert, die weiterhin praktische Gültigkeit hat.

Pubertas praecox ist eine Pubertät, die vor dem 9. Geburtstag beginnt. Ursachen der Pubertas praecox beim Jungen sind häufig organisch; so wird die **zentrale Pubertas praecox** häufig durch Hirntumoren ausgelöst, die **periphere Pubertas praecox** durch Hormon-produzierende Tumoren. **Pubertas tarda** ist eine Pubertät, die nach dem 14. Geburtstag eintritt oder protrahiert ohne Ende verläuft oder ganz ausbleibt. Die konstitutionelle Verzögerung von Wachstum und Pubertät ist eine Entwicklungsvariante mit langsamem Wachstum schon in den ersten zwei Lebensjahren, niedrigem BMI im Kindes- und Jugendalter und verzögertem Eintritt in die Pubertät (> 14 Jahre), aber günstiger Prognose in Bezug auf Körperhöhe und -ausreifung. Die Prävalenz liegt bei 3 %. Sie ist eine Ausschlussdiagnose und zu unterscheiden vom **Hypogonadismus**, der durch ein Hodenversagen oder einen zentralen Gonadotropinmangel verursacht wird. Die konstitutionelle Akzeleration von Wachstum und Pubertät ist die spiegelbildliche Entwicklungsvariante, die mit Übergewicht einhergehen kann. Sie ist eine Ausschlussdiagnose.

Die **Pubertätsgynäkomastie** ist eine Vergrößerung der männlichen Brustdrüse und von der reinen Lipomastie bei Adipositas (Pseudogynäkomastie) abzugrenzen.

3.3.1 Epidemiologie, Ätiologie und Risikofaktoren

KEV Die Inzidenz von Pubertätsstörungen liegt bei ca. 4–5 %. Es überwiegen gesunde Jungen mit **konstitutioneller Verzögerung von Wachstum und Pubertät (KEV;** ca. 3 %). Die Ursache der KEV ist polygen, die Familienanamnese ist bezogen auf erstgradige Verwandte meistens positiv. Die Ätiologie ist unbekannt.

CAVE

Die konstitutionelle Verzögerung von Wachstum und Pubertät (KEV) ist eine Ausschlussdiagnose. Sie setzt den **Ausschluss eines Hypogonadismus** voraus. Die Bestätigung der Diagnose KEV ergibt sich erst durch den unauffälligen Spontanverlauf, weshalb Verlaufskontrollen der körperlichen Entwicklung angezeigt sind.

Hypogonadismus Der Hypogonadimus hat in seiner Gesamtheit eine Prävalenz von ca. 1:250 bis 1:500. Der hereditären primäre Hypogonadismus wird am häufigsten durch das Klinefelter-Syndrom (Karyotyp 47, XXY) mit einer Prävalenz von 1:1.000 hervorgerufen. Beim **hereditären zentralen Hypogonadismus** ist häufig das genetisch heterogene Kallmann-Syndrom, das mit Hyposmie oder Ansosmie assoziiert ist. Der **erworbene Hypogonadismus** kann durch chronischen Hodenhochstand, frühen Hodenverlust oder hodentoxische Chemotherapie entstehen, der **zentrale Hypogonadismus** durch Bestrahlung und Tumoren.

Pubertas praecox Sie kann hereditär oder erworben sein. Wir unterscheiden zwischen der zentralen, GnRH-abhängigen Pubertas praecox und der peripheren Pubertas praecox oder **Pseudopubertas praecox,** die z. B. durch HCG-produzierende

Tumoren oder die Testotoxikose (konstitutionell aktive LH-Rezeptoren durch heterozygote Mutation) bedingt sein kann. Bei der **zentralen, GnRH-abhängigen Pubertas praecox** sind häufig Raumforderungen ursächlich, weshalb eine Bildgebung mit cMRT unabdingbar ist.

Pubertätsgynäkomastie Diese tritt bei ca. 30–65 % aller Jungen in der Pubertät auf; Adipositas unterstützt das Auftreten (meist Kombination aus Lipomastie und Gynäkomastie). Sie ist in den meisten Fällen transitorisch.

3.3.2 Diagnostik

Zentrales Element der Diagnostik bei Pubertätsstörungen ist die **körperliche Untersuchung** durch einen erfahrenen Kinder- und Jugendarzt. Dabei dürfen die Analyse der Wachstums- und Gewichtsdynamik anhand von Vorwerten aus dem gelben Vorsorgeheft und ein Vergleich mit den Körperhöhen der Eltern (Zielgröße) und der elterlichen Pubertätsanamnese nicht fehlen. Die pubertäre Reife soll nach den **Tanner-Stadien** (PH1–PH5 und G1–G5) untersucht und dokumentiert werden.

CAVE
Das isolierte Auftreten von Schamhaarwachstum ist kein sicheres Zeichen für den Beginn der Pubertät, da Androgene der Nebennierenrinde ebenfalls Pubarche machen können.

Bei unklarem zentralen Hypogonadismus sollte ein Riechtest z. B. mit den Sniffing' Sticks durchgeführt werden, der bei positivem Ausfall das **Kallmann-Syndrom** diagnostiziert. Andere wegweisende Befunde sind z. B. Cafe-au-lait-Flecken der Haut und eine Schädelasymmetrie (McCune-Albright-Syndrom bei Pubertas praecox). Ausgeprägte Gynäkomastie kann ein Hinweis auf einen Testosteronmangel (z. B. Klinefelter-Syndrom), eine partielle Androgenresistenz (in Kombination mit Hypospadie) oder eine exogene Östrogenzufuhr sein.

CAVE
Eine Mammografie oder eine Biopsie der männlichen Brust ist zur Abklärung der Gynäkomastie absolut nicht angezeigt.

CAVE
Ein kleiner Penis bei einem präpubertären Jungen > 14 Jahren ist meistens ein normaler infantiler Penis, der noch ohne pubertären Testosteroneinfluss ist, und nur selten ein Mikropenis.

Die **Radiografie der linken Hand** und des linken Handgelenks ermöglicht unter Zuhilfenahme des Röntgenatlas von Greulich und Pyle oder mit entsprechenden Softwareprogrammen (z. B. bone expert) die Bestimmung des Knochenalters, das den Einfluss vom Sexualhormonen auf die Reifung des Knochens aufzeigt.

Die **Hodensonografie** bleibt für Jungen mit auffälligem testikulären Tastbefund, Hodenasymmetrie oder Hodenhypoplasie vorbehalten. Falls eine zentrale Störung mit zu früher oder ausbleibender Pubertät vorliegt, sind ein **zerebrales MRT** mit enger Schichtung von Hypothalamus und Hypophyse und Gabe von Kontrastmittel zur Identifikation einer Raumforderung absolut angezeigt. Bei der peripheren vorzeitigen Pubertät (Pseudopubertas praecox) durch eine autonome Testosteronproduktion ist der Ort/Tumor der Hormonsynthese mit **Ultraschall** und ggf. MRT (insbesondere Hoden und Nebennierenlogen) ausfindig zu machen.

Die **endokrinologische Labordiagnostik** benötigt bei Pubertätsverzögerung die Bestimmung von Testosteron, Inhibin B, LH, FSH, Prolaktin, IGF-1, fT_4, TSH und ggf. einen GnRH-Agonisten-Test. Bei zu früher Pubertät die Messung von Testosteron, Inhibin B, LH, FSH, AFP, betaHCG, TSH, fT_4, IGF-1, Kortisol, 17-Hydroxyprogesteron, DHEAS, Androstendion und die Durchführung eines GnRH-Tests. Die Testosteronbestimmung sollte mit einem Hormon-Assay erfolgen, das im pädiatrischen Konzentrationsbereich verlässlich misst.

CAVE
Die Durchführung der Hormondiagnostik und ihre Bewertung sollten in den Händen von pädiatrischen Endokrinologen liegen.

Molekulargenetische Untersuchungen von einer großen Anzahl von Kandidatengenen (Gen-Panel) sind in ca. 50 % von Jungen mit zentralem Hypogonadismus positiv; diese Diagnostik ist für die Therapie und Prognose bisher nicht entscheidend. Hingegen sollte der primäre Hypogonadismus mit einer Chromosomenanalyse (Klinefelter-Syndrom) und einem Gen-Panel der Kandidatengene für die Hodenentwicklung genetisch abgeklärt werden, da viele positive Befunde Implikationen für das Follow-up haben können.

3.3.3 Therapie

Nichtmedikamentöse Therapie

Jungen mit konstitutioneller Verzögerung von Wachstum und Pubertät (KEV) sollte in einem **Beratungsgespräch** die gute Prognose des Spontanverlaufs erklärt werden.

Bei der klassischen Pubertätsgynäkomastie sollten die Jungen auf die Häufigkeit dieses Problems und seine spontane Selbstlimitation hingewiesen werden.

Medikamentöse Therapie

Testosteron Der **zentrale und der primäre Hypogonadismus** kann mit Depotpräparaten des veresterten Testosterons (Testosteron-Enantat) oder mit transdermalen Testosterongel in aufsteigender Dosierung über einen Zeitraum von 2,5–3

Jahren so behandelt werden, dass die Pubertätsstadien normal durchlaufen werden. Dabei sollte man die Jungen darauf hinweisen, dass diese Behandlung nur ein sehr geringes Wachstum der Hoden bewirkt. Nach Beendigung der Pubertät wird die Behandlung mit der Testosterondosis für Erwachsene fortgeführt. Bei **hereditärem zentralem Hypogonadismus** kommt es in ca. 10 % der Fälle zu einem sog. **Reversal** (Spontanheilung); deshalb sollte bei allen Betroffenen im Verlauf ein Auslassversuch durchgeführt werden.

Bei **KEV** kann bei hohem Leidensdruck eine Pubertätsinduktion durch die dreimalige Gabe von 50 mg Testosteron-Enantat intramuskulär in monatlichen Abständen durchgeführt werden. Die erreichte Pubertätsinduktion kann am Hodenwachstum abgelesen werden.

HCG und FSH Alternativ kann der **zentrale Hypogonadismus** mit subkutanen Injektionen von HCG (2×/Woche) und rekombinantem FSH (3×/Woche) solange behandelt werden, bis die Hoden ein adultes Volumen (nach ca. 2–3 Jahren) erreicht haben und die normale Spermiogenese in Gang gekommen ist. Danach kann die Therapie auf Testosteronsubstitution umgestellt werden.

GnRH-Agonisten Die zentrale **Pubertas praecox** (GnRH-abhängige vorzeitige Pubertät) kann sehr effektiv mit intrakutanen Depotinjektionen von GnRH-Superagonisten behandelt werden. Sie bewirken eine reversible Resistenz der Hypophyse gegenüber der hypothalamischen GnRH-Stimulation mit konsekutivem Absinken der Gonadotropine im Blut. Nach Absetzen der Therapie kommt es meistens nach 1–2 Monaten zum normalen Fortschreiten der Pubertät.

Aromatase-Inhibitoren Bei **Pseudopubertas praecox** (z. B. im Rahmen einer Testotoxikose) kann der Einsatz von modernen Aromatase-Inhibitoren in Kombination mit Antiandrogenen (z. B. Spironolakton) sinnvoll sein. Aufgrund der Seltenheit dieser Erkrankungen handelt es sich in diesen Fällen um eine Off-label-Medikation.

Operative Therapie

Wenn eine Pubertätsstörung ursächlich durch eine **hypophysär-hypothalamische Raumforderung** (z. B. Kraniopharyngeom) bedingt ist, ist eine neurochirurgische Intervention unter Schonung des Hypothalamus indiziert. Leider erholen sich endokrine Dysfunktionen der Hypophyse nur selten nach druckentlastenden Eingriffen.

Die **Entfernung von endokrin-aktiven Tumoren** des Bauchraums (z. B. das endokrin-aktive Nebennierenrindenkarzinom) gehört in die Hände von onkologisch erfahrenen Kinderchirurgen, die die Tumoren nach Vorgaben der Gesellschaft für Pädiatrische Onkologie und Hämatologie im Idealfall kurativ entfernen. Dabei sollte zum Beispiel beim Nebennierenkarzinom wegen der Gefahr der Ruptur des Tumors mit Ausschüttung von Tumorzellen in die Bauchhöhle offen operiert werden.

CAVE

Eine Biopsie bei V. a. Nebennierenkarzinom ist wegen der Gefahr der Ruptur des Tumors mit Ausschüttung von Tumorzellen in die Bauchhöhle absolut kontraindiziert.

In ausgeprägten Fällen von **Pubertätsgynäkomastie** mit geringer Wahrscheinlichkeit für eine Spontanremission und hohem Leidensdruck kann eine plastisch-chirurgische Versorgung in einem ausgewiesenen Brustzentrum angestrebt werden.

LEITLINIEN

- S1-Leitlinie Hypogonadismus und Pubertas tarda: https://www.awmf.org/uploads/tx_szleitlinien/027-025l_S1_Pubertas_tarda_Hypogonadismus_2011-abgelaufen.pdf
- S1-Leitlinie Pubertas praecox: https://www.awmf.org/uploads/tx_szleitlinien/174-015l_S1_Pubertas-praecox_2019-05.pdf
- S1-Leitlinie Gynäkomastie: https://www.dgpraec.de/wp-content/uploads/2018/03/S1_Leitlinie_Gynaekomastie.pdf

3.4 Psychosexuelle Entwicklung

Johanna Graf

Kernaussagen

- Wichtige Entwicklungsaufgaben für einen Jungen sind die Entdeckung und das Ausleben seiner eigenen Sexualität.
- Die psychosexuelle Entwicklung beginnt bereits im Kindesalter und verläuft in mehreren Phasen.
- Gelingt eine psychosexuelle Entwicklung adaptiv, kann die ausgelebte Sexualität zu einer erheblichen Ressource menschlicher Gesundheit und Zufriedenheit werden.
- Gibt es in den einzelnen Entwicklungsphasen Störungen des sexuellen Erlebens, Verhaltens, der sexuellen Funktion und der Geschlechtsidentität kann es zu weitreichenden psychischen Störungen sowie zu einer erheblichen Reduktion der Lebensqualität führen.

3.4.1 Phasen der (psycho-)sexuellen Entwicklung des Mannes

Kindesalter

Jungen und Mädchen im Kindergartenalter zeigen häufig autoexploratorische und soziosexuelle Verhaltensweisen. Kinder entdecken immer mehr die Geschlechterunterschiede und zeigen ein großes Interesse an den Genitalen und es werden vermehrt „Doktor-Spiele“ mit Gleichaltrigen durchgeführt. Dazu kommt auch das Zeigen und Anschauen des eigenen Genitales, Einführung von Gegenständen in die Vagina und den Anus oder oral-genitale Stimulation. In der Regel nehmen diese Verhaltensweisen bis zum Eintritt in die Grundschule wieder ab und werden dann wieder in der Pubertät häufiger. In der Kindheit hat die psychosexuelle Entwicklung bereits eine Bedeutung. Hierbei geht es nicht um die genitale Vereinigung, sondern um die Erfahrung von Lust, Geborgenheit, Beziehung und das Erleben des eigenen Körpers. Wenngleich bei Kindern vor allem das Körpererleben, die Erkundung und die Neugierde im Vordergrund stehen, fungiert die Sexualität von Erwachsenen eher auf die Erregung und Befriedigung [1].

Sigmund Freud, der Begründer der Psychoanalyse, hat die kindliche psychosexuelle Entwicklung in verschiedene Phasen eingeteilt. In jeder Phase steht ein bestimmtes Verhalten im Vordergrund, weshalb die erogenen Zonen und das Verhalten im Entwicklungsverlauf wechseln. Das Verhalten dient im Sinne von Freud zur Triebbefriedigung [2]. Der Übergang der einzelnen Phasen ist fließend und nicht auf sich aufbauend (➤ Tab. 3.4).

Jugendalter

Die sexuelle Entwicklung im Jugendalter lässt sich in drei verschiedenen Phasen beschreiben:

Präadoleszenz Diese Phase beginnt bei Jungen im Alter zwischen 11 und 13 Jahren. Mädchen sind in der Regel 2 Jahre früher dran. Es findet ein deutlicher Schub im körperlichen Wachstum statt und das Wachstum der Schambehaarung **(Pubarche)** beginnt. Die inneren und äußeren Geschlechtsorgane vergrößern sich. Es kommt zu einem Anstieg des luteinisierenden Hormons und Östradiols, respektive Testosteron. In dieser Phase tritt das erste Mal ein Schamempfinden bezüglich des eigenen Körpers und des Nacktseins gegenüber anderen ein. Es besteht ein großes Bedürfnis nach Wahrung der Intimität. Interesse am anderen Geschlecht besteht noch kaum. Freundschaften und Interessensgruppen sind weiterhin meist gleichgeschlechtlich.

Frühe Adoleszenz Diese Phase tritt im Alter von 13 bis 15 Jahren bei Jungen auf. Es kommt zur ersten Ejakulation **(Ejakularche)** sowie Axillarbehaarung **(Adrenarche).** Kurz vor dem Übergang in die späte Adoleszenz tritt der Stimmbruch ein und es kommt vor allem bei Jungen zu einer regelmäßigen Masturbation **(Masturbarche).** In dieser Phase werden vermehrt Kontakte und Nähe zu Mädchen gesucht. Es kommt zu ersten Verabredungen und körperlichen Annäherungen, wie zum Beispiel Küssen und lustbetonten Berührungen.

Späte Adoleszenz Die späte Adoleszenz beginnt bei Jungen im Alter von 15 Jahren und endet meist mit der Vollendung des 18. Lebensjahrs. In dieser Phase werden bei den jungen Männern reife Spermien **(Spermarche)** gebildet, was das Erreichen der eigenen Fertilität bedeutet. Zusätzlich kommt es bei den Männern zur Zunahme der Behaarung des Körpers. Erste intime Beziehungen entstehen, wobei auch sexuelle Handlungen eine hohe Bedeutung bekommen und in der

Tab. 3.4 Die Phasen der psychosexuellen Entwicklung von Kindern und Jugendlichen nach Sigmund Freud

Lebensjahr	Entwicklungsphase	Erogene Zone	Bedürfnis	Verhalten	Entwicklungsaufgabe
0–1	Orale Phase	Mund, Lippen, Zunge	Auf- und Einnehmen	Saugen, Daumen lutschen, Erkunden der Umgebung mit dem Mund	Aufbau von sozialen Vertrauen und erste Beziehung zur Umwelt
1–3	Anale Phase	Anus	Ausscheidung und Einhalten von Kot	Kontrolle über eigene Körperfunktionen	• Aufbau der Selbstkontrolle • Entwicklung des Ichs und der Ich-Stärke • Selbstvertrauen und Selbstwert
3–5	Phallische Phase	Genitalien	• Jungen rivalisieren mit Vater um Mutter • Mädchen rivalisieren mit Mutter um Vater	• Bindung an das gegengeschlechtliche Elternteil • Erkundung der eigenen Geschlechtsteile • Großes Interesse an den Genitalien des anderen Geschlechtes	• Identifikation mit dem gleichgeschlechtlichen Elternteil • Adaption geschlechtsspezifischer Verhaltensweise • Übernahme von Normen und Werten
6–11	Latenzphase	–	–	• Kinder entwickeln Schamgefühle • Distanzieren sich von Eltern • Körperliche Nähe kann nur schwer ertragen werden	• Sexualtrieb schlummert • Geistige Entwicklung steht im Vordergrund • Identifikation mit dem gleichgeschlechtlichen Peers
Ab 12. Lebensjahr	Genitale Phase	Genitalien	Intimität, Sexualität	Sexualität und Sexualverhalten wird immer mehr in Partnerschaften/ Beziehungen ausgelebt	Führen einer Partnerschaft und Aufbau von Bindung

Regel der erste Geschlechtsverkehr **(Kohabitarche)** stattfindet [1].

Herausforderungen in der psychosexuellen Entwicklung im Jugendalter

Ein heranwachsender Mann ist im Rahmen der sexuellen Entwicklung nicht nur mit den körperlichen, sondern auch mit den psychischen Veränderungen konfrontiert. Zusätzlich kommen die soziale Herausforderung durch die ersten Liebschaften, die gesellschaftlichen Erwartungen sowie die Auseinandersetzung mit der eigenen Sexualität hinzu.

CAVE

Zweifellos stellt die psychosexuelle Entwicklung mit die größte Entwicklungsaufgabe in der Pubertät dar. Zusätzlich wird dies noch von biologischen, psychischen und sozialen Bedingungen gesteuert, was wiederrum den Bewertungsprozess bezüglich der eigenen Sexualität und des sexuellen Empfindens bei dem Jugendlichen beeinflusst.

Dabei muss sich ein Jugendlicher mit verschiedenen Fragen zur Geschlechtsidentität (Wer bin ich?), Geschlechtsrolle (Was wird von mir erwartet?), sexuellen Identität (Wer bin ich?), ethischen Bewertungen (Was ist richtig oder falsch?), sexuellen Funktionen (Was kann ich?), sexuellen Beziehungen (Was will ich in Beziehungen?) und sexuellen Präferenz (Was gefällt mir?) bewusst oder weniger bewusst auseinandersetzen. All diese Fragen prägen das sexuelle Verhalten sowie das Erleben. Sie können adaptive oder maladaptive Anpassungsprozesse darstellen, die auch durch die gesellschaftlichen Erwartungen positiv oder negativ beeinflusst werden [3].

3.4.2 Partnerschaften und sexuelle Präferenz

Bedeutung von Partnerschaften im Jugendalter

Die ersten sexuellen Erfahrungen, Aufbau von Partnerschaften wie auch Trennungen und Diskrepanzen im sexuellen Erleben sowie Schwierigkeiten der sexuellen Funktion und des sexuellen Verhaltens müssen in der Regel erstmals im Jugendalter bewältigt werden. Dies hat einen erheblichen Einfluss auf den Selbstwert als auch die Selbstbewertung des Jugendlichen und kann das sexuelle Verhalten und die psychische Gesundheit bis ins Erwachsenenalter beeinflussen. Die Entwicklung von ersten partnerschaftlichen Beziehungen spielt in der Pubertät eine wichtige Rolle und löst zum Teil große Unsicherheiten bezüglich der eigenen Wünsche und Bedürfnisse an eine Partnerschaft aus. Brown (1999) entwickelte hierzu ein Vier-Phasen-Modell, welches den Aufbau, die Bedeutung sowie die Bedürfnisse und Wünsche an eine Paarbeziehung von Jugendlichen erläutert (➤ Tab. 3.5) [4].

Tab. 3.5 Verschiedene Phasen im Aufbau von partnerschaftlichen Beziehungen im Jugendalter

Phase 1–4	Beschreibung
1. Initiationsphase	Auseinandersetzung mit dem eigenen Selbst und die Fähigkeit zur Aufnahme von partnerschaftlichen Beziehungen
2. Statusphase	Eigene und antizipierte Erwartungen beeinflussen die Auswahl des Partners. Diese Auswahl dient zur Erhöhung des sozialen Status in der eigenen Peergruppe. Partner mit einem hohen sozialen Status beeinflussen den eigenen Status in einer Peergruppe positiv.
3. Zuneigungsphase	Die Partnerschaft an sich sowie die emotionale Verbundenheit stehen im Mittelpunkt. Erwartungen der Peergruppe haben eine geringere und weniger relevantere Bedeutung für den Jugendlichen.
4. Bindungsphase	Die Beziehung verfestigt sich und gemeinsame Perspektiven als Paar werden aufgebaut.

Sexuelle Präferenz

Die sexuelle Präferenz entwickelt sich in der Regel in den ersten beiden Lebensdekaden und ist jedem Menschen mehr oder weniger deutlich bewusst. Sie tritt deutlich im Verlauf der somato- und psychosexuellen Reifung hervor und ist nach Eintritt ins Erwachsenalter im Wesentlichen für das gesamte Leben konstant. Wie genau sich eine sexuelle Präferenz entwickelt und ausprägt, wird weiterhin sehr kontrovers in der Literatur diskutiert und ein Konsens darüber besteht noch nicht. Der Großteil der Männer führt eine heterosexuelle Beziehung und fühlt sich vom weiblichen Geschlecht angezogen. Ein kleiner Teil entwickelt eine bisexuelle oder homosexuelle Präferenz. Beides wird nicht als Störung angesehen, jedoch stellt die Auseinandersetzung mit gegebenenfalls vorhandenen Vorurteilen in der Gesellschaft für die Betroffenen eine hohe Anforderung und Belastung dar, was zu einer **ichdystonen Sexualorientierung** führen kann [5]. Dies bedeutet, dass sich Betroffene ihrer meist gleichgeschlechtlichen Orientierung bewusst sind, erleben diese jedoch als Ich-fremd. Diese ichdystone Sexualorientierung wird meist durch eine soziale, religiöse und kulturelle Wertorientierung des Umfelds oder durch eine nicht eindeutige sexuelle Orientierung bei dem Adoleszenten verursacht.

EVIDENZ

Daten zeigen, dass gleichgeschlechtlich orientierter Adoleszenten höhere Prävalenzraten bei psychischen Erkrankungen [6] als auch von Suizidalität aufweisen [7].

Tab. 3.6 Überblick über die Präferenzstörungen im ICD-10

Erkrankung	ICD-10	Krankheitsbild
Fetischismus	F65.0	Gebrauch nichtlebender Objekte (meist Kleidung) als Stimuli für die sexuelle Erregung und Befriedigung. Häufig sind Objekte aus Gummi, Plastik oder Leder. Sie dienen oftmals zur Verstärkung der auf üblichem Wege erreichten sexuellen Erregung.
Fetischistischer Transvestismus	F65.1	Sexuelle Erregung wird durch Tragen von Kleidung des anderen Geschlechts erreicht. Dabei wird der Anschein erweckt, dass es sich um eine Person des anderen Geschlechts handelt.
Exhibitionismus	F65.2	Anhaltende Neigung, die eigenen Genitalien in der Öffentlichkeit zu entblößen, ohne zu einem näheren Kontakt aufzufordern. Dies führt zur Erregung und meist anschließender Masturbation.
Voyeurismus	F65.3	Wiederkehrender Drang, anderen Menschen bei sexuellen Aktivitäten oder intimen Tätigkeiten im Geheimen zuzusehen. Das Beobachten führt zu sexueller Erregung und Masturbation.
Pädophilie	F65.4	Sexuelle Präferenz für Kinder (zum Teil beide Geschlechter) im Kindesalter oder im jungen Jugendalter.
Sadomasochismus und Masochismus	F65.5	Sexuelle Aktivitäten und Erregung finden mit Zufügung von Schmerzen, Erniedrigung oder Fesseln bei sich selbst (Masochismus) oder bei anderen (Sadomasochismus) statt.

Störungen der Sexualpräferenz

DEFINITION

Sexuelle Präferenzstörungen sind normabweichende Präferenzausprägungen auf der Fantasie- und Verhaltensebene und werden als **Paraphilien** bezeichnet. Es handelt sich hierbei um eine dauerhafte (mindestens 6 Monate) Fixierung auf Objekte, Einzelhandlungen, Körperbereiche oder nicht einwilligende oder einwilligungsfähige Sexualpartner.

Diese Ausprägungen setzen oftmals vor der Pubertät ein und lösen in den Betroffenen einen hohen Leidensdruck aus [8]. Die Behandlung ist meist sehr schwer und der Fokus liegt in der Therapie vor allem auf der Symptomkontrolle. Paraphilien treten fast ausschließlich bei Männern auf. Ein Störungswert liegt jedoch bei einer abnormen Präferenzausprägung erst vor, wenn eine Selbst- und/oder Fremdgefährdung vorhanden ist [9]. ➤ Tab. 3.6 gibt einen Überblick über Störungen der Sexualpräferenz im ICD-10 [8].

3.5 Männliche Infertilität und ungewollte Kinderlosigkeit

Bettina Scheffer, Sabine Kliesch

Kernaussagen

- Eine ungewollte Kinderlosigkeit erfordert die andrologisch-gynäkologische Abklärung beider Partner.
- Die männliche Infertilität kann durch Störungen der hormonellen Steuerachse, der Hoden und ableitenden Samenwege, der Samendeposition sowie genetisch bedingt sein.
- Behandelbare Ursachen müssen erkannt und therapiert werden, bevor Methoden der assistierten Reproduktion zum Einsatz kommen.

DEFINITION

Infertilität ist definiert als das Ausbleiben einer Schwangerschaft bei regelmäßigem ungeschütztem Geschlechtsverkehr über 12 Monate.

3.5.1 Epidemiologie und Ätiologie

Bei etwa 15 % aller Paare besteht eine ungewollte Kinderlosigkeit. Zu jeweils einem Drittel liegt dabei die Ursache beim Mann, bei der Frau bzw. bei beiden Partnern.

➤ Tab. 3.7 veranschaulicht die verschiedenen angeborenen und erworbenen Ursachen.

Tab. 3.7 Ursachen männlicher Infertilität bei unselektierten Patienten (N = 12.945) (nach Tüttelmann und Nieschlag in Andrology Male Reproductive Health and Dysfunction 2010)

Diagnose	Anteil
Idiopathisch	30 %
Varikozele	14,8 %
Hypogonadismus	10,1 %
Infektion	9,3 %
Hodenhochstand	8,4 %
Maligne Erkrankung	7,8 %
Spermien-Autoantikörper	3,9 %
Ejakulationsstörung	2,4 %
Systemische Erkrankung	2,2 %
Obstruktion der ableitenden Samenwege	2,2 %
Hodentumor	1,2 %
Chromosomale Auffälligkeiten	0,5 %
Andere	7,2 %

3.5.2 Diagnostik

Eine andrologisch-gynäkologische Abklärung beider Partner ist grundsätzlich nach Ablauf eines Jahres indiziert, bei auffälliger Anamnese eines der beiden Partner oder Alter der Partnerin > 35 Jahre bereits früher [1].

Anamnestisch werden die Dauer der ungewollten Kinderlosigkeit, Schwangerschaften und Fehlgeburten, Probleme in der Vita sexualis, Vorerkrankungen und -operationen sowie Medikamente erfasst, um Risikofaktoren bzw. Ursachen für eine Fertilitätsstörung zu erkennen (➤ Kap. 3.5.1).

Bei der **körperlichen Untersuchung** wird auf Zeichen der Virilisierung (Vermännlichung) geachtet. Dazu gehört eine postpubertäre Ausbildung des äußeren männlichen Genitales, eine adäquate Sekundärbehaarung, männliche Stimmlage und männliches Fettverteilungsmuster ohne Ausbildung einer Gynäkomastie.

Die **klinische Untersuchung** des äußeren Genitales wird grundsätzlich durch die **Skrotalsonografie** ergänzt. Beurteilt werden Penis, Hoden, Nebenhoden und Samenstrang. Reduzierte Hodenvolumina < 12 ml weisen auf eine Störung der Spermatogenese hin. Insbesondere sollten Hodentumore ausgeschlossen werden, da die Prävalenz von Hodentumoren bei Patienten mit ungewollter Kinderlosigkeit mit 1:200 deutlich erhöht ist [2].

Zur **endokrinologischen Basisdiagnostik** gehört die Bestimmung von luteinisierendem Hormon (LH), Follikel-stimulierendem Hormon (FSH) und Testosteron. LH stimuliert die Testosteronproduktion in den Leydig-Zellen des Hodens, FSH stimuliert die Spermatogenese, Testosteron ist verantwortlich für die Virilisierung des Mannes und unterstützt die Spermatogenese. Normale Werte zeigen sich bei einem unauffälligen hypophysär-gonadalen Regelkreis und normaler Hodenfunktion. Zeigt sich der FSH-Wert erhöht, ist dies ein Hinweis auf ein primär testikuläres Versagen der Spermatogenese, das in der Regel nicht kausal therapierbar ist. Eine Verminderung von LH, FSH und Testosteron weist auf eine Störung der Hypophysenache hin und ist mittels Hormontherapie behandelbar.

Die **Ejakulatanalyse** ist zentraler Baustein der Diagnostik. Die Normwerte der Standard-Ejakulatdiagnostik sind in ➤ Tab. 3.8 zusammengefasst. Eine Verminderung der Spermiengesamtzahl, Spermienbeweglichkeit oder des Anteils an normal geformten Spermien werden als Oligo-, Astheno- und Teratozoospermie beschrieben. Bei fehlendem Nachweis von Spermien im Ejakulat liegt eine Azoospermie vor, das Ausbleiben einer Ejakulation wird als Aspermie bezeichnet.

Tab. 3.8 Referenzgrenzen der Ejakulatparameter, entsprechend WHO 2021 [3]

Ejakulatparameter	Normalwerte
Ejakulatvolumen	≥ 1,4 ml
pH-Wert	≥ 7,2
Spermiengesamtzahl	≥ 39 Mio./Ejakulat
Spermienkonzentration	≥ 16 Mio./ml
Spermienmotilität	≥ 30 % progressiv motil, ≥ 40% nicht-progressiv motil
Spermienmorphologie	≥ 4 % normal geformte Spermien
Leukozyten	< 1 Mio./ml
Anteil vitaler Spermien	≥ 54 %

3.5.3 Krankheitsbilder

Erkrankungen mit der Möglichkeit präventiver Maßnahmen

- **Tumor**- und andere **schwere Systemerkrankungen** (z. B. Autoimmunerkrankungen) können per se oder durch eine potenziell gonadotoxische Therapie eine Infertilität bedingen.
- **Eingriffe im Retroperitoneum** (z. B. Lymphadenektomie) und kleinen Becken (z. B. kolorektale/Prostata-Chirurgie) können zu einer Erektions- und Ejakulationsstörung (Anejakulation oder retrograde Ejakulation = rückwärts gerichteter Samenerguss) führen.
- Ein ein- oder beidseitiger **Hodenhochstand** kann zu schweren Einschränkungen der Samenqualität bis hin zur Azoospermie führen.
- Bei Patienten mit Diagnose einer **Geschlechtsinkongruenz** (ICD-11)/Transsexualität (ICD-10) führt eine pubertätsblockende oder gegengeschlechtliche Hormontherapie zu einer Suppression der hypophysären Achse und damit der Spermatogenese.

Hypogonadismus

Da intratestikuläres Testosteron für die Aufrechterhaltung der Spermatogenese wichtig ist, kann ein erniedrigter Testosteronserumwert (Hypogonadismus) grundsätzlich eine Störung der Spermatogenese bedingen.

CAVE

Eine Testostosterontherapie führt zu einer Suppression der hypophysären Achse und damit der Spermatogenese. Sie ist bei Kinderwunsch kontraindiziert.

Hypergonadotroper/primärer Hypogonadismus Dieser liegt bei erniedrigtem Testosteronwert mit konsekutiv erhöhtem LH-Wert vor. Er ist Ausdruck einer Insuffizienz der testosteronproduzierenden Leydig-Zellen im Hoden. Insbesondere bei klinisch deutlich reduzierten Hodenvolumina (1–2 ml pro Hoden), ggf. Gynäkomastie und Azoospermie lenkt dies den Verdacht auf ein Klinefelter-Syndrom und sollte eine Chromosomenanalyse nach sich ziehen (Karyotyp 47,XXY). Trotz einer hohen Prävalenz von 1:500 Männern wird die Chromosomenstörung bisher bei zwei Dritteln der Patienten zeitlebens nicht diagnostiziert.

Funktioneller Hypogonadismus Er ist reversibel und zeigt sich in der Regel durch erniedrigte Testosteronwerte in Verbindung mit normalen Gonadotropinen (LH, FSH). Hauptursache ist eine vermehrte Aromatisierung des körpereigenen Testosterons zu Östradiol im Fettgewebe bei bestehender Adipositas, aber auch ein Diabetes mellitus, Nieren-, Leber- oder Herzerkrankungen, Medikamente und Drogenabusus sowie die Ausübung von Leistungssport können die Ursachen sein.

Hypogonadotroper/sekundärer Hypogonadismus Dieser ist definiert durch reduzierte Gonadotropin- und Testosteronwerte und bedarf einer MRT-radiologischen Abklärung von Hypophyse und Hypothalamus.

Auf hypothalamischer Ebene kann dabei eine Störung der GnRH-Sekretion oder -Wirkung vorliegen im Sinne eines kongenitalen Hypogonadotropen Hypogonadismus (CHH) oder eines Kallmann-Syndroms (mit zusätzlicher Riechstörung). Hier zeigen sich in der Regel niedrige bis nicht messbare Gonadotropine in Verbindung mit einem präpubertären Phänotyp. In ca. 40 % können genetische Auffälligkeiten im entsprechenden Genpanel gefunden werden [4].

Auf hypophysärer Ebene kann ein Hypophysenadenom oder eine -insuffizienz, letztere z. B. nach Radiatio, ursächlich für den sekundären Hypogonadismus sein. Darüber hinaus kann eine Hyperprolaktinämie, z. B. durch ein Prolaktin-produzierendes Hypopyhsenadenom oder als Nebenwirkung einer Neuroleptikatherapie, einen sekundären Hypogonadismus bedingen. Kongenitale Hypophysendefekte, wie ein Panhypopituitarismus, sind ebenfalls möglichen Ursachen.

Varikozele

Eine Varikozele ist eine Erweiterung der venösen Samenstranggefäße (Plexus pampiniformis) und wird klinisch nach WHO in drei Schweregrade eingeteilt:

- Grad I: nur unter Valsalva-Manöver palpabel
- Grad II: im Stehen palpabel
- Grad III: sichtbar

Sie kann unter anderem durch vermehrte Wärmeexposition des Hodens die Spermatogenese beeinträchtigen. Die Diagnose sollte mithilfe einer Duplexsonografie objektiviert werden.

Infektionen

Eine Orchitis in der Kindheit, insbesondere durch Mumps- oder Epstein-Barr-Viren, kann einen schweren Hodenschaden mit eingeschränkter Fertilität bedingen.

Bakterielle Besiedlungen der Samenwege sind in der Regel klinisch asymptomatisch. Bei Nachweis von > 1 Mio Leukozyten/ml im Ejakulat ist eine mikrobiologische Diagnostik angezeigt.

Obstruktion der ableitenden Samenwege

Eine Azoospermie in Verbindung mit klinisch normalen Hodenvolumina und normalem FSH-Wert kann auf eine Obstruktion der ableitenden Samenwege hinweisen. Ein erniedrigter pH-Wert sowie erniedrigtes Ejakulatvolumen und insbesondere eine erniedrigte α-Glukosidase im Ejakulat als Markersubstanz für den Nebenhoden (Zusatz-Ejakulatdiagnostik) können den Verdacht erhärten.

Obstruktionen finden sich postentzündlich, nach Vasektomie oder bei palpatorisch ein- oder beidseitigem Fehlen der Samenleiter. Letzteres lenkt den Verdacht auf eine uni- oder bilaterale Aplasie des Vas deferens (CBAVD, kongenitale bilaterale Aplasie des Vas deferens) und sollte eine Sequenzierung des CFTR-Gens (Zystische-Fibrose-Transmembran-Regulator-Gen) nach sich ziehen. Mutationen auf beiden Allelen führen entweder zum Vollbild einer Mukoviszidose oder lediglich zu einer CBAVD. Bei genetischem Nachweis einer CBAVD sollte zusätzlich eine CFTR-Genuntersuchung der Partnerin erfolgen, da im Falle einer Anlageträgerschaft (4 % der Bevölkerung) für die mithilfe der assistierten Reproduktion gezeugten Kinder ein 50-prozentiges Risiko für eine Mukoviszidose besteht.

Nichtobstruktive Azoospermie

Liegen bei Azoospermie keine Hinweise auf eine Obstruktion der ableitenden Samenwege vor, handelt es sich um eine nichtobstruktive Azoospermie (NOA). Häufig zeigen sich reduzierte Hodenvolumina und erhöhte FSH-Werte als Hinweis auf eine Spermatogenesestörung. Zur Ursachenklärung sind genetische Untersuchungen (Karyotypisierung, Mikrodeletionen des Y-Chromosoms, Azoospermie-Genpanel) zu empfehlen (➤ Tab. 3.9).

EVIDENZ

Forschungsaktivitäten im Rahmen einer reproduktionsgenetisch orientierten Klinischen Forschergruppe der DFG (KFO 326) haben in einem Zeitraum von 5 Jahren (2015–2020) zu Publikationen über genetische Ursachen der nichtobstruktiven Azoospermie bei z. B. Meiose-Arrest, Sertoli-cell-only-Syndrom und anderen Formen der NOA und damit zur Entwicklung eines sog. Azoospermie-Panels geführt, das den Anteil nachweisbarer genetischer Ursachen bei den Patienten des CeRA um weitere 6–7 % erhöht hat [5].

Tab. 3.9 Genetische Ursachen der obstruktiven und nicht-obstruktiven Azoospermie bei Patienten des Centrums für Reproduktionsmedizin und Andrologie (CeRA), Universitätsklinikum Münster (modifiziert nach Tüttelmann et al., Medizinische Genetik 2018).

Genetische Diagnostik	Unselektierte Patienten (n = 26.091, CeRA UK Münster) (%)	Patienten mit Azoospermie (n = 3.252, CeRA UK Münster) (%)
Klinefelter-Syndrom (47,XXY)	2,6	13,7
XX-Mann (46,XX)	0,1	0,6
Translokationen	0,1	0,3
Andere Chromosomen-aberrationen	< 0,1	0,4
CBAVD oder Zystische Fibrose	0,5	3,1
CHH, einschließlich Kallmann Syndrom	0,7	0,9
Y-chromosomale AZF-Deletionen	0,3	1,6
Gesamtanteil	4,3	20,4

CBAVD = kongenitale bilaterale Aplasie des Vas deferens; CHH = kongenitaler hypogonadotroper Hypogonadismus; AZF Azoospermiefaktor

3.5.4 Therapie

Die Therapie zielt insbesondere auf eine Verbesserung der Ejakulatparameter mit meist konsekutiv erhöhten Konzeptionschancen bzw. auf eine Sicherung von Spermien für eine Kinderwunschbehandlung ab. ➤ Tab. 3.10 gibt eine Übersicht über die Therapiemaßnahmen.

Präventive Therapiemaßnahmen

Die Kryokonservierung von Ejakulatspermien oder bei Azoospermie von testikulären Spermien (➤ „Operative Spermiengewinnung") dient der Sicherung von Spermien vor potenziell gonadotoxischer Therapie bzw. vor Eingriffen im Retroperitoneum und kleinen Becken (➤ „Erkrankungen mit der Möglichkeit präventiver Maßnahmen").

CAVE

Ein **Hodenhochstand** sollte zur Prävention von Fertilitätsstörungen möglichst bis zum Ende des 1. Lebensjahrs korrigiert werden.

Eine spätere Orchidopexie kann die Ejakulatparameter bzw. die Chancen für eine positive testikuläre Spermienextraktion (➤ „Operative Spermiengewinnung") zumindest bessern. Darüber hinaus ist es aufgrund des erhöhten Hodentumorrisikos wichtig, den Hoden mittels regelmäßiger Selbstuntersuchung und ggf. ärztlicher Palpation/Sonografie langfristig zu überwachen. Dies ist je nach Hodenlage postoperativ deutlich besser oder überhaupt erst möglich.

Medikamentöse Therapie

Bei **Bakteriennachweis im Ejakulat** ist eine antibiotische Therapie beider Partner einzuleiten. Die Behandlung kann einer infektiös bedingten Obstruktion der ableitenden Samenwege des Mannes bzw. einem Tubenverschluss der Frau vorbeugen. Die Therapie kann die Ejakulatqualität verbessern, verbessert jedoch nicht zwingend die Konzeptionsrate.

Eine **retrograde oder Anejakulation** kann passager mittels anticholinerg oder adrenerg wirksamer Substanzen wie z. B. Imipramin/Midodrin (off-label) therapiert werden, die unter anderem den Verschluss des Blasenhalses während der Ejakulation unterstützen. Bei ausbleibendem Therapieerfolg ist ggf. eine Kryokonservierung von Spermien aus dem postorgastischen Urin nach Anhebung des Urin-pHs auf ca. 8 mittels Uralyt möglich. In seltenen Fällen kann auch die rektale Elektrostimulation oder eine Vibratorstimulation zum Erfolg führen. Alternativ steht die operative Gewinnung von testikulären Spermien (➤ „Operative Spermiengewinnung") zur Verfügung.

Der **sekundäre Hypogonadismus** ist mit einer subkutanen Gonadotropintherapie (i. d. R. 2× 1.500 IE humanes Choriongonadotropin und 3× 150 IE rekombinantes FSH/Woche) exzellent behandelbar: Bei 90 % der Patienten kann so innerhalb von 12–36 Monaten eine Spermatogenese induziert werden, 50–60 % der Paare erleben eine Schwangerschaft [6].

Eine **Hyperprolaktinämie** kann mit Dopaminagonisten in der Regel erfolgreich behandelt werden.

Beim **primären und funktionellen Hypogonadismus** muss im Einzelfall entschieden werden, ob eine medikamentöse Stimulationstherapie (z. B. mit Gonadotropinen oder Off-label-Antiöstrogenen/Aromatasehemmern) zur Verbesserung der endogenen Testosteronproduktion und konsekutiv der Spermatogenese sinnvoll ist.

Operative Therapie

Varikozelen-Therapie Ist eine Varikozele Grad I–III alleinige erkennbare Ursache einer Fertilitätsstörung mit eingeschränkten Ejakulatparametern **(OAT-Syndrom),** kann die Varikozelen-Therapie bei einem von sieben Männern zu einer zusätzlichen Spontanschwangerschaft führen [7]. Grundsätzlich sind im Hinblick auf den Operationserfolg sowie Komplikationen in erster Linie die mikrochirurgische subinguinale sowie an zweiter Stelle die laparoskopische Varikozelen-Resektion anderen Therapieverfahren überlegen [8].

Mikrochirugische Refertilisationsoperation Bei einer obstruktiven Azoospermie besteht die Möglichkeit einer operativen Refertilisationsoperation. Bei Z. n. Vasektomie werden

Tab. 3.10 Übersicht über die Therapiemöglichkeiten je nach Ursache der männlichen Infertilität (modifiziert nach Kliesch, Der Urologe, 2017)

Diagnose	Therapie
System-/Tumorerkrankungen, GIK, OPs im kleinen Becken/Retroperitoneum	Prophylaktische Kryokonservierung von Ejakulat-/TESE-Spermien
Hodenhochstand	Orchidopexie bis Ende des 1. Lebensjahrs
Infektion	Antibiotische Therapie
Retrograde (oder An-)Ejakulation	Anticholinerge/α-adrenerge Substanzen (Imipramin/Midodrin) Uralytbehandlung und Kryokonservierung von Ejakulatspermien aus dem postorgastischen Urin TESE
Hypogonadismus	
Primärer oder funktioneller Hypogonadismus	Evtl. Gonadotropine oder Off-label-Aromatasehemmer/Antiöstrogene
Sekundärer Hypogonadismus	Gonadotropine
Hyperprolaktinämie	Dopaminagonisten
Varikozele	Operative Varikozelen-Therapie (mikrochirurgisch oder laparoskopisch)
Obstruktive Azoospermie	
Z.n. Vasoresektion	Vasovasostomie, ggf. Vasotubulostomie
Postentzündlich	Vasotubulostomie
CBAVD	TESE (multifokal) und/oder MESA
Nichtobstruktive Azoospermie	TESE (mikrochirurgisch, multifokal)
Assistierte Reproduktion	
Keine/geringgradige Einschränkung der Ejakulatparameter	Intrauterine Insemination/IVF bei Tubenverschluss der Frau
Starke Einschränkung der Ejakulatparameter/Verwendung von kryokonservierten Ejakulat- oder TESE-Spermien	ICSI

GIK = Geschlechtsinkongruenz; TESE = testikuläre Spermienextraktion; CBAVD = kongenitale bilaterale Aplasie Vas deferens; MESA = mikrochirurgische epididymale Spermienaspiration; IVF: In-vitro-Fertilisation; ICSI: intrazytoplasmatische Spermieninjektion

mittels Vasovasostomie Durchgängigkeitsraten von 85 % und konsekutive Schwangerschaftsraten von 30–76 % erreicht [9]. Ist eine Vasovasostomie nicht möglich oder besteht eine postentzündliche Obstruktion der ableitenden Samenwege, werden mittels Vasotubulostomie Durchgängigkeitsraten von um die 50 % erreicht. Zu beachten ist, dass bei CBAVD keine Möglichkeit einer operativen Refertilisation besteht.

Operative Spermiengewinnung Bei operativ nicht korrigierbarer, obstruktiver Azoospermie ist eine multifokale Hodengewebsentnahme im Sinne einer **testikulären Spermienextraktion (TESE)** nahezu immer erfolgreich. Diese kann mit einer Spermienaspiration aus dem Nebenhoden (**mikrochirurgische epididymale Spermienaspiration**, MESA) kombiniert werden.

Bei nichtobstruktiver Azoospermie (NOA) können je nach Patientenkollektiv mittels multifokaler testikulärer Spermienextraktion (TESE) in ca. 50 % der Fälle Spermien gesichert werden. Auch wenn vergleichende Studien fehlen, empfiehlt sich insbesondere bei schweren Formen der NOA ein mikrochirurgisches Vorgehen. Unter dem Operationsmikroskop können die optisch besten Areale der häufig nur fokal ausgebildeten Spermatogenese gezielter biopsiert und die Erfolgsrate erhöht werden [10].

Alle Verfahren der operativen Spermiengewinnung werden mit einer **Kryokonservierung** der Spermien bzw. des Keimzellgewebes für spätere Verfahren der assistierten Reproduktion kombiniert. Zusätzlich sollten im Rahmen der Operation diagnostische Hodenbiopsien erfolgen, sowohl zur Beurteilung der Spermatogenese als auch zum Ausschluss/Nachweis einer GCNIS (*Germ Cell Neoplasia In Situ,* Keimzellneoplasie in situ).

Methoden der assistierten Reproduktion

Bei einer nicht ausreichend therapierbaren männlichen Infertilität mit Ausbleiben einer Spontanschwangerschaft kommen **Verfahren der assistierten Reproduktion** zum Einsatz.

Bei keiner oder geringer Einschränkung der Ejakulatparameter kann nach entsprechender Aufbereitung des Ejakulats eine intrauterine Insemination zum Zeitpunkt des Eisprungs der Partnerin bei gegebener Eileiterdurchgängigkeit und Ovulation erfolgen.

Im Falle eines Tubenverschlusses auf weiblicher Seite und keiner oder nur geringer Einschränkung der Ejakulatparameter kann auf die **In-vitro-Fertilisation (IVF)** als extrakorporale Befruchtungstechnik zurückgegriffen werden. Dabei wird die Partnerin hormonell hyperstimuliert, sodass mehrere Eizellen mittels transvaginaler Follikelpunktion gewonnen werden können. Eizellen und Spermien werden anschließend in vitro vereint, die Befruchtung unterliegt den natürlichen Selektionsmechanismen.

Bei männlicher Infertilität mit starker Einschränkung der Ejakulatparameter oder bei Verwendung testikulärer Spermien wird ein einzelnes Spermium direkt in die Eizelle injiziert **(intrazytoplasmatische Spermieninjektion**, ICSI**)**.

Bei beiden Verfahren (IVF und ICSI) werden anschließend maximal drei Embryonen intrauterin transferiert. Die Schwangerschaftsraten werden im Deutschen IVF-Register prospektiv erfasst und liegen bei rund 30 % pro Versuch.

Können auch mittels TESE keine Spermien gewonnen werden oder bleiben die oben genannten Verfahren erfolglos, kann auf **nichthomologe Verfahren,** wie eine donogene Insemination (Fremdsamenspende), zurückgegriffen werden. Alternative Möglichkeiten sind eine Pflegekindschaft oder Adoption.

EVIDENZ

Nach Abschluss einer Behandlung wegen ungewollter Kinderlosigkeit sollte heutzutage der betroffene Mann darüber informiert werden, dass seine Einschränkung der Samenqualität mehr als eine Momentaufnahme der Fruchtbarkeit darstellt. Vielmehr weisen aktuelle epidemiologische Studien darauf hin, dass eine schwere Einschränkung der Samenqualität als ein Biomarker für die Gesundheit des Mannes insbesondere im Hinblick auf Diabetes mellitus, kardiovaskuläre Erkrankungen und eine Prostatakrebserkrankung angesehen werden kann [11]. Aus diesem Grund könnten diese Patienten von entsprechenden Früherkennungsuntersuchungen profitieren.

3.6 Erektions- und Ejakulationsstörungen

Herbert Sperling

Kernaussagen

- Erektions- und Ejakulationsstörungen sind neben der Infertilität die häufigsten andrologischen Störungen des Mannes.
- Die erektile Dysfunktion ist eine gut und sicher behandelbare Erkrankung.
- Dapoxetin ist alleinig zur Therapie der Ejaculatio praecox zugelassen.

3.6.1 Erektionsstörungen

LEITLINIEN

- EAU-Guideline: Sexual and Reproductive Health (2020) – https://uroweb.org/guideline/sexual-and-reproductive-health/
- AUA-Guideline: Erectile Dysfunction (2018) – https://www.auanet.org/guidelines/guidelines/erectile-dysfunction-(ed)-guideline

Epidemiologie und Ätiologie

Mit zunehmendem Alter steigt die Prävalenz der erektilen Dysfunktion (ED): So leiden etwa 8 % der 55-jährigen Männer an einer ED, bei den 65-Jährigen sind es 25 % und bei 80-Jährigen bis zu 75 %.

Auch im höheren Lebensalter empfinden die meisten Menschen Sexualität als wichtige Quelle von Vitalität, Wohlbefinden und Partnerbezug. Störungen der Sexualfunktion (z. B. durch eine ED) und des sexuellen Erlebens führen bei älteren Menschen oft zu einer erheblichen Beeinträchtigung der Lebensqualität.

Bezüglich der Ätiologie der erektilen Dysfunktion lassen sich kardiovaskuläre, neurogene und psychogene Ursachen unterscheiden (➤ Abb. 3.10).

20–40 % aller Männer mit einer erektilen Dysfunktion leiden zusätzlich an einer arteriellen Hypertonie und/oder einer Hypercholesterinämie.

15 % aller Männer, die sich primär mit einer ED vorstellen, wiesen eine bis dahin nicht diagnostizierte koronare Herzerkrankung auf, wobei der Grad der Herzkranzgefäßverengung mit dem Schweregrad der ED direkt assoziiert ist. Umgekehrt haben mehr als zwei Drittel aller Männer mit einem Myokardinfarkt eine erektile Dysfunktion.

Einen weiteren Risikofaktor für die Entwicklung einer Erektionsstörung stellt der **Bauchumfang** dar. Männer mit einem Taillenumfang über 94 cm haben ein erhöhtes, Männer mit einem Taillenumfang über 102 cm ein stark erhöhtes Risiko für kardiovaskuläre Erkrankungen und somit auch für die Entwicklung einer erektilen Dysfunktion.

Neben der vorwiegend arteriell bedingten Potenzstörung gibt es noch kavernös-venös bedingte Dysfunktionen, die durch eine fibrotische Umwandlung bzw. Degeneration der Schwellkörpermuskulatur, eine unzureichende kavernöse Relaxation mit konsekutiv mangelnder Kompression des venösen, subtunikalen Verschlusssystems bedingen. Des Weiteren können auch Polyneuropathien sowie endokrine Veränderungen beim Prolaktinom oder Hyperthyreoidismus sowie psychogene oder psychosexuelle Erkrankungen zu einer erektilen Dysfunktion führen.

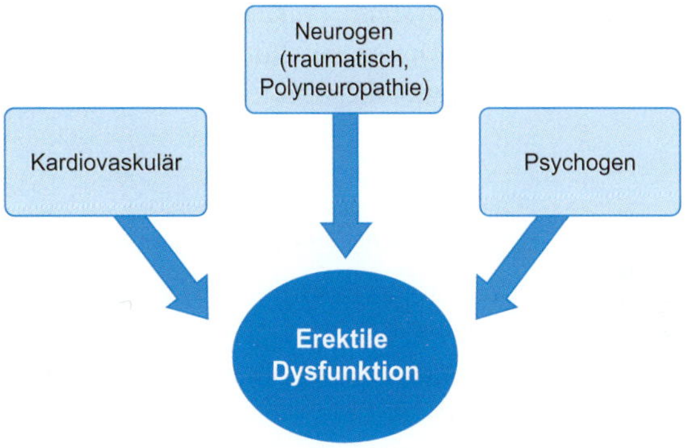

Abb. 3.10 Häufige Ursachen der erektilen Dysfunktion [M1077, L231]

Generell sollte auch immer ein Hypogonadismus erwogen werden, da das Testosteron sowohl für die erregungsbedingte Erektion als auch für die Qualität der nächtlichen Erektionen Bedeutung hat.

Auch eine Dysthyreose (sowohl Hypo- als auch Hyperthyreose) oder eine Hyperprolaktinämie können Ursache einer erektilen Dysfunktion sein.

Diagnostik der ED

Bei der Diagnostik stehen **Anamnese** und **körperliche Untersuchung** an erster Stelle, insbesondere unter Verwendung standardisierter Fragebögen (International Index of Erectile Function [IIEF]).

Wichtig ist es, dass Vorerkrankungen, der neurologische Status sowie die Medikamenten- und Sexualanamnese erhoben werden.

Das **Basislabor** beinhaltet: Hormone, Blutfette, Blutzucker. Die weiterführende Diagnostik umfasst die Evaluation des penilen Gefäßstatus und des Erektionsverhaltens nach intrakavernöser Applikation vasoaktiver Substanzen und der damit verbundenen Doppler- oder Farbduplexsonografie.

Andere Untersuchungen wie die nächtliche penile Tumeszenzmessung oder auch die Kavernosonografie oder die DAS der penilen Gefäße sind Spezialambulanzen vorbehalten.

Therapie der ED

Es sollte ein **abgestuftes, individuell angepasstes Behandlungsschema** erstellt werden, das mit dem Patienten abgestimmt ist, um einen optimalen Behandlungserfolg zu erzielen.

Zur Verfügung stehen neben der **invasiven Therapie** (➤ Tab. 3.11), bei gegebener Indikation die **Testosteronsubstitution,** bei psychogen bedingter ED sollte die **Sexualtherapie** die erste Therapieoption sein.

Patienten mit einem Schlafapnoesyndrom und ED können allein durch eine **CPAP** (*Continuous Positive Airway Pressure*)-Therapie in bis zu 50 % der Fälle profitieren.

Die **Erektionshilfesysteme** (Vakuumpumpen) sind eine weitere nichtinvasive Option mit Zufriedenheitsquoten bei Patient und Partnerin von über 80 %.

Tab. 3.11 Invasive Therapie der erektilen Dysfunktion

First-line	5-Phosphodiesterasehemmer (Sildenafil, Vardenafil, Tadalafil, Avanafil)
Second-line	Intrakavernöse Injektion oder intraurethrale Applikation (MUSE) von Alprostadil
Third-line	Implantation eines semirigiden oder hydraulischen Schwellkörperimplantats

First-line-Therapie Die First-line-Therapie der erektilen Dysfunktion ist die Medikation mit **5-Phosphodiesterasehemmern (PDE5-I),** da sie eine gute klinische Wirksamkeit bei günstigem Nebenwirkungsprofil aufweisen. Über eine Hemmung des Abbaus von cGMP führen diese Substanzen zu einer Muskelrelaxation und einer Vasodilatation im Penis und somit zu einer Verbesserung der Erektionsfähigkeit.

CAVE

Kontraindikation der PDE-5i sind: die Einnahme von Nitraten, ein Myokardinfarkt in den letzten 6 Wochen, eine instabile Angina pectoris, eine Retinopathia pigmentosa, NAION (nichtarteritische anteriore ischämische Optikusneuropathie) oder eine schwere Leberzirrhose Stadium Child C.

Second-line-Therapie Bei der **Schwellkörperinjektionstherapie (SKIT)** sind penile Schmerzen, verlängerte Erektionen, Priapismen und Fibrosen des Corpora typische Nebenwirkungen.

Als weitere Second-line-Therapie steht die **intraurethrale Applikation von Prostaglandinen (MUSE)** für die für Patienten zur Verfügung, die die intrakavernöse Applikation ablehnen, jedoch sind die Erfolgsraten deutlich geringer.

CAVE

Kontraindiziert sind die intrakavernöse Injektion und die urethrale Applikation bei einer bekannten Überempfindlichkeit auf Alprostadil, Priapismusneigung, Gerinnungsstörungen oder einer fortgeführten Antikoagulation.

Third-line-Therapie Die **Implantation eines Schwellkörperimplantats** (third-line) stellt die Ultima Ratio dar, da es bei der Implantation in die Corpora cavernosa zu einer irreversiblen Destruktion des kavernösen Gewebes kommt und der Patient somit auf kein nichtprothetisches Verfahren mehr ansprechen kann. Deshalb muss der Patient präoperativ über die Endgültigkeit der Implantation exakt aufgeklärt werden. Weiterhin muss präoperativ eingeschätzt werden können, ob der Patient oder die Partnerin die manuellen Fähigkeiten zur Handhabung des Systems aufweist, die Zufriedenheitsraten beider Partner sind nach dieser ausführlichen Vorbereitung jedoch bei 90 %.

PATIENTENINFO

Aufgrund der steigenden Lebenserwartung stellen sich immer mehr Patienten mit einer erektilen Dysfunktion vor. An erster Stelle steht die Anamnese mit der Suche nach kardiovaskulären oder metabolischen Erkrankungen, Voroperationen oder psychogenen Störungen. Die First-line-Therapie stellt die orale Pharmakotherapie mit 5-Phosphodiesteraseininhibitoren dar. Die Kosten hierfür müssen aber zum größten Teil von den Patienten selbst getragen werden. An zweiter Stelle stehen intrakavernös oder intraurethral zu applizierende Substanzen und als Third-line-Therapie kommt die Implantation eines Schwellkörperimplantats infrage. Die ED ist heutzutage nicht heil-, aber gut behandelbar.

3.6.2 Ejakulationsstörungen

LEITLINIEN

- International Society for Sexual Medicine: Guidelines for the diagnosis and treatment of premature ejaculation. J Sex Med, 2010; 7(9): 2947–2969.
- EAU-Guideline: Sexual and Reproductive Health (2020) – https://uroweb.org/guideline/sexual-and-reproductive-health/

Die **Ejaculatio praecox (EP)** ist eine häufige Sexualbeschwerde oder -störung.

Die Prävalenz liegt zwischen 3 % und 25 %. Subjektiv sind die Unfähigkeit, die Ejakulation zu verzögern, und der daraus resultierende Leidensdruck für den Patienten und die Partnerschaft relevant.

Pathophysiologie

Vermutlich handelt es sich bei der EP um eine neurobiologische Erkrankung, die auf einer zentralen serotonergen Hypoaktivität beruht, also einer unzureichenden biochemischen Hemmung des Ejakulationsreflexes.

Die **Ejakulation** ist ein vom autonomen Nervensystem gesteuerter lumbosakraler Reflex, der aus der Emissions- und Expulsionsphase besteht. Er wird von spinalen Ejakulationszentren, insbesondere dem spinalen Ejakulationsgenerator, koordiniert. Supraspinale Zentren (Thalamus, Hirnstamm, Mittelhirn und Hypothalamus [MPOA]) kontrollieren die Ejakulation. Supraspinale und spinale Signale werden von einer Reihe von regulatorischen Neurotransmittern übermittelt. Sie werden bei der Steuerung sexuell exzitatorischer und inhibitorischer Mechanismen freigesetzt, welche gegenseitiger Rückkopplung unterliegen und das autonome Nervensystem kontrollieren. Inhibitorisch wirken endogene Opioide und vor allem Serotonin (5-HT), das aufgrund seiner ejakulationshemmenden Wirkung eine Schlüsselrolle spielt. Heute nimmt man an, dass die 5-HT-Ausschüttung aus terminalen Axonen in L3–5 auf spinaler Ebene einen inhibitorischen Einfluss auf die Ejakulation hat, während auf zentraler Ebene der serotonerge Einfluss auf das MPOA einen hemmenden Einfluss nimmt.

Als objektivierbare Hilfsgröße dient die **intravaginalen Latenzzeit (IELT).** In der täglichen Routinepraxis ist dieser objektive Parameter jedoch nicht messbar. Klinisch haben sich zwei Fragebögen (Premature Ejaculation Profile und Index of Premature Ejaculation) durchgesetzt.

Studien konnten zeigen, dass die Selbsteinschätzung von Patienten relativ gut mit der objektiven, mittels Stoppuhr gemessenen IELT, korreliert.

Die Angaben zur intravaginalen Latenzzeit variieren mit einer durchschnittlichen IELT von 5,4 min (0,55–44,1 min), die unabhängig ist vom Gebrauch eines Kondoms oder dem Zustand nach Zirkumzision. Mit zunehmendem Alter vermindert sich die IELT.

Therapie

Pharmakologisch werden neben topischen Anästhetika vor allem selektive Serotonin-Wiederaufnahmehemmer (SSRI), davon in erster Linie das in Deutschland seit 2009 zugelassene Medikament Dapoxetin, eingesetzt. Weiter stehen topische Anästhesie-Gele, Tramadol und Phosphodiesterase-Typ-5-Inhibitoren zur Verfügung. Der Wert konnte jedoch in Metaanalysen nicht eindeutig geklärt werden, sodass dies individuelle Heilversuche bleiben.

Topische Anästhetika Die Behandlung der EP mit Lidocain oder Prilocain in Form von Salbe, Gel oder Spray ist mäßig effektiv.

SSRIs (Serotonin-Re-Uptake-Inhibitoren) Tägliche Behandlungen mit SSRIs, außer Dapoxetin, sind in der Behandlung der EP effektiv, allerdings nicht für diese Indikation (off-label) zugelassen. Eine Metaanalyse konnte zeigen, dass Paroxetin die Ejakulation am längsten verzögert. Die IELT verlängert sich bis zu 8,8-fach.

Die Ejakulationsverzögerung beginnt in der Regel innerhalb von 5–10 Tagen nach Beginn der Medikamenteneinnahme und bleibt auch in der Langzeitbehandlung bestehen. Nebenwirkungen sind im Allgemeinen gering und verschwinden häufig bei kontinuierlicher Einnahme. Dieses sind Fatigue, Gähnen, leichte Übelkeit, Diarrhöe oder Schwitzen. Über Libidoverlust und erektile Dysfunktion werden vor allem bei EP-Patienten ohne Depression selten berichtet. SSRIs sollten Männer mit einer bipolaren Depression nicht erhalten. Vorsicht ist geboten bei der Verschreibung von SSRIs bei Patienten, die jünger als 18 Jahre sind und bei denen depressive Verstimmungen bekannt sind. Das plötzliche Absetzen kann zu dem bekannten Entzugssyndrom **(SSRI-Withdrawal-Syndrom)** führen.

Die On-demand Gabe von SSRIs (ca. 3–6 h vor Geschlechtsverkehr) ist wirksam, aber deutlich weniger effektiv als die kontinuierliche Einnahme.

Dapoxetin Dapoxetin ist inzwischen in mehreren Ländern zur Therapie der EP zugelassen. Es besitzt eine rasch einsetzende Wirkung, sodass eine On-demand-Therapie sinnvoll erscheint. Interaktionen mit anderen Medikamenten, einschließlich Phosphodiesterase-Inhibitoren (PDE5-I), sind nicht bekannt. In randomisiert kontrollierten Studien zeigt sich, dass die Einnahme ca. 1–2 h vor gewünschtem Geschlechtsverkehr die IELT um das 2,5- bis 3-Fache verlängert. Zusätzlich wird über eine bessere Ejakulationskontrolle und eine verbesserte sexuelle Zufriedenheit berichtet, sowohl bei der lebenslangen als auch der erworbenen EP. Nebenwirkungen wie Übelkeit, Diarrhö und Schwindel sind dosisabhängig und führen in 4 % (30 mg) bzw. 10 % (60 mg) der Fälle zum Therapieabbruch.

Individuell sollte entschieden werden, ob die Gabe von Dapoxetin (on-demand) oder die kontinuierliche Einnahme eines SSRIs erfolgen sollte.

Phosphodiesterasehemmer Männer mit EP und ED können mit PDE5-I behandelt werden. Die Studienlage rechtfertigt zurzeit noch keine PDE5-I-Therapie bei Männern mit EP ohne ED.

Andere pharmakologische Behandlungen Eine On-demand-Therapie mit **Tramadol,** ein zentral wirksames Analgetikum, sowie intrakavernöse Injektionen verschiedener vasoaktiver Substanzen sind beschrieben worden. Es gibt Anhaltspunkte, dass diese beiden Therapien eine Wirksamkeit entfalten können, der Einsatz für die Behandlung der EP wird aber nicht empfohlen.

Die **Verhaltenstherapie** ist in den Leitlinien nicht enthalten, es gibt jedoch erfolgreiche Untersuchungen zur Kombination von Dapoxetin und Verhaltenstherapie.

Andere medikamentöse Therapien oder operative Verfahren, wie die **Kryoablation** peniler Nerven, können zurzeit ebenfalls nicht empfohlen werden.

PATIENTENINFO

Nur Dapoxetin ist zur medikamentösen Therapie der EP zugelassen.

3.7 Männlicher Altershypogonadismus

Frank Sommer, Marcus Mau

Kernaussagen

- Testosteron ist ein natürlicherseits gebildetes Hormon, das beim Mann der Aufrechterhaltung zahlreicher Körper- sowie Geistesfunktionen dient.
- Der symptomatische Hypogonadismus umfasst sowohl den laborbestätigten Mangel an Testosteron als auch eine eingeschränkte Lebensqualität – mit entsprechenden Symptomen. Er kann darüber hinaus zu weiteren gesundheitlichen Risiken für den Mann führen. Im Alter verstärken häufig Komorbiditäten den Hypogonadismus aufgrund der Funktionseinschränkung der hypothalamisch-hypophysär-gonadalen Achse. Andererseits werden solche Komorbiditäten auch durch den Hormonmangel verstärkt.
- Für die leitlinienkonforme Behandlung des Altershypogonadismus stehen verschiedene Methoden der Testosteronsubstitution (wie beispielsweise transdermal oder Muskel-injizierbare Depots) zur Verfügung.
- Die EAU-Leitlinie „Männlicher Hypogonadismus" gibt klare Richtlinien für Diagnose, Therapie und Überwachung eines hypogonadalen Patienten.
- Beim älteren Patienten unter Testosteronsubstitution soll insbesondere auf Prostata (PSA-Wert) und Blutbild (Polyglobulie) geachtet werden. Das Risiko, ein Prostatakarzinom zu entwickeln, ist durch die TRT nach derzeitigem Kenntnisstand nicht gesteigert.

DEFINITION

Der Altershypogonadismus, auch als *late-onset hypogonadism* (LOT) bezeichnet, ist eine Erkrankung des alternden Mannes, bei der das Serum-Testosteron unter den in den Leitlinien benannten Schwellenwert von < 12,1 nmol/l (< 3,5 ng/ml) abfällt. Infolgedessen können Symptome eines Testosteronmangels auftreten. Es kommt zu Auswirkungen auf wichtige Körperfunktionen, die Psyche sowie allgemein auf die Lebensqualität der betroffenen Männer.

3.7.1 Epidemiologie, Ätiologie und Risikofaktoren

EVIDENZ

Mit zunehmendem Alter sinkt der Testosteronspiegel beim Mann kontinuierlich immer weiter ab. So leiden etwa im Alter zwischen 50 und 59 Jahren ca. 0,6 % der Männer unter einem Hypogonadismus, im Lebensjahrzehnt 60–69 Jahre sind es bereits 3,2 % und bei den 70–79-Jährigen schließlich sogar bis zu 5,1 %. Der Hypogonadismus tritt in Abhängigkeit von einem höheren Lebensalter sowie damit einhergehenden Komorbiditäten vermehrt auf, beispielsweise bei starkem Übergewicht oder Adipositas.

Ursache für den altersbedingten Hypogonadismus ist primär die Abnahme der Testosteronkonzentration. Dafür verantwortlich sind z. B. Veränderungen in der Hypothalamus-Hypophysen-Testosteron-Achse. Der altersabhängige Anstieg des sexualhormonbindenden Globulins (SHBG) lässt zudem das freie und biologisch aktive Testosteron im Blut absinken. Zum anderen verstärkt das Metabolische Syndrom als ein bedeutender Risikofaktor die Auswirkungen des altersbedingten Hormonmangels.

Zum Vollbild des Metabolischen Syndroms gehören: abdominale Fettleibigkeit (Adipositas), erhöhte Triglyzeride in Kombination mit vermindertem HDL-Cholesterin, die arterielle Hypertonie sowie eine sich verstärkende Insulinresistenz. In zahlreichen Studien zeigte sich bereits, dass zwischen dem Metabolischen Syndrom und dem Testosteronmangel im Alter (Altershypogonadismus) ein Zusammenhang besteht – dieser wird daher auch als funktioneller Hypogonadismus bezeichnet. So sind beispielsweise Adipositas und die Leptinkonzentration starke Risikofaktoren für einen Testosteronmangel. Unter anderem liegt das daran, dass durch die Zunahme des viszeralen Bauchfettgewebes mehr Aromatase vorhanden ist, die Testosteron in 17-β-Östradiol konvertiert. Auf der anderen Seite ist jedoch ein Testosteronmangel (Hypogonadismus) ebenso Risikofaktor für die Adipositas. Dies zeigt sich ebenfalls daran, dass unter Gabe von Antiandrogenen unter anderem das Risiko für das Metabolische Syndrom steigt. Dahingegen besserte die Testosteronsubstitution bei hypogonadalen Männern auch die Parameter des Metabolischen Syndroms.

3.7.2 Diagnostik

Die Symptomatik des Hypogonadismus ist wenig spezifisch. Bei Vorliegen von Risikofaktoren, wie beispielsweise höherem Lebensalter oder Metabolischem Syndrom, sollte jedoch in der Praxis immer auch ein Altershypogonadismus in Betracht gezogen werden – insbesondere dann, wenn Symptome auftreten, die auf einen Hormonmangel hinweisen (➤ Tab. 3.12).

Die **Basisdiagnostik** beim Hypogonadismus besteht aus zwei morgendlich wiederholten unabhängigen Testosteronbestimmungen aus dem Serum. In der Regel wird das Luteinisierende Hormon (LH) ebenfalls bestimmt. Die Blutabnahme sollte hierfür leitliniengerecht zwischen 7 Uhr und 11 Uhr morgens stattfinden. Gemäß der zirkadianen Rhythmik des Testosterons ist der Wert vormittags physiologisch am höchsten. Der Normalwert für das Testosteron beträgt > 12,1 nmol/l bzw. >3,5 ng/ml. Im Graubereich zwischen 8 nmol/l und 12,1 nmol/l liegt ein erniedrigter Testosteronspiegel vor, der bei einigen Männern bereits symptomatisch sein kann. Hier empfiehlt es sich zur Sicherung der Diagnose Hypogonadismus, zusätzlich das freie Testosteron zu überprüfen (indem zusätzlich SHBG und Albumin im Blut bestimmt werden, um dann den Wert des freien Testosterons zu errechnen). Dieses ist beim hypogonadalen Mann auf einen Wert < 243 pmol/l erniedrigt.

CAVE

Für eine gesicherte Diagnose des Hypogonadismus müssen mindestens zwei unabhängige, morgendliche Testosteronwerte bestimmt werden, die beide niedrige Gesamttestosteron-Werte oder erniedrigte Werte des freien Testosterons zeigen. Zusätzlich muss der Mann auf einen Hypogonadismus hinweisende Symptome zeigen, z. B. an Fatigue, Verlust der Libido oder unter Antriebslosigkeit leiden.

Bei auffälligen Werten oder nicht eindeutigem Diagnoseergebnis kann unter Umständen zusätzlich zur Messung von Testosteron und LH auch eine Bestimmung von SHBG, FSH, TSH (ggf. T_3 und T_4) und Prolaktin sinnvoll sein. So lassen sich weitere Ursachen für den Testosteronmangel ausschließen, z. B. hypothalamische, hypophysäre oder testikuläre Pathologien. Der Wert für das Sexualhormon-bindende Globulin (SHBG) kann überdies genutzt werden zur Berechnung des freien Testosterons bzw. des freien Androgenindex (FAI), der von vielen Labors direkt errechnet wird, aber dessen Aussagekraft nach den neusten wissenschaftlichen Erkenntnissen nicht so gut ist wie das errechnete freie Testosteron. Dieses ist, wie bereits erwähnt, hilfreich, wenn es darum geht, grenzwertig niedrige Testosteronwerte zu beurteilen.

Tab. 3.12 Symptome des (Alters-)Hypognadismus des Mannes gemäß EAU-Leitlinie

- Verlust der Körperbehaarung
- Hitzewallungen
- Reduzierte Fruchtbarkeit
- Diabetes mellitus Typ 2
- Metabolisches Syndrom
- Abdominelle Adipositas
- Libidoverlust
- Erektile Dysfunktion
- Gynäkomastie
- Verringerte Knochenmasse
- Depressive Gedanken
- Allgemeiner Erschöpfungszustand

3.7.3 Therapie

Die Indikation zur Therapie des Hypogonadismus wird anhand erniedrigter Testosteronwerte in Kombination mit der klinischen Symptomatik gestellt. Neben Lebensstilmodifikationen spielt insbesondere die **Testosteronersatztherapie (TRT)** eine große Rolle. Ziel dieser Behandlung ist es, den Testosteronspiegel der betroffenen Männer wieder in den Normbereich zurückzuführen und dadurch die individuelle Symptomatik zu verbessern sowie weitere Gesundheitsrisiken für die Männer zu verringern. Dabei ist wichtig zu beachten, dass es in der Therapie des Hypogonadismus keine „One-fits-all"-Lösungen geben kann. Vielmehr soll je nach Ausgangswerten und Symptomen eine individuell auf Nutzen und Risiken abgestimmte, individualisierte Behandlung erfolgen.

EVIDENZ

Dass sich die Therapie des Hypogonadismus lohnt, zeigten mittlerweile auch zahlreiche Studien für die unterschiedlichsten Organe und Organsysteme. So bietet die Testosteronbehandlung Vorteile in Bezug auf die Körperzusammensetzung, die metabolische Kontrolle sowie psychologische und sexuelle Parameter. In Beobachtungsstudien zeigte sich beispielsweise, dass ein physiologischer Testosteronspiegel die Muskelmasse und die Muskelkraft erhöht. Darüber hinaus sind niedrige Testosteronspiegel häufig bei Männern mit chronischem Nierenversagen unter Hämodialyse zu finden. Ein Testosteronmangel verschlechterte schließlich auch die Prognose der Nierenerkrankung.

Ähnliche Ergebnisse fanden ForscherInnen in einer Metaanalyse, welche die Rolle einer TRT für die Knochenmineraldichte untersuchte: Dabei zeigte sich, dass eine Testosteronersatztherapie die Mineraldichte der Lendenwirbelsäule verbesserte, und dass die Menge an Knochenresorptionsmarkern abnahm.

Derzeit scheint die Knochenmineraldichte ein Surrogatmarker für die Knochengesundheit zu sein. Hypogonadale Männer haben ferner ein erhöhtes Risiko für Osteoporose. Daher sollten auch ältere Männer mit Testosteronmangel oberhalb des 50. Lebensjahrs zusätzlich auf Osteoporose untersucht werden.

Die TRT beeinflusst zudem die Körperzusammensetzung hypogonadaler Männer positiv. Deren Fettmasse nimmt ab und gleichzeitig steigt die Muskelmasse wieder leicht an.

EVIDENZ

Mehrere Beobachtungsstudien zeigten hierzu, dass mit Testosteronundecanoat das abdominale Fett und ebenso der Taillenumfang signifikant abnahmen. So verbesserten sich das Körpergewicht, der BMI sowie das Lipidprofil im Blut nach 3 Monaten Behandlung. Dies zeigt wiederum, dass für die Therapie des Hypogonadismus patientenseitig auch Geduld gefragt ist. Vielfach zeigen sich erste Wirkungen der TRT nach einem Zeitraum von 3–6 Monaten. In der Praxis brechen jedoch viele Männer die Behandlung bereits in den ersten Wochen aufgrund der fehlenden Verbesserung der Symptomatik ab.

Niedrige Testosteronspiegel im Blut korrelieren ferner sehr stark mit einer erhöhten kardiovaskulären Mortalität, wie aktuelle Metaanalysen und retrospektive Studien aufzeigten. Dahingegen waren Gesamttestosteron und freies Testosteron im normalen Bereich mit einer reduzierten Gesamtmortalität assoziiert.

Lebensstilmodifikationen

In den vergangenen Jahren zeigten zahlreiche Studien, dass Männer mit einem unbehandelten Altershypogonadismus ein höheres Sterblichkeitsrisiko haben im Vergleich zu eugonadalen Altersgenossen. Viele Männer mit Altershypogonadismus leiden zudem unter Komorbiditäten, wie z. B. dem Metabolischen Syndrom. Eine **Aktivitätssteigerung,** gekoppelt mit einer **Gewichtsreduktion und Ernährungsumstellung,** hilft Studien zufolge bereits, die metabolischen Störungen zu reduzieren. Auch ein begleitender **Alkohol- und Rauchverzicht** scheint sich positiv auszuwirken. Männer mit Diabetes profitieren zusätzlich von einer optimierten Einstellung ihrer Antidiabetika. Daneben ist es von Vorteil, hypogonadale Männer mit Metabolischem Syndrom kardiologisch abzuklären. Alle diese Maßnahmen helfen gemeinsam, den Metabolismus der Männer zu regulieren und so deren Testosteronwert auf natürliche Weise wieder etwas anzuheben. In vielen Fällen reicht dies allerdings nicht aus und ist als unterstützende Behandlung parallel zur Testosteronersatztherapie (TRT) zu betrachten.

Testosteronersatztherapie (TRT)

Für die Testosteronersatztherapie (TRT) bei symptomatischem Hypogonadismus stehen im Wesentlichen drei unterschiedliche Darreichungsformen zur Verfügung: oral, transdermal oder als i. m. zu applizierendes Depot. Dies ermöglicht unter anderem eine auf den Patienten individuell abgestimmte Behandlung.

CAVE

Bei folgenden Kontraindikationen, die beim Altershypogonadismus relevant sind, soll keine Testosteronersatztherapie (TRT) beim hypogonadalen Mann vorgenommen werden:

- Prostata- und/oder Mammakarzinome
- Polyzythämie
- Schwere Schlafapnoe
- Schwere LUTS-Symptomatik infolge eines benignen Prostatasyndroms
- Bestehender (später) Kinderwunsch

Orale Therapie Oral aufgenommenes Testosteronundecanoat wird primär über die Lymphwege resorbiert, sodass der First-Pass-Effekt in der Leber umgangen werden kann. Für eine ausreichende Resorption muss das Medikament jedoch zusammen mit einer Mahlzeit eingenommen werden. Insgesamt betrachtet, sind die Schwankungen in der erreichten Konzentration des Serum-Testosterons bei dieser Methode teils sehr groß, bei nur geringer Halbwertszeit, sodass sie bei unserer alltäglichen Patientenversorgung nicht zum Einsatz kommt.

Transdermale Therapie Für die transdermale TRT finden sich heutzutage insbesondere Testosterongele in Gebrauch, die oft 1 % oder 2 % Testosteron enthalten. Die früher einmal eingeführten Testosteronpflaster konnten sich hingegen in der Praxis bisher nicht etablieren. Testosterongele (Beispiele für Präparate: Testogel, Testim oder Androtop) sollen in der Regel morgens angewendet werden. Mittels transdermaler Testosterongele werden auf diese Weise die physiologischen, zirkadianen Testosteronschwankungen gut nachempfunden. Daneben bieten die Gele einen weiteren Vorteil in der Behandlung von hypogonadalen Männern: Durch die äußerliche Anwendung sind Dosisanpassungen und schnelle Applikationsstopps sehr leicht umzusetzen und das Medikament ist im Bedarfsfall auch wieder ebenso schnell abzusetzen.

Wichtig ist, dass hypogonadale Männer mit Adipositas oder einem erhöhten BMI-Wert insbesondere anfangs höherer Testosteron-Dosen bedürfen, da das Fettgewebe die Pharmakokinetik des transdermalen Testosterons zu beeinflussen scheint.

Muskelinjizierbare (i. m.) Depotpräparate Testosteronundecanoat (Produktname: Nebido®) ist aus Studien und langjähriger Praxiserfahrung heraus gut geeignet für die sichere und auch langfristige Testosteronsubstitutionstherapie (TRT). Gerade ältere Präparate, wie z. B. Testosteroncypionat oder Testosteronenanthat, führten häufiger zu Konzentrationsschwankungen, sodass einem initialen Anstieg der Testosteronkonzentration auf supraphysiologische Werte häufig nach einem Konzentrationsabfall subnormale Bereiche folgten (= **Sägezahnphänomen).** Um dieses „Sägezahnphänomen" zu vermeiden, sollte bei i. m.-Applikationen Testosteronundecanoat verwendet werden. Das Depot wird intramuskulär injiziert mit einer Anfangsdosis für das Testosteronundecanoat von 1.000 mg i. m. Die zweite Injektion folgt in der Regel mit einem Abstand von 6 Wochen (bei manchen Indikationen auch früher). Danach wird je nach Serum-Testosteron, Beschwerdebild und Wohlbefinden des Patienten alle 6–14 Wochen substituiert. Hierbei handelt es sich um eine individuelle Einstellung des jeweiligen Patienten.

Therapiemanagement/Überwachung

Unter TRT sollen Patienten gerade anfangs im ersten Behandlungsjahr je nach Risikostratifikation alle 3–6 Monate nachkontrolliert werden. Später lässt sich individuell auch ein einjähriges Kontrollschema vereinbaren. Ziel ist es, den Therapieerfolg zu kontrollieren und gleichzeitig mögliche Nebenwirkungen und Risiken frühzeitig zu erkennen. In der Regel werden unter TRT zuerst Verbesserungen mit Blick auf Libido und Erektionsfähigkeit sichtbar – diese Veränderungen treten zumeist nach 4–6 Wochen merklich zutage. Frühestens nach 6 Monaten kommt es zu Verbesserungen im Stoffwechsel des Körpers und der Knochen. Maximale Therapieeffekte auf den Metabolismus werden in der Regel sogar erst nach 3–5 Jahren erreicht. Unter der TRT wird zudem oft die Erythropoese positiv gesteigert. Dadurch lassen sich leichte Anämien verbessern. Nicht selten tritt jedoch eine **Polyglobulie** auf, welche frühzeitig erkannt werden sollte, um Aderlässe durchzuführen oder ggf. mit Dosisreduktionen gegenzusteuern. Daher hat die regelmäßige Blutbildkontrolle bei Männern unter TRT einen sehr hohen Stellenwert.

CAVE

Circa 3 Monate nach Therapiebeginn findet sich im Blut vieler Patienten eine leichte Erhöhung des PSA-Werts, im Ultraschall nimmt das Volumen der Prostata zu. Nach einem Jahr wird in der Regel hierbei ein Plateau erreicht. Ein höheres Risiko, aufgrund einer Testosteronersatztherapie (TRT) ein Prostatakarzinom zu entwickeln, besteht nach heutiger Datenlage jedoch nicht.

Eine regelmäßige kardiovaskuläre Kontrolle der Männer unter TRT ist insbesondere bei kardiovaskulärem Risiko oder Vorerkrankungen indiziert.

Wichtig ist in der täglichen Praxis, den Patienten vorab zu erklären, dass auch eine TRT nicht alle Symptome sofort verbessern wird. Je nach Krankheitslast und Symptomatik sind hier Geduld und eine regelmäßige Adhärenz zur TRT und den Kontrollintervallen gefragt. Viele Verbesserungen benötigen eine gewisse Zeit zwischen frühen Effekten nach etwa 4 Wochen bis hin zu Langzeiteffekten nach mehreren Jahren.

LEITLINIEN

Fazit der EAU-Leitlinie zur Therapie des Hypogonadismus

Lebensstilveränderung, Gewichtsreduktion bei Übergewicht sowie die Behandlung von Komorbiditäten sollten einer Testosteronersatztherapie (TRT) stets vorausgehen bzw. diese begleiten.

3.8 Urogenitale Infektionen

Jennifer Kranz

Kernaussagen

- Der gezielten Diagnostik und leitlinienkonformen Therapie urogenitaler Infektionen kommt vor dem Hintergrund global steigender antimikrobieller Resistenzen eine bedeutende Rolle zu.
- Lokale Resistenzstatistiken sowie patientenseitige Risikofaktoren (Allergien, Begleitmedikation etc.) sollten bei der Auswahl antimikrobieller Substanzen berücksichtigt werden.
- Harnwegsinfektionen bei Männern bedürfen immer einer differenzierten Abklärung.

DEFINITION

Eine Harnwegsinfektion wird als unkompliziert eingestuft, wenn im Harntrakt keine relevanten funktionellen oder anatomischen Anomalien, keine relevanten Nierenfunktionsstörungen und keine relevanten Begleiterkrankungen/Differenzialdiagnosen vorliegen, die eine Harnwegsinfektion bzw. gravierende Komplikationen begünstigen.

3.8.1 Epidemiologie, Ätiologie und Risikofaktoren

Unter dem Begriff urogenitale Infektionen werden verschiedene (entzündliche) Krankheitsbilder subsummiert, die hinsichtlich der Epidemiologie, Ätiologie und Risikofaktoren differenziert voneinander betrachtet werden müssen.

Urethritis

Eine Urethritis kann meist auf sexuell übertragbare Mikroorganismen zurückgeführt werden, Promiskuität stellt daher einen bekannten Risikofaktor dar. **Die gonorrhoische Urethritis (GU)** (spezifische Urethritis, Erreger: *Neisseria gonorrhoeae*), muss aus therapeutischer Sicht von der **nichtgonorrhoischen Urethritis (NGU)** (unspezifische Urethritis, Erreger: *Chlamydia trachomatis, Mycoplasma genitalium, Ureaplasma urealyticum und Trichomonas vaginalis*) unterschieden werden.

Seltener tritt eine Harnröhrenentzündung posttraumatisch (nach transurethraler Manipulation) oder im Rahmen anderer Begleiterkrankungen (Morbus Reiter) auf.

Prostatitis

Die Prävalenz der Prostatitis beträgt 9–16 %, sie stellt damit eine häufige urologische Diagnose dar. *Enterobacterales,*

3

insbesondere *E. coli,* sind die vorherrschenden Erreger bei der akuten bakteriellen Prostatitis (ABP), die in 90 % der Fälle spontan entsteht. Als weitere Ursache werden Manipulationen am Urogenitaltrakt (Prostatastanzbiopsie, Katheterisierung etc.) benannt. Die **chronische bakterielle Prostatitis (CBP)** weist im Vergleich zur ABP ein breiteres Erregerspektrum auf, häufiger Auslöser der CBP ist eine Harnwegsinfektion.

Epididymitis/Epididymorchitis

Epidemiologische Daten zur Nebenhodenentzündung variieren stark. Sie stellt in der Altersgruppe der Männer zwischen 18–50 Jahren die fünfthäufigste gestellte urologische Diagnose dar. Zu den häufigsten Erregern zählen *Chlamydia trachomatis* und *Neisseria gonorrhoeae* bei jungen Männern und *Enterobacterales* (typischerweise *E. coli*) bei älteren Männern. Die **tuberkulöse Epididymitis** kann, typischerweise als chronische Epididymitis, bei Hochrisikogruppen wie Männern mit Immunschwäche und solchen aus Ländern mit hoher Prävalenz auftreten.

Zystitis/Pyelonephritis

Unkomplizierte, bakterielle, ambulant erworbene Harnwegsinfektionen gehören zu den häufigsten Infektionen im ambulanten Bereich. Frauen sind deutlich häufiger betroffen als Männer. Der große Unterschied in der Prävalenz von Harnwegsinfektionen bei Männern im Vergleich zu Frauen wird auf verschiedene Faktoren zurückgeführt:

- Größere Entfernung des Meatus urethrae vom Anus (Erregerreservoir)
- Trockeneres Umfeld an der Harnröhrenöffnung
- Längere Harnröhre
- Antibakterielle Aktivität des Prostatasekrets

Die genauen Ursachen für eine Harnwegsinfektion bei Männern sind nicht bekannt. Als Risikofaktoren werden Geschlechtsverkehr mit einer infizierten Partnerin, Analverkehr und Vorhautveränderungen diskutiert. Das Erregerspektrum einer unkomplizierten Harnwegsinfektion ist bei Männern und Frauen in etwa gleich, d. h. *E. coli* ist auch der häufigste Erreger bei Männern.

3.8.2 Klinik

Die Symptomatik urogenitaler Infektionen kann variieren und ist zumeist abhängig von der Lokalisation des Infektionsherdes.

Urethritis

Typische Symptome einer Urethritis sind Algurie, Dysurie, Juckreiz, Rötung im Bereich der Harnröhrenmündung und (eitriger) Ausfluss (Fluor urethralis), wobei letzterer auch ausbleiben kann. Brennende Schmerzen beim Wasserlassen sind nicht pathognomisch für eine Urethritis, da diese auch bei einer unteren Harnwegsinfektionen (Zystitis) auftreten können.

Prostatitis

Die Prostatitis wird nach der Klassifikation des **National Institutes of Health (NIH)** entsprechend der Krankheitsdauer, dem Erregernachweis und der dazugehörigen Klinik in vier Kategorien eingeteilt (➤ Tab. 3.13).

Es ist wichtig, die korrekte Zuordnung zu treffen, um durch entsprechende Therapieeinleitung Sekundärkomplikationen wie eine Urosepsis oder Abszedierung der Prostata zu vermeiden. In 5 % der Fälle findet eine Progression der akuten bakteriellen zu einer chronisch bakteriellen Prostatitis statt, bei der die Patienten oftmals zwischen den akuten Phasen völlig asymptomatisch sind. Bei Algurie und erhöhter Miktionsfrequenz in Abwesenheit von Anzeichen einer akuten Prostatitis sollte daher neben einer Harnwegsinfektion auch an eine chronische bakterielle Prostatitis gedacht werden. Die chronischen Verläufe haben einen großen Einfluss auf die Lebensqualität betroffener Männer.

Tab. 3.13 Klassifikation der Prostatitis

Akute bakterielle Prostatitis (ABP), Kategorie I	Die ABP ist durch schwere obstruktive und irritative Symptome des unteren Harntrakts, Schmerzen im Bereich der Prostata und eine akute bakterielle Harnwegsinfektion mit systemischer Beteiligung (Fieber, Schüttelfrost, Reduktion des Allgemeinzustands, Übelkeit, Erbrechen) gekennzeichnet. Im Rahmen der digital-rektalen Untersuchung ist die Prostata druckdolent.
Chronisch-bakterielle Prostatitis (CBP), Kategorie II	Die chronische Form einer bakteriellen Prostatitis liegt bei einer über 3 Monate bestehenden rezidivierenden Entzündung mit Erregernachweis im Urin oder der Prostata vor.
Chronische Prostatitis/Chronisches Beckenschmerzsyndrom (CP/*chronic pelvic pain syndrome*, CPPS), Kategorie III	Das CP/CPPS wird in ein entzündliches CP/CPPS (Kategorie IIIa) und ein nicht entzündliches CP/CPPS (IIIb) unterteilt. Das CP/CPPS ist durch chronische perineale, suprapubische und genitalen Schmerzen und häufig auch durch Miktionsbeschwerden ohne Nachweis einer Harnwegsinfektion charakterisiert. Typisch sind auch Schmerzen bei der Ejakulation.
Asymptomatische Prostatitis, Kategorie IV	Die asymptomatische Prostatitis verläuft ohne Beschwerden und wird häufig zufällig entdeckt.

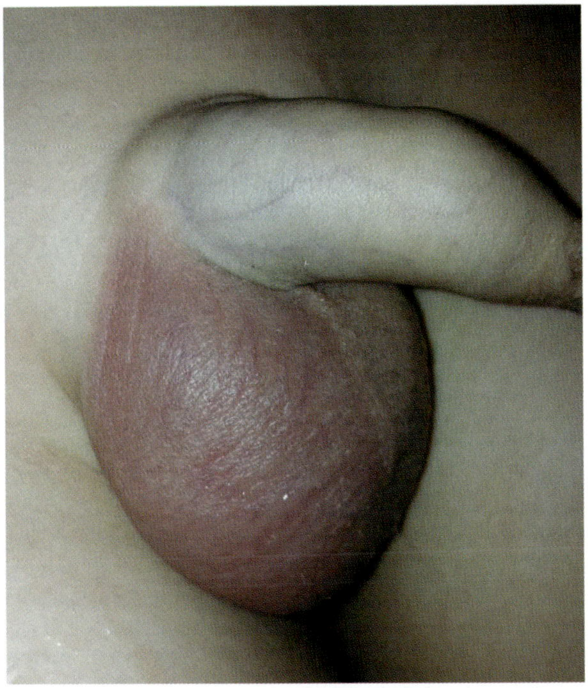

Abb. 3.11 Akute Epididymitis im Kindesalter [M1081]

Epididymitis/Epididymorchitis

Durch eine Aszension bakterieller Erreger (meist *E. coli* oder Erreger sexuell übertragbarer Infektionen wie Gonokokken) in den Nebenhoden, kann eine akute Epididymitis oder bei Beteiligung des Hodens Epididymorchitis entstehen (➤ Abb. 3.11). Klinisch imponieren eine meist unilaterale Schwellung, ein stark druckdolenter, indurierter Nebenhoden/Hoden sowie ein Erythem der Skrotalhaut. Die Symptomatik kann bis zu mehreren Wochen bestehen. Begleitend können Fieber und Symptome einer Harnwegsinfektion auftreten.

CAVE

Die Hodentorsion stellt die wichtigste Differenzialdiagnose bei Jungen und jungen Männern dar.

Zystitis

Eine untere Harnwegsinfektion (Zystitis) wird angenommen, wenn sich die akuten Symptome nur auf den unteren Harntrakt beziehen, z. B. neu aufgetretene Schmerzen beim Wasserlassen (Algurie), imperativer Harndrang, Pollakisurie, Schmerzen oberhalb der Symphyse. Die Symptome entsprechen jenen bei Frauen.

Pyelonephritis

Eine obere Harnwegsinfektion (Pyelonephritis) sollte dann angenommen werden, wenn sich bei den akuten Symptomen z. B. auch ein Flankenschmerz, ein klopfschmerzhaftes Nierenlager und/oder Fieber (> 38 °C) finden. Über 90 % der Männer mit fieberhaften Harnwegsinfektionen mit oder ohne klinische Zeichen einer akuten Pyelonephritis haben gleichzeitig eine Prostatabeteiligung. Diese Annahme beruht auf einem oft hohen, aber vorübergehenden Anstieg des prostataspezifischen Antigens (PSA) und einer Prostataschwellung, die auch unabhängig von einer (Druck-)Schmerzhaftigkeit der Prostata vorkommen.

3.8.3 Diagnostik

Bei der Diagnostik urogenitaler Infektionen des Mannes sollte immer eine symptombezogene ärztliche Untersuchung mit Anamnese, ggf. unter Zuhilfenahme validierter Fragebögen (Chronischer-Prostatitis-Symptom-Index; CPSI), körperlicher Untersuchung, einschließlich digital-rektaler Palpation, zum Ausschluss einer (Begleit-)Prostatitis sowie Urinuntersuchung erfolgen. Der Goldstandard zur Diagnose einer Harnwegsinfektion ist bei entsprechender Anamnese und typischen Beschwerden die Urinuntersuchung, einschließlich quantitativer Urinkultur und deren Beurteilung. Eine alleinige Diagnose einer Harnwegsinfektion mittels Teststreifen ist aufgrund der unzureichenden Sensitivität und Spezifität nicht zu empfehlen. Die Diagnose einer unkomplizierten Harnwegsinfektion (Zystitis oder Pyelonephritis) beim Mann ist nur nach Ausschluss komplizierender Faktoren zulässig (➤ Tab. 3.14).

Bei Männern mit rezidivierenden Harnwegsinfektionen sollten weitere urologische Untersuchungen erfolgen. Neben dem Ausschluss morphologischer und funktioneller Störungen des Harntrakts ist insbesondere eine **Abklärung der Prostata** als potenzieller Fokus häufiger Harnwegsinfektionsrezidive erforderlich.

Zur Lokalisation von Infektionen im männlichen Genitaltrakt, insbesondere zur Diagnostik der chronisch bakteriellen Prostatitis, hingegen nicht der akuten bakteriellen Prostatitis, wird auch die **4-Gläser-Probe** nach Meares und Stamey (Anfangsurin, Mittelstrahlurin, Prostatasekret durch Prostatamassage, Urin nach Prostatamassage [Exprimaturin]) empfohlen. Die **2-Gläser-Probe** nach Weidner und Ebner (Mittelstrahlurin und Exprimaturin) hat sich als vereinfachte Vorgehensweise bewährt, da beide diagnostische Methoden klinisch äquivalent sind.

Zum Erregernachweis in urogenitalen Sekreten (z. B. Ejakulat oder urethraler Ausfluss) ist eine Kombination aus Kultur und Nukleinsäure-Amplifikationstechniken (NAT) vorteilhaft.

Die klinische Untersuchung der Genitalorgane sollte durch eine Sonografie des Skrotalinhalts ergänzt werden. Mithilfe einer farbkodierten Duplexsonografie lassen sich die Vaskularisation und Perfusion beider Hoden und Nebenhoden darstellen. Die **transrektale Sonografie (TRUS)** ist bei Verdacht auf eine (abszedierende) Prostatitis unerlässlich. Zum Ausschluss einer Blasenentleerungsstörung kann eine **sonografische Restharnbestimmung** sinnvoll sein.

Tab. 3.14 Hinweise auf komplizierende Faktoren von Harnwegsinfektionen beim Mann

Anatomische Veränderungen	Funktionelle Veränderungen
Angeborene anatomische Veränderungen, z. B.: • Ureterabgangsstenose • Obstruktiver, refluxiver Megaureter • Harnblasendivertikel • Harnröhrenklappen • Phimose	**Funktionelle Veränderungen, z. B.:** • Niereninsuffizienz • Harntransportstörungen • Entleerungsstörungen der Harnblase • Detrusor-Sphinkter-Dyssynergie • Detrusor-Sphinkter-Dyskoordination
Erworbene anatomische Veränderungen, z. B.: • Nierensteine • Harnleitersteine • Harnleiterstrikturen • Harnblasentumore • Prostatavergrößerung • Urethrastriktur • Operative Veränderungen • Veränderungen durch Strahlentherapie	**Angeborene oder erworbene Störungen der Immunität, z. B.:** • HIV • Leberinsuffizienz • Entgleister/schlecht eingestellter Diabetes mellitus • Aktuelle immunsuppressive Therapie oder Chemotherapie
	Intraoperative, postoperative Situationen mit anatomischen Veränderungen oder Einbringen von Fremdkörpern, z. B.: • Nephrostomie • Harnleiterschienen • Harnblasenkatheter

Bei akuten urogenitalen Infektionen sind zudem eine Blutbild-, CRP (C-reaktives Protein)- und eine Serum-PSA-Bestimmung (Hinweis auf eine Begleitprostatitis) hilfreich.

3.8.4 Therapie

Die Therapie urogenitaler Infektionen des Mannes richtet sich nach der zugrunde liegenden Ursache. Einer leitliniengerechten Behandlung kommt vor dem Hintergrund weltweit zunehmender Resistenten eine große Bedeutung zu.

Urethritis

Für die **gonorrhoische Urethritis (GU)** ist die Kombinationsbehandlung mit Ceftriaxon (1 g intramuskulär oder intravenös) und Azithromycin (1 g oral) die wirksamste Kombination.

Bei der **nichtgonorrhoischen Urethritis (NGU)** sollte Doxycyclin (100 mg 2× täglich über 7 Tage) als Erstlinienbehandlung eingesetzt werden. Alternativ kann eine Einzeldosis Azithromycin (500 mg oral) an Tag 1 und 250 mg oral an Tag 2–4 verabreicht werden. Azithromycin und Doxycyclin gelten bei der Therapie von Chlamydieninfektionen als gleichwertig.

CAVE

- Fluorchinolone sollten aufgrund zunehmender Resistenzen bei der gonorrhoischen Urethritis nicht in Betracht gezogen werden!
- Bedenke mögliche Ko-Infektionen mit weiteren sexuell übertragbaren Erregern (HPV, HIV etc.)!
- Die Mitbehandlung des Sexualpartners sollte nicht vergessen werden!

Epididymitis/Epididymorchitis

Die Wahl der Therapie ist abhängig von der Ätiologie der akuten Epididymitis. Die Behandlung der akuten bakteriellen Epididymitis besteht initial aus einer empirischen antimikrobiellen Therapie, die je nach Sexualanamnese und Patientenkollektiv die wahrscheinlichsten Erreger abdecken soll. Nach Identifikation des Erregers sollte ggf. eine Umstellung der antibiotischen Therapie erfolgen.

Supportiv sind die Hodenhochlagerung, intermittierende Kühlung sowie Verabreichung von Antiphlogistika zu empfehlen.

Prostatitis

Akute bakterielle Prostatitis Bei der ABP wird die parenterale Verabreichung hoher Dosen bakterizid wirksamer antimikrobieller Substanzen, wie Breitbandpenicilline, Cephalosporine der dritten Generation oder Fluorchinolone, empfohlen. Für die Ersttherapie kann jedes dieser antimikrobiellen Mittel mit einem Aminoglykosid kombiniert werden. Nach Normalisierung der Infektionsparameter kann die Therapie oralisiert und für insgesamt 2–4 Wochen fortgesetzt werden. Zudem sollte eine schmerzlindernde Therapie mit Antiphlogistika initiiert werden.

Chronisch bakterielle Prostatitis Verschreiben Sie als Erstlinienbehandlung der CBP ein Fluorchinolon (z. B. Ciprofloxacin, Levofloxacin). Ein Makrolid (z. B. Azithromycin) oder ein Tetracyclin (z. B. Doxycyclin) sollte verordnet werden, wenn intrazelluläre Bakterien als Erreger der CBP identifiziert wurden. Metronidazol sollte bei Patientinnen mit *Trichomonas-vaginalis*-CBP-Anwendung finden.

Zystitis

Für die empirische orale Therapie der akuten unkomplizierten Zystitis bei jüngeren Männern werden Pivmecillinam und Nitrofurantoin empfohlen. Nitrofurantoin sollte bei Männern allerdings nicht zur Therapie verwendet werden, wenn eine

Beteiligung der Prostata vorliegt. Zur Therapiedauer gibt es keine evidenzbasierten Daten.

CAVE

Bei rezidivierenden Harnwegsinfektionen wird eine Untersuchung auf eine chronische Prostatitis empfohlen.

Pyelonephritis

Für die empirische orale Therapie der milden und mittelschweren akuten unkomplizierten Pyelonephritis bei jüngeren Männern werden in erster Linie Fluorchinolone empfohlen, falls die lokale *E.-coli*-Resistenzrate noch unter 10 % liegt. Die Therapiedauer beträgt in der Regel 7–10 Tage. Ob die Kurzzeittherapie bei Männern mit unkomplizierten Harnwegsinfektionen ebenso effektiv wie bei Frauen ist, wurde bisher in Studien nicht belegt. Aus diesem Grund empfiehlt es sich, über einen Zeitraum von 5–10 Tagen antibiotisch zu behandeln. Wegen des vorübergehenden PSA-Anstieg sollte nach einer (fieberhaften) akuten Harnwegsinfektion nicht der PSA-Wert unmittelbar kontrolliert werden; für die Diagnostik eines Prostatakarzinom sollte dies berücksichtigt werden.

KAPITEL

4 Geschlechtsspezifische Themen in der allgemeinmedizinischen/internistischen Praxis

4.1 Endokrinologie und Stoffwechsel

Michael Leutner, Alexandra Kautzky-Willer

Kernaussagen

- Männer haben im Vergleich zu Frauen eine geringere Lebenserwartung und sind häufiger von Diabeteserkrankungen betroffen.
- Diabetes mellitus zählt zu den sechs häufigsten Ursachen für Todesfälle bei Männern.
- Die typisch männliche Fettverteilung, wie der erhöhte viszerale Fettanteil, die stammbetonte Adipositas, der erhöhte Leberfettanteil oder der geringere Anteil an braunem Fettgewebe im Vergleich zu Frauen, erhöhen das Diabetesrisiko.
- Männer haben seltener eine metabolisch „gesunde" Adipositas und entwickeln Diabeteserkrankungen im Vergleich zu Frauen bereits unter niedrigeren Body-Mass-Index-Werten sowie in einem früheren Lebensalter.
- Höhere Testosteronkonzentrationen haben einen positiven Effekt auf den Glukosestoffwechsel bei Männern, Hypogonadismus ist mit einem höheren Diabetesrisiko assoziiert.
- Ausreichend Bewegung, mediterrane Ernährung und eine höhere Stressresilienz, sowie ein aktiver Beruf reduzieren das Risiko für Diabeteserkrankungen bei Männern.
- Männer haben im Vergleich zu Frauen häufiger eine erhöhte Nüchternglukose.
- Männer mit Diabetes mellitus sind einem erhöhten Risiko für kardiovaskuläre Erkrankungen, erektile Dysfunktion, Depressionen, Morbus Parkinson, Krebserkrankungen und weiteren schwerwiegenden Komplikationen ausgesetzt.
- Diabetespräventionsprogramme und Ernährungsumstellungen wirken sich positiv auf Diabeteserkrankungen bei Männern aus.
- Metformin hat bei Männern positive Effekte auf Krebserkrankungen, wie zum Beispiel für Prostatakarzinome gezeigt wurde. Neue Medikamente, wie SGLT-2-Hemmer und GLP-1-RA, können zusätzlich zur Glukosesenkung auch die Progression kardiorenaler Komplikationen vermindern.

Männergesundheit ist ein wesentlicher Aspekt der Humanmedizin, der sich mit der Pathophysiologie, Diagnostik und Behandlung von verschiedensten Erkrankungen bei Männern auseinandersetzt, um die so gewonnenen Erkenntnisse in der klinischen Praxis umzusetzen. Ziel ist eine personalisierte und individualisierte Medizin, um letztlich die Gesundheit von Männern zu fördern. Grundsätzlich ist bekannt, dass 86 % aller Todesfälle bei Männern durch nichtkommunizierbare Erkrankungen, wie zum Beispiel Diabetes mellitus, kardiovaskuläre Erkrankungen, Krebserkrankungen, oder auch durch Verletzungen verursacht werden. Prinzipiell gehen Männer seltener zu ÄrztInnen und pflegen einen ungesünderen Lebensstil mit vermehrtem Nikotinabusus, ungesünderen Ernährungsgewohnheiten sowie einem höheren Alkoholkonsum im Vergleich zu Frauen (➤ Kap. 2) [1].

In der Männergesundheit müssen sowohl biologische als auch psychosoziale Aspekte und deren ständige Interaktion untereinander in der Entstehung und Behandlung von Erkrankungen berücksichtigt werden. Dabei sind die zwei wichtigen Begriffe „Sex" und „Gender" zu unterscheiden. Der Begriff **„Sex"** bezeichnet das biologische Geschlecht, das durch biologische Faktoren wie Geschlechtschromosomen oder genetische Einflussfaktoren und die Sexualhormone geprägt wird. Bei dem biologischen Geschlecht spricht man häufig auch vom „angeborenen Geschlecht". Davon abzugrenzen ist der Begriff **„Gender"**, der für das „psychosoziale Geschlecht" steht und vor allem durch soziokulturelle oder psychosoziale Einflussfaktoren, aber auch durch unterschiedliche Bildungsgrade oder Umwelteinflusse geprägt und im Laufe des Lebens verändert wird. Das psychosoziale Geschlecht ist somit ein „erlerntes Geschlecht" und ist regelmäßigen Veränderungen und äußeren Einflüssen ausgesetzt [2].

Eine klare Trennung der Begriffe „Sex" und „Gender" ist jedoch nicht möglich, da sie sich gegenseitig kontinuierlich beeinflussen und somit ständig miteinander interagieren, wie auch durch epigenetische Effekte gezeigt. Auch in der Lebenserwartung von Männern spielen sowohl das biologische als auch das psychosoziale Geschlecht mit dem Entsprechen maskuliner Normen und Risikoübernahme eine wichtige Rolle. Prinzipiell haben Männer im Vergleich zu Frauen eine geringere Lebenserwartung, die unter anderem durch den ungesünderen Lebensstil erklärt wird [2]. Vor allem bei Stoffwechselerkrankungen, wie Diabetes mellitus, gibt es wesentliche Aspekte, die in Bezug auf Männergesundheit beachtet werden müssen, da sie die Lebenserwartung bei Männern dramatisch verkürzen können.

4.1.1 Diabetes mellitus

DEFINITION

Diabetes mellitus ist eine Stoffwechselerkrankung die durch erhöhte Blutzuckerkonzentrationen, Insulinresistenz und Insulinsekretionsstörungen gekennzeichnet ist und dessen Prävalenzzahlen stetig ansteigen.

Epidemiologie

Die Zahl an Diabeteserkrankungen steigt von Jahr zu Jahr kontinuierlich an und führt zu hohen Gesundheitsausgaben sowie einer Zunahme an Folgeerkrankungen (➤ Abb. 4.1). Gemessen an der Gesamtbevölkerung wurde die Zahl an Diabeteserkrankungen zuletzt auf etwa 463 Millionen Menschen geschätzt, was einer Prozentzahl von etwa 9,3 % entspricht. Die Internationale Diabetesgesellschaft (IDF) geht davon aus, dass die Zahl an Diabeteserkrankungen weiter zunehmen wird und im Jahr 2045 etwa 700 Millionen Menschen, also 10,9 % der erwachsenen Weltbevölkerung, von einer Diabeteserkrankung betroffen sein werden. Auch die Sterberate, die durch Diabetes mellitus und seine Folgeerkrankungen verursacht wird, ist dramatisch. Im Jahr 2019 verstarben etwa 4,2 Millionen Menschen an Diabetes mellitus und den damit zusammenhängenden Komplikationen [3]. Prinzipiell haben Männer im Vergleich zu Frauen ein höheres Risiko, einen Diabetes mellitus zu bekommen [4]. Im Jahr 2019 hatten etwa 9,6 % der erwachsenen männlichen Weltbevölkerung einen diagnostizierten Diabetes mellitus [3].

Bei Männern wird der Diabetes mellitus als sechsthäufigste Ursache für Todesfälle angeführt und macht damit etwa 3,2 % aller Todesfälle aus [5].

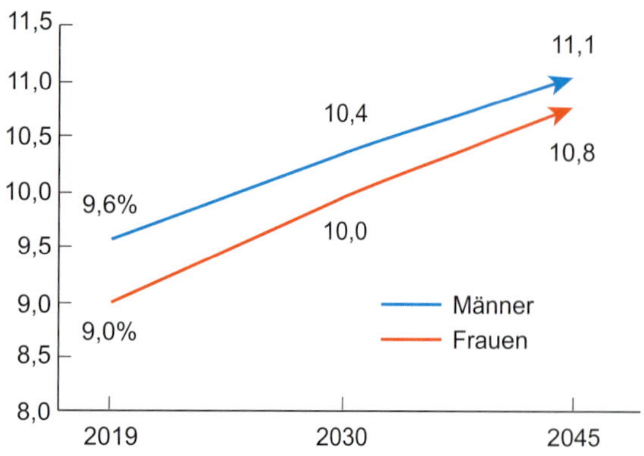

Abb. 4.1 Diabetes-Prävalenz – vorliegende und erwartete Zahlen [L143]

Ätiologie und Risikofaktoren

Ätiologisch gibt es bei Diabeteserkrankungen Faktoren, die biologischen, als auch psychosozialen Ursprungs sein können. Zu den **biologischen Faktoren,** die als ursächlich für die Entstehung von Diabeteserkrankungen bei Männern angesehen werden, zählen ein steigendes Lebensalter sowie das Vorliegen von Übergewicht oder Adipositas [6]. Der dramatische Anstieg an Zahlen übergewichtiger junger Männer steht in direktem Zusammenhang mit den steigenden Diabetes-Prävalenzzahlen bei Männern. Ein Rückblick auf das Jahr 1975 zeigt, dass der Anteil übergewichtiger junger Männer zwischen 5–19 Jahren noch bei etwa 4 % lag und heute weltweit auf einen Wert von ungefähr 19 % angestiegen ist. Somit hat auch die Diagnose von Adipositas dramatisch zugenommen und lag in den aktuellen Berichten der World Health Organization (WHO) bei etwa 8 % [7]. Speziell bei Männern dürften ein steigendes Lebensalter sowie Übergewicht und Adipositas mit einem noch größeren Risiko für die Entstehung von Diabeteserkrankungen, verglichen mit Frauen, zusammenhängen. Männer entwickeln grundsätzlich auch früher und schon bei niedrigerem Body-Mass-Index (BMI) einen Diabetes mellitus. Neben Übergewicht und Adipositas wirkt sich vor allem auch der Körperaufbau von Männern ungünstig auf die Entstehung von Diabeteserkrankungen aus. Männer sind durch eine stammbetonte Fettverteilung, einen höheren Anteil an viszeralem Fettgewebe, einen höheren Leberfettanteil und durch eine höhere Masse der oberen Extremitäten charakterisiert. Grundsätzlich ist genau dieses **„männliche" Fettverteilungsmuster** mit einem höheren Risiko für die Entwicklung von kardiometabolischen Erkrankungen verbunden [6]. Dabei steht vor allem der hohe Anteil des viszeralen Fettgewebes in einem direkten Zusammenhang mit Insulinresistenz, Glukosestoffwechselstörungen, Inflammation und damit mit einem erhöhten kardiometabolischen Risiko [8]. Es ist auch bekannt, dass vor allem der viszerale Fettanteil bei normal-, übergewichtigen und adipösen Männern mit einem erhöhten Risiko für ein Metabolisches Syndrom verbunden ist, das wiederum mit einem erhöhten Diabetesrisiko einhergeht [9]. Auch das gehäufte Vorkommen der stammbetonten Fettverteilung ist mit einem **erhöhten kardiometabolischen Risiko** verbunden. Zwischen einer „männlichen" stammbetonten Fettverteilung und einem gehäuften Vorkommen von kardiovaskulären Risikofaktoren, wie zum Beispiel einer arteriellen Hypertonie, Dyslipidämie oder erhöhten Glukosewerten, lässt sich ein direkter Zusammenhang nachweisen [10].

In den letzten Jahren hat das **braune Fettgewebe** aufgrund seines signifikanten Einflusses auf den Metabolismus und die Entstehung von Diabeteserkrankungen immer mehr an Bedeutung gewonnen. Im Gegensatz zu viszeralem Fettgewebe, wirkt sich das braune Fettgewebe positiv auf den Glukosemetabolismus aus, indem es die Insulinsensitivität und die

Glukosetoleranz verbessert [11, 12]. PatientInnen mit einer höheren Aktivität an braunem Fettgewebe sind durch niedrigere BMI-Werte, einen geringeren viszeralen und subkutanen Fettanteil, niedrigere Triglyzeridkonzentrationen, höhere HDL-Cholesterinwerte und durch einen niedrigeren Hüftumfang im Vergleich zu PatientInnen mit einer geringen bis fehlenden Aktivität des braunen Fettgewebes charakterisiert. Da der Anteil des braunen Fettgewebes bei Männern prinzipiell deutlich niedriger als bei Frauen ist [13], könnte auch dies zum häufigeren Vorkommen von Diabeteserkrankungen bei Männern beitragen.

EVIDENZ

Die Effektivität des braunen Fettgewebes in der Verbesserung des Glukosemetabolismus bei Männern lässt sich auch anhand von Studien an männlichen Mäusen widerspiegeln, die aufzeigen konnten, dass es nach einer Transplantation von braunem Fettgewebe zu einer deutlichen Verbesserung des Metabolismus kam. Im Detail reduzierten sich bei adipösen männlichen Mäusen durch die Transplantation von braunem Fettgewebe das Körpergewicht und die Körperfettmasse, es kam zu einer Verbesserung der Insulinsensitivität und auch der Fettgehalt in der Leber wurde dadurch positiv beeinflusst [14].

Als hochrelevant in der Entstehung von Diabeteserkrankungen gilt das **Metabolische Syndrom,** das auch zu den biologischen Risikofaktoren gehört. Diagnostisch gesehen gibt es beim Metabolischen Syndrom für zwei von fünf Parametern geschlechtsspezifische Referenzwerte, die beim Mann durch einen höheren Bauchumfang und niedrigere HDL-Cholesterinwerte gekennzeichnet sind.

DEFINITION

Nach den Leitlinien der Internationalen Diabetes Föderation (IDF) [15] liegt die Diagnose eines **Metabolischen Syndroms** bei Vorliegen eines erhöhten Taillenumfangs von ≥ 94 cm bei Männern und ≥ 80 cm bei Frauen sowie bei Vorliegen von zumindest zwei der nachfolgenden Risikofaktoren vor:

1. Triglyzeride im Serum ≥ 150 mg/dl oder spezifische Behandlung einer Hypertriglyzeridämie
2. Nüchternblutzucker: ≥ 100 mg/dl oder Diagnose eines Diabetes mellitus
3. HDL-Cholesterin: bei Männern Werte von < 40 mg/dl und bei Frauen von < 50 mg/dl oder eine spezifische Behandlung
4. Arterielle Hypertonie: systolisch ≥ 130 mmHg oder diastolisch ≥ 85 mmHg, sowie therapierte arterielle Hypertonie

Es existieren auch noch weitere Definitionen für das Metabolische Syndrom wie zum Beispiel die nach den Kriterien der WHO [16] oder der NCEP (Taillenumfang Cut-off ≥ 102 cm) [17].

Generell nimmt die Zahl an PatientInnen mit dem Metabolischen Syndrom kontinuierlich zu. Die Prävalenzzahlen des Metabolischen Syndroms zwischen Männern und Frauen sind prinzipiell vergleichbar. Sieht man sich jedoch die Alterskategorien im Detail an, dürften vor allem Männer in jüngeren Jahren einen geringeren Anstieg der Prävalenzzahlen des Metabolischen Syndrom, verglichen mit Frauen, aufweisen [18].

Speziell bei **Adipositas,** einem der größten Risikofaktoren für die Entstehung von Diabeteserkrankungen, gibt es Einflüsse, die in der Krankheitsentstehung und damit auch in der Männergesundheit von großer Bedeutung sind. In den letzten Jahren wurde immer häufiger von dem Begriff „*metabolically obese healthy subjects*" berichtet, der eine bestehende Adipositas ohne begleitende pathologische metabolische Veränderungen beschreibt. Im Detail bedeutet *metabolically obese healthy subjects,* dass zwar eine Adipositas vorliegt, jedoch sonstige metabolische Parameter wie zum Beispiel der Blutdruck, der Glukosestoffwechsel oder auch der Lipidstoffwechsel nicht pathologisch verändert sind und somit ein als „gesund" anzusehender metabolischer Status vorhanden ist [19]. Die Zahl an adipösen PatientInnen mit einem metabolisch gesunden Status dürfte sich in etwa zwischen 10–30 % bewegen.

EVIDENZ

In einer großen Kohortenstudie die insgesamt 10 Studien umfasste und über 163.000 PatientInnen untersuchte, konnte aufgezeigt werden, dass Männer selten unter einer sogenannten metabolisch gesunden Adipositas leiden und damit einem erhöhten Risiko ausgesetzt sind [20].
Nichtsdestotrotz führen sowohl eine metabolisch ungesunde als auch eine metabolisch „gesunde" Adipositas zu einem erhöhten Risiko für die Entstehung von Diabetes mellitus Typ 2, wenngleich auch ein deutlich höheres Gesundheitsrisiko bei der metabolisch ungesunden Adipositas und damit bei Männern gefunden werden konnte [21].

Auch in Hinblick auf **Adipokine,** Biomarker, die im Fettgewebe ausgeschüttet werden, maßgeblich an der Regulation des Glukosestoffwechsels beteiligt sind und damit mit der Entstehung von Diabeteserkrankungen in Verbindung gebracht werden, sind Männer durch ein ungünstigeres Profil charakterisiert [6]. Vor allem Sexualhormone stehen in einem direkten Zusammenhang mit der Entwicklung von Diabeteserkrankungen und werden zu den biologischen Faktoren gezählt. In der Männergesundheit von großer Relevanz ist eine **Androgendefizienz,** da diese mit einem erhöhten Diabetesrisiko einhergeht.

EVIDENZ

In einem systemischen Review und Metaanalyse konnte aufgezeigt werden, dass die **Testosteronkonzentrationen** bei Männern mit Diabetes mellitus Typ 2 prinzipiell reduziert sind und höhere Testosteronkonzentrationen auf der anderen Seite mit einer Risikoreduktion für Diabeteserkrankungen um bis zu 42 % einhergehen [22]. Auch bei Männern mit dem Metabolischen Syndrom wurden niedrige Testosteronkonzentrationen gefunden. Prinzipiell wurden unter einer Testosterondefizienz eine erhöhte allgemeine Mortalitätsrate und eine erhöhte kardiovaskuläre Mortalität bei Männern beschrieben. Substitutionstherapien mit Testosteron haben sich bei Männern positiv auf das kardiovaskuläre Risiko ausgewirkt, indem sich unter anderem positive Effekte auf den Glukosestoffwechsel, die Körperzusammensetzung, den Lipidstoffwechsel sowie weitere kardiovaskuläre Risikofaktoren einstellten [23]. In einer randomisiert kontrollierten Studie bei der 220 hypogonadale Männer mit Diabetes mellitus und/oder einem Metabolischen Syndrom mit einer transdermalen Testosterontherapie über 12 Monate behandelt wurden, kam es zu einer signifikanten Verbesserung der glykämischen Kontrolle, der Körperzusammensetzung und der Lipidparameter [24]. In einer Phase-3-Studie konnte die positive Beeinflussung des Glukosestoffwechsels unter einer zweijährigen Testosteron-Substitutionstherapien bestätigt werden. Nichtsdestotrotz kam es in der Studie von Wittert et al. unter der Testosteron-Substitutionstherapie als limitierender Faktor zu einem Anstieg des Hämatokritwerts. Auch der mögliche Effekt auf die Entstehung von kardiovaskulären Ereignissen muss zukünftig noch intensiver untersucht werden [25]. Interessanterweise sind niedrige Testosteronkonzentrationen auch mit einem erhöhten Anteil an viszeralem Fettgewebe verbunden [6].

Neben den biologischen, haben vor allem auch **psychosoziale Faktoren** einen wesentlichen Einfluss auf die Entstehung von Diabeteserkrankungen. Hohe Arbeitsanforderungen, höhere Belastungen im Alltag sowie ein aktiver Beruf dürften speziell bei Männern das Risiko für Diabeteserkrankungen reduzieren [26]. Interessanterweise dürften ein niedrigerer sozioökonomischer Status sowie ein niedrigeres Bildungslevel nicht jene negativen Einflüsse auf die Entwicklung von Diabeteserkrankungen bei Männern mit sich bringen, wie sie bei Frauen beobachtet werden konnten [6]. Die Belastbarkeit und Stressresilienz spielen eine wichtige Rolle in der Entstehung von Diabeteserkrankungen bei Männern.

EVIDENZ

In einer schwedischen Kohortenstudie, in der 1.534.425 Bundesheer-Soldaten ohne Diabetes mellitus inkludiert und mittels standardisierten Verfahren zu Stressresilienz psychologisch charakterisiert wurden, konnte untersucht werden, wie sich die Belastbarkeit, bzw. Stressresilienz auf die Entstehung von Diabetes mellitus auswirkt. Generell entwickelten 2,2 % der Bundesheer-Soldaten in einem Beobachtungszeitraum von etwa 25 Jahren einen Diabetes mellitus. Interessanterweise gab es dabei einen direkten Zusammenhang des Ausmaßes der Stress-Resilienz und dem Auftreten von Diabetes mellitus – eine niedrige Stressresilienz war mit einem um etwa 51 % gesteigerten Diabetesrisiko verbunden. Je stärker die Stressresilienz anstieg, desto geringer war das Risiko für Diabetes mellitus Typ 2. Mit ihrer Studie konnten Crump et al. somit verdeutlichen, dass Stressresilienz vor allem in der Entstehung von Diabeteserkrankungen bei Männern eine wichtige Rolle spielt [27].

Neben Stressresilienz spielen auch **aerobe Kapazität** und die **Muskelkraft** eine Rolle bei der Entstehung von Diabeteserkrankungen bei Männern. In einer weiteren schwedischen Kohortenstudie konnte ein Zusammenhang zwischen einer reduzierten aeroben Kapazität und einer niedrigen Muskelkraft mit einem erhöhten Risiko für Diabetes mellitus Typ 2 bei jungen Soldaten gefunden werden [28].

Diagnostik

In der Diagnostik von Diabetes mellitus gibt es bei Männern wichtige Aspekte, die berücksichtigt werden müssen. Nach den Leitlinien der Amerikanischen Diabetesgesellschaft [29] werden für die Diagnostik von Prädiabetes und Diabetes mellitus nachfolgende Kriterien herangezogen:

Prädiabetes

- HbA1c ≥ 5,7 % und < 6,5 %
- Nüchternglukose: ≥ 100 mg/dl bis < 126 mg/dl
- Spontane Glukosemessung ≥ 140 mg/dl bis < 200 mg/dl
- 2-stündiger Glukosewert im Rahmen des oralen Glukosetoleranztests ≥ 140 mg/dl und < 200 mg/dl

Bei vorliegendem Prädiabetes ist das Risiko für die Entwicklung eines manifesten Diabetes mellitus erhöht.

Diabetes mellitus

- HbA1c ≥ 6,5 %
- Erhöhte Nüchternglukose ≥ 126 mg/dl
- Spontane Glukosemessung ≥ 200 mg/dl
- 2-stündiger Glukosewert im Rahmen des oralen Glukosetoleranztests ≥ 200 mg/dl

In der klinischen Routine und bei Vorsorgeuntersuchungen werden meist der Nüchternglukosewert sowie der HbA1c gemessen. Männer haben dabei insofern diagnostische Vorteile in der Diagnostik von Diabeteserkrankungen, als dass sie häufiger **erhöhte Nüchternglukosewerte** im Vergleich zu Frauen haben und damit die Diagnose von Diabetes häufiger bzw. einfacher gestellt werden kann [6].

Einen sehr genauen, jedoch aufwändigeren Test in der Diabetesdiagnostik stellt **der zweistündige orale Glukosetoleranztest (OGTT)** dar. Bei diesem Test müssen die PatientInnen eine Glukoselösung trinken und es wird in weiterer Folge die stimulierte Glukosetoleranz nach 2 h gemessen. Auch wenn der Test als Goldstandard in der Diabetesdiagnostik angesehen wird, wird er vor allem bei routinemäßigen Gesunden- oder Vorsorgeuntersuchungen bis dato zu selten praktiziert.

CAVE

Männer haben grundsätzlich im Vergleich zu Frauen seltener eine gestörte Glukosetoleranz, die im Rahmen des oralen Glukosetoleranzests (OGTT) gemessen wird [6]. Pathophysiologisch dürften Männer aufgrund einer höheren freien Fettmasse, einer schnelleren Resorption der Glukose im Darm sowie aufgrund einer größeren Körpergröße seltener an einer isolierten gestörten Glukosetoleranz leiden [2].

Als Grund für die häufiger auftretenden Nüchternglukosewerte bei Männern werden eine gesteigerte Glukosefreisetzung in der Leber sowie eine gestörte frühzeitige Insulinsekretion angesehen [6]. Zusammengefasst haben Männer diagnostisch gesehen also durch die häufiger vorkommenden erhöhten Nüchternglukosewerte eine höhere Wahrscheinlichkeit, die Diagnose eines Diabetes mellitus gestellt zu bekommen [2].

LEITLINIEN

- Bei Männern wird die Diagnose Diabetes mellitus häufiger im Vergleich zu Frauen gestellt.
- HbA1c, Nüchternglukose, spontan gemessene Blutglukose und der OGTT werden für die Diagnose von Diabeteserkrankungen herangezogen.

PATIENTENINFO

Besonders die Bestimmung der Nüchternglukose hat bei Männern in der Diagnostik von Diabeteserkrankungen eine große Bedeutung. In Kombination mit einer HbA1c-Messung wird der Großteil der Männer mit Prädiabetes oder manifestem Diabetes erfasst.

CAVE

Männer mit Diabetes mellitus sind im Vergleich zu Frauen häufiger von kardiovaskulären Komplikationen betroffen – eine frühzeitige Diagnose und leitliniengerechte Behandlung von Diabeteserkrankungen reduzieren das Risiko für kardiovaskuläre Erkrankungen dramatisch.

Komplikationen

Diabeteserkrankungen können zu schwerwiegenden Folgeerkrankungen und Komplikationen führen. Ein bekanntes Beispiel ist das erhöhte Risiko kardiovaskulärer Erkrankungen bei PatientInnen mit Diabetes mellitus.

EVIDENZ

Grundsätzlich haben Männer mit oder ohne einem diagnostizierten Diabetes mellitus im Vergleich zu Frauen ein höheres Risiko für das Auftreten von kardiovaskulären Erkrankungen [5].

Es sind verschiedene Risikofaktoren wie arterielle Hypertonie oder Hyperlipidämie bekannt, die sowohl alleine als auch in Kombination das Risiko für kardiovaskuläre Ereignisse bei Männern mit Diabetes mellitus dramatisch erhöhen können [30]. Prinzipiell dürften Männer mit Diabetes mellitus und einer vorliegenden kardiovaskulären Erkrankung jedoch besser bezüglich kardiovaskulärer Risikofaktoren behandelt sein. Dies wurde in einer cross-sektionalen Datenanalyse, die PatientInnen mit Diabetes mellitus einschloss, untersucht. In dieser Studie hatten Männer mit einer bekannten kardiovaskulären Erkrankung besser eingestellte kardiovaskuläre Risikofaktoren, wie zum Beispiel Blutdruckwerte, oder Lipidparameter. Besser eingestellte Risikofaktoren konnten auch bei jenen Männern mit Diabetes mellitus Typ 2 gefunden werden, die keine bekannte kardiovaskuläre Erkrankung hatten [31]. Nichtsdestotrotz erreichen Männer bei den kardiovaskulären Risikofaktoren, wie dem Blutdruck, LDL-Cholesterin oder dem HbA1c-Wert zu selten die vorgegebenen Zielwerte [32]. Zusätzlich dürften Männer im Vergleich zu Frauen auch häufiger mit Thrombozytenaggregationshemmern, wie zum Beispiel Aspirin, behandelt werden [2]. Trotz dieser beschriebenen therapeutischen Vorteile ist die allgemeine Sterberate bei Männern auch bei Diabetes in Absolutzahlen höher als bei Frauen [33]. Speziell das Voranschreiten von steigenden Mortalitätsraten konnte durch diverse Diabetestherapien stärker bei Männern gebremst werden.

Bei der Diagnosestellung eines Diabetes mellitus dürften Männer zusätzlich weniger häufig an einer **fortgeschrittenen Atherosklerose** im Vergleich zu Frauen leiden [5]. **Sexuelle Dysfunktion** ist eine häufige Begleiterkrankung bei PatientInnen mit einem diagnostizierten Diabetes mellitus. Dabei spielt vor allem eine erektile Dysfunktion eine wesentliche Rolle in der Männergesundheit. Positive Effekte auf eine vorliegende erektile Dysfunktion bei Männern mit Diabetes mellitus konnten beispielsweise unter einer Gewichtsabnahme beobachtet werden [34].

EVIDENZ

In einer randomisiert kontrollierten Studie, in der die Prävalenzrate von erektiler Dysfunktion bei übergewichtigen Männern mit Diabetes mellitus Typ 2 untersucht wurde, konnte aufgezeigt werden, dass bis zu 50 % aller Patienten unter einer milden oder moderaten erektilen Dysfunktion und etwa 25 % an einer kompletten erektilen Dysfunktion erkrankt waren [35].

Prinzipiell ist also eine erektile Dysfunktion eine sehr häufige Begleiterkrankung bei Patienten mit Diabetes mellitus Typ 2, die auch in direktem Zusammenhang mit einem gesteigerten Auftreten von kardiovaskulären Erkrankungen steht [36]. Männer mit Diabetes mellitus dürften auch einem höheren Risiko für das Auftreten von **Ulzera an den Füßen, peripheren vaskulären Erkrankungen** und **Neuropathien** im Vergleich zu Frauen mit Diabetes mellitus ausgesetzt sein. Auch das Gesamtüberleben bei bereits bestehendem diabetischem Fußsyndrom bei Männern mit Diabetes mellitus ist im Vergleich zu Frauen deutlich eingeschränkt [6].

Speziell das Risiko für **Depressionen** ist bei Männern mit Diabetes mellitus deutlich erhöht. Dies konnte in einer Metaanalyse nachgewiesen werden, bei der ein doppelt so hohes Risiko für Depressionen bei Männern mit Diabetes mellitus im Vergleich zu jenen ohne Diabetes mellitus beschrieben wird [37].

EVIDENZ

Darüber hinaus ist auch die Wahrscheinlichkeit für **Parkinsonerkrankungen** bei Männern mit Diabetes mellitus gesteigert. In einer prospektiven klinischen Studie wurde dabei ein um bis zu 80 % erhöhtes Risiko für die Entwicklung von Parkinson bei Männern mit Diabetes mellitus Typ 2 im Vergleich zu jenen ohne Diabetes gefunden [38].

Ein weiteres Risiko im Rahmen einer Diabetes-mellitus-Diagnose ist das gesteigerte Risiko von **Krebserkrankungen** [39, 40]. In einer rezent erschieneen Arbeit, bei der mehr als 410.000 PatientInnen mit Diabetes mellitus Typ 2 über einen Zeitraum von beinahe 4 Jahren beobachtet wurden, hatten Männer mit Diabetes vor allem ein deutlich erhöhtes Risiko für kolorektale Karzinome, Magenkarzinome, Leberkrebs, Pankreaskarzinome, Lungenkrebs oder auch für Schilddrüsenkarzinome, Blut- und Hautkrebs [41]. Vor allem Insulintherapien sind stark mit Krebserkrankungen bei Männern assoziiert. Eine Analyse von Gesundheitsdaten der österreichischen Gesamtbevölkerung konnte ein bis zu 9-fach erhöhtes Risiko für Kolonkarzinome, Leberkarzinome, Lungenkarzinome, Pankreaskarzinome oder Gehirntumore bei Männern die mit Insulin oder Insulinsekretagoga therapiert wurden, finden. Interessanterweise wurde dieses Risiko vor allem unter einer laufenden cholesterinsenkenden Therapie mit Statinen deutlich gesenkt [42].

Darüber hinaus ist ein Zusammenhang des männlichen Geschlechts mit einer erhöhten Prävalenzrate und einem schwerwiegenderen Verlauf von **COVID-19-Infektionen** beschrieben [43]. COVID-19 trifft besonders PatientInnen mit Diabetes mellitus und hier vor allem Männer sehr schwer. In einer rezenten Kohortenstudie konnte aufgezeigt werden, dass besonders ein undiagnostizierter Diabetes mellitus bei Männern das Mortalitätsrisiko unter einer COVID-19-Infektion um das 3,5-Fache erhöht [44].

Therapie

Konservative Therapie

Konservative Therapiemaßnahmen, wie zum Beispiel diätetische Gewohnheiten, wirken sich bei Männern besonders stark auf die kardiometabolische Gesundheit aus.

EVIDENZ

Dabei konnte in einer Studie aufgezeigt werden, dass die Nahrungszusammensetzung bei Männern eine wesentliche Rolle in der Entstehung von kardiometabolischen Erkrankungen wie Schlaganfällen oder Herzinfarkten spielt und einen großen Anteil an der kardiometabolischen Mortalitätsrate bei Männern trägt. In einer US-amerikanischen Studie wurde der Einfluss von unterschiedlichen Nahrungsmittelbestandteilen auf die kardiometabolische Mortalitätsrate untersucht. Die fünf wichtigsten diätetischen Faktoren, die bei Männern mit einer erhöhten kardiometabolischen Mortalitätsrate einhergingen, waren vermehrter Konsum von verarbeitetem Fleisch, der für 10,8 % aller kardiometabolischen Todesfälle verantwortlich war, erhöhte Salzzufuhr, die immerhin 10 % aller kardiometabolischen Todesfälle ausmachte, sowie vermehrte Aufnahme zuckerhaltiger Getränke. Auch eine verminderte Nahrungsmittelaufnahme in Form von Nüssen oder Saaten sowie in Form von Omega-3-Fettsäuren wurde zu den fünf wichtigsten Faktoren in der Entwicklung von kardiometabolischen Todesfällen bei Männern gezählt.

Zusätzliche **kardiometabolische Risikofaktoren** stellen demnach eine verminderte Nahrungsmittelaufnahme in Form von Gemüse, Obst, Vollkorn, mehrfach ungesättigten Fettsäuren die anstelle von Kohlenhydraten oder gesättigten Fetten konsumiert werden, sowie ein vermehrter Konsum von rotem Fleisch.

CAVE

Zusammengefasst könnte sich das Gesamtüberleben bei Männern also durch eine Ernährungsumstellung deutlich verlängern [45].

Auch eine kohlenhydratarme Diät dürfte sich bei übergewichtigen/adipösen Männern positiv auf den Metabolismus auswirken. Über eine Studiendauer von 12 Monaten bei übergewichtigen/adipösen Männern war eine kohlenhydratarme Ernährung im Vergleich zu einer fettarmen Diät mit einer stärkeren Gewichtsreduktion und einer stärkeren Reduktion der Körperfettmasse bei Männern verbunden [46].

EVIDENZ

Neben Ernährungsumstellungen haben vor allem auch spezielle **Trainingsprogramme** ihre Effektivität bei Männern gezeigt. Als Beispiel ist eine randomisiert kontrollierte Studie zu nennen, die den Effekt eines gruppenbasierten Trainingsprogramms bei Fußballfans mit einem BMI von > 28 kg/m² auf kardiometabolische Risikofaktoren untersucht hat. Das von einem Trainer geführte Trainingsprogramm enthielt 12 Bewegungseinheiten pro Woche sowie regelmäßige Beratungen zu Ernährung und Verhaltensänderungen. Nach einer zwölfmonatigen Intervention zeigte sich die Effektivität dieses Trainingsprogramms, indem es in der Interventionsgruppe zu einer Gewichtsreduktion von > 4 % kam und vor allem auch weitere kardiometabolische Risikofaktoren, wie beispielsweise der Hüftumfang, Körperfettanteil oder auch der systolische und diastolische Blutdruck bei Männern positiv beeinflusst wurden. Durch das einjährige Interventionsprogramm wurden auch die selbstständig durchgeführte physische Aktivität, das diätetische Verhalten sowie die Lebensqualität bei den Männern verbessert [47].

Die Effektivität von Diabetes-Präventionsprogrammen bei Männern konnte auch in einer finnischen Diabetes-Präventionsstudie verdeutlicht werden, die den Einfluss einer Lifestyle-Änderung mit vermehrter körperlicher Aktivität und einer Ernährungsumstellung auf die Entwicklung von Diabeteserkrankungen bei Männern mit einer gestörten Glukosetoleranz untersuchte. Nach der einjährigen Intervention kam es zu einer signifikanten Abnahme des Körpergewichts und es wurde die Inzidenzrate für einen manifesten Diabetes mellitus um bis zu 63 % im Vergleich zur Kontrollgruppe reduziert [48].

Männer profitieren von Diabetes-Präventionsprogrammen vor allem durch eine stärkere Gewichtsabnahme von > 3 % sehr deutlich. Je höher die Gewichtsabnahme anstieg, desto positiver entwickelten sich die kardiovaskulären Risikofaktoren wie zum Beispiel Insulinresistenz, Triglyzeridkonzentrationen oder HbA1c-Werte [49].

Prinzipiell dürften Männer von Lifestyle-Veränderungen und unter Metformintherapien vor allem in Hinblick auf die Entstehung von Diabeteserkrankungen höhere positive Effekte als Frauen erzielen [50]. Die stärkere Effektivität in der Gewichtsreduktion unter Lifestyle-Veränderungen bei Männern konnte auch in der LOOK-AHEAD-Studie über einen Beobachtungszeitraum von 4 Jahren bei übergewichtigen/adipösen Männern mit Diabetes mellitus Typ 2 beobachtet werden [51]. Auch eine Senkung der allgemeinen Mortalitätsrate und der kardiovaskulären Mortalität über einen Beobachtungszeitraum von 30 Jahren konnte in der Da-Qing-Studie bei Männern und

Frauen, die an Diabetes-Präventionsprogrammen teilgenommen haben, gefunden werden. Interessanterweise konnten diese Ergebnisse jedoch in einer geschlechtsspezifischen Subanalyse bei Männern nicht reproduziert werden [52].

Medikamentöse Therapie

Bei den medikamentösen Therapien in der Behandlung von **Diabetes mellitus Typ 2** gibt es wichtige Aspekte in der Männergesundheit, die berücksichtigt werden müssen. **Metformin** zählt zu den First-line-Medikamenten in der Diabetologie und dürfte vor allem bei Männern mit einer stärkeren Reduktion der HbA1c-Werte zusammenhängen [53]. Neben den effektiven antihyperglykämischen Wirkungen unter Metformin dürfte diese Wirksubstanz vor allem auch positive Effekte auf die Entstehung von Krebserkrankungen haben.

EVIDENZ

In einer Metaanalyse konnte beispielsweise aufgezeigt werden, dass Metformin das Gesamtüberleben und das Prostatakarzinom-spezifische Überleben bei Männern mit einem bekannten Prostatakarzinom reduziert. Auch das rezidivfreie Überleben wurde durch eine Metformintherapie bei Männern mit Prostatakarzinom positiv beeinflusst. Bezüglich der Inzidenzrate von Prostatakarzinomen, konnte in dieser Studie keine Risikoreduktion unter einer Metformintherapie gefunden werden [54].

Metformin hat bei Männern weniger starke Effekte in der Prävention von Brust- und Kolorektalkarzinomen, dafür jedoch deutlichere positive Auswirkungen bei hepatozellulären Karzinomen gezeigt [55]. Eine Substanzgruppe, unter der normalgewichtige Männer mit Diabetes mellitus Typ 2 stärkere blutzuckersenkende Effekte im Vergleich zu Frauen aufweisen, sind die **Sulfonylharnstoffe,** die zu einer gesteigerten Insulinsekretion führen. Auf der anderen Seite dürfte es bei adipösen Männern durch eine Therapie mit Thiazolidindionen, die zu einer Steigerung der Insulinsensitivität führen, nicht zu einer dermaßen effektiven blutzuckersenkenden Wirkung wie bei adipösen Frauen kommen [5]. Dafür zeigten Männer unter einer Therapie mit dem Thiazolidindion Rosiglitazon eine geringere Mortalitätsrate im Vergleich zu Frauen. Prinzipiell dürften Männer unter einer Thiazolidindion-Therapie jedoch ein höheres Malignitätsrisiko im Vergleich zu Frauen haben. Eine der neueren Substanzklassen in der Diabetologie sind die **Sodium-glucose-co-transporter-2 (SGLT-2)-Inhibitoren,** die über eine gesteigerte Ausscheidung der Glukose über den Harn zu einer deutlichen Verbesserung der glykämischen Kontrolle führen. Unter einer Therapie mit SGLT-2-Inhibitoren haben Männer seltener die bekannten Nebenwirkungen, nämlich Genital- und Harnwegsinfektionen. Zusätzlich wird in der Literatur auch von einem geringeren Risiko für das Auftreten einer diabetischen Ketoazidose bei Männern sowie von einer stärkeren Risikoreduktion für Todesfälle, verursacht durch kardiovaskuläre Ereignisse, berichtet. Grundsätzlich dürfte bei Männern auch das Risiko für Hypoglykämien unter einer Insulintherapie geringer als bei Frauen sein. Unter einer Therapie mit **Glukagon-like-peptide-1-Agonisten (GLP-1-Agonisten)** dürften Männer zwar seltener gastrointestinale Symptomatiken haben, die Beeinflussung der glykämischen Kontrolle dürfte sich jedoch besser bei Frauen auswirken [55]. Die aktuellen Leitlinien der Amerikanischen Diabetesgesellschaft empfehlen auch, dass bei vorliegenden Herzkreislauferkrankungen, wie Herzinsuffizienz, oder Nierenerkrankungen SGLT-2-Inhibitoren bzw. GLP-1-Agonisten aufgrund der positiven Outcome-Daten bereits frühzeitig gegeben werden sollen [56]. Somit ist es wahrscheinlich, dass diese Therapien in Zukunft vor allem bei jüngeren Männern öfter verschrieben werden, da Männer in jüngeren Jahren häufiger als Frauen kardiovaskuläre Ereignisse aufweisen und diabetische Nierenerkrankungen rascher voranschreiten.

LEITLINIEN

- Ausreichend Bewegung und spezifische Ernährungstherapien haben bei Männern besonders starke und positive Effekte auf den Glukosestoffwechsel gezeigt.
- Metformin zählt zu den First-line-Therapien in der Diabetologie – Männer dürften im Vergleich zu Frauen besser auf eine Metformintherapie ansprechen.
- Metformin hat in früheren Studien positive Effekte auf verschiedene Krebserkrankungen bei Männern gezeigt.
- Männer haben ein höheres kardiovaskuläres Risiko im Vergleich zu Frauen – SGLT-2-Inhibitoren und GLP-1-Agonisten sollten bei vorliegenden Herz-Kreislauf-Erkrankungen oder Nierenerkrankungen bei Diabetikern frühzeitig verordnet werden.

PATIENTENINFO

- Lassen Sie regelmäßig Ihren Glukosestoffwechsel über Ihren betreuenden Arzt/Ihre betreuende Ärztin überprüfen, damit frühzeitig eine Therapieanpassung erfolgen kann. Auch das LDL-Cholesterin und der Blutdruck sollten regelmäßig kontrolliert werden und in Ihrem individuellen Zielbereich liegen.
- Compliance ist einer der wesentlichsten Faktoren, um das Risiko für Komplikationen zu reduzieren – achten Sie auf ausreichend Bewegung, gesunde Ernährung, Ihr Gewicht und auf eine regelmäßige Einnahme der medikamentösen Therapie!

4.2 Herz-Kreislauf-Erkrankungen

Peter Ong, Ute Seeland

Die allgemeinmedizinische/internistische Praxis ist der Ort, an dem unbewusst die Geschlechterunterschiede von jeder Ärztin/jedem Arzt wahrgenommen werden. Genauso wie das Alter als eine wesentliche Determinante bei der Beurteilung der körperlichen Gesundheit eine Rolle spielt, so führt die Berücksichtigung der Determinante Geschlecht zu einer weiteren Steigerung der Qualität und Gerechtigkeit bei der medizinischen Versorgung der Bevölkerung.

Die geschlechtersensible Forschung hat den Anspruch, neben den biologischen Unterschieden von Frau, Mann und Divers auch die Interaktion mit den soziokulturellen Gegebenheiten in die zu prüfenden Hypothesen mit einzubeziehen. Dieses Kapitel soll die dringendsten Fragen rund um den systembiologischen Ansatz der geschlechtersensiblen Medizin beantworten.

Zunächst fragen Sie sich „Qui bono" – wem zum Nutze? Wenn Sie sich mit geschlechterspezifischen Unterschieden vertraut machen und sich von möglichen Vorurteilen befreien, dann können Sie Ihren Patientinnen und Patienten eine bestmögliche evidenzbasierte Versorgung anbieten. Insbesondere diejenigen, die nicht in die tradierten Diagnoseschemata passen, werden von Ihrem neuen Denkansatz profitieren.

Woran liegt das? Das medizinische Wissen ist geprägt von den Kenntnissen zur Physiologie und Pathophysiologie des Mannes. Der Grund ist der bisher etablierte Forschungsansatz. Männliche Versuchstiere sind aufgrund eines fehlenden Zyklus einfacher zu untersuchen, da dieser Kofaktor bei der Datenerhebung und Auswertung nicht berücksichtigt werden muss. Die Weibchen werden außerdem für die Zucht gebraucht. Phase-I- und Phase-II-Studien zur klinischen Prüfung einer pharmakologischen Substanz werden überwiegend an Männern durchgeführt und in die großen kardiovaskulären klinischen Studien in der Phase III werden weiterhin 60–70 % Männer eingeschlossen.

Die Entdeckung, dass es Unterschiede in der weiblichen und männlichen Physiologie gibt, hat in den letzten 2–3 Jahren zu einem Anstieg der Publikationen geführt, die einen Vergleich zwischen den beiden häufigsten biologischen Geschlechtern bei der Datenauswertung bewusst in den Fokus genommen haben. Der WHO-Definition von Gesundheit folgend, ist es konsequent, neben der körperlichen Gesundheit auch die seelische Gesundheit mitzudenken. Im englischen Sprachgebrauch gibt es zwei Begriffe, die sich international durchgesetzt haben. *Sex* meint das biologische Geschlecht also den Einfluss der Chromosomen und der Sexualhormone über die Lebensphasen hinweg. *Gender* ist der Begriff, der oft als Oberbegriff genutzt wird, aber eigentlich den soziokulturellen Einfluss beschreibt und sich zurzeit wissenschaftlich in vier Hauptkategorien einteilen lässt. Wichtig ist aber zu wissen, dass sich *Sex* und *Gender* gegenseitig beeinflussen. Die epigenetische Forschung zum Beispiel beschäftigt sich mit dieser Interaktion auf biologischer Ebene. Da es sich um ein komplexes Zusammenspiel von Determinanten handelt, hat sich die Gendermedizin u. a. zur Aufgabe gemacht, diesen Zusammenhang mit geeigneten Methoden erforschbar und begreifbar zu machen.

Die Einbeziehung von Geschlechterunterschieden in die tägliche Praxis beinhaltet die Berücksichtigung der Geschlechterunterschiede bei der Diagnose, Behandlung und der Einschätzung der Prognose sowie des Krankheitsverlaufs. Die achtsame Vermeidung von geschlechterspezifischen Verzerrungen bei der Versorgung von Patientinnen und Patienten ist nur möglich, wenn eine Datenbasis vergleichender Studien vorhanden ist. Dieses *gender gap* zu schließen, ist die Aufgabe aller Wissenschaftler*innen unabhängig von der Fachdisziplin.

4.2.1 Kardiovaskuläre Risikofaktoren

Häufig dominieren defizitorientierte Bilder von Männlichkeit und männlichem Gesundheitsverhalten [1]. Epidemiologische Daten zeigen eine erhöhte Mortalität bei Männern für den Myokardinfarkt, maligne Erkrankungen, Diabetes, COPD, Unfälle, HIV, vollzogener Selbstmord und Ermordung. Das gilt sowohl für die USA als auch für Deutschland. Die allgemeine Lebenserwartung liegt für Männer 4,8 Jahre unter der von Frauen (83,3 Jahre). Die Geschlechterunterschiede werden im rückblickenden Jahresvergleich geringer [2]. Die Mortalität nach akutem Herzinfarkt ist für beide Geschlechter rückläufig. Dieses ist wahrscheinlich auf beides, sowohl auf verbesserte Therapien, als auch auf ein gesundheitsbewussteres Verhalten von Männern und Frauen zurückzuführen.

Verhalten und Kommunikation

Männer rauchen im Vergleich zu Frauen häufiger täglich oder gelegentlich und stärker mit > 20 Zigaretten am Tag. Frauen trinken weniger Alkohol als Männer und sind seltener von alkoholbezogenen Störungen wie Missbrauch und Abhängigkeit betroffen. Männer ernähren sich nicht so ausgewogen wie Frauen. Sie essen weniger Obst und Gemüse und trinken weniger Wasser. Männer sind körperlich-sportlich aktiver, wenn es um den Weg zur Arbeit geht und auch den Freizeitsport. Bei der Haus- und Gartenarbeit findet sich hingegen kein Geschlechterunterschied. In Deutschland sind Männer häufiger von Übergewicht betroffen (67,1 % vs. 53 %), bei der Adipositas ist das Geschlechterverhältnis ausgeglichen [2].

Das Gesundheitsverhalten wird entscheidend geprägt durch soziokulturelle Bedingungen, Geschlechterrollen und entsprechende Rollenerwartungen durch die Gesellschaft. Diese Tatsache spiegelt sich in den oben genannten statistischen Auswertungen wider und repräsentiert das stereotype Bild von Männlichkeit. Das Rauchverhalten z. B. kann regional sehr unterschiedlich sein. Hier helfen geschlechter- und zielgruppenspezifische Angebote zur Prävention, um die gesundheitserhaltende Arbeit wesentlich zu verbessern. Nur weniger als ein Fünftel der Männer nimmt an mindestens einer Maßnahme zur Verhaltensprävention in den Bereichen Ernährung, Bewegung oder Stressbewältigung/Entspannung teil. Insgesamt nehmen Männer die ambulante Gesundheitsversorgung etwas weniger häufig in Anspruch als Frauen (84 % vs. 91 %) (➤ Kap. 2). Frauen werden auch häufiger im Krankenhaus behandelt als Männer (17 % zu 15 %), allerdings ist hier ein Bias in der Statistik gegeben bezüglich der Aufenthalte bei Geburten.

Männergerechte Angebote sollten anknüpfen an männliche Identitäten, Selbstwahrnehmung und werden am besten mit den Zielgruppen erarbeitet. Beispielhaft berichtet Thomas Altgeld von einem geschlechteroffenen Volkshochschulkurs zur gesunden Ernährung, der in seiner Einladung darum bittet, eine Schürze mitzubringen [3]. Dieser Halbsatz spricht vor allem Menschen mit femininem Rollenverhalten an. Alle anderen werden dadurch eher abgeschreckt und nicht dazu bewegt, gesünder und damit vielleicht auch länger zu leben.

CAVE

Die Kommunikation an das Gegenüber anzupassen, ist ein wesentlicher geschlechtersensibler Ansatz, der bewusst eingesetzt, eine positive Wirkung zur Handlungsbereitschaft hervorrufen kann. Bei der Ausgestaltung der Kommunikation ist es hilfreich, sich der Diversitäten von Männern und Jungen hinsichtlich sozialer Lage, Lebensalter, Beziehungsstatus, sexueller Orientierung und kulturellem Hintergrund bewusst zu werden.

Psychosoziale Faktoren

Die bekannten beeinflussbaren kardiovaskuläre Risikofaktoren (RFs) wie Bluthochdruck, Übergewicht, Diabetes mellitus, Bewegungsmangel, Rauchen und erhöhte Cholesterinspiegel sind in zahlreichen Studien für Männer statistisch gut belegt. Psychosoziale Faktoren wie Stress und soziale Unterstützung haben ebenfalls einen Einfluss auf Krankheitsentwicklung und -verlauf [4]. Einen RF zu behandeln, setzt voraus, dass ein Bewusstsein vorhanden ist und eine Selbstreflexion des eigenen Umgangs mit diesem RF. Das heißt, auch wenn der biologische Tatbestand eines mehrfach zu hoch gemessenen Blutdruckwerts gegeben ist, so ist das soziokulturell bedingte Verhalten das eigentliche Risiko. Dieses bedingt, ob es zu einer manifesten Bluthochdruckerkrankung kommt, da z. B. die Art und Weise der Präsentation der Symptome die Einleitung der medikamentösen Therapie beeinflussen und somit den Erfolg, also die Prognose. Tabakkonsum, sportliche Inaktivität und Übergewicht z. B. sind in den höheren sozioökonomischen Statusgruppen seltener als in niedrigeren [5]. Diese vulnerablen Gruppen mit niedrigem Einkommen und geringerer Bildung bedürfen der besonderen Aufmerksamkeit. Ansätze, die eine einfache Sprache und niederschwelligen Zugang zum Gesundheitssystem fordern (*health literacy Forschung*) werden in Zukunft mehr an Bedeutung gewinnen. Eines der Zukunftsthemen wird „Armut" sein und insbesondere bei der hausärztlichen Versorgung eine Rolle spielen. Bezüglich der Kommunikation sind Männer schlechter dran [6] als Frauen, daher wird der Bereich Prävention von der Verwendung einer einfachen und geschlechtersensiblen Sprache profitieren.

Anders ist es bei der pharmakologischen Therapiebereitschaft. Hier entscheiden sich Männer oft schneller. Frauen profitieren von intensiverer Zusprache und Erklärungen zu der Arzneimittelwirkung und Nebenwirkungen. Es gibt bisher nur wenige Studien, die Geschlechterunterschiede in der Arzneimitteltherapie berücksichtigen, daher ist eine geschlechtergerechte medikamentöse Therapie heute noch nicht möglich, würde aber zu einer wesentlichen Steigerung der Lebensqualität und des Überlebens von allen Geschlechtern führen [11].

Diabetes

Männer mit **Diabetes mellitus Typ 2** haben ein bevölkerungsbezogenes Risiko, eine Herzinsuffizienz zu entwickeln von 8,0 %, Frauen dagegen ein mit 12 % doppelt so hohes Risiko [7]. Weltweit sind mehr Männer von Diabetes betroffen als Frauen (globale Prävalenz 9,1 % vs. 8,4 %) und dadurch ist die Anzahl der kardiovaskulären Erkrankungen insgesamt bei Männern mit Diabetes häufiger. Männer bekommen schon mit einem geringeren Body-Mass-Index (BMI) eine Insulinresistenz im Vergleich zu Frauen und damit einen pathologischen Glukosestoffwechsel [8]. Neben den allgemeinen Symptomen wie Polyurie, Parästhesien und Müdigkeit ist die erektile Dysfunktion ein häufiges Symptom. Auch Ulzerationen am Fuß kommen häufiger bei Männern vor. Die Diagnose kann bei Männern oft mit dem erhöhten Nüchternblutzuckerwert gestellt werden. Bei Frauen führt häufiger ein Glukosetoleranztest zur Diagnose (siehe dazu auch ➤ Kap. 4.1.1).

Das Lebenszeitrisiko, einen Typ-2-Diabetes zu entwickeln, beträgt für die Nachkommen 40 %, wenn ein Elternteil betroffen ist. Es ist etwas höher, wenn die Mutter betroffen ist. Sind beide Elternteile an Diabetes mellitus erkrankt, dann verdoppelt sich fast das Risiko [9].

Der **Typ-1-Diabetes** mellitus tritt beim männlichen Geschlecht im Verhältnis von 3:1 zum weiblichen Geschlecht auf [10].

Da die Risikofaktoren Übergewicht und Bewegungsmangel beim therapeutischen Ansatz im Vordergrund stehen und Veränderungen im Lebensstil für alle Geschlechter oft ein unüberwindbares Hindernis darstellen, sind Gesundheitskampagnen, die eine breite Akzeptanz bei der Bevölkerung finden, ein hilfreicher Ansatz. Aufklärungskampagnen, wie zum Beispiel zum Intervallfasten und zur Reduktion des Fleischkonsums auf 1-mal pro Woche, helfen bei dem Bewusstsein, nicht allein mit dem Problem Übergewicht fertig werden zu müssen. Darüber hinaus sind Angst und erhöhter Sympathikotonus Risikofaktoren, die nachweislich das Fortschreiten eines Prädiabetes in einen manifesten Diabetes Typ 2 beschleunigen. **Metformin** ist die erste Wahl für Frauen und Männer, besonders bei adipösem BMI, da die Hypoglykämiegefahr dann besonders gering ist. **SGLT-2-Hemmer** reduzieren kardiovaskuläre Ereignisse und Krankenhausaufenthalte aufgrund von Herzinsuffizienz und fortschreitender Nierenerkrankung bei beiden Geschlechtern. Sie sind jedoch mit einem höheren Risiko für Urogenitalinfektionen und Ketoazidose bei Frauen im Vergleich zu Männern verbunden.

4.2.2 Koronare Herzkrankheit, NOCAD, Vasomotionsstörungen

EVIDENZ

Die koronare Herzkrankheit (KHK) ist eine der häufigsten Herzerkrankungen in Deutschland. Sie ist auch eine der häufigsten Todesursachen. Der aktuelle Herzbericht von 2018 [12] weist hier eine Zahl von 123.975 Todesfällen in Deutschland insgesamt auf. Hierunter waren 68.174 Männer und 55.801 Frauen. Zu beachten an dieser Statistik ist allerdings, dass nicht zwischen der Mortalität aufgrund eines akuten Myokardinfarkts und der durch andere Entitäten wie dem chronischen Koronarsyndrom unterschieden wird. Nur dann sind ein geschlechtersensibles Verständnis und Handeln möglich. Die erweiterte Differenzierung der Mortalitätsursache bei Krankheiten des Kreislaufsystems zeigt ➤ Abb. 4.2, basierend auf den Daten des Robert Koch-Instituts von 2018. Die Mortalität nach akutem oder rezidivierendem Myokardinfarkt hat in den letzten Jahren bei beiden Geschlechtern kontinuierlich abgenommen.

Der KHK liegt eine Atherosklerose zugrunde, die sowohl die epikardialen Gefäße als auch die koronaren Mikrogefäße (Durchmesser < 500 µm) betreffen kann. Die epikardiale Atherosklerose kann über verschiedene Mechanismen (z. B. Plaqueruptur) zu einem akuten Herzinfarkt führen. Häufiger kennzeichnet sich die Erkrankung aber durch eine stabile Beschwerdesymptomatik unter Belastung aus. Das Kardinalsymptom für die Erkrankung ist die Angina pectoris, deren Evaluation bei Patienten mit Brustschmerzen eine wichtige Bedeutung zukommt. Die Einteilung der Beschwerden in typischer, atypischer und nichtkardialer Brustschmerz erfolgt hierbei anhand der aktuellen Leitlinie der Europäischen Gesellschaft für Kardiologie [13]:

LEITLINIEN

Traditionelle klinische Klassifikation der Symptome bei Verdacht auf Angina pectoris

Typische Angina pectoris	Erfüllt alle drei der folgenden Bedingungen: 1. Retrosternale Schmerzen oder im Bereich von Hals, Kiefer, Schulter oder Arm 2. Hervorgerufen durch körperliche Anstrengung 3. Besserung innerhalb von 5 min durch Ruhe und/oder Nitrate
Atypische Angina pectoris	Erfüllt zwei der oben genannten Bedingungen
Nichtanginöser Brustschmerz	Erfüllt nur eine oder keine der oben genannten Bedingungen

In Zukunft wird eher von **klassischer und nicht klassischer Symptomatik** gesprochen werden, um von dem stereotypen Bild des männlichen Brustschmerzes zu einer vielfältigeren Symptomatik im Zusammenhang mit Myokardischämie zu kommen. Das hat den Vorteil, dass gerade die vegetativen Symptome wie starke Müdigkeit und Übelkeit gleichwertig betrachtet werden und ebenso zu einer kardialen Diagnostik führen sollten. Die Empfehlungen zur weiteren Diagnostik bei Verdacht auf eine stenosierende KHK orientieren sich an der Prätestwahrscheinlichkeit, die sich durch Alter, Geschlecht und Art der Beschwerden einschätzen lässt (➤ Abb. 4.3). Da eine stenosierende KHK häufiger bei Männern diagnostiziert wird, ist diese Tabelle für das männliche Geschlecht nutzbar. Die Daten, die der Tabelle für das weibliche Geschlecht zugrunde liegen, sind bei Weitem nicht ausreichend und berücksichtigen weder das höhere Alter der Frauen bei Erkrankungsbeginn (ca. 8–10 Jahre später) als auch die Tatsache, dass eine negative Koronarangiografie nicht gleichbedeutend ist mit einer normalen Myokarddurchblutung (siehe mikrovaskuläre Herzerkrankung, Spasmen etc.).

Die klassischen kardiovaskulären Risikofaktoren für eine stenosierende KHK, wie arterielle Hypertonie, Diabetes mellitus, Hypercholesterinämie, auffällige Familienanamnese

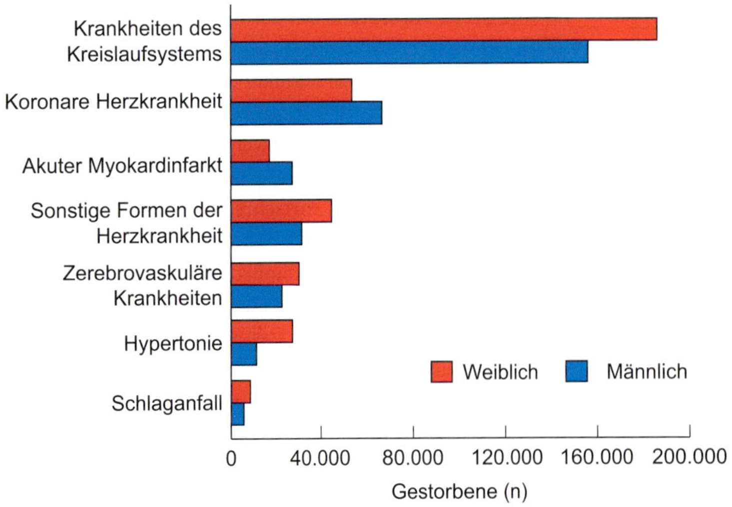

Abb. 4.2 Todesursachenstatistik 2018 Deutschland, getrennt nach dem Geschlecht [W193, L143]

	Typisch		Atypisch		Nichtanginös	
Alter	m	w	m	w	m	w
30–39	3%	5%	4%	3%	1%	1%
40–49	22%	10%	10%	6%	3%	2%
50–59	32%	13%	17%	6%	11%	3%
60–69	44%	16%	26%	11%	22%	6%
70+	52%	27%	34%	19%	24%	10%

Abb. 4.3 Vortestwahrscheinlichkeit einer stenosierenden koronaren Herzkrankheit [M1078, M1079, L143]

und Rauchen, werden in ➤ Kap. 4.2.1 angesprochen. Die Prävalenz der Risikofaktoren bei Männern und Frauen wird unter anderem beeinflusst durch Ernährungsgewohnheiten, gesellschaftliche Normen und Präventionsmaßnahmen (z. B. Rauchverbot in Gebäuden). Es ist wahrscheinlich, dass es im Laufe der nächsten Jahre hier zu einer Veränderung der Prävalenz insgesamt und einer Veränderung der Prävalenz im Vergleich der Geschlechter kommen wird.

Bei Frauen und Männern mit stenosierender KHK gibt es **wesentliche Unterschiede in Diagnostik und Therapie:** Zum einen werden diagnostische Tests, um dem Verdacht einer stenosierenden KHK nachzugehen, bei Frauen seltener eingesetzt als bei Männern. Zum anderen ist die diagnostische Genauigkeit von nichtinvasiven Untersuchungen, wie zum Beispiel dem Belastungs-EKG bei Frauen, niedriger als bei Männern, sodass hier bildgebende Verfahren (z. B. Stress-Echokardiografie) eingesetzt werden sollten, um die Genauigkeit zu erhöhen. Aufgrund der unzureichenden Datenlage zu den Geschlechterunterschieden bei Myokardischämie werden Frauen seltener invasive Untersuchungen, wie zum Beispiel eine Koronarangiografie, angeboten und sie erhalten auch seltener eine myokardiale Revaskularisation. Dies gilt nicht nur für Patientinnen mit stabiler Angina pectoris, sondern auch für diejenigen mit akutem Koronarsyndrom, sodass von einer geschlechtersensiblen Versorgung noch nicht gesprochen werden kann.

Trotz vorhandener Beschwerden und Zeichen für eine myokardiale Ischämie in der nichtinvasiven Diagnostik zeigt sich bei ca. 50 % der Patientinnen und Patienten, die wegen des Verdachts auf eine stenosierende KHK einer diagnostischen Koronarangiografie unterzogen werden, keine relevante epikardiale Stenose. Dieses Krankheitsbild wird als **Angina pectoris ohne Koronarstenosen (ANOCA)** bzw. **Ischämie ohne Koronarstenosen (INOCA)** bezeichnet und verschiedene Pathomechanismen können für eine solche Konstellation verantwortlich sein: Hierzu zählen Gefäßspasmen, eine koronare mikrovaskuläre Dysfunktion und andere [14]. Die unterschiedlichen Typen einer solchen Vasomotionsstörung können mithilfe einer invasiven diagnostischen Prozedur untersucht werden [15]. Insgesamt sind ANOCA und INOCA häufiger bei Frauen als bei Männern zu finden. Dies liegt daran, dass eine Erkrankung der koronaren Mikrozirkulation Frauen häufiger betrifft als Männer. Die Ursachen hierfür sind noch unzureichend verstanden. Es kann aber angenommen werden, dass eine Kombination aus anatomischen (Frauenherzen sind oft kleiner als bei Männern), genetischen und hormonellen Faktoren hierfür verantwortlich sind [16]. Die Prognose für einzelne Untergruppen von ANOCA scheint unterschiedlich zu sein. Patientinnen und Patienten mit einer eingeschränkten koronaren Flussreserve als Hinweis auf eine mikrovaskuläre Dysfunktion haben eine eingeschränkte Prognose [17]. Männer mit Koronarspasmen haben ein erhöhtes Risiko für erneute Koronarangiografie und einen nichttödlichen Myokardinfarkt im Verlauf. Frauen hingegen weisen eine erhöhte Rate von mikrovaskulärer Dysfunktion auf, die mit mehr Schlaganfällen und rekurrenter Angina pectoris verbunden ist [18]. Bislang gibt es bis auf die CorMicA-Studie [19] keine prospektiven, randomisierten Studien, die die Effektivität einer gezielten medikamentösen Therapie bei Patientinnen und Patienten mit ANOCA untersucht haben.

EVIDENZ

In der CorMicA-Studie konnte gezeigt werden, dass eine zielgerichtete medikamentöse Therapie, basierend auf dem Ergebnis einer umfangreichen invasiven Diagnostik, die Beschwerden und Lebensqualität von Patientinnen und Patienten mit ANOCA nach 6 und 12 Monaten signifikant verbessern konnte im Vergleich zur Kontrollgruppe [20].

Weitere und vor allem zahlenmäßig größere Studien sind hier notwendig, um diese Ergebnisse zu bestätigen.

Bei der medikamentösen antianginösen Therapie sind bislang keine wesentlichen Unterschiede in der Effektivität der empfohlenen Substanzen, bezogen auf Geschlechterunterschiede, beschrieben worden. Allerdings muss auch hier betont werden, dass eine ausgeglichene Rekrutierung von Männern und Frauen in vielen Studien nicht vorlag, sodass keine endgültige Aussage zu möglicherweise evidenzbasierten, geschlechterspezifischen Behandlungsempfehlungen gemacht werden kann [21].

4.2.3 Herzinsuffizienz

EVIDENZ

Die stationären Behandlungsfälle mit Herzinsuffizienz (ICD-10: I50) haben sich seit dem Jahr 2000 bei Männern und Frauen fast verdoppelt. Eine mögliche Ursache ist die höhere Zahl überlebter Herzinfarkte, sodass 2017 für Männer 229.366 Krankenhausfälle und für Frauen 234.515 Fälle mit Herzinsuffizienz dokumentiert wurden [2]. Die Sterblichkeit ist bei Männern mit 34,5 Sterbefälle je 100.000 Einwohner deutlich geringer als bei Frauen (57,6 Sterbefälle je 100.000 Einwohnerinnen) [2]. Die Sterblichkeit an Herzinsuffizienz steigt ab der Altersgruppe 80–85 Jahre bei Frauen steil an. Die Prävalenz der Herzinsuffizienz mit reduzierter Ejektionsfraktion < 40 % (HFrEF; Herzinsuffizienz mit reduzierter linksventrikulärer Funktion) ist bei Männern bis zum 79. Lebensjahr höher als bei Frauen.

4

Kritisch anzumerken ist, dass die meisten Statistiken nicht zwischen der HFpEF (Herzinsuffizienz mit erhaltener linksventrikulärer Funktion) und der HFrEF unterscheiden und daher sich die Aussagen zu den Geschlechterunterschieden meistens nur auf die HFrEF beziehen. Obwohl die HFpEF (LVEF ≥ 50 %) fast doppelt so häufig in Studien bei Frauen im Vergleich zu Männern diagnostiziert wird, gibt es weiterhin keine Ziffer zur Abrechnung für die echokardiografische Diagnostik der diastolischen Herzinsuffizienz. Es ist davon auszugehen, dass dadurch in der Versorgung die Diagnose HFpEF seltener diagnostiziert wird. Bei Frauen ist zusätzlich auf spezifische Formen der HFrEF wie die **Tako-Tsubo-Kardiomyopathie** und die **Peripartum-Kardiomyopathie** zu achten. ➤ Tab. 4.1 zeigt, dass die Effektstärke der einzelnen Risikofaktoren bei Männern und Frauen unterschiedlich ist, eine mögliche Ursache für die unterschiedliche Verteilung von HFrEF, HFmEF (mittlere Reduktion der HF zwischen 40–49 %) und HFpEF in der Bevölkerung. Aus geschlechtersensibler Sicht kommt daher der Ausgestaltung der präventiven Maßnahmen unter Berücksichtigung der soziokulturellen Determinanten, differenziert nach dem Geschlecht, und weiterer Diversitätsfaktoren eine große Bedeutung zu. Die häufigsten Ursachen für eine chronische Herzinsuffizienz sind bei Männern die chronische Myokardischämie bei KHK und das Ventrikelaneurysma nach Myokardinfarkt (HFrEF). Eine weitere häufigere Ursache für eine HFrEF ist die DCM (dilatative Kardiomyopathie). Bei Frauen liegen häufiger als bei Männern eine Hypertonie und/oder ein Diabetes mellitus der Herzinsuffizienz (HFpEF) zugrunde (➤ Tab. 4.1). ➤ Abb. 4.4 zeigt eine Zusammenfassung der Geschlechterunterschiede bei Herzinsuffizienz.

Tab. 4.1 Ursachen für eine chronische Herzinsuffizienz

Ätiologie	
Frauen	Männer
• Arterielle Hypertonie • Aortenstenose • Diabetes mellitus • Adipositas • Koronare Herzerkrankung, einschließlich SCAD • Vorhofflimmern • Körperliche Inaktivität • Erniedrigtes Estradiol • Amyloidose • Schwangerschaft • Genetik	• Koronare Herzerkrankung • Adipositas • Arterielle Hypertonie • Aortenstenose • Diabetes mellitus • COPD • Körperliche Inaktivität • Alkohol • Myokarditis • Für DCM: Genetik

SCAD = *spontaneous coronary artery dissection,* spontane Koronararteriendissektion; COPD= *chronic obstructive pulmonary disease,* chronisch-obstruktive Lungenerkrankung

Hypertonie

Der Hypertonie als Risikofaktor für eine Herzinsuffizienz kommt bei beiden Geschlechtern eine besondere Bedeutung zu, da eine erhöhte Druckbelastung des linken Ventrikels zu einem myokardialen Remodeling führt. Gegenstand der Forschung ist zurzeit die frühzeitige Gefäßalterung mit Entwicklung der arteriellen Gefäßsteifigkeit als einem wesentlichen Pathomechanismus bei der Erhöhung des zentralen Blutdrucks und damit der Nachlast für den linken Ventrikel. Dieser Mechanismus scheint insbesondere bei postmenopausalen Frauen eine wesentliche Rolle zu spielen und ist assoziiert mit einer höheren

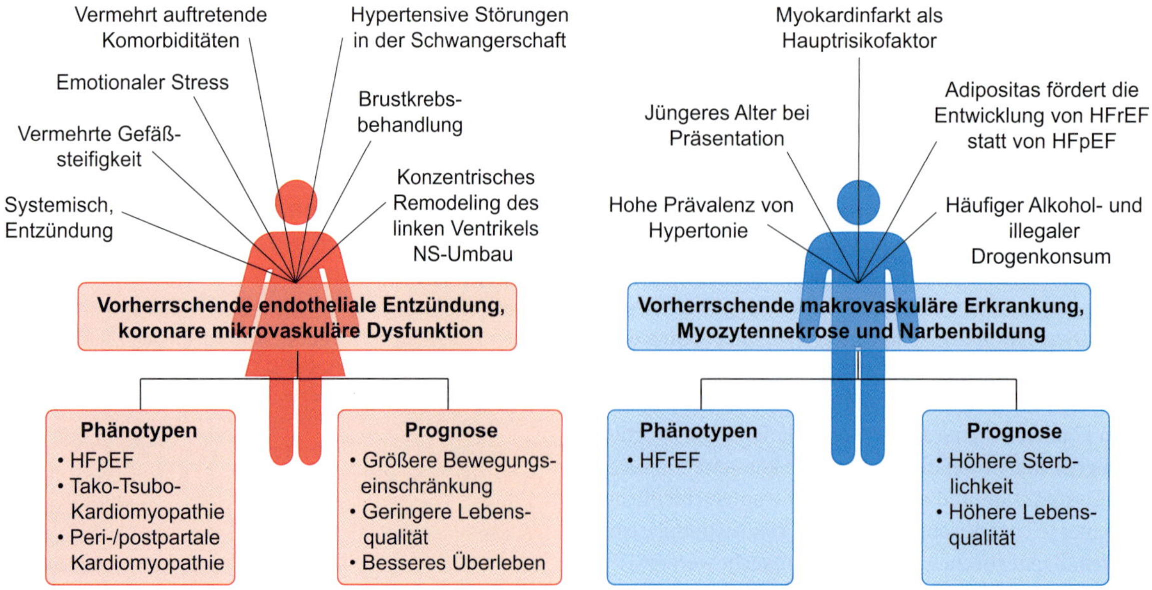

Abb. 4.4 Geschlechterunterschiede bei der Herzinsuffizienz [F849-017, L143]

Wahrscheinlichkeit für eine HFpEF [22]. Die Einschränkung der arteriellen Gefäßfunktion beginnt bei Männern bereits mit 40 Jahren, bei Frauen ca. 10 Jahre später mit einem schnelleren Fortschreiten der Gefäßsteifigkeit, möglicherweise bedingt u. a. durch den Abfall des endogenen Estradiols bei Frauen über 50 Jahre. Zunehmendes Alter bei beiden Geschlechtern und verminderte endogene Estradiolspiegel im Serum bei Frauen sind mit einem Anstieg der arteriellen Gefäßsteifigkeit assoziiert [23]. Die bekannten Ursachen für die Hypertonie mit erhöhter neuroendokriner Aktivität und Auswirkungen auf den myokardialen Kalziumstoffwechsel und auf die kontraktilen Proteine der Kardiomyozyten spielen möglicherweise beim Mann eine größere Rolle und bedingen eher die ischämische Genese des linksventrikulären Myokards mit zeitlich schnellerem Übergang von der konzentrischen Hypertrophie zur Dilatation des linken Ventrikels mit Entwicklung der HFrEF.

CAVE

Das männliche Geschlecht ist ein Risikofaktor für den plötzlichen Herztod und maligne Arrhythmien. Das gilt für die HFrEF und die HFpEF [24].

Therapie

Basierend auf den Geschlechterunterschieden in der Pathophysiologie der Hypertonieentstehung sind auch die unterschiedlichen Effekte einiger Medikamente für die Herzinsuffizienztherapie zu verstehen. Aufgrund der Tatsache, dass bis heute die Daten großer klinischer Studien nicht getrennt nach dem Geschlecht ausgewertet werden, bestehen große Wissenslücken. Zum Beispiel liegen Daten vor aus der **TOPCAT** (*Aldosterone Antagonist Therapy for Adults with Heart Failure and Preserved Systolic Function*)-Studie, die eine verbesserte Prognose bei Frauen mit Spironolacton-Therapie bei HFpEF zeigen und bei Männern nur, wenn sie eine eingeschränkte LVEF haben [25, 26]. Eine Metaanalyse von **ACE-Hemmer-Studien** bei Herzinsuffizienz zeigten einen Nutzen sowohl bei Frauen als auch bei Männern. Allerdings berichteten mehr Frauen über Nebenwirkungen bei der Einnahme von Enalapril [27]. In der **ATLAS-Studie** wurden die klinischen Effekte niedriger und hoher Lisinopril-Dosen bei HFrEF verglichen. Die höhere Dosierung von Lisinopril war nur bei Männern effektiv wirksam und senkte die Gesamtsterblichkeit und die Krankenhausaufenthalte. Allerdings wurden nur 20 % Frauen eingeschlossen [28]. Auch für Valsartan **(Val-HeFT-Studie)** konnte ein signifikanter therapeutischer Effekt nur bei Männern erzielt werden bei nur 20 % Frauenanteil in der Studie [29]. Valsartan/Sacubitril (Neprilysin-Inhibitor) wird als Ersatz für ACEI oder ARBs empfohlen, wenn unter Standardtherapie weiterhin Symptome bestehen. Die **PARADIGM-HF-Studie** zeigte keinen Geschlechterunterschied für Valsartan/Sacubitril bei HFrEF auf den kombinierten Endpunkt kardiovaskulärer Tod und Krankenhauseinweisungen. Nebenwirkungen wurden allerdings nicht getrennt nach dem Geschlecht analysiert [30]. Die **PARAGON-HF-Studie,** die größte Studie zu HFpEF, zeigte, dass Sacubitril/Valsartan im Vergleich zu Valsartan die Wahrscheinlichkeit eines kardiovaskulären Todes und der Gesamtzahl der Krankenhauseinweisungen bei Frauen mit HFpEF um 27 % reduzierte bei Männern jedoch ohne Wirkung blieb. Bemerkenswerterweise rekrutierte PARAGON die meisten Frauen (n = 2479) im Vergleich zu früheren HF-Studien.

Die genauen Ursachen für die robusten Geschlechterunterschiede sind noch Gegenstand der Forschung [31].

Die geschlechtersensible Gesundheitsaufklärung und/oder Diagnostik einer Herzinsuffizienz ergibt sich bei Männern oft dadurch, dass eine bestehende erektile Dysfunktion (ED) als Hauptbeschwerde zu dem Besuch in der Sprechstunde führt. Häufig werden Diabetes und Hypertonie gleichzeitig mit der ED diagnostiziert. Einige Herzinsuffizienzmedikamente gehen mit einer ED einher, andererseits führt die Verbesserung der Blutdruckregulation und des Stoffwechsels wieder zu einer Verbesserung der ED. Den besten individuellen Weg hier zu finden, ist eine der häufigen Aufgaben in der Praxis, gibt aber auch gleichzeitig die Möglichkeit, den Patienten über längere Zeit ganzheitlich zu betreuen [1].

4.2.4 Vorhofflimmern, Schlaganfallrisiko

EVIDENZ

Vorhofflimmern ist die häufigste Herzrhythmusstörung weltweit. Die Inzidenz nimmt mit steigendem Alter zu. In Deutschland sind ca. 1,6 Millionen Menschen, also rund 2 % der Bevölkerung von dieser Erkrankung betroffen. Das kumulative Lebenszeitrisiko, an VHF zu erkranken, ist für Männer und Frauen gleich. Die altersadjustierte Häufigkeit ist bei Frauen aber niedriger. Frauen sind bei der Erstdiagnose von VHF älter als Männer.

Pathophysiologisch lassen sich folgende Geschlechterunterschiede abgrenzen: Männer mit VHF weisen einen größeren linken Vorhof und eine größere linksventrikuläre Masse sowie Wanddicke auf als Frauen mit VHF. Allerdings zeigt sich bei Frauen mit VHF eine stärkere Ausprägung einer diffusen linksatrialen Fibrose als bei Männern mit VHF, eine mögliche Ursache für ein erhöhtes Schlaganfallrisiko bei Frauen mit VHF. Genetische Unterschiede zwischen Männern und Frauen bei der Entstehung von Vorhofflimmern sind bislang nicht beschrieben worden. Darüber hinaus führen Veränderungen im Östrogenspiegel bei Frauen zu elektrischen Veränderungen im Vorhof und an Ionenkanälen. Frauen sind durch das Östrogen in der Regel bis zur Menopause vor vielen Gefäßveränderungen geschützt. Bei Frauen mit einem prämenopausal erniedrigten Östrogenspiegel kommt es allerdings zu einer erhöhten Arrhythmiewahrscheinlichkeit. In der Postmenopause fällt der Östrogenspiegel ab und trägt dazu bei, dass sich das Risiko für VHF und Apoplex erhöht. Östrogentherapien sind dabei nur dann wirksam, wenn sie früh begonnen werden [32] und aus gynäkologischer Sicht keine Einwände bestehen. Bei Männern fällt der Testosteronspiegel im Alter ab. Dies ist ein bekannter Risikofaktor für VHF und Schlaganfall.

Körperliche Bewegung und Sport werden in der Regel als protektiv für die Entstehung von VHF angesehen. Dies gilt bei Frauen sowohl für moderate körperliche Bewegung als auch für exzessiven Ausdauersport (> 1.500 h Sport/Jahr). Letzterer ist bei Männern allerdings nicht protektiv, sondern erhöht sogar das Risiko für die Entstehung von VHF um das Dreifache (➤ Tab. 4.2). Weitere Risikofaktoren für die Entstehung von VHF bei Männern und Frauen sind in ➤ Tab. 4.2 dargestellt.

Tab. 4.2 Risikofaktoren für Vorhofflimmern

Männer	Frauen
• Übergewicht • Alkoholkonsum • KHK, inklusive Bypass-OP • Herzinsuffizienz mit reduzierter linksventrikulärer Funktion • U-förmige Kurve bezüglich körperlicher Aktivität und VHF-Risiko	• Übergewicht • Alkoholkonsum • Zunehmendes Alter • Arterielle Hypertonie • Herzklappenerkrankungen • Herzinsuffizienz mit erhaltener Pumpfunktion

CAVE

Der erhöhte Body-Mass-Index ist einer der stärksten Risikofaktoren für die Entstehung von VHF bei beiden Geschlechtern.

Vorhofflimmern kann in **valvuläres Vorhofflimmern** (bedingt durch eine Mitralklappenerkrankung) oder **nichtvalvuläres Vorhofflimmern** eingeteilt werden. Nichtvalvuläres Vorhofflimmern umfasst dabei ca. 90 % aller Patientinnen und Patienten. Unabhängig von der Genese kommt es oft zu typischen Beschwerden wie Belastungsdyspnoe, Palpitationen, Schwäche und auch Angina pectoris. In vielen Fällen wird Vorhofflimmern aber auch nicht bemerkt und verläuft asymptomatisch. Frauen zeigen häufiger Symptome als Männer und eine höhere Herzfrequenz sowie stärkere Beeinträchtigung der Lebensqualität.

Durch die Veränderung des Blutflusses vor allem in den Herzvorhöfen kommt es zu einer Verlangsamung des Blutflusses im linken Vorhofohr, was die Bildung von Thromben begünstigt.

CAVE

Daher sind bei Patientinnen und Patienten mit Vorhofflimmern die Evaluation des Schlaganfallrisikos und die damit ggf. verbundene Empfehlung zur Antikoagulation obligat.

Die Risikoabschätzung erfolgt anhand des **CHADS-VASC-Scores,** bei dem die in der ➤ Tab. 4.3 genannten Faktoren einfließen. Da Frauen ein höheres Risiko für einen durch Vorhofflimmern bedingten Schlaganfall aufweisen als Männer, wird im CHADS-VASC-Score ein Punkt für weibliches Geschlecht vergeben. Ein Wert im CHADS-VASC-Score von ≥ 1 Punkt bei Männern und ≥ 2 Punkten bei Frauen wird in der Regel als ausreichend für eine Indikation zur oralen Antikoagulation angesehen, sofern keine ausgeprägte Blutungsneigung besteht, die wiederum mit dem HAS-BLED-Score abgeschätzt werden kann.

Tab. 4.3 CHADS-VASC-Score

Akronym	Risikofaktor	Punkte
C	Chronische Herzinsuffizienz oder linksventrikuläre Dysfunktion	1
H	Arterielle Hypertonie	1
A_2	Alter ≥ 75 Jahre	2
D	Diabetes mellitus	1
S_2	Schlaganfall/transitorische ischämische Attacke/Thrombembolie	2
V	Vaskuläre Vorerkrankung, wie z. B. periphere arterielle Verschlusskrankheit, koronare Herzkrankheit oder Aortenplaques	1
A	Alter 65–74 Jahre	1
Sc	Weibliches Geschlecht	1

Wenn Frauen mit VHF einen Schlaganfall erleiden, haben sie häufiger als Männer einen schweren Verlauf mit permanenter Funktionseinschränkung.

EVIDENZ

Frauen mit VHF werden weniger aggressiv behandelt, d. h., sie werden seltener einer invasiven Ablationstherapie zugeführt, haben mehr Nebenwirkungen bei der Einnahme von Antiarrhythmika und werden seltener mit oralen Antikoagulanzien behandelt. Dabei zeigten Studien nur für Frauen einen Vorteil einer oralen Antikoagulanzien-Therapie (sog. NOAK/DOAK) gegenüber Warfarin/Marcumar® bezüglich intrakranieller Blutungen und Mortalität. Dieser Effekt war bei Männern nicht zu beobachten. Die Sicherheit und Effektivität von DOAKs gegenüber Marcumar® war in den randomisierten Studien bei beiden Geschlechtern vergleichbar, allerdings waren Frauen in allen Studien unterrepräsentiert.

Geschlechterspezifische Behandlungsempfehlungen auf der Basis der vorhandenen Daten können daher nicht gegeben werden. Bis dahin sollte bei Männern und Frauen eine individuelle Abwägung von Schlaganfallrisiko und blutverdünnender Therapie erfolgen.

4.3 Psychologie und Psychosomatik

Georg Voos, Aglaja Valentina Stirn

4.3.1 Depression bei Männern

Kernaussagen

- Die Diagnostik und Behandlungsoptionen der Depression von Männern weisen geschlechtsspezifische Unterschiede auf.
- In jüngeren Jahren stehen bei Männern häufig selbstschädigendes Verhalten wie Rauschtrinken, Binge-Eating-Verhalten, Drogenkonsum und Risikoverhalten, im höheren Alter somatische Beschwerden im Vordergrund.

DEFINITION

Die geltenden Klassifikationssysteme (DSM-V und ICD-10) fassen depressive Symptome in die **Kriterien** affektive, vegetative und kognitive Beschwerden sowie funktionelle Einschränkungen. Im Folgenden werden die **männerspezifischen Charakteristika** aufgelistet:

- Körperliche Beschwerden: Impotenz und Libidoverlust
- Häufiger selbstschädigendes Verhalten und sozialer Rückzug

Epidemiologie

Prävalenz

Etwa **ein Achtel** aller Männer erkrankt offiziellen Statistiken zufolge im Laufe ihres Lebens an einer depressiven Störung. Vollendete **Suizide** treten bei Männern in allen Altersklassen gehäuft auf, etwa doppelt so hohe Raten im Vergleich zu Frauen. Suizide treten gehäuft bei älteren Männern **(> 80 Jahren)** auf. Suizide bei männlichen Jugendlichen weisen eine Zunahme auf. Ältere Männer nehmen selbst **bei erfolgter Diagnosestellung** in **weniger als der Hälfte aller Fälle** professionelle Hilfe in Anspruch.

Arbeitsunfähigkeit: bei Männern höhere Zunahme aufgrund psychischer Diagnosen.

EVIDENZ

Suizidgedanken

Die durchschnittlich verringerte **Therapiebereitschaft** bei Männern sinkt bei auftretenden Suizidgedanken um ein Weiteres.

Männerspezifische Risikofaktoren

- Single-Dasein
- Zustand nach Beziehungstrennung
- Arbeitslosigkeit
- Schwierige Arbeitsbedingungen
- Ausbleibende berufliche Belohnung
- Ruhestand
- Mangelndes soziales Netzwerk
- Chronische Erkrankung

CAVE

Protektive Faktoren

Insbesondere **Beziehungen** und **Ehen** haben für Männer eine protektive Wirkung. Alleinstehende oder Verwitwete haben ein vielfach erhöhtes Depressions- und Suizidrisiko.
Weitere protektive Faktoren sind **Bildung** und eine **sichere Berufssituation.**

Diagnostik

Die **S3-Leitlinie** sieht einen diagnostischen Stufenplan bei Verdacht auf eine depressive Störung vor. Stellen Sie zuerst fest, ob eine charakteristische depressive Symptomatik vorliegt. Prüfen Sie danach differenzialdiagnostisch, ob die Beschwerden auf **andere psychische Erkrankungen** zurückzuführen sind. Vor der Diagnostizierung einer depressiven Störung sollte ebenso eine **organische Ätiologie** ausgeschlossen werden, vor allem **hirnorganisch-** oder **substanzbedingte** Symptome. Anhand der Anzahl und Intensität der bereits seit 2 Wochen bestehenden depressiven Beschwerden und der **Funktionseinschränkungen** erfolgt die **Einteilung des Schweregrads** einer depressiven Episode in leicht-, mittel- oder schwergradig. **Schwergradige** Beschwerdebilder lassen sich auch schon innerhalb der ersten 2 Wochen als depressive Episoden diagnostizieren. Bei dauerhafter (> 2 Jahre), geringgradiger depressiver Ausprägung lässt sich eine **Dysthymie** diagnostizieren.

Beachten Sie, dass psychische Erkrankungen weiterhin **Ängste vor sozialer Stigmatisierung** bereiten können, die sich in Vorurteilen und beruflichen Nachteilen manifestieren.

Fragen Sie deshalb proaktiv und einfühlsam nach **Suizidgedanken.** Weisen Sie darauf hin, dass depressive Beschwerden auch unter Männern nichts Seltenes sind. Depressive Beschwerden sind häufige Reaktionsmuster auf dauerhafte Überforderungssituationen. Betroffene Männer reagieren meistens dankbar, wenn der Arzt nach Suizidalität fragt.

Ein anamnestischer Hinweis für eine larvierte, also somatisch-maskierte, Depression bei Männern ist das **Fehlen eines objektiven Organbefunds.**

Fragen Sie in Ihrer Anamnese, ob die **Aktivitäten** und die **Ausübung sozialer Funktionen** in letzter Zeit eingeschränkter sind, insbesondere die berufliche Tätigkeit.

Führen Sie im Zweifel eine **Fremdanamnese mit Angehörigen** durch.

CAVE

Berücksichtigen Sie bei der **diagnostischen Beurteilung** psychischer Beschwerden auch die negativen Auswirkungen auf die **Partnerin** und **Kinder!**

4

Maladaptive Bewältigungsstrategien

Depressive Störungsbilder bei Männern stehen häufig im kausalen Kontext von **Impulskontrollstörungen** und **maladaptiven Bewältigungsstrategien,** wie Substanzmittelabusus (➤ Tab. 4.4).

Bewältigungsstrategien entwickeln sich allgemein aus Bedürfnissen heraus. Sie stellen **Ressourcen für die Lebensbewältigung** dar. Die Funktionalität oder Adaptation einer Bewältigungsstrategie hängt vom langfristigen Effekt ab, beispielsweise in Bezug auf die Stressregulation und die Ausübung sozialer Rollen. Männer beurteilen Stressoren tendenziell Status-assoziiert.

Der männliche Bewältigungsstil ist **kontroll- und handlungsorientiert,** was sich in **Dominanz- und Risikoverhalten** ausdrücken kann.

Tab. 4.4 Maladaptive Bewältigungsstrategien

Ebene	Maladaptive Bewältigungsstrategie
Emotions- und Selbstwertregulation	Substanzmittelabusus, Hyperaktivität, Hypersexualität, riskantes Verhalten (z. B. im Straßenverkehr), ichbezogener Körperkult (z. B. übersteigerter Muskelaufbau), bodenloses Karrieredenken
Konfliktverhalten	Gewalttätige Auseinandersetzungen, Rationalisierung und Bagatellisierung, Vermeidung emotionaler Situationen oder Verleugnung
Einsamkeit	Exzessives Internet- und Pornokonsumverhalten

Therapie

Psychoedukation

Erklären Sie den Patienten das depressive Krankheitsbild in einem **Aufklärungsgespräch.** Weisen Sie insbesondere auf die unterschiedlichen Beschwerden hin.

Linderung von Ängsten: Benennen Sie negative Denkspiralen (Synonym: Grübeln) und kognitive Einschränkungen als typische Symptome einer Depression. Klären Sie über psychotherapeutische und medikamentöse Behandlungsmöglichkeiten auf.

Unterstützen Sie den Patienten bereits vor der Aufnahme einer Psychotherapie darin, **Behandlungsziele** zu formulieren. Mögliche Therapieziele sind Symptomlinderung, Suizidprophylaxe, Verbesserung der Leistungsfähigkeit, psychosoziale Teilhabe und Rückfallprophylaxe.

LEITLINIEN

Unter der Anwendung von **Selbsthilfemitteln** kann bei leichtgradigen depressiven Episoden bereits ein ausreichender Behandlungserfolg erzielt werden. Zur Selbsthilfe zählen **Selbsthilfe-Bücher** und **qualifizierte Online-Tools.**

Wenn nach einer 2-wöchigen Behandlung mit Selbsthilfemitteln keine Symptomlinderung erzielt werden konnte, liegt die definitive Indikation für eine Psychotherapie oder medikamentöse Behandlung vor.

PATIENTENINFO

Bücher zur Anleitung für Achtsamkeit:

- „Der achtsame Weg durch die Depression" von M. Williams
- „Der achtsame Weg zum Selbstmitgefühl" von Chr. Germer

Psychotherapieverfahren

Nonverbale Therapieverfahren wie **Kunst- und Bewegungspsychotherapie** können Männern durch körperorientierte Therapie-Elemente mit **manuell-gestalterischen Aktivitäten** den Zugang zu eigenen Gefühlen und Bedürfnissen erleichtern. **Therapeutische Männergruppen** senken die Schwelle zur Inanspruchnahme von Psychotherapie. Der therapeutische Rahmen sollte männliche Werte würdigen wie Wettbewerbsgeist, Mut, Handlungs- und Lösungsorientierung, Entdeckergeist sowie körperlich aktive Elemente enthalten. Handlungsorientierte Psychotherapieansätze sind für **kognitiv-behaviorale** Therapieverfahren zentral.

Bei schwergradigen depressiven Episoden sollte die Psychotherapie leitliniengerecht **psychopharmakologisch** unterstützt werden.

CAVE

Bewerten Sie männliche Attribute wie **„lösungs- und handlungsorientiertes Verhalten"** im psychotherapeutischen Setting als **Ressourcen.**

Indikation für Antidepressiva

Die Indikation für Medikamente sollte **männerspezifische Nebenwirkungen** einschließen. Berücksichtigen Sie insbesondere den **hohen Stellenwert** der **sexuellen Funktionen** für den Selbstwert, die Lebens- und Beziehungsqualität.

Zur Behandlung antidepressiver Episoden bei **vorbestehenden sexuellen Funktionsstörungen** und zur **Vermeidung sexueller Dysfunktionen** als Nebenwirkung sind Medikamente wie Agomelatin, Mirtazapin (**Cave:** Gewichtszunahme!), Bupropion (**Cave:** Epilepsie!), Tianeptin (**Cave:** Substanzabhängigkeit!) und Vortioxetin indiziert.

EVIDENZ

Medikamentenaffinität

Männer weisen bei der Behandlung von Depressionen eine **Präferenz für Medikamente** auf.

4.3.2 Identitätskrisen

Kernaussagen

- Die männliche Identität ist im Geschlechtervergleich **vulnerabler.**
- Der **Rückgang traditioneller Rollen** führt zu einer zunehmenden Identitätskrise bei Männern, die sich in einer **Verunsicherung** über maskuline Aufgabenbereiche und Normen ausdrückt.
- Der **selbstschädigende Umgang** mit Belastungen bei Männern ist häufig **Symptom einer Identitätskrise.**
- Die Übernahme eines **Ehrenamts** kann Sinnkrisen bei Arbeitsplatzverlust vorbeugen.

DEFINITION

Der Begriff **„Identität"** (Synonym: Selbstbild) umfasst die innere Vorstellung über die bio-psycho-sozialen Eigenschaften der eigenen Person. Die Integration der verschiedenen Persönlichkeitsanteile in die Identität ist eine Bedingung für die Entwicklung von Selbstwert, Selbstkontrolle und Selbstannahme. Zu den **Persönlichkeitsanteilen eines Menschen** gehören: Temperament, frühbiografische Beziehungserfahrungen, Grundbedürfnisse und Werte. Wichtige **Handlungsmotive** für ein Individuum sind sowohl die Bestätigung der eigenen Identität als auch die Verwirklichung innewohnender Werte und verinnerlichter Grundüberzeugungen. Die **geschlechtsspezifischen Charakteristika** sind ein wichtiger Teil der Identität, die sich auch in einem **sozialen Rollenverständnis** und **Werten** ausdrücken.

Identitätskrisen können verschiedene Ursachen haben: emotional-belastete Beziehung zwischen Mutter und Vater, Verlusterfahrungen, altersbedingte Leistungsminderung und gesellschaftlicher Wertewandel. Eine negative Beurteilung der eigenen männlichen Identität kann zu erheblichen **Selbstwertproblemen** führen.

Die **Identitätsbildung** eines Jungen hängt in der Kindheit sehr von der **Anwesenheit männlicher Rollenbilder** und der **mütterlichen Sichtweise** auf den leiblichen Vater ab.

Beschwerdebild

Eine **Identitätskrise** bei Männern kann sich in selbstschädigenden Verhaltensweisen ausdrücken, im Spektrum zwischen **Opferhaltung und Überkompensation:**

- Sucht- und Risikoverhalten
- Verdrängung der männlichen Identität
- Physische Gewalt
- Emotionale Entfremdung unter Männern
- Suizidalität
- Hypersexualität
- Soziale Isolation mit Einsamkeitsgefühlen
- Zunahme der häuslichen Gewalt an Männern

Ätiologie und Risikofaktoren

Männlichkeitskonzepte

Das männliche Selbstbild war lange verwurzelt in **traditionellen Rollenbildern** wie die des „Versorgers" oder in maskulinen Berufen wie die des „Feuerwehrmanns". Traditionelle Rollenbilder geben vielen Männern heute **wenig Lebensorientierung.** Klassische Geschlechternormen kollidieren mit den Vorstellungen emanzipierter Frauen von Familie und Gesellschaft. Zudem begrüßen viele moderne Männer die eigene **Befreiung von zwanghaften Männlichkeitsnormen.** Vielen Männern fehlt es an einem Zugang zu Männergemeinschaften, in denen maskuline Werte wie Wettbewerbsgeist und Autonomie gelebt werden.

Verdrängung der Männlichkeit

Entwicklungspsychologische Hintergründe

Die männliche Identität ist von Kindheit an **störungsanfällig,** da ihre Entwicklung besonders von der Beziehung zwischen Vater und Mutter abhängt. Die **Verinnerlichung dysfunktionaler Beziehungsmuster** kann beim Jungen Misstrauen in die eigene Männlichkeit kultivieren, entweder aufgrund eines unbeherrscht aggressiven oder harmoniebedürftig-gehemmten Vaters, der Konflikten in der Ehe ausweicht. Ein problematisches Verhältnis zur männlichen Identität kann auch im Verhalten der Mutter begründet sein. Oftmals ist die Sicht der Mutter auf den Vater von ihrer Trennungsenttäuschung gefärbt, und daher negativ verzerrt. Ebenso kann bei der Mutter eine Unzufriedenheit vorliegen über die Abwesenheit des Ehemannes oder eine Übertragung der Enttäuschung über den eigenen Vater auf den Ehemann. Oder der Junge verinnerlicht über die Mutter männlichkeitskritische Gesellschaftsnormen. Zudem fehlt es vielen Jungen an einem männlichen Rollenmodell aufgrund hoher Scheidungsraten oder Abwesenheit des Vaters. Den Vätern mangelte es häufig selbst an männlichen Rollenbildern.

Die Abwesenheit des Vaters kann die Mutter dazu veranlassen, den Sohn in die **Rolle des emotionalen Ersatzpartners** zu drängen. Der Sohn nimmt die Rolle aus Loyalität der Mutter gegenüber an, da er ihre emotionale Bedürftigkeit spürt, dabei aber selbst noch von ihr emotional abhängig ist. Der Sohn wird dadurch zum Rivalen des Vaters, was Schuldgefühle dem Vater gegenüber und eine unterdrückte Wut auf die Mutter auslösen kann. Diese Wut wird später häufig auf Partnerinnen übertragen, was zu einer eingeschränkten Beziehungsfähigkeit führen kann.

Folgende Fallbeispiele dienen zur Illustration von **Familienkonstellationen,** die mit einem erhöhten Risiko für **Störungen der männlichen Identität** beim Jungen assoziiert sind.

FALLBEISPIEL

Harmoniebedürftiger Vater

Der als Rechtsanwalt tätige, 63-jährige Patient verneint zu Beginn der Therapie jeglichen Zusammenhang zwischen der Herkunftsfamilie und seiner aktuellen Überforderungssituation. Während der Aufarbeitung seiner frühen Biografie wird die Enttäuschungswut auf den harmoniebedürftigen, der Mutter stets unterlegenen

Vater reaktiviert. Der Patient spüre den starken Wunsch, dem Vater sagen zu können, er solle für seine Standpunkte gegenüber der Mutter eintreten. Das unerfüllte Bedürfnis nach väterlichen Grenzen komme in Erinnerung. Dies wäre für „seinen Weg sehr wichtig" gewesen. Im Verlauf tritt die Traurigkeit über die versäumte Aktivität mit dem Vater in den Vordergrund. Den Vater aus der Umklammerung der Mutter „befreien" zu wollen, wurde zu einem Verhaltensmuster, das der Patient auf viele der ihm nahestehenden Angehörigen übertrug. Dabei fiel es ihm schwer, eigene Empfindungen wahrzunehmen und v. a. gegenüber Frauen für die eigenen Bedürfnisse einzutreten.

Harmoniebedürftige Väter erfüllen einen wesentlichen Aspekt ihrer Vaterrolle nicht und können im Jungen den Eindruck erwecken: Männer können oder dürfen nicht ihre Bedürfnisse und Standpunkte Frauen gegenüber ausdrücken und dafür einstehen.

FALLBEISPIEL

Unbeherrschter Vater

Dem Patienten (20) falle es in seinem Medizinstudium schwer, die nötigen Alltagsstrukturen aufrechtzuerhalten. Gelegentlicher Drogenkonsum habe zu regelrechten Eskapaden geführt, die ungewollten Kontakt mit der Staatsgewalt zufolge hatten. In den genaueren Schilderungen zur aktuellen Lebenssituation wird ein Ungerechtigkeitsempfinden in allen zwischenmenschlichen Beziehungen deutlich. Er habe schon in der Kindheit für die Mutter eintreten müssen, wenn der cholerische Vater an Wochenenden abends nach Hause kam. Der Patient neige sehr dazu, die Verantwortung für negative Ereignisse zu übernehmen, auf die er wenig oder gar keinen Einfluss hat. Er konsumiere seit der Schulzeit Drogen, um die daraus resultierende Überforderung zu kompensieren. Der Patient konnte seine im Alltag unterschwellig spürbare Wut im Therapieverlauf zunehmend besser einordnen.

Ein Vater, dem es an Selbstkontrolle über das eigene Aggressionspotenzial mangelt, wird häufig verbal oder körperlich gewalttätig gegen Mutter und Kinder. Er erfüllt ebenfalls nicht die **väterlich-schützende Rolle.** Der Junge kann sich dazu verpflichtet fühlen, die Mutter vor dem Vater zu schützen. Der Junge verinnerlicht einerseits die Rolle des **„Retters"**, der künftig verdeckte Schuldgefühle gegenüber Frauen haben wird, weil er „Mann-Sein" mit „Täter-Sein" gleichsetzt. Dieses Denk- und Verhaltensmuster kann zu einer **eingeschränkten Beziehungsfähigkeit** führen. Die Verinnerlichung von Männlichkeit als etwas Impulsiv-Bedrohliches führt häufig dazu, dass der mittlerweile erwachsene Mann seinem eigenen Aggressionspotenzial nie ganz trauen kann. Es fehlte die wohlwollende väterliche Ermutigung, um das kreative und strukturgebende Potenzial von Aggression zu entwickeln.

Aus beiden Szenarien entsteht ein erhöhtes Risiko für das Auftreten **dysfunktionaler Verhaltensweisen:** mangelndes Durchsetzungsvermögen, Probleme die Rolle als Partner und Familienvater souverän auszuüben, Suchtverhalten, Impulsivität, mangelnde Selbstfürsorge und soziale Isolation.

Bedeutung von Männergemeinschaften

PATIENTENINFO

Emotionale Entfremdung unter Männern: Junge Männer fragen ihre männlichen Freunde und ihren Vater als Letztes um Rat bei emotionalen Anliegen.

Männergemeinschaften haben eine **kulturübergreifende Bedeutung für die Identitätsbildung** bei Männern. In vielen Stammeskulturen wird die Transformation vom Jungen zum Mann durch **rituelle Initiationen** vollführt. In westlichen Kulturen geschieht diese Transformation informeller innerhalb der Berufsausbildung oder im Sportverein durch Wettbewerbs- und Mannschaftsstrukturen. Dadurch nabelt sich der Junge ein zweites Mal von der Mutter ab, die **emotionale Abnabelung.** Die Mentoring-Aufgabe der Männergemeinschaft besteht in der **Vermittlung von Selbstständigkeit** und **Verantwortungsbewusstsein.** Die Akzeptanz des Trainers als Strukturgeber fördert die Gemeinschaftsfähigkeit des Heranwachsenden. Zudem dient der Trainer als männliches Rollenmodell mit der Verantwortung für den Erfolg und die Fürsorgepflicht der Mannschaft gegenüber. Im sportlichen Kräftemessen mit Gleichaltrigen lernt der Junge Selbstkontrolle über das eigene Aggressionspotenzial durch den angemessenen Einsatz seiner Kraft. Zudem lernt er im spielerischen Wettbewerb seine Grenzen kennen, was die Selbstakzeptanz von Schwächen fördert. Im Sportverein kann der Junge seine männliche Identität entwickeln, und daran geknüpft ein Gefühl für Selbstwirksamkeit, Geborgenheit und Selbstwert.

CAVE

Die **Männergemeinschaft** ist auch für den erwachsenen Mann eine Quelle für maskuline Aktivität und Bestätigung seiner männlichen Identität.

Therapie

Die psychotherapeutischen Ziele sollten die **konstruktive Auseinandersetzung** und **Neubewertung** des häufig **negativ-verzerrten Vater-** und **Männlichkeitsbildes** sein. Der bisherige intrapsychische Konflikt und dysfunktionale Beziehungsmuster lassen sich so auflösen.

Vor allem integrative Psychotherapieverfahren mit emotions- und erfahrungsfokussierten Elementen sind gut geeignet, z. B. **Schematherapie.**

Patientenberatung

Zur **Autonomiestärkung** eines modernen Mannes gehört neben der Emanzipation von Männlichkeitszwängen, das Wissen über die Bedeutung von maskulinen Aktivitäten für Antrieb, Gesundheit und geistige Fitness.

Die spezifischen Herausforderungen in jedem neuen Lebensabschnitt führen zu Krisen. Die Bewältigung der Krisen erfordern Durchsetzungsvermögen und das Erlernen neuer (Lebens-)Kompetenzen. Dieser Reifungsprozess ist charakterisiert durch die Einübung reiferer sozialer Rollenmuster. Reifere Rollenmuster basieren auf den **Charakterstärken: Mitgefühl, Weisheit, Selbstkontrolle, Verantwortungsbewusstsein, Mut** und **Selbsttranszendenz.**

PRAXISTIPP

Erinnern Sie daran, dass **nachhaltige menschliche Veränderungen kleinschrittig** erfolgen und **Zeit** brauchen (➤ Abb. 4.5). Bestärken Sie Männer darin, ihren **Wettbewerbsgeist** und **Mut spielerisch** auszudrücken, z. B. in Mannschaftssportarten.

EVIDENZ

Für **Mannschafts- und Kampfsportarten** sind positive Effekte auf mehreren Ebenen nachgewiesen worden, darunter eine Verbesserung des Selbstwertgefühls und -vertrauens, der Emotionsregulationsfähigkeit, der sozialen Kompetenzen, eine Linderung von Ängsten und depressiven Symptomen sowie eine Abnahme von Aggressivität und gewalttätigem Verhalten.

PATIENTENINFO

Entwicklung von Charakterstärken

- „Wie wir aufblühen: Die fünf Säulen des persönlichen Wohlbefindens" von Martin Seligman
- „Das 6-Minuten-Erfolgsjournal" von Dominik Spenst

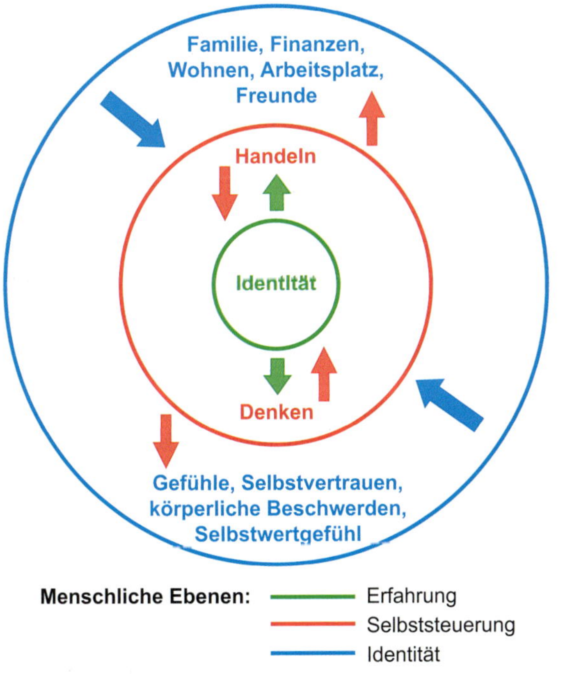

Abb. 4.5 Die Identität ist dynamisch und wird mit jeder neuen Handlung und jedem neuen Gedanken fortgeschrieben. Jede charaktervolle Handlung trägt zum positiven Selbstbild des Patienten bei. [M1080, L143]

Empfehlen Sie Männern, die eine Sinnkrise erleben, ein **Ehrenamt** auszuüben. Auslöser für Identitätskrisen im Erwachsenenalter sind Arbeitslosigkeit, Midlife-Crisis, Scheidung und Verlust der Partnerin. Männer können verantwortungsvolle Funktionen in wohltätigen Projekten übernehmen oder in einem Sportverein selbst männliches Rollenmodell für Heranwachsende sein. Mit zunehmender Lebenserfahrung und abnehmender körperlicher Leistungsfähigkeit können ältere Männer, die ihre leitenden Funktionen nicht mehr als altersgerecht erleben, ihre Lebensweisheit an die jüngeren Generationen weitergeben. Traditionell ist es die **Rolle des Großvaters,** der seinen erwachsenen Kindern bei Familiengründungen und anderen Lebensherausforderungen beratend zur Seite steht. Alternativ lässt sich diese **beratende Rolle** auf ehrenamtliche Tätigkeiten übertragen. Das Einbringen von **Altersweisheit** in die Gemeinschaft kann als sehr sinnstiftend erlebt werden.

PRAXISTIPP

Lebensleistung

Heben Sie bei älteren Männern die **Lebensleistung** und **Krisenbewältigungen** hervor und bestärken Sie sie in ihrer psychischen **Anpassungsfähigkeit.**

PATIENTENINFO

Männer-Ratgeber

Es herrscht ein knappes Angebot an **Ratgeber-Medien.** Empfehlen Sie daher Männern **Aufklärungsbücher, YouTube-Channels** und **Podcasts** zum Thema „Männlichkeit" und „Männergesundheit":

- „Männlichkeit leben" und „Bevaterung" von B. Th. Leimbach

4.3.3 Binge-Eating-Syndrom

Kernaussagen

- Das Binge-Eating-Syndrom (BES) ist die **häufigste Essstörung,** die auch bei Männern von besonderer Relevanz ist. Bereits wenige Heißhungerattacken pro Woche stellen einen signifikanten **Morbiditäts- und Mortalitätsfaktor** dar.
- Restriktives Diätverhalten (häufiger bei Frauen) findet bei Männern die Entsprechung im restriktiven Trainingsverhalten, dem ebenso eine **Selbstwertproblematik** und ein sich **selbstverstärkender Teufelskreis** zugrunde liegen.

DEFINITION

Der Begriff „Binge-Eating-Syndrom" (BES) beschreibt eine Essstörung, die sich durch **intermittierende Heißhungerattacken** auszeichnet und bei denen **Kontrollverlust** erlebt wird. Es finden keine gegenregulatorischen Maßnahmen statt. Deswegen treten vor allem im Alter **Gewichtszunahmen** auf. Das BES dient an dieser Stelle exemplarisch für **Impulskontrollstörungen** bei Männern.

Erstmalige Klassifikation als eigenständige Diagnoseentität im DSM-V

(nach ICD-10 ohne klare Diagnosekriterien weiterhin unter „nicht näher bezeichnete Essstörungen")

- Mindestens eine Heißhungerattacke pro Woche über mindestens 3 Monate
- Intermittierende Heißhungerattacken, inklusive der Aufnahme übermäßiger Nahrungsmengen in sehr kurzer Zeit
- Assoziation mit dem Gefühl des Kontrollverlusts über das eigene Essverhalten
- Abkoppelung des Essverhaltens vom Hungergefühl
- Völlegefühl als Stopp-Signal
- Heimliches Essen aus innerer Anspannung ohne gewichtsregulierende Gegensteuerung
- Assoziation mit Leidensdruck, Scham-, Schuld- und Selbstekelgefühlen
- Da meistens ohne gegensteuernde Gewichtsmaßnahmen häufig Übergewicht
- **Funktion:** selbstschädigende Form einer dysfunktionalen Stressregulation

Differenzialdiagnostik

- **„Bulimische" Varianten der BES:** bei Männern exzessives Körpertraining statt selbstinduziertes Erbrechen oder Laxanzien-Abusus
- **Muskeldysmorphie** (Synonyme: „Adonis-Komplex" oder „Muskelsucht"): Analog zur Anorexia nervosa (Abk.: AN; Synonym: Magersucht) liegt bei der Muskeldysmorphie, die v. a. bei Männern auftritt, eine **Körperschemastörung** vor. Selbst hochtrainierte Muskeln werden von den Betroffenen als schmächtig wahrgenommen. Die Risikofaktoren sind vergleichbar zur AN.
- **Sonderform der AN** (ICD-10: **F50.01**): AN mit aktiven gewichtsreduzierenden Maßnahmen (selbstinduziertes Erbrechen, Laxanzienabusus, rezidivierende Heißhungerattacken). Die AN ist durch eine andauernde Nahrungseinschränkung charakterisiert.
- **Depressive** und **bipolare Störungen** können ebenso Essanfälle aufweisen.

Epidemiologie und Ätiologie

Kennzahlen zum BES

- **Insgesamt am häufigsten vorkommende Essstörung,** etwa doppelt so häufig auftretend wie die Bulimia nervosa (5–10 % der Gesamtbevölkerung)
- Ebenso bei Männern **am häufigsten vorkommende Essstörung,** 12-Monats-Prävalenz von 0,8 %
- Innerhalb des Essstörungsspektrums **hoher Anteil männlicher Betroffener** an Gesamtzahl (30–40 %)
- Hohe Zahl **unbehandelter Fälle**
- Höhere Prävalenzraten im **Alter**
- **Hohe Dunkelziffer** wird angenommen wegen der **Angst vor Stigmatisierung.**
- **Substanzmissbrauch**-assoziierte Essstörungen bei Männern häufiger

Gesellschaftliche Faktoren

Das gesellschaftliche Bewusstsein für das BES bei Männern ist wenig ausgeprägt. Dies liegt zum einen im traditionellen Männerbild verankert, das bei Männern lange den Verzehr großer Nahrungsmengen tolerierte. Zudem gelten Essstörungen bei Männern als nicht normgerecht. Restriktives Trainingsverhalten liegt häufig in der medialen Körperkultur begründet. Die Körperdarstellungen in der Popkultur und Männermagazinen entfernen sich zunehmend von der Lebensrealität und tragen auch unter Männern zu einer Unzufriedenheit mit dem eigenen Körper bei.

Dysfunktionale Bewältigungsstrategie

Interpersonelle Schwierigkeiten und ein **Körpergewicht-basiertes Selbstwertgefühl** wirken verstärkend auf den psychischen Leidensdruck und den Schweregrad der Essstörung. **Negative Gefühle,** wie Schuld, Ärger, Angst und Trauer, können **Auslöser für Heißhungerattacken** sein. Eine eingeschränkte **Emotionsregulationsfähigkeit** liegt häufig zugrunde.

Restriktives Essverhalten ist oft der selbstschädigende Versuch, eine **Selbstwertproblematik** zu kompensieren und Kontrolle über die **innere Anspannung** zu zurückzugewinnen. Eine eingeschränkte Nahrungsaufnahme kann auf neurobiologischer Ebene Belohnungsmechanismen auslösen. Die schädlichen Konsequenzen für den Körper, die Psyche und das soziale Umfeld des Betroffenen verringern das Selbstwertgefühl zusätzlich. Die steigende innere Anspannung mündet mittel- bis langfristig in eine erneute Heißhungerattacke mit dem Gefühl von Kontrollverlust. Je länger die Nahrungsrestriktion andauert, desto eher tritt eine Heißhungerattacke auf. Die Heißhungerattacke leitet wiederum ein erneutes Diätverhalten ein (➤ Abb. 4.6). Der Kreislauf lässt sich ebenso auf Selbstwert-assoziiertes exzessives Trainingsverhalten übertragen. Restriktives Training dient bei Männern im Geschlechtervergleich häufiger dem **Aufbau von Muskelmasse** statt einer Gewichtsabnahme. Statt Heißhungerattacken treten dabei vor allem Verletzungen auf.

Risikofaktoren

- **Kritische Lebensereignisse** in der Kindheit
- **Übergewicht** (BMI von 25–29,9 kg/m^2) und **Adipositas** (BMI ≥ 30 kg/m^2) in der Kindheit
- Substanzmittel- oder Alkoholmissbrauch

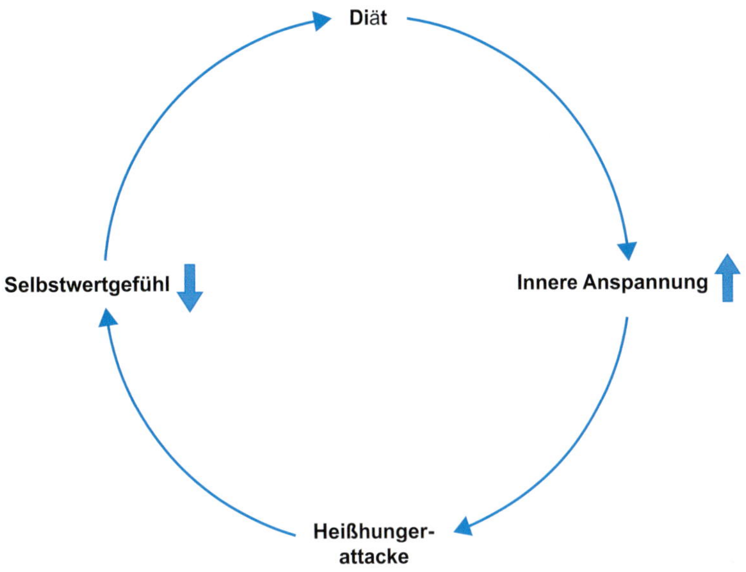

Abb. 4.6 Der Kreislauf aus Restriktion, gesteigerter innerer Anspannung und anschließender Heißhungerattacke oder Trainingsfrustration ist langfristig sehr belastend für den Körper und das Selbstwertgefühl. [M1080, L143]

- Emotional-instabile Persönlichkeitsstörung, insbesondere vom Borderline-Typ
- Aufmerksamkeitsdefizit-/Hyperaktivitätsstörung (ADHS)
- Körperfixierung
- Genetische Faktoren

EVIDENZ

Hoher Krankheitswert

Das BES stellt bereits bei einer **milden Symptomatik (1–3 Heißhungerattacken pro Woche)** einen **erheblichen Morbiditäts- und Mortalitätsfaktor** dar, insbesondere für **Suizidalität** unabhängig von einer depressiven Episode.

Aufrechterhaltende Faktoren

Bestehende BES können durch **negative Stimmungslagen** aufrechterhalten werden. Ebenso haben die **Nahrungsmittelverfügbarkeit** bei großen Mengen und **Beziehungskonflikten** eine verstärkende Wirkung.

Diagnostik

DEFINITION

Einteilung der Schweregrade

- Mild: 1–3 Heißhunger-Episoden pro Woche
- Mittel: 4–7 Heißhunger-Episoden pro Woche
- Schwer: 8–13 Heißhunger-Episoden pro Woche
- Extrem schwer: > 14 Heißhunger-Episoden pro Woche.

Der Schweregrad kann höher eingeschätzt werden, wenn **weitere Symptome** und ein höherer Grad der **funktionellen Beeinträchtigung** vorliegen.

PRAXISTIPP

Sprechen Sie den Verdacht auf eine Essstörung niederschwellig an mit einem Hinweis auf die hohe Gesamtprävalenz bei Männern und einer hohen Nichtinanspruchnahme professioneller Hilfe. Fragen Sie nach dem Essverhalten: „Essen Sie zu manchen Mahlzeiten deutlich größere Portionen, als es die meisten Menschen tun würden?" Heißhungerattacken sind bei Männern häufig schambesetzt. Und weisen Sie auf den Krankheitswert hin.
Fragen Sie bei manifester **Adipositas** nach Essanfällen, da eine sehr **hohe Korrelation** mit BES vorliegt.
Kontext-Einordnung: Unterscheiden Sie bei der **Bewertung übermäßiger Nahrungsaufnahme** alltägliche Mahlzeiten von Festmahlen, die **Ausnahmefälle** darstellen. Fragen Sie beim Vorliegen von Heißhungerattacken aufgrund der **hohen Komorbidität mit psychischen Krankheiten** (70 %) zusätzlich nach depressiven Beschwerden, Substanzmittel-Abusus, Suizidalität, Ängsten und Beziehungsproblemen.

CAVE

In jüngeren Jahren: Maskierung einer BES durch erhöhten Stoffwechsel und kompensatorisches Training!

Therapie

Psychotherapieverfahren

CAVE

Da unbehandelte Fälle von BES häufig **chronische Verläufe** mit persistierenden Beschwerden nehmen, ist die **Behandlung dringend indiziert!**

Das komplexe Erkrankungsbild der BES erfordert **differenzierte Therapieziele.** Das Therapieziel lässt sich je nach Schweregrad anpassen. Es lässt sich die **Vollremission** von der **Teilremission** (gelegentliche Heißhungerattacken ohne die Kriterienerfüllung einer BES-Diagnose) unterscheiden.

CAVE

Eine **signifikante Gewichtsreduktion** als Therapieziel birgt das **Risiko vermehrter Essanfälle** und eine erhebliche Gefährdung des Selbstwerts bei **geringer Erfolgsaussicht auf dauerhafte Gewichtssenkung.**

PRAXISTIPP

Erklären Sie Ihrem Patienten, dass die **dauerhafte Reduktion von Essanfällen** als Therapieziel die **besten Erfolgsperspektiven** hat.

LEITLINIEN

Behandlung der 1. Wahl des BES ist die **Psychotherapie.** Je nach zugrunde liegendem Störungsmodell des BES sind verschiedene Psychotherapieverfahren indiziert: Behandlungserfolge können für die **Interpersonelle Psychotherapie** (Evidenzgrad B) und **kognitiv-behaviorale Therapieverfahren** (Evidenzgrad A) nachgewiesen werden. Dies gilt sowohl im ambulanten als auch im stationären Setting. Für Stress- oder Selbstwert-basierte Störungsbilder sind behavioral-kognitive Psychotherapieverfahren mit **Achtsamkeits-basierten Selbsthilfe-Elementen** angezeigt (Evidenzgrad B).

Bei **frühbiografisch**-begründeten Formen des BES, die mit einem schwerwiegenden Störungsbild assoziiert sind, sind beziehungsfokussierte Psychotherapieformen indiziert, beispielsweise die tiefenpsychologisch-fundierte Psychotherapie (Evidenzgrad O). Ebenso ist die **Schematherapie** für die Behandlung biografisch-verwurzelter Störungsbilder geeignet.

EVIDENZ

Die **Identifikation von Stressauslösern** für Heißhungerattacken, das Erlernen von **Stressbewältigungstechniken** und die Stärkung von **Selbstannahme** und **Genussfähigkeit** stehen dabei im Vordergrund. Häufig sind **dysfunktionale Beziehungsmuster** die auslösenden Stressoren.

Medikamentöse Behandlung des BES

Die pharmakologische Behandlung des BES hat als Monotherapie eine geringere Erfolgsquote als Psychotherapie in **Kombination mit einem Psychopharmakon.** Verordnen Sie Psychopharmaka daher vorwiegend therapiebegleitend (Evidenzgrad B). Die **Indikation** für eine **Dauermedikation** als Monotherapie besteht lediglich, falls **keine Aussicht** auf einen **Psychotherapieplatz** vorliegt (Evidenzgrad O).

LEITLINIEN

Verordnen Sie zur Reduktion von Essanfällen bei Männern **Bupropion,** einen selektiver Wiederaufnahmehemmer von Dopamin und Noradrenalin **(NDRI).** Bupropion weist ebenfalls einen positiven Effekt auf die Impulskontrolle auf (**Cave:** Krampfanfälle, arterielle Hypertonie!). Zudem treten selten sexuelle Dysfunktionen unter der Einnahme auf. Als günstige Nebenwirkung treten häufig Gewichtsabnahmen auf.

Weniger kardiale Nebenwirkungen zeichnet **Sertralin** aus, einen Selektiven Serotonin-Wiederaufnahmehemmer (SSRI). Sertralin weist eine positive Wirkung auf die Impulskontrolle sowie Angst- und Depressionssymptomatik auf. Zusätzliche Indikation: Depression bei Diabetes mellitus Typ 2.

CAVE

Achten Sie bei der Verordnung von Medikamenten, insbesondere bei Psychopharmaka und internistischen Medikamenten, auf **Steigerungen des Körpergewichts** und **sexuelle Dysfunktionen.** Stellen Sie ggf. die Medikation um.

4.4 Benignes Prostatasyndrom und Symptome des unteren Harntrakts

Stefan Aufderklamm, Steffen Rausch

Kernaussagen

- Das benigne Prostatasyndrom (BPS) ist eine hochprävalente Erkrankung in der männlichen Bevölkerung.
- Die Therapie sollte stadienadaptiert anhand des Schweregrads der Symptomatik und/oder des Auftretens von BPS-assoziierten Folgekomplikationen erfolgen.
- Verhaltenstherapie und medikamentöse Therapieformen stellen die Erstlinien-Therapie des BPS bei milder bis mittlerer Symptomatik dar.
- Transurethrale Prostataresektion (TURP) und Laserverfahren bilden etablierte und sichere Behandlungsverfahren bei therapierefraktären und komplizierten Verläufen des BPS.
- Minimal-invasive, neue Verfahren sind bei sorgfältiger Indikationsstellung eine Alternative zu konventionellen OP-Techniken.

DEFINITION

Das **benigne Prostatasyndrom (BPS)** umfasst eine gutartige Vergrößerung der Prostata, einen verengten Blasen-Auslass **(bladder outlet obstruction, BOO)** und die damit verbundenen **Miktionsbeschwerden.**

Die Symptomatik des BPS wird alternativ auch im Terminus **„lower urinary tract symptoms" (LUTS)** erfasst und z. T. synonym verwendet.

Der Begriff **„benigne Prostatahyperplasie (BPH)"** beschreibt ein histologisches Bild und korreliert definitionsgemäß nicht zwingend mit einer klinischen Symptomatik.

Die Prävalenz des BPS ist hoch und beträgt 40 % bei Männern in der fünften Lebensdekade. Etwa 40 % dieser Patienten müssen wiederum therapiert werden.

4.4.1 Epidemiologie, Ätiologie und Risikofaktoren

EVIDENZ

Die Inzidenz des BPS ist hoch und liegt bei 9–41 pro 1.000 Personen pro Jahr. Die Prävalenz ist jedoch stark altersabhängig und beträgt bei Männern über 50 Jahren ca. 40 %.

Ätiologisch spielen beim BPS eine Verminderung der Apoptose und eine mangelnde Differenzierung der Epithelzellen eine Rolle. Für das Entstehen des BPS sind Androgene notwendig. Das zirkulierende Testosteron wird für die intraprostatische Wirkung durch das Enzym **5α-Reduktase** in **Dihydrotestosteron (DHT)** umgewandelt. Insbesondere die Aktivitätssteigerung der **5α-Reduktase Typ 2** fördert die Entwicklung eines BPS. Eine wichtige Rolle spielt zudem auch die vermehrte Expression von Wachstumsfaktoren.

Als Risikofaktoren für das BPS gilt neben dem Alter auch das Metabolische Syndrom. Durch die erhöhte Östrogenkonzentration und die oft reduzierte körperliche Aktivität gilt hier die Adipositas als stärkster Risikofaktor. Die Einnahme von Medikamenten wie Antidepressiva, Antihistaminika oder Bronchodilatatoren können zudem das Beschwerdebild des BPS verstärken.

4.4.2 Diagnostik

Zentrales Element der BPS-Diagnostik ist die **Miktionsanamnese** des Patienten sowie der Einsatz validierter **Fragebögen.** Hier wird in der klinischen Routine typischerweise der **IPSS** (International Prostate Symptom Score) eingesetzt. Anhand des Punktwerts wird zwischen milder (IPSS < 8), mittlerer (IPSS = 8–19) und schwerer (IPSS = 20–35) Symptomatik unterschieden (➤ Tab. 4.5). Neben der allgemeinen körperlichen Untersuchung mit **digitorektaler Palpation** sollte auch eine **Urinanalyse** zum Ausschluss einer Harnwegsinfektion oder Hämaturie durchgeführt werden sowie eine **Serum-Labordiagnostik** inklusive Kreatinin- und Elektrolytanalyse zum Ausschluss einer Niereninsuffizienz. Spezifischere urologische Diagnostik umfasst die **Ultraschalluntersuchung der Harnblase (mit Restharnbestimmung), der Nieren und der Prostata,** um strukturell anatomische Veränderungen des unteren und oberen Harntrakts zu beurteilen und die Größe der Prostata zu bestimmen. Die Harnflussmessung **(Uroflowmetrie)** liefert Informationen über Miktionsvolumen und Miktionsdauer sowie über die maximale Harnflussrate (Q_{max}) und anhand des Kurvenverlaufs ggf. Aufschluss über die Ursache eines erhöhten Blasenauslasswiderstands.

Bezüglich der Erhebung des Prostata-spezifischen Antigens (PSA) im Blut von Patienten mit BPS/LUTS empfiehlt sich eine Bestimmung nur dann, wenn sich aufgrund der Diagnose eines Prostatakarzinoms eine Änderung des Therapieregimes ergibt.

4.4.3 Therapie

Nichtmedikamentöse Therapie

Bei Männern mit milden Beschwerden ohne wesentliche Beeinträchtigung der Lebensqualität ist eine **verhaltenstherapeutische Behandlung** indiziert. Dies beinhaltet: **Aufklärung** über das Krankheitsbild, regelmäßige klinische Kontrollen und Hinweise für **Verhaltensmaßnahmen,** welche die Symptomatik lindern können (➤ Tab. 4.6). Unter dieser Therapie sind etwa 85 % der Patienten hinsichtlich ihrer Beschwerden nach einem Jahr stabil, nach 5 Jahren noch 65 %. Das Versagen einer verhaltensorientierten Therapie zeigt sich anhand zunehmender Symptomatik und steigender Restharnvolumina.

Tab. 4.5 Der Internationale Prostata Symptom Score (IPSS). Milde Symptomatik: IPSS < 8, mittlere Symptomatik: IPSS = 8–19, schwere Symptomatik: IPSS = 20–35.

Die Angaben beziehen sich auf die letzten 4 Wochen	Niemals	Seltener als in einem von fünf Fällen	Seltener als in der Hälfte der Fälle	Ungefähr in der Hälfte aller Fälle	In mehr als der Hälfte aller Fälle	Fast immer
Restharnbildung	0	1	2	3	4	5
Erneuter Harndrang binnen 2 h	0	1	2	3	4	5
Harnstottern	0	1	2	3	4	5
Harndrang	0	1	2	3	4	5
Schwacher Strahl	0	1	2	3	4	5
Pressen beim Wasserlassen	0	1	2	3	4	5
Nykturie	0	1	2	3	4	5

4

Tab. 4.6 Allgemeine Verhaltensmaßnahmen bei BPS

Verringern der Flüssigkeitszufuhr zu spezifischen Zeitpunkten, um die Miktionsfrequenz zu reduzieren (v. a. nachts). Dabei sollte die empfohlene tägliche Flüssigkeitszufuhr nicht unterschritten werden.
Reduzieren/Vermeiden des Konsums koffein- und alkoholhaltiger Getränke (Verringern diuretischer und irritativer Effekte)
Entspannte, ggf. zweizeitige Miktion
Ausstreichen der Urethra bei postmiktionellem Nachträufeln
Peniles „Squeezing", Atemübungen, perinealer Druck und mentale Ablenkungstechniken, um irritative Symptome zu kontrollieren bzw. die Konzentration von Harnblase und Toilette abzulenken
Harnblasentraining: bewusstes Einhalten des Urins bei sensorischem Harndrang, um die Kapazität der Harnblase zu erhöhen (Zielwert ca. 400 ml) und die Miktionsintervalle zu verlängern
Kritische Analyse miktionsassoziierter Nebenwirkungen der Komedikation und ggf. Anpassung
Behandlung einer Obstipation

Medikamentöse Therapie

Phytotherapie

Pflanzenextrakte können in vitro anti-inflammatorische, antiandrogene und östrogene Effekte hervorrufen.

Zur Therapie des BPS sind *Cucurbita pepo* (Kürbiskerne), *Hypoxis rooperi* (Südafrikanisches Sterngras), *Pygeum africanum* (Rinde des Afrikanischen Pflaumenbaums), *Secale cereale* (Roggenpollen), *Serenoa repens* (Beeren der Sägepalme) und *Urtica dioica* (Wurzeln der Brennessel) die am häufigsten eingesetzten Substanzen.

Bedingt durch die Varianz der Verarbeitungstechniken und Darreichungsformen finden sich **Unterschiede in der Qualität und Quantität der Wirkstoffe,** selbst innerhalb des gleichen pharmakologischen Präparats. Die Pharmakokinetik variiert somit zum Teil, sodass auch die Ergebnisse prospektiver Studien und Metaanalysen sorgsamer interpretiert werden sollten. Grundsätzlich haben Phytotherapeutika **günstige Verträglichkeitsprofile.** Die Rate an Nebenwirkungen und Behandlungsabbrüchen war in randomisierten Studien ähnlich wie unter Placebo.

EVIDENZ

Das **Einsatzgebiet der Phytotherapeutika** ist grundsätzlich im Bereich des **milden, unkomplizierten BPS** zu sehen:

- Für *Cucurbita pepo* wurde in einer placebokontrollierten Studie eine signifikante Verbesserung des IPSS und der täglichen Miktionsfrequenz beobachtet, während sich keine signifikanten Auswirkungen auf den PSA Wert, auf urodynamische Flussparameter, den Restharn, Nykturie oder die Lebensqualität fanden.
- *Hypoxis rooperi* konnte eine Reduktion des IPSS um im Mittel 4,9 Punkte und eine Zunahme der maximalen Flussrate (Q_{max}) um + 3,9 ml/s sowie eine mittlere Restharnreduktion um 28,6 ml festgestellt werden.
- *Pygeum africanum* führt in Mono- oder Kombinationspräparaten im Vergleich zu Placebo zu einer Verbesserung der Symptome: Q_{max} steigt im Mittel um + 2,5 ml/s, der Restharn wird um 13,2 ml reduziert.
- *Secale cereale* erreichte eine Symptomreduktion vs. Placebo, ohne dass signifikante Unterschiede von Q_{max}, Restharn und Prostatavolumen festgestellt werden konnten.
- *Serenoa repens* (Mono- oder Kombinationspräparat) ist verschiedenen Vergleichspräparaten (Placebo, Finasterid, Tamsulosin) nicht überlegen. Bezogen auf die Nykturie ist Serenoa repens jedoch wirksamer als Placebo.

Alphablocker

Selektive Alpha-Rezeptorenblocker bewirken die Relaxation glatter Muskelzellen in der Prostata und am Blasenhals. Aufgrund seiner hohen relativen Bindungsaffinität zum **Alpha-1a-Rezeptor** im Urogenitaltrakt, wird der Alpha-1-selektive Rezeptorblocker **Tamsulosin** bevorzugt zur Behandlung des BPS eingesetzt. Die Inzidenz von Nebenwirkungen, z. B. einer orthostatischen Hypotension, ist dabei geringer als bei den übrigen für das BPS eingesetzten Alphablockern **Alfuzosin, Doxazosin und Terazosin.** Alphablocker sind bei **milden, unkomplizierten LUTS** indiziert. Die Wirkung der verschiedenen Präparate ist bei adäquater Dosierung identisch und führt in 30–40 % der Fälle zu einer Symptomreduktion und bei 20–25 % der Patienten zu einer Verbesserung der Harnflussrate. Stellt sich innerhalb von 2 Monaten keine nachweisbare Symptomlinderung sein, wird eine Umstellung der Therapie empfohlen. Alpha-1-Antagonisten **beeinflussen das Risiko eines akuten Harnverhalts** und **die Größe der Prostata nicht.** Die Effektivität der Therapie bleibt jedoch meist über mindestens 4 Jahre erhalten.

Unter Alphablocker-Medikation kann es bei kardiovaskulärer Komorbidität und vasoaktiver Komedikation (Kalziumkanalblocker, Diuretika, ACE-Hemmer, AT1-Antagonisten oder PDE-5-Hemmer) zu einer **überschießenden Vasodilatation** kommen. Gerade bei diesen Patienten machen sich die Vorteile der Alpha-1a-Selektivität von **Tamsulosin** bemerkbar.

CAVE

Bei Kataraktoperationen kann ein **Intraoperative Floppy-Iris-Syndrom (IFIS)** auftreten. Trotz medikamentös induzierter Mydriasis gerät die Iris hierbei bereits durch geringe intraoperative Flüssigkeitsströmungen in Bewegung. Daher wird empfohlen, **im Vorfeld einer Kataraktoperation auf die Alphablocker-Therapie zu verzichten.** Da der Zeitraum der Unterbrechung einer laufenden Alphablockade präoperativ nicht klar definiert ist, sollte der Ophthalmologe im Rahmen der OP-Planung zumindest über die Komedikation **informiert** werden.

Störungen der Potenz sind unter Alphablockern nicht zu erwarten, jedoch können **Ejakulationsstörungen** (relative Anejakulation bzw. retrograde Ejakulation) beobachtet werden.

5-Alpha-Reduktasehemmer

Wichtigster Mediator der Androgeneffekte auf die Prostata ist **Dihydrotestosteron (DHT),** welches durch die **5-Alpha-Reduktase** aus Testosteron synthetisiert wird. Es existieren zwei Isoformen des Enzyms (Typ 1/Typ 2), wobei 5-Alpha-Reduktase Typ 1 überwiegend in extraprostatischen Geweben (z. B. Haut, Leber) wirkt. Die 5-Alpha-Reduktase Typ 2 wird insbesondere in der Prostata exprimiert und aktiviert. **Finasterid** inhibiert die 5-Alpha-Reduktase Typ 2 selektiv, wogegen **Dutasterid** beide Isoformen inhibiert. Die Wirkung der Pharmaka beruht auf der Apoptoseinduktion des prostatischen Epithels. Dies hat innerhalb einer Latenz von 6–12 Monaten eine **Größenreduktion des Organs von 18–28 %** zur Folge und **senkt gleichzeitig den Wert des Serum-PSA um 50 %.**

Finasterid und Dutasterid ähneln sich bezüglich ihrer Effektivität für die BPS-Therapie, unterscheiden sie sich jedoch in der **Pharmakokinetik.** Die Halbwertszeit von Finasterid beträgt im Mittel 6 h (4–12 h), die von Dutasterid hingegen 3–5 Wochen.

Die Symptomreduktion und **Wirksamkeit von Finasterid ist abhängig von der Prostatagröße** bei Therapiebeginn **und führt bei Prostatavolumina < 40 ml nicht zu messbaren Therapieeffekten. Dutasterid** bewirkt auch bei Prostatavolumina zwischen 30 und 40 ml eine Reduktion des Harnverhaltrisikos, des IPSS und des Prostatavolumens, jedoch tritt dieser Effekterst **verzögert** ein. Der Wirksamkeit korreliert mit der Größe der Prostata (und der Höhe des PSA-Werts): Je größer das Organ und je höher der PSA-Wert, desto schneller stellt sich der Therapieerfolg ein. 5-ARI können das Langzeitrisiko für einen akuten Harnverhalt oder die Notwendigkeit einer operativen Therapie senken.

PDE-5-Hemmer

Über den NO-assoziierten Signalweg wird durch intrazelluläre Stimulation der Synthese von zyklischem Guanosin-Monophosphat (cGMP) eine glattmuskuläre Relaxierung von Detrusor, Prostata und Harnröhre hervorgerufen. **Tadalfil** in der Dosierung mit 5 mg ist die einzig für das BPS zugelassene Substanz aus der Kategorie, welche vor allem zur Therapie der erektilen Dysfunktion eingesetzt werden (➤ Kap. 3.6).

Kombinationstherapie

Alpha-Rezeptorblocker + 5-Alpha-Reduktasehemmer Diese Kombination hat sich aufgrund ihrer zeitversetzten synergistischen Wirkweise durchgesetzt. **Finasterid mit Alfuzosin, Doxazosin oder Terazosin** und **Dutasterid mit Tamsulosin** sind in klinischen Studien getestet worden, wobei sich keine wesentlichen klinischen oder pharmakologischen Unterschiede ergaben.

EVIDENZ

Langzeitanalysen belegen, dass die Kombinationstherapie der jeweiligen Monotherapie hinsichtlich der Symptomreduktion und der Flussrate überlegen ist und zudem das Risiko eines Harnverhalts sowie die Notwendigkeit der operativen Therapie reduziert. Auch nach Beendigung der Alphablocker-Therapie kann bei 75 % der Patienten eine Stabilität der Symptome beobachtet werden.

Patienten mit einem **IPSS > 20** bedürfen ggf. einer länger andauernden Kombinationstherapie. Therapieassoziierte Nebenwirkungen sind unter Kombinationstherapie häufiger, daher erscheint diese bei Patienten indiziert, die unter einer **moderaten bis schweren BPS** leiden und ein **erhöhtes Progressionsrisiko** haben (hoher PSA-Wert, großes Prostatavolumen, höheres Lebensalter).

Alphablocker + Anticholinergika In der Kombinationstherapie von Alphablockern (Alfuzosin, Doxazosin, Tamsulosin, Terazosin) mit **Anticholinergika** (Muskarinrezeptor-Antagonisten, z. B. **Darifenacin, Fesoterodin, Oxybutynin, Propiverin, Solifenacin, Tolterodin, Trospiumchlorid**) wird ein therapeutischer Synergieeffekt auf Basis der individuellen Wirkweise der Substanzklassen beabsichtigt.

EVIDENZ

Prospektive Studien konnten bei Männern mit Symptomen der überaktiven Blase **(overactive bladder, OAB)** und gleichzeitiger prostatischer Obstruktion in der sequenziellen Therapie mit Muskarinrezeptor-Antagonisten bei persistierenden Beschwerden unter Alphablocker-Therapie verbesserte Reduktion von IPSS, Miktionsfrequenz und Nykturie im Vergleich zur Alphablocker-Monotherapie oder Placebo belegen.

Daher ist der Einsatz der **Kombinationstherapie** bei Patienten mit persistierenden LUTS unter Alphablocker-Therapie, insbesondere bei gleichzeitig **bestehender Detrusor-Überaktivität** indiziert. Da die **Speicherfunktion der Harnblase** durch die antimuskarinerge Therapie beeinflusst werden kann und resultierend das **Risiko einer Restharnbildung** und eines Harnverhalts steigt, sollte regelmäßig die Kontrolle des Restharns erfolgen.

Operative Therapie

Die Indikation zu operativen Therapieverfahren erfolgt nach dem Versagen der medikamentösen Therapie im Sinne von (rezidivierendem) **Harnverhalt, Makrohämaturie** infolge Prostatavarizenblutungen, rezidivierenden **Harnwegsinfekten, Blasensteinbildung,** akutem oder chronischem postrenalen **Nierenversagen** (Harnstauung), ggf. auch bei ausgeprägter Symptomatik und signifikanter Restharnbildung (> 50 ml), oder wenn Patienten die verfügbaren medikamentösen Therapiealternativen ablehnen.

Trotz diverser neuer Technologien ist die TURP (transurethrale Prostataresektion) Goldstandard der chirurgischen Behandlung der LUTS/BPO.

CAVE

Ein schwer dekompensiertes BPS kann sich klinisch auch in Form einer obstruktiven **Überlaufinkontinenz manifestieren.**

Transurethrale Prostataresektion

Die transurethrale Prostataresektion (TURP) stellt traditionell den Goldstandard für Prostatadrüsen von **30–80 ml Größe** dar. Das hyperplastische Gewebe wird hierbei endoskopisch mit einer Elektroresektionsschlinge entfernt. In älteren Serien lag die Mortalität bei ca. 0,1 %, das Risiko einer langfristigen (Belastungs-)Inkontinenz bei ca. 2 %. Postoperative Strikturen der Harnröhre und des Blasenhalses kommen in 4,7 % der Fälle vor. Nach einer TURP kann es zu einer retrograden Ejakulation (66–100 %) durch den funktionellen Ausfall des resezierten Blasenhalses kommen (➤ Kap. 3.6). Eine **erektile Dysfunktion** ist nach TURP jedoch nicht häufiger als bei abwartender Strategie.

Laserverfahren

Die Lasertechnik erlaubt das vollständige **Enukleieren** eines Adenoms bei Prostatadrüsen > 80 ml (➤ Abb. 4.7).

EVIDENZ

Klinische Daten zeigen, dass die Holmiumlaserenukleation der Prostata (HoLEP) vs. TURP bei Prostatadrüsen < 80 ml der **transvesikalen Prostatektomie (TVP)** gleichwertig ist. Bei Patienten unter oraler Antikoagulation ist das Verfahren eine sichere Behandlungsform im Vergleich zu TURP und TVP, da die Antikoagulation nicht zwingend unterbrochen werden muss. Metaanalysen belegen, dass Bluttransfusionsraten, Katheter- und Krankenhausverweildauer durch die Anwendung von Laserverfahren reduziert werden können. Gleichzeitig ist durch die Gewebegewinnung eine histologische Untersuchung möglich.

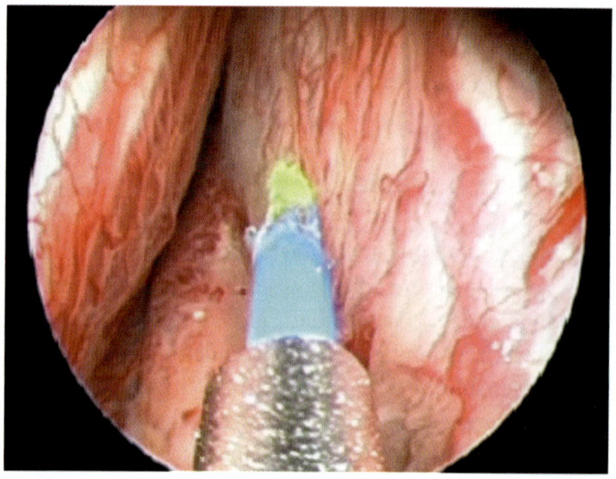

Abb. 4.7 Holmiumlaserresektion bei obstruktiven Prostataseitenlappen [M1084, M1085]

Ein weiteres Laserverfahren stellt die **Greenlight-Laservaporisation** dar. Durch die hohe Energiedichte verdampft das Prostatagewebe bei gleichzeitig sehr guten hämostatischen Eigenschaften. Dadurch kann dieses Verfahren insbesondere bei stark antikoagulierten Patienten angewandt werden (Nachblutungen 4 %, operativen Revisionen 1 % und Bluttransfusionen 2 %). Nachteilig ist die **fehlende Möglichkeit, Gewebe zur histologischen Analyse zu gewinnen.**

Transvesikale Prostatektomie (TVP)

Hierbei wird nach **Unterbauchlaparotomie** das Prostataadenom entweder nach Eröffnung der Harnblase **(Freyer)** oder der anterioren Prostatakapsel **(Millin)** vollständig stumpf digital aus der Prostatakapsel gelöst und enukleiert. Die TVP stellt den invasivsten, zugleich aber auch der effektivsten Weg dar, um den Blasenauslasswiderstand zu reduzieren. Die TVP ist bei Prostatavolumina > 70–100 ml ebenso effektiv wie Laserverfahren, letztere führen aber zu geringeren Komplikationsraten. Zu den Langzeitkomplikationen der TVP gehören Belastungsinkontinenz (bis 10 %) und die Blasenhals- bzw. Harnröhrenstriktur (6 %). Die **Mortalität** liegt bei 0,25 %.

Unter dem Eindruck der Verfügbarkeit von transurethralen Laserenukleationsverfahren wird die Indikation zur TVP seltener und nur noch **bei ausgeprägter, endoskopisch schwer therapierbarer** Prostatavergrößerung sowie simultan bestehenden großen Blasensteinen oder Divertikeln gestellt.

Minimalinvasive alternative Therapieverfahren

Die sekundär ablativen Deobstruktionstechniken – z. B. die **transurethrale mikrowelleninduzierte Thermotherapie** (TUMT) oder die **transurethrale Nadelablation** der Prostata (TUNA) – zeichnen sich durch ihre geringe Invasivität aus, werden jedoch nur limitiert angewendet. Mit der Implantation von **Urolift**-Gewebetraktoren (*Prostatic urethral lift* [PUL]), **selbstexpandierender Nitinol-Körbchen** und der Anwendung von intraprostatischer **Wasserdampfablation** (Rezum®) sind zuletzt neue nichtablative minimalinvasive Techniken verfügbar. Bisher verfügbare Daten belegen, dass die Wahrscheinlichkeit des Auftretens unerwünschter Folgen (Inkontinenz, Impotenz und Ejakulationsstörungen) gering ist. Die Therapie sollte primär bei Patienten mit **relativer Operationsindikation** erfolgen oder bei Unverträglichkeit unter medikamentöser Therapie.

Die interventionell durchgeführte **Prostata-Arterienembolisation (PAE)** stellt eine weitere Alternative zu den bekannten Therapieoptionen des BPS dar. Das Verfahren kommt infrage insbesondere bei Patienten mit unwirksamer medikamentöser Therapie, welche nicht anästhesiefähig bzw. operabel sind oder eine Operation ablehnen.

4.5 Harninkontinenz

Karl Dietrich Sievert

Epidemiologie

Allein in Deutschland sind etwa 10 Millionen von Harninkontinenz betroffen. 11 % aller Männer und 25 % der Frauen leiden unter Harninkontinenz. Harninkontinenz rangiert mit 35 % vor den typischen Volkserkrankungen (Hypertonie [35 %], Depression [20 %], Diabetes mellitus [7 %]) [1].

Bei den über 65-Jährigen sind 18 % der Frauen und **9 % der Männer betroffen.** Bei den über 80-jährigen Frauen sind sogar 40 % betroffen [1].

Inkontinenz ist oftmals die ursächliche Begründung für die Heimeinweisung. Im Durchschnitt leiden circa 60 % der Bewohner an Harn- und 24 % an Stuhlinkontinenz.

Ätiologie

DEFINITION

Inkontinenz bedeutet den unkontrollierten Verlust von Harn oder Stuhl, deren Ursachen sehr vielfältig sein können. Harninkontinenz beruht oftmals auf der Störung des fein abgestimmten Zusammenspiels von Blasenmuskulatur (M. detrusor vesicae), Schließmuskeln (M. sphincter internus [unwillkürlich, Blasenhals, Lissosphinkter] und urethrae externus [willkürlich, unterhalb der Prostata, Rhabdosphinkter]) und Beckenbodenmuskulatur (Levatormuskulatur).

Die Ursachen können in den unterschiedlichen Bereichen (Harnblase oder Verschlussmuskel) selbst liegen oder im Bereich der Reizübertragung (vom Gehirn über das Rückenmark bis hin zu den entsprechenden Endorganen [Harnblase und/oder Verschlussmuskel]). Hierbei können sowohl afferente wie auch efferente Bahnen betroffen sein. Dieses beinhaltet „Fehlinformationen“ vom Zentralnervensystem (ZNS, neurologische Erkrankungen: Encephalomyelitis disseminata, Morbus Parkinson, Tetra-/Paraplegie etc.) oder von der Blase (Syndrom der überaktiven Harnblase: *over active bladder syndrome* [OAB]).

Formen

Umgangssprachlich wird dieses Symptom als „Blasenschwäche“ bezeichnet. Allerdings ist nicht immer die Harnblase die Ursache. Es gibt fünf unterschiedliche Erscheinungsformen der Harninkontinenz:

Belastungsharninkontinenz Sie wird nach alter Nomenklatur auch als **Stressinkontinenz** bezeichnet, da kurzfristiger körperlicher Stress (abdominelle Druckerhöhung) der Auslöser für den Urinverlust ist. Erhöht sich der Druck im Bauchraum (z. B. beim Anheben schwerer Gegenstände, Husten, Niesen, Lachen), verliert der Betroffene durch Insuffizienz des Verschlussmechanismus der Harnblase unkontrolliert Urin. In schweren Fällen geht Urin bei jeder Bewegung (im Stehen) ab, im Extremfall sogar auch im Sitzen oder im Liegen (z. B. Drehen im Bett). Die Betroffenen verspüren keinen Harndrang vor dem Urinabgang, sondern erst wenn (sensorisch) der Harn den distalen Bereich der Harnröhre (Meatus urethrae externus) erreicht oder die Wäsche feucht wird.

Drangharninkontinenz Bei dieser Inkontinenzform tritt Harndrang überfallsartig (imperativ) auf (möglicherweise mehrmals pro Stunde), obwohl die Blase ihre funktionelle Kapazität noch nicht erreicht hat. Solange es nicht zum unkontrollierten Harnverlust kommt, wird dies als Drang (engl.: *urgency*!) bezeichnet. Schaffen es die Betroffenen nicht mehr rechtzeitig zur Toilette, so geht schwallartig Harn ab (engl.: *urgency incontinence*). Im Englischen wird der Unterschied in der Nomenklatur von *urge* (Drang) auf *urgency* unterstrichen (Steigerung von Drang, um deutlich zu machen, dass dieses nicht dem „normalen“ Drang entspricht). Früher wurde anhand der Urodynamik zwischen einer sensorischen und einer motorischen Drangharninkontinenz unterschieden.

Reflexinkontinenz Menschen mit Reflexinkontinenz spüren nicht mehr, wann die Blase voll ist und können auch die Entleerung nicht mehr steuern (neurogene Grunderkrankung). Die Blase entleert sich dadurch in unregelmäßigen Abständen von selbst, in der Regel aber nicht vollständig. (Dieses könnte mit dem Anstoßen an eine gefüllte Tasse verglichen werden, wodurch es zum „Überschwappen“ kommt.)

Harninkontinenz bei chronischer Harnretention (früher als Überlaufinkontinenz bezeichnet) Bei voller Blase fließen ständig kleine Mengen Urin ab und die Harnblase ist maximal gefüllt (vergleichbar mit dem vollen Eimer, in den immer noch etwas weiter gefüllt wird und dann „überläuft“). Betroffene können einen permanenten Harndrang verspüren. Der kontinuierliche tropfenweise Urinverlust wird auch als **Ischuria paradoxa** bezeichnet.

Extraurethrale Harninkontinenz Es kommt hierbei zu kontinuierlichem Urinabgang, ohne dass der Patient dies kontrollieren kann. Allerdings geschieht dies nicht über die Harnwege, sondern durch andere Öffnungen (mediz.: extraurethral), etwa durch die Scheide oder den After – somit äußerst selten beim Mann (vesikointestinale Fistel).

Enuresis Eine weitere Sonderform stellt die Enuresis, das Einnässen im Kindes- und seltener bis ins Jugendalter, dar. Hierbei wird zwischen einer rein nächtlichen monosymptomatischen Enuresis und einer nichtmonosymptomatischen

Enuresis mit Symptomen auch im Tagesverlauf unterschieden. Bei primärer Enuresis besteht das Problem durchweg seit Geburt ohne Episoden der Trockenheit, wohingegen die sekundäre Enuresis nach primär erfolgreichem Toilettentraining auftritt.

EVIDENZ

Harninkontinenz bei Männern

Die Formen, von denen Männer in erste Linie betroffen sind, sind die Belastungs- (8 %), Drang- (73 %) sowie die Mischinkontinenz (Kombination von Belastungs- und Dranginkontinenz, 19 %) [2].

4.5.1 Belastungsinkontinenz

Durch die Druckerhöhung im Abdomen resultiert einen Druckanstieg in der Harnblase, der nicht durch den Verschlussdruck des äußeren Verschlusssphinkters abgefangen werden kann. (Die „plötzliche" Druckspitze in der Harnblase liegt über dem Verschlussdruck des Sphinkters). Dies kann bei alltäglichen Ereignissen wie Husten, Niesen oder Lachen ausgelöst werden. Das Tragen und Anheben schwerer Gegenstände ist ebenfalls eine häufige Ursache für den ungewollten Harnverlust. Dieser Harnverlust wird nicht durch Harndrang (Sensation in der Harnblase) angekündigt – der Urinverlust wird erst bemerkt, wenn Urin die distale Harnröhre erreicht (Meatus urethrae externus) oder die Wäsche nass wird.

Ätiologie

Von schweren Beckentraumata und neurogenen Erkrankungen abgesehen, geht in den allermeisten Fällen der männlichen Belastungsinkontinenz ein operativer Eingriff an der Prostata voraus. In erster Line ist die Ursache bei erwachsen Männern eine Verletzung des Schließmuskelkomplexes.

Der Mann kann durch die nach radikaler Prostatektomie meist unbeschädigte quergestreifte Sphinktermuskulatur den Harnstrahl unterbrechen und kurzfristige Belastungen (Husten, Niesen) resultieren nicht zwangsläufig in einem Urinverlust. Diese Patienten berichten typischerweise über eine nachmittägliche Verschlechterung der Symptomatik. Für die Kontinenz spielen der maximale Ruheverschlussdruck und die funktionelle Harnröhrenlänge eine wesentliche Rolle [3]. Im Gegensatz dazu ist die Ursache einer Belastungsinkontinenz nach Operationen bei benigner Prostatahyperplasie in den meisten Fällen eine direkte Sphinkterschädigung [4].

Einteilung

Die Belastungsinkontinenz wird in drei Schweregrade eingeteilt:

- **Belastungsinkontinenz I°:** nur unter längerer körperlicher Anstrengung (z. B. Sport, am Nachmittag)
- **Belastungsinkontinenz II°:** bei schon geringerer körperlicher Aktivität (Aufstehen, Gehen)
- **Belastungsinkontinenz III°:** Schon im Liegen kommt es zu unwillkürlichem Urinverlust.

Diagnostik

Der initiale Weg zur korrekten Diagnose sind die **Anamnese** und der sich präsentierende **klinische Befund:**

Hauptrisikofaktor stellt eine zurückliegende Prostataoperation dar. Eine der am schwersten zu behandelnden Belastungsinkontinenzen ist sicher die Problematik nach Bestrahlung der Prostata und anschließender notwendiger transurethraler Prostataresektion aufgrund einer Obstruktion.

Beschreibung der von Patienten erlebten Inkontinenz: Harnverlust ohne Vorwarnung (Sensation) unter entsprechender Belastung oder erst im Laufe des Tages (oftmals Nachmittagsermüdung), der erst bemerkt wird, wenn der Urinverlust bereits eingetreten ist.

Eine erste Einschätzung des Ausmaßes kann durch den aus vier Fragen bestehenden ICIQ-Short-Form-Fragebogen (International Consultation on Incontinence Modular Questionnaire) abgeleitet werden, der auch in deutscher Sprache validiert ist (➤ Abb. 4.8) [5].

Ein weiteres simples, aber sehr wichtiges und aussagekräftiges diagnostisches Mittel ist das Miktionstagebuch. Dieses **3-tägige Miktions- und Trinktagebuch** sollte neben den Miktionen (Uhrzeit und Menge) auch die getrunkene Flüssigkeit (Menge zu welchem Zeitpunkt), die Inkontinenzepisoden (Wäsche-, Vorlagewechsel [Gewicht der zu wechselnden Vorlage abgezogen vom Gewicht der unbenutzten Vorlage {am besten auf eine Haushaltswage in ein Zip-Lock-Tüte} entspricht dem entsprechendem Urinverlust]) und Bemerkungen vom Betroffenen beinhalten.

Hustentest: Bei gefüllter Harnblase in Stehen wird der Patient zum Husten aufgefordert. Es kommt unter dem Hustenstoß zu tropfenweisen bis schwallartigem Urinabgang.

Weiterführende Untersuchungen erfolgen durch den Urologen: Harnröhren- und Harnblasenspiegelung mit Einschätzung der (Verschlussmuskel-)Sphinkterfunktion und der funktionellen Harnröhrenlänge **(Urethrozystoskopie)** sowie die Durchführung einer Blasendruckmessung ([Video-]**Urodynamik).**

Bei schweren Beckentraumata ist die Anamnese zumeist bekannt. Ansonsten stehen verschiedene Formen der neurogenen Ursachen unterschiedliche Bildgebungen des Schädels und des Spinalkanals zur Verfügung (CT, MRT).

Therapie

Die Therapie erfolgt entsprechend den Empfehlungen der unterschiedlichen urologischen Leitlinien (z. B. EAU, ICS, ICUD-Incontinence) [6].

ICIQ-UI Short Form (German)

Nummer des Teilnehmers/der Teilnehmerin	Initialen des Teilnehmers/der Teilnehmerin	**VERTRAULICH**	T T M M M J J **Heutiges Datum**

Viele Menschen haben gelegentlich Probleme mit unwillkürlichem Harnverlust. Wir versuchen zu ermitteln, wie viele Menschen ungewollt Harn verlieren, und wie sehr dies ein Problem für sie ist. Wir wären Ihnen sehr dankbar, wenn Sie die folgenden Fragen beantworten würden und dabei daran denken, wie es Ihnen in den vergangenen 4 Wochen gegangen ist.

1 Bitte tragen Sie Ihr Geburtsdatum ein: TAG MONAT JAHR

2 Sind Sie? *(Bitte ein Feld ankreuzen)*: weiblich ☐ männlich ☐

3 Wie häufig verlieren Sie Harn? *(Bitte ein Feld ankreuzen)*

niemals ☐	0
ungefähr 1 mal pro Woche oder weniger ☐	1
zwei oder drei mal pro Woche ☐	2
ungefähr 1 mal pro Tag ☐	3
mehrmals am Tag ☐	4
ständig ☐	5

4 Wir würden gerne wissen, wieviel Harn Sie Ihrer Meinung nach verlieren. Wieviel Harn verlieren Sie gewöhnlich? (unabhängig davon, ob Sie Vorlagen tragen oder nicht) *(Bitte ein Feld ankreuzen)*

kein Harnverlust ☐	0
eine kleine Menge Harn ☐	2
eine mittlere Menge Harn ☐	4
eine große Menge Harn ☐	6

5 Wie sehr beeinträchtigt generell der Harnverlust Ihren Alltag?
Bitte markieren Sie eine Zahl zwischen 0 (überhaupt nicht) und 10 (ein schwerwiegendes Problem)

0 1 2 3 4 5 6 7 8 9 **10**
überhaupt nicht — schwerwiegend

Summenscore der Fragen 3+4+5 ☐ ☐

6 Wann verlieren Sie Harn? *(Bitte kreuzen Sie alle Felder an, die zutreffen)*

- niemals – kein Harnverlust ☐
- Harnverlust vor dem Erreichen der Toilette ☐
- Harnverlust beim Husten oder Niessen ☐
- Harnverlust während des Schlafes ☐
- Harnverlust bei körperlicher Betätigung / sportlicher Aktivität ☐
- Harnverlust nach dem Wasserlassen und Wiederankleiden ☐
- Harnverlust ohne erkennbare Ursache ☐
- ständiger Harnverlust ☐

Vielen Dank für die Beantwortung der Fragen.

Abb. 4.8 ICIQ-Short-Form-Fragebogen [T866-001]

Entsprechend dem Schwergrad der Belastungsinkontinenz empfiehlt sich ein stufenweises Vorgehen:

- Initial sollte dem Patienten eine adäquate Form der Inkontinenzversorgung zum „Auffangen" des Urins angeboten werden. Hier kommen bei Männern **Vorlagen, Windelhosen und Kondomurinale** infrage – möglichst sollten diese Formen nicht als Dauerlösung empfohlen werden, vielmehr sollten sich die dezidierte Diagnostik und Therapie anschließen.
- **Verhaltenstraining** (v. a. Toilettentraining und Gewichtsreduktion)
- **Beckenbodentraining** (durch erfahrenen Physiotherapeuten, Ergotherapeuten), ggf. kombiniert mit Biofeedback und/oder elektrischer Stimulationstherapie
- **Medikamentöse Therapie:** Duloxetin (Yentreve®) ist für die Behandlung der Belastungsharninkontinenz der Frau zugelassen. Eine in wissenschaftlichen Publikationen auch nachgewiesen erfolgreiche Anwendung beim Mann kann daher nur als individueller Therapieversuch als Selbstzahlerleistung erfolgen.

CAVE

Langsame Dosissteigerung zur Vermeidung gastrointestinaler Nebenwirkungen, aber auch später wieder ausschleichende Beendigung bei ausbleibender Wirkung!

Besteht die Belastungsharninkontinenz im zeitlichen Kontext zu einer erfolgten Prostataoperation, sollte hier der ursächliche Zusammenhang gesehen werden. Entsprechend den Leitlinien kann es nach Operation im Zeitraum von bis zu einem Jahr zur Widererlangung der Harnkontinenz kommen. Dieses kann mit der Unterstützung des einen oder anderen der zuvor genannten Therapieansatzes (Physiotherapie, Elektrotherapie/Biofeedback, medikamentös oder ggf. die Kombination der genannten) eintreten, bevor weiter Maßnahmen in Erwägung gezogen werden sollten.

Vorstellung beim Urologen: Es gibt je nach Schweregrad **operative Möglichkeiten,** die Harninkontinenz zu therapieren. Funktionelles, retrourethrales **Band** (Advance XP® [Boston Scientific], in erster Linie nach Prostatektomie), suburethrales adjustierbares Band (Argus/Argus T® [Promedon], ATOMS® [AMI], Remeex® [AFS Medical]), adjustierbare paraurethrale Ballone (proACT® [UroMedica]) zur Unterstützung der noch vorhandenen Sphinkterfunktion bis hin zum **künstlichen urethralen Verschlussmuskel** (artifizieller urethraler Sphinkter [AUS]); nicht adjustierbar AMS 800® (Boston Scientific), adjustierbar: Victo (Plus)® (Promedon), ZSI 375® (Zephyr Surgical Implants).

Sollte keine der genannten Möglichkeiten ausreichend sein, so ist mit dem Betroffen zu überlegen, ob die Anlage eines **Ileum Conduits oder eine andere Art der Harnableitung** eine bessere Alternative sind, als ständig Vorlagen oder Inkontinenzwäsche zu tragen. Ein feuchtes Genital hat nicht nur zur Folge, dass sich viele Betroffen zurückziehen oder sogar sozial abgeschoben werden (Geruchsbelästigung), sondern unter rezidivierenden aufsteigenden Harnwegsinfekten bis hin zur Hospitalisation leiden und sich über die Zeit neben Hautaffektionen auch Genitalmykosen einstellen.

Die **Unterpolsterung des Sphinkters mit Füllmaterialien** (Bulking Agents) hat sich beim Mann nicht durchsetzen können bzw. ist der Effekt dieser Verfahren nicht von anhaltender Dauer. Möglichkeiten der **Stammzelltherapie** werden noch klinisch erprobt und werden gegenwärtig nur im Rahmen klinischen Studien eingesetzt.

Im Gegensatz zur allgegenwärtigen Werbung für Inkontinenzhilfen (Vorlagen bis hin zu Hosen) gibt es Möglichkeiten, Belastungsinkontinenz signifikant zu verbessern bzw., dass Betroffene ihre Kontinenz wiedererlangen können. Dieses bedarf der entsprechenden Einschätzung von Erwartungen von Seiten des Betroffenen und der objektiven Evaluation durch den Urologen mit der resultierenden individualisierten Therapieoption.

Der dauerhafte Einsatz von transurethralen Kathetern **(Dauerkather)** hat nicht nur zur Folge, dass Infekte entstehen, sondern auch die Harnblasenfunktion auf Dauer negativ beeinflusst wird. Zudem sollten Patienten mit transurethralem oder suprapubischen Katheter informiert werden, dass nach 10 Jahren Tragedauer das Risiko für die Entwicklung eines Blasenkarzinoms gegenüber der Normalbevölkerung erhöht ist und dann entsprechende Vorsorgezystoskopien indiziert sind.

Penisklemmen, die auf das Glied gesetzt werden, verursachen häufig Schmerzen und werden oftmals auf die Dauer nicht toleriert. Obwohl der **suprapubische Katheter** Harnblaseninfekte vermindert, ist dieser oftmals nicht wirklich hilfreich, da nach wie vor durch den insuffizienten Sphinktermechanismus Urin über die Harnröhre verloren geht und der Patient weiterhin nass sein kann (Harnröhre bildet den tiefsten Punkt in der Harnblase).

Das **Kondomurinal** ist ein Kondom mit einem „Schlauch"-Ansatz, welches auf das Glied gerollt wird. Wie beim transurethralen Katheter wird der Urin in ein meist am Unterschenkel befestigten Beutel geleitet und dann regelmäßig entleert. Vorteil ist, dass kein Fremdmaterial in der Harnröhre und Harnblase liegt. Es ist eine Option für multimorbide Patienten bzw. die Patienten, die eine Operation ablehnen. Es bedarf der entsprechenden Suche nach dem optimalen Urinalkondom (Größe, Klebstoff), da Klebstoffe auch Hautunverträglichkeiten hervorrufen können. Bei einigen ist der Penis aus unterschiedlichen Gründen so „kurz", dass das Kondomurinal nicht ausreichend lange hält.

4.5.2 Drangharninkontinenz

Pathophysiologie

Pathophysiologisch kommt es durch einen plötzlichen Impuls, der sich über die Harnblase (teilweise-)ausbreitet entweder zu einer gesteigerten Sensitivität der Harnblase, die sich für die Patienten als Harndrang äußert. Darüber hinaus kann dieser Impuls auch eine muskuläre Kontraktion des M. detrusor vesicae auslösen, der zum intravesikalen Druckanstieg mit einer unwillkürlichen Miktion führt **(Drangharninkontinenz).** Betroffene beschreiben diese Inkontinenzform als überfallsartigen (imperativen) Harndrang (möglicherweise mehrmals pro Stunde), unabhängig von der funktionellen Kapazität. Dieses kann an bestimmte Situationen gebunden zu sein (Aufschließen der Haustüre, laufendes Wasser etc.). Die überfallsartige wahrgenommene Situation kann nicht kontrolliert oder unterdrückt werden und geht in schwallartig Harnverlust einher, der nicht gestoppt werden kann (engl.: *urgency incontinence*). Unterschieden werden die neurogene (z. B. Morbus Parkinson, Morbus Alzheimer) und die nichtneurogene Genese (z. B. Detrusordegeneration), wobei bei unbekannter Ursache auch von der idopathischen Drangharninkontinenz gesprochen wird. Synonym ist der klinische Terminus des **Syndroms der überaktiven Harnblase mit und ohne Inkontinenz** (engl.: *overactive bladder syndrom [OAB dry/wet]*). Hierbei werden Pollakisurie, Nykturie und imperativer Harndrang bis hin zur -inkontinenz zusammengefasst.

Bei Männern kann die Vergrößerung der Prostata dazu führen, dass der Blasenboden nicht nur angehoben, sondern auch nach innen gedehnt wird. Im Blasenboden (Harnblasenauslass, Trigonalleiste) ist die höchste Dichte an Rezeptoren für die Blasenfüllung gegeben. Hierdurch kommt es zu einem „Dehnungsreiz", der dann bei schon geringer Blasenfüllung Symptome bis hin zur Dranginkontinenz auslösen kann.

Diagnostik

Die Anamnese lässt in vielen Fällen eine gute Einordnung der Problematik als Drangharninkontinenz zu. Auch hier objektiviert ein Miktions- und Trinkprotokoll die Beschwerden der Patienten. Die Patientenberichte sind bezeichnend – vor allem, dass sich die Symptomatik unvorbereitet jederzeit im Laufe des Tages wiederholt. Dieses lässt sich mit der (Video-)Urodynamik untersuchen und nachweisen. In der Vergangenheit wurde im deutschen Sprachgebrauch zwischen der sensorischen und motorischen Dranginkontinenz unterschieden:

- Sensorisch: Wahrnehmung des Harndrangs ohne den Detrusordruckanstieg
- Motorisch: intravesikale Druckveränderungen

Die Prostatadiagnostik beginnt mit dem transabdominallen Ultraschall und wird (nach Abnahme des PSA) durch die digital-rektale Untersuchung (DRU) und den transrektalen Ultraschall (TRUS) ergänzt, wo sich oft die in die Harnblase drückende Prostata oder der Mittellappen der Prostata darstellt.

Therapie

Erstlinientherapie ist neben verhaltenstherapeutischen Maßnahmen der **medikamentöse Ansatz.** In erster Linie stehen hier **Anticholinergika,** die unlängst um die Medikamentengruppe der β3-Adrenozeptor-Agonisten (Mirabegron [Betmiga®]) ergänzt wurden, zur Verfügung (➤ Tab. 4.7). Da oft ein unmittelbarer Zusammenhang mit dem Benignen Prostatasyndrom (BPS) gesehen wird, wird häufig auch initial mit uroselektiven Alphablockern gearbeitet. Im Weiteren werden dann medikamentöse Kombinationstherapien eingesetzt. Hier wurde unlängst die Option der 5-Phosphodiesterasehemmer (PDE-5-Hemmer) ergänzt.

Liegt keine oder nur eine geringe Restharnbildung durch ein BPS vor, kann bei Versagen der Einsatz von Onabotulinumtoxin oder der sakraler Neuromodulation (SNM) mit dem Betroffenen diskutiert werden.

Liegt ein entsprechendes BPS vor, so sollte erst dieses ggf. auch operativ versorgt werden **(Deobstruktion).** Neben der klassischen transurethralen Prostataresektion (TURP) – heute in den meisten Fällen bipolar durchgeführt – steht eine große Bandbreite an alternativen und **minimalinvasiven Optionen** zur Verfügung. Zu nennen sind hier in erster Linie lasergestützte Enukleations- und Vaporisationsverfahren (z. B. Holmiumlaserenukleation [HoLEP]). Minimalinvasive Therapien (z. B. Einsatz von Prostataretraktoren [UroLift®], Wasserdampfablation der Prostata [Rezum®], temporärer Einsatz eines Nitinolkörbchen zur Erweiterung der prostatischen Harnröhre [iTIND® etc.]) haben den Vorteil einer Reduktion funktioneller Risiken wie der retrograden Ejakulation und der erektilen Dysfunktion bei sexuell aktiven Männern mit Indikation zur BPS-Therapie.

Oftmals ist auch daran zu denken, dass eine Kombination der beiden zuvor genannten Inkontinenzformen vorliegen kann. Hierbei sollte entsprechend der Leitlinie die jeweils führende Komponente behandelt werden. Insbesondere bei Patienten mit BPS und überaktiver Harnblase sollte postope-

Tab. 4.7 Anticholinergika mit Evidence I und Empfehlungsgrad A [7]
• Darifenacin • Fesoterodine • Oxybutynin • Propiverine • Solifenacin • Tolterodine • Trospium

rativ eine adäquate Therapie des überaktiven Detrusormuskels erfolgen, da sonst die Dranghardninkontinenz sehr belastend empfunden wird.

PRAXISTIPP

Darauf ist bei der Verordnung von Anticholinergika bei Männern zu achten:

- **Leber- oder Nierenfunktionsstörung:** Anticholinergika werden in der Leber verstoffwechselt und über die Niere ausgeschieden und müssen ggf. verringert werden.
- **Ältere Patienten:** Um dem Risiko einer posturalen Hypotonie und kognitiven Beeinträchtigung entgegenzuwirken, sollte eine niedrigere Dosis in Betracht gezogen werden.
- **Miktionsbeschwerden:** Bei Männern können bereits bestehende Blasenentleerungsstörungen verstärkt werden. Gegebenenfalls ist die Überwachung des Restharnvolumens empfehlenswert.
- **Kontraindikation** für Patienten mit Winkelschlussglaukom, Myasthenia gravis, schwere Colitis ulcerosa, toxisches Megakolon oder Darmverschluss.
- **Arzneimittelwechselwirkungen:**
  - Darifenacin undTolterodine können das Risiko von Arrhythmien bei gleichzeitiger Gabe von Antiarrhythmika erhöhen.
  - Unter dem gleichzeitigen Einsatz von Antimykotika oder antiretroviralen Medikamenten können die Blutspiegel von Solifenacin und Fesoterodine ansteigen.
  - Antipsychotika haben einen geringeren Effekt bei simultaner Einnahme von Anticholinergika.
  - Anticholinergika:
    - Verringern die Darmmotilität oder antagonisieren Medikamente, wie Domperidone/Metoclopramiede
    - Reduzieren die Adsorption von Levadopa

4.5.3 Harninkontinenz bei chronischer Harnretention (Überlaufinkontinenz)

Eine Sonderform der Harninkontinenz ist die Überlaufinkontinenz, die im eigentlichen Sinn keine Inkontinenz darstellt, sondern deren Ursache ein Entleerungsproblem ist. Der Detrusormuskel erreicht hinsichtlich seiner Elastizität seine maximale funktionelle Kapazität und der intravesikale Druck übersteigt den Verschlussdruck des Sphinkters bzw. die obstruktive Wirkung des Ausgangstrakts der Harnblase durch die Prostatavergrößerung. So verliert der Betroffene immer nur eine geringe Menge Urin, ähnlich einem sehr vollen Eimer, der aus Versehen angestoßen wird.

Mit der Entfernung des Hindernisses (Prostatavergrößerung, Harnröhrenenge) kann und sollte die Ursache möglichst behoben werden, da die länger anhaltende Situation den Blasenmuskel dauerhaft schädigen kann (Hypokontraktilität durch myogene Dekompensation).

Diagnostik

Durch Sonografie der Harnblase und der Prostata kann die Diagnose einfach gestellt werden (s. o.).

Therapie

Initial erfolgt die Katheterisierung der Harnblase transurethral oder suprapubisch. Bei sehr großem Harnblasenvolumen (> 1.000 ml) sollte die Entleerung initial fraktioniert in Portionen von 300–400 ml erfolgen, um eine Dekompressionsblutung der Harnblase zu vermeiden. Im Vordergrund steht dann die Beseitigung der Abflussbehinderung durch Deobstruktion der Prostata oder Behandlung der Harnröhrenenge (Inzision oder bei Rezidiv Harnröhrenrekonstruktion). Bei sehr ausgedehnter Blasenkapazität wird sich trotz erfolgreicher Deobstruktion eine zumeist längere Phase des Harnblasentrainings mit Restharnkontrolle vorzugsweise mittels intermittierend aseptischem (Restharn-)Katheterismus oder suprapubsicher Restharnentleerung anschließen.

4.5.4 Neurogene Blasenfunktionsstörungen

Nachfolgend werden die vier häufigsten neurogenen Blasenfunktionsstörungen, die mit Harninkontinenz einhergehen können erläutert (➤ Abb. 4.9).

- **Detrusorhyperaktivität**
- **Detrusor-Sphinkter-Dyssynergie (DSD)**
- **Hypokontraktiler Detrusor** als Folge peripherer Nervenverletzung (z. B. Tumoren, Operationen im kleinen Becken)
- **Hypoaktiver Sphinkter** als Folge peripherer Nervenverletzung (z. B. Tumoren, Operationen im kleinen Becken)

Bei den neurogen bedingten Harninkontinenzformen ist es wichtig, dass diese so früh wie möglich erkannt werden, da bei längerem Bestehen bestimmter Funktionsstörungen eine Gefahr für den oberen Harntrakt bis hin zur terminalen Niereninsuffizienz mit resultierender Dialyse besteht:

- Suprapontine Reflexblase (Harnspeicherstörung) – Detyrusorhyperaktiviät; z. B. nach zerebrovaskulärem Trauma, Morbus Parkinson, Apoplexie
- Suprasakrale Spinalläsion – DSD; z. B. nach (kompletter) Querschnittverletzung, Morbus Sklerose
- Epikonale Läsion (hyperaktiver Sphinkter, hypokontraktiler Detrusor)
- Sphinktäre Hyperreflexie
- (Intrapelvine) Läsion der Blaseninnervation, Folge peripherer Nervenverletzung (z. B. Tumore, Operationen im kleinen Becken, Polyneuropathie)

Für viele Betroffene ist die Behandlung der Inkontinenz wichtiger, da diese eine maximale Einschränkung in der sozialen Aktivität darstellt. Mit der oftmals an erster Stelle gesehenen

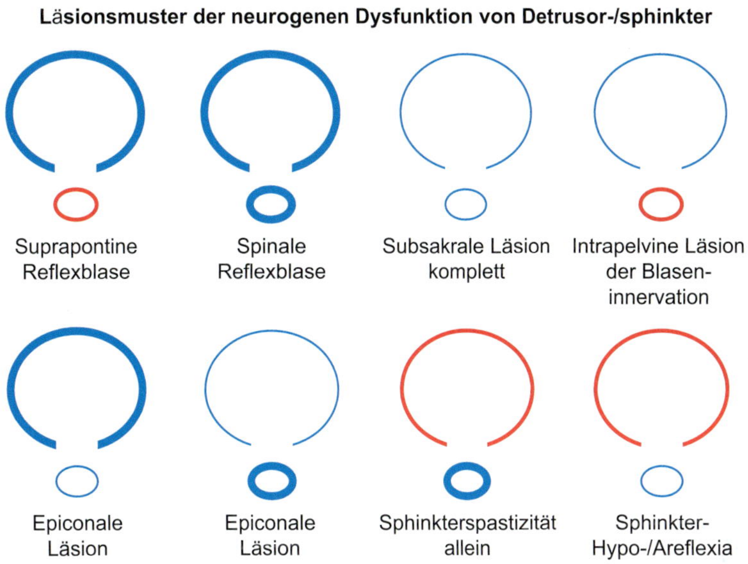

Abb. 4.9 Einteilung der neurogenen Blasenfunktionsstörung nach Madersbacher [H231-001]

Behinderung in Bezug auf die Gehfähigkeit haben sich die Betroffenen oft arrangiert.

Kommt es zu einer der Formen, die in einem erhöhten Blasendruck resultiert und scheinbar eine gewisse Kontinenz bedeutet, stellt dies eine Gefahr der Schädigung der oberen Harntrakts (der Nieren) auf Dauer dar – sei es durch aufsteigende Infekte bis hin zur Urosepsis oder durch vesikoureteralen Reflux bzw. Abflussbehinderung in oder vom oberen Harntrakt (Harnstauungsniere bis hin zur Niereninsuffizienz). Dieses kann besonders bei jungen Erwachsenen mit Spina bifida gesehen werden, die eigentlich den ISK durchführen müssen, aber aufgrund des scheinbar momentanen Gewinns an Lebensqualität diesen nicht durchführen – da sie die Langzeitfolgen nicht abschätzen können.

4.5.5 Extraurethrale Harninkontinenz

Bei einer kontinuierlichen Harninkontinenz sollte neben einer Ischuria paradoxa insbesondere an eine vesikorektale Fistel mit rektalem Urinabgang bei insuffizientem Analsphinkter gedacht werden, deren Ursache oftmals Operationen sind und vor allem im Zusammenhang mit zurückliegenden Bestrahlungen in diesem Bereich stehen und resultierend auch entsprechend schwer zu therapieren sind.

Fehlbildungen mit der Mündung eines Harnleiters unterhalb des Schließmuskels oder extraurethral, wie es beim weiblichen Geschlecht vorkommt und in der kinderurologischen Sprechstunde bedacht werden sollte, kommen beim Mann aufgrund der unterschiedlichen embryologischen Entwicklung nicht vor.

4.5.6 Sonderformen

Inkontinenz, die nur unter entsprechenden Situationen auftreten (Lachen [Giggle-Inkontinenz] oder beim Geschlechtsverkehr [GV]) sind eher selten. In erster Linie sind hier Frauen betroffen und eine Therapie durch Biofeedback scheint hier am ehesten erfolgsversprechend.

4.6 Induratio penis plastica (IPP)

Ioannis Sokolakis, Georgios Hatzichristodoulou

Kernaussagen

- Die Induratio penis plastica (IPP) kann Männer jeden Alters betreffen.
- Die Pathophysiologie ist unklar und multifaktoriell, unter anderem liegt eine Störung des Kollagenstoffwechsels vor.
- Die Diagnose der IPP wird durch Anamnese und körperliche Untersuchung gestellt.
- Die IPP hat eine akute und eine chronische Phase und das häufigste Symptom ist die Penisverkrümmung.
- Obwohl konservative Therapieoptionen existieren, zeigen sie eine mäßige Wirksamkeit. Der Goldstandard ist immer noch die chirurgische Therapie.
- Die Wahl der geeigneten Operationstechnik hängt vom Grad der Verkrümmung, der erektilen Funktion, der Komplexität der Deformität, der Erfahrung des operativ tätigen Urologen und der Präferenz des Patienten ab.

DEFINITION

Die **Induratio penis plastica (IPP)** oder **Peyronie-Krankheit** ist eine erworbene benigne Erkrankung des Penis, die zu fibrösen Plaquebildungen der penilen Tunica albuginea führt. Dieses fibröse Gewebe im Bereich der Tunica albuginea, der bindegewebigen Hülle um die Schwellkörper, kann zu **abnormaler Penisverkrümmung** mit Einziehungen, Schmerzen bei der Erektion, bis hin zur erektilen Dysfunktion und psychischen Problemen führen.

Die Induratio penis plastica sollte nicht mit der kongenitalen Penisverkrümmung verwechselt werden. Die Ursache der **kongenitalen Penisverkrümmung** ist eine abnormale Entwicklung der Tunica albuginea und der Corpora cavernosa, mit zudem vorliegender unverhältnismäßiger Körperlänge und eine erhöhte Elastizität der Tunica albuginea.

4.6.1 Epidemiologie, Ätiologie und Risikofaktoren

Die höchste Inzidenz der IPP liegt zwischen 45 und 60 Jahren. Obwohl die Inzidenz bei älteren Männern höher ist, kann die IPP Männer jeden Alters betreffen. Es wird geschätzt, dass die IPP bei etwa 0,3–13,1 % der Männer auf der ganzen Welt vorhanden ist [1]. Die Prävalenz kann in bestimmten Subpopulationen weiter zunehmen, beispielsweise bei Männern nach radikaler Prostatektomie oder bei Diabetikern. Ein Zusammenhang mit der Dupuytren-Krankheit, einem fibroproliferativen Zustand der Palmar-Faszie der Hand, ist ebenfalls allgemein anerkannt. In Deutschland wurde die Prävalenzrate untersucht und 8.000 Männer befragt, von denen 3,2 % angaben, eine tastbare Plaque zu haben [2].

Die **Ätiologie** der IPP ist nach wie vor unbekannt, beinhaltet jedoch realistisch gesehen eine abnormale Wundheilung und die Entwicklung fibröser Plaques. Die mikroskopische Auswertung von IPP-Plaques zeigt eine Veränderung der normalen Kollagenarchitektur innerhalb der Tunica albuginea mit übermäßiger Ablagerung von Kollagen I und III und ungeordnetem Fibrin und elastischen Fasern. Die Bildung von fibrösem Gewebe innerhalb der Tunica albuginea verringert ihre Elastizität, reduziert folglich die physiologische Verlängerung des Penis bei Erektion und resultiert in eine Penisverkrümmung.

Penistraumata werden als eine Ursache angesehen und können durch Zustände wie Unfälle oder chirurgische Eingriffe oder durch sich wiederholende Mikrotraumata während des Koitus verursacht werden. Ein Penistrauma in der Anamnese wird jedoch lediglich von etwa 10 % der Patienten mit IPP berichtet. Darüber hinaus werden kleine vaskuläre Penistraumata, Bluthochdruck und Hyperlipidämie, systemische Gefäßerkrankungen, wie Diabetes mellitus, Alkoholabusus und Rauchen als Risikofaktoren für die IPP angesehen.

Zusammenfassend lässt sich sagen, dass die IPP wahrscheinlich aus einer Kaskade von Ereignissen stammt, die zur Krankheit führen: (Mikro-)Trauma → Fibrinablagerung → Entzündung mit Anziehung von Makrophagen und Fibroblasten → Stimulierung der Freisetzung von Zytokinen, insbesondere der Transformation des Wachstumsfaktors Beta-1 (TGF-β1) → Bildung von Myofibroblasten (MFB) → Produktion von extrazellulärer Matrix (ECM) → Kontraktion und Stabilisierung → Verkalkung. Es ist noch nicht klar, welche Signale die Kaskade und die Beziehung zwischen den verschiedenen Ereignissen auslösen.

4.6.2 Diagnostik

Die IPP verläuft in den allermeisten Fällen in zwei Phasen:

- Die **erste, akut entzündliche Phase** ist durch Plaques, Schmerzen am Penis wie auch eine progrediente Penisdeviation charakterisiert. Diese Phase kann 9–18 Monate andauern, jedoch ist die Dauer variabel.
- In der **zweiten, der chronisch stabilen Phase** der Erkrankung sind die penilen Schmerzen typischerweise deutlich gebessert oder nicht mehr vorhanden, die Plaques und die Penisdeviation stabilisieren sich, wobei die Penisverkrümmung das führende Symptom darstellt.

Spontane Besserungen oder gar komplette Remissionen der IPP sind selten [1].

Im Allgemeinen wird die Diagnose der IPP durch Anamnese und körperliche Untersuchung gestellt. Es ist sehr wichtig, zunächst festzustellen, ob sich die Krankheit in einer akuten oder stabilen Phase befindet. Dies ist wichtig, um zu bestimmen, wann und wie sie behandelt werden kann. Die **Anamnese** sollte Penisoperationen, Harnröhrentraumata, Penistraumata, Dupuytren-Kontraktur und Ledderhose-Krankheit beinhalten. Man sollte die Risikofaktoren für IPP wie Alter, Rauchen, Dyslipidämie, Bluthochdruck, Diabetes und Herz-Kreislauf-Erkrankungen überprüfen. Eine detaillierte sexuelle Anamnese von Patienten mit IPP, einschließlich der Dauer der Krankheit, Penisschmerzen, Schwierigkeiten bei der vaginalen Intromission aufgrund von Deformität und erektiler Dysfunktion, sollte erhoben werden. Die häufigsten Symptome der IPP sind in ➤ Tab. 4.8 zusammengefast.

Bei der **körperlichen Untersuchung** sollten abnormale Befunde bezüglich des Penis während der Erektion bewertet

Tab. 4.8 Die häufigsten Symptomen der IPP

Symptome der IPP	Häufigkeit
Penisverkrümmung	80–90 %
Erektionsstörungen	Bis zu 58 % der Patienten
Penisschmerzen bei Erektion oder im schlaffen Zustand	Bis zu 25 %
Plaques der Tunica albuginea	Tastbar bis zu 15 %
Penisverkürzung/Deformitäten	Bis zu 14 %
Psychische Belastung, Depression, Angst	Ca. 10 %

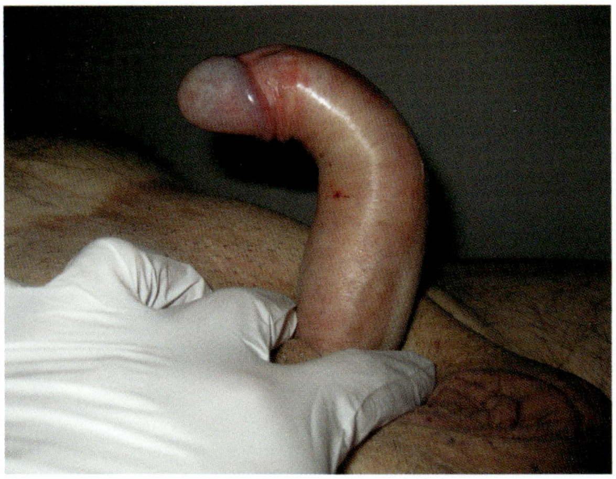

Abb. 4.10 Induratio penis plastica mit dorsaler Penisdeviation > 90° (aus dem persönlichen Archiv PD Dr. med. Georgios Hatzichristodoulou) [T1183]

werden. Schmerzen, Plaque-Position und -Größe, Sanduhrdeformität, Penisverkürzung, Peniskrümmung, Richtung und Grad der Peniskrümmung sowie die Situation der erektilen Funktion müssen überprüft werden. Es wird empfohlen, ein Foto des erigierten Penis anzufertigen und zu dokumentieren (➤ Abb. 4.10).

Die **Sonografie** ist eine einfache und weit verbreitete Bildgebungsmethode und kann durchgeführt werden, um die Plaquebildung zu bewerten, insbesondere Verkalkungen, die bei etwa 30 % der Patienten auftreten können (➤ Abb. 4.11). Die Sonografie sollte mit einem linearen 7,5-MHz-Wandler durchgeführt werden, der eine hochauflösende Bildgebung ermöglicht. Die Ultraschallmessung der Plaquegröße ist ungenau und wird in der täglichen klinischen Praxis nicht empfohlen. Dopplerultraschall kann zur Beurteilung der Hämodynamik des Penis verwendet werden.

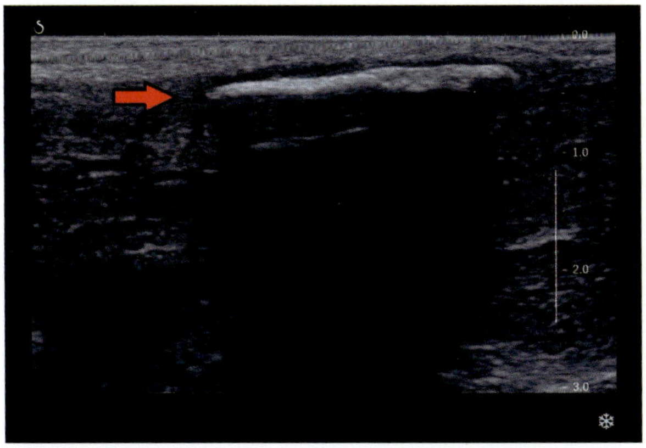

Abb. 4.11 Sonografische Abbildung einer Verkalkung der Plaque bei IPP (aus dem persönlichen Archiv PD Dr. med. Georgios Hatzichristodoulou) [T1183]

4.6.3 Therapie

Die Therapie der IPP kann in konservative und operative Therapieoptionen unterteilt werden. Die konservative Therapie kommt meist bei Patienten in der akuten Phase der Erkrankung (Erkrankungsdauer < 12–18 Monate) zum Einsatz, wohingegen Patienten in der stabilen Phase der Erkrankung einer operativen Therapie der Penisdeviation zugeführt werden. Die konservative und operative Therapie der IPP stellen eine symptomatische Therapie der assoziierten Symptome dar (➤ Abb. 4.12).

Konservative Therapieoptionen

Orale medikamentöse Therapie

Die konservative orale medikamentöse Therapie konzentriert sich in erster Linie auf **Patienten im Frühstadium der Krankheit** als Zusatzbehandlung zur Schmerzlinderung und Verhinderung des Fortschreitens der Krankheit oder wenn der Patient während der aktiven Phase andere Behandlungsoptionen ablehnt.

CAVE

Es ist wichtig zu erkennen, dass die Evidenz in Bezug auf die Wirksamkeit oraler Therapien bei der Behandlung von IPP ziemlich eingeschränkt ist und nur wenige randomisierte kontrollierte Studien (RCT) verfügbar sind. Das Richtliniengremium zur sexuellen und reproduktiven Gesundheit der Europäischen Gesellschaft für Urologie (EAU) unterstützt nicht die Verwendung oraler Behandlungen für IPP, einschließlich Pentoxifyllin, Vitamin E, Tamoxifen, Procarbazin, Kalium-para-Aminobenzoat (Potaba), Omega-3-Fettsäuren oder Kombination von Vitamin E und L-Carnitin aufgrund ihrer mangelnden Wirksamkeit oder Evidenz.

Eine Zusammenfassung der konservativen Therapieoptionen der IPP und deren Wertung gemäß den Leitlinien der European Association of Urology (EAU) und American Urological Association (AUA) findet sich in ➤ Tab. 4.9. Patienten mit aktiver PD können nichtsteroidale entzündungshemmende Medikamente (NSAIDs) angeboten werden, um Penisschmerzen zu lindern, die normalerweise in dieser Phase auftreten. Die Schmerzniveaus sollten regelmäßig überprüft werden, um die Wirksamkeit der Behandlung zu überwachen. Phosphodiesterase-Typ-5 Hemmer (PDE-5 Hemmer) werden aktuell, auch als Off-Label-Use, sehr häufig zur konservativen Therapie der IPP eingesetzt. PDE-5-Hemmer bieten einen antifibrotischen Effekt und zeigten in tierexperimentellen Studien eine partielle Rückbildung der Plaques. Darüber hinaus wurde über die Stimulation der Fibroblasten-Apoptose in einer durch TGF-β1 induzierten IPP-ähnlichen Plaque berichtet. Trotz der sehr positiven und vielversprechenden Ergebnisse stehen momentan nur wenige Studien diesbezüglich zur Verfügung.

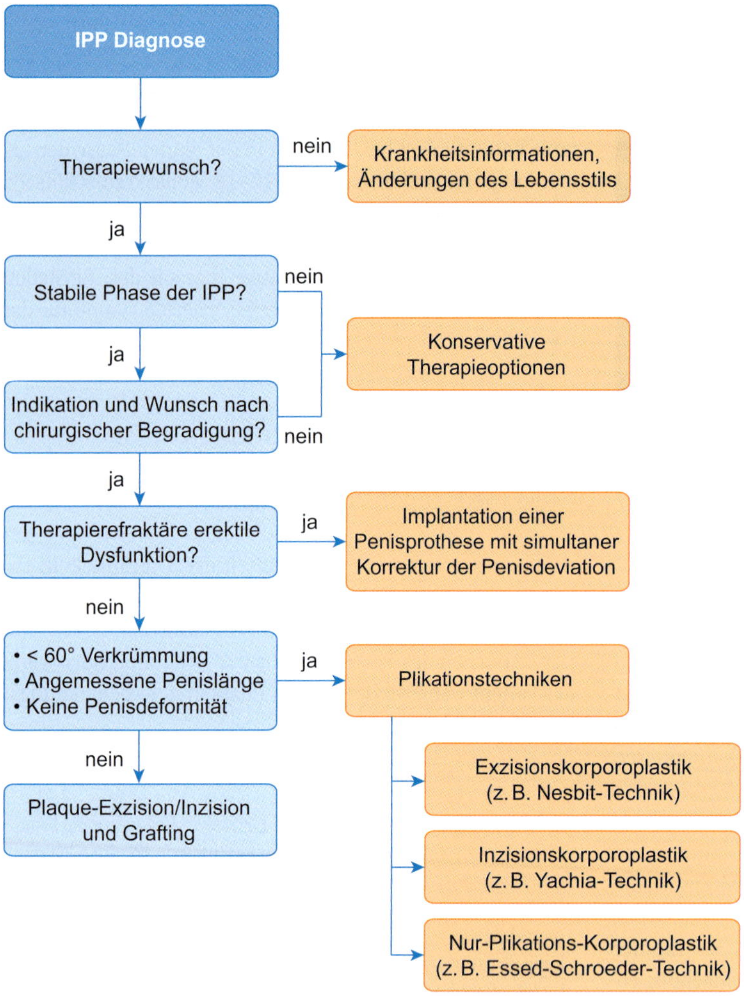

Abb. 4.12 Algorithmus der Therapiestrategie bei Patienten mit IPP [M1089, T1183, L143]

Extrakorporale Stoßwellentherapie (ESWT)

Der genaue Wirkmechanismus der Extrakorporalen Stoßwellentherapie (ESWT) ist unklar, jedoch werden die aktuellen Hypothesen durch belastbare klinische oder grundlegende wissenschaftliche Daten unterstützt [3]. Gemäß den Daten in der Literatur kann die ESWT zur Linderung der Penisschmerzen eingesetzt werden [4]. Die Penisdeviation lässt sich durch die ESWT nicht behandeln. Jüngere Patienten mit milder Verkrümmung oder Patienten mit IPP in der akuten Phase werden voraussichtlich am meisten von der ESWT profitieren [5].

Penisstreckung (Traktions- und Vakuumgeräte)

Die **Penistraktionstherapie (PTT)** ist eine relativ neue Therapieoption für Männer mit IPP. Die aktuell verfügbaren Daten hierfür sind noch begrenzt. Insbesondere bei Patienten in der akuten Phase der IPP und bei Patienten, die einen Penislängenverlust durch die IPP verzeichnet haben, könnte eine PTT angeboten werden.

Die Penisvakuumpumpentherapie verwendet vakuuminduzierte mechanische Kräfte, um die Tunica albuginea zu verlängern und zu verbreitern und so die Penisverkrümmung bei der Erektion zu verringern. Die Vakuumpumpentherapie spielt vor allem in der **postoperativen Phase** nach erfolgter Korrektur der Penisdeviation eine Rolle [6].

Strahlentherapie

Die Strahlentherapie ist eine empirische Behandlung der IPP, die auf den Beobachtungen zur Dupuytren-Kontraktion basiert. Aufgrund kontroverser Ergebnisse in Verbindung mit den möglichen negativen Folgen der Bestrahlung auf die Struktur und Funktion des erektilen Gewebes, wie auch auf die Penisschafthaut, sollte diese Option nicht für die Behandlung der IPP verwendet werden, diese wird auch nicht empfohlen [7].

Iontophorese

Die Iontophorese ist eine wirksame und schmerzlose Methode zur Abgabe von Medikamenten an einen lokalisierten Gewebebereich durch Anlegen von elektrischem Strom an eine Lösung des Medikaments. Bei der IPP ist die transdermale Verabreichung eines Arzneimittels noch schwieriger, da es die Tunica albuginea und damit die Plaques erreichen muss, um zu wirken [9]. Die Iontophorese ist weniger invasiv als die intraläsionale Therapie (s. unten) und wird daher von Patienten bevorzugt.

EVIDENZ

Die meisten Studien verwendeten Verapamil 5 oder 10 mg allein oder in Kombination mit Dexamethason 8 mg mit positiven Ergebnissen. Die Iontophorese ist eine mögliche Option für Patienten, die sich keiner chirurgischen Therapie unterziehen möchten und zudem eine intraläsionale Injektionstherapie vermeiden möchten [9].

Intraläsionale Therapie

Bei der intraläsionalen Therapie werden ausgewählte Arzneimittel direkt in die IPP-Plaques der Tunica albuginea injiziert [6]. Folgende Medikamente werden zur intraläsionalen Therapie der IPP eingesetzt:

Kalziumkanalblocker Es gibt keine belastbaren Daten zur Unterstützung der intraläsionalen Injektion von Verapamil oder Nicardipin außerhalb der klinischen Studienumgebung. Die Ergebnisse aus den zur Verfügung stehenden Studien werden kontrovers diskutiert.

Kortikosteroide Kortikosteroide besitzen antiinflammatorische und immunsuppressive Eigenschaften. Aufgrund der kontroversen Ergebnisse wird die intraläsionale Therapie mit Kortikosteroiden nicht empfohlen.

Interferon-α-2b Interferon-α-2b kann die Fibroblastenproliferation reduzieren und folglich die Wundheilung verbessern. Viele Studien untersuchten die Wirksamkeit der intraläsionalen Injektion von Interferon-α-2b. Diese Ergebnisse sollten mit Vorsicht interpretiert werden, da die Behandlungsprotokolle zwischen den Studien stark variieren. Wir können festhalten, dass IFN α-2b die Penisverkrümmung zu verbessern scheint, jedoch nur begrenzt.

Tab. 4.9 Zusammenfassung der konservativen Therapieoptionen der Induratio penis plastica und deren Wertung gemäß den Leitlinien der European Association of Urology (EAU) und der American Urological Association (AUA)

Therapie oder Medikament	Empfehlung EAU-Leitlinien (letzte Ausgabe 2020)	Empfehlungsgrad	Empfehlung AUA-Leitlinien (letzte Ausgabe 2015)	Empfehlungsgrad
Orale medikamentöse Therapie				
Nichtsteroidale Antiphlogistika (NSAP)	Empfohlen zur Schmerzlinderung in der akuten Phase	Strong	Empfohlen zur Schmerzlinderung in der akuten Phase	Expert Opinion
Vitamin E	Nicht empfohlen	Strong	Nicht empfohlen	B
Kalium-Paraaminobenzoat (Potaba)	Nicht empfohlen	Strong	k.A.	–
Carnitin	Nicht empfohlen	Strong	Nicht empfohlen	B
Colchicin	Nicht empfohlen	Strong	k.A.	–
Tamoxifen	Nicht empfohlen	Strong	Nicht empfohlen	C
Pentoxifyllin	Nicht empfohlen	Strong	k.A.	–
Phosphodiesterase-Typ-5-Hemmer	Empfohlen zur Verbesserung der erektilen Dysfunktion	Weak	k.A.	–
Extrakorporale Stoßwellentherapie (ESWT)	Empfohlen nur zur Schmerzlinderung	Weak	Empfohlen nur zur Schmerzlinderung	B
Penisstreckung (Traktions- und Vakuumgeräte)	Empfohlen als Teil eines multimodalen Therapieansatzes	Weak	k.A.	–
Strahlentherapie	k.A.	-	Nicht empfohlen	C
Iontophorese	Nicht empfohlen	Weak	Nicht empfohlen	C
Intraläsionale Therapie				
Kalziumkanalblocker (Verapamil)	k.A.	–	Empfohlen	C
Kortikosteroide	Nicht empfohlen	Strong	k.A.	–
Interferon-α-2b	Empfohlen	Strong	Empfohlen	C
Hyaluronsäure	k.A.	–	k.A.	–
Kollagenase *Clostridium histolyticum* (CCH)	Empfohlen	Strong	Empfohlen bei Patienten mit Penisdeviation zwischen 30° uns 90°	B

Hyaluronsäure Es wurde gezeigt, dass Hyaluronsäure die Narbenbildung wirksam verringert und die Wirkung von Substanzen blockiert, die Entzündungen und oxidativen Stress erzeugen. Die Qualität der verfügbaren Evidenz ist immer noch zu gering, um die Verwendung in der täglichen klinischen Praxis zu empfehlen.

Kollagenase Clostridium histolyticum (CCH) Die intraläsionale Injektion von Kollagenase kann zum enzymatischen Abbau der Plaques führen. Die Reduktion der Plaques kann wiederum den Grad der Penisverkrümmung und die damit verbundenen Symptome verringern.

EVIDENZ

In den meisten Studien wurde die Penisverkrümmung um 35 % reduziert. Die häufigsten Komplikationen sind Hämatombildung (80 %), Schwellung des Penis (55 %) und Penisschmerzen (45 %). Als Folge der Kollagenase-Injektionen können auch Rupturen der Tunica albuginea auftreten (Penisfraktur). Die Patienten, die am meisten von dieser Behandlung zu profitieren scheinen, weisen eine Penisdeviation zwischen 30 und 60°, eine Krankheitsdauer von mehr als 12 Monaten und keine kalzifizierten Plaques auf [6].

➤ Tab. 4.9

Operative Therapieoptionen

Die chirurgische Therapie der IPP stellt nach wie vor den **Goldstandard** zur Therapie der Penisdeviation dar und ist in der stabilen chronischen Phase der Krankheit angezeigt. Darüber hinaus sollten Patienten eine störende Deformität des Penis und Schwierigkeiten oder Unmöglichkeit haben, den Geschlechtsverkehr durchzuführen [10]. Die Indikationen zur operativen Therapie der Penisdeviation bei Patienten mit IPP zeigt ➤ Tab. 4.10.

Tab. 4.10 Allgemeine Indikationen für eine chirurgische Behandlung

Krankheitsdauer > 12 Monate
Stabile oder chronische Krankheitsphase > 6 Monate
Störende Deformität und Unfähigkeit, penetrativen Geschlechtsverkehr durchzuführen
Keine Penisschmerzen

Plikationstechniken

Hierbei wird die konvexe Seite der Penisdeviation verkürzt, wodurch eine Penisbegradigung resultiert. Leider führt dies auch zwangsweise zur Penisverkürzung. Es gibt drei Hauptkategorien von Plikationstechniken:

- **Exzisionskorporoplastik** (z. B. Nesbit-Technik)
- **Inzisionskorporoplastik** (z. B. Yachia-Technik)
- **Nur-Plikations-Korporoplastik** (z. B. Essed-Schroeder-Technik) [11]

Die idealen Patienten für Plikaturoperationen haben eine geringe Krümmung (< 60°), eine gute erektile Funktion und eine ausreichende Penislänge.

Plaque-Exzision/-Inzision und Grafting

Bei einer fortgeschritteneren Penisverkrümmung > 60° ist die bevorzugte operative Behandlung die Plaque-Inzision oder die partielle Plaque-Exzision, gefolgt vom Defektverschluss des Tunika-albuginea-Defekts durch verschiedene Materialien (➤ Abb. 4.13). Die Begradigung des Penis durch diese Technik wird erreicht, indem die konkave Seite der Verkrümmung verlängert wird [12]. Grafting ist auch angezeigt, wenn bei Patienten ein kurzer Penis besteht, um eine weitere Verkürzung durch eine Plikaturoperation zu vermeiden. Zum Verschluss des Tunika-Defekts können mehrere autologe

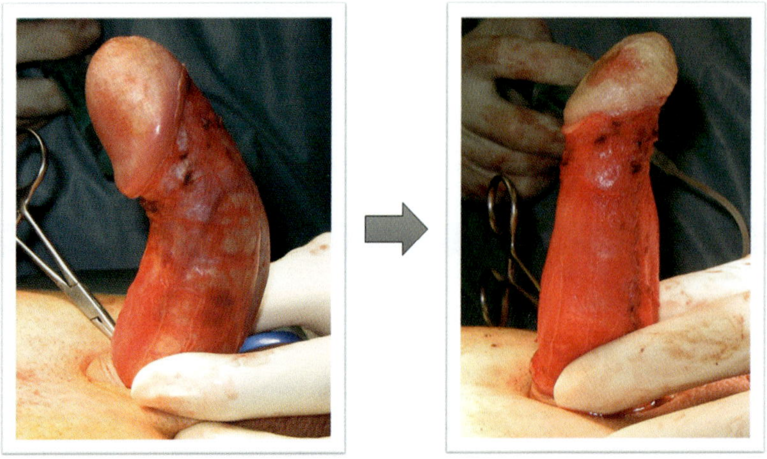

Abb. 4.13 Chirurgische Korrektur einer dorsalen Penisdeviation von 70° (aus dem persönlichen Archiv PD Dr. med. Georgios Hatzichristodoulou) [T1183]

und nicht autologe Materialien verwendet werden. Derzeit besteht jedoch die Tendenz, nicht autologe, industriell gefertigte Materialien wie Perikard, Dünndarmsubmukosa und v. a. Kollagenvlies zu verwenden [13]. Die Patienten sollten präoperativ eine ausreichende erektile Rigidität und Funktion aufweisen.

Implantation einer Penisprothese mit simultaner Korrektur der Penisdeviation

Bei IPP-Patienten mit Penisverkrümmung und gleichzeitig bestehender erektiler Dysfunktion, die nicht auf eine medikamentöse Behandlung anspricht, wird eine Penisprothesenimplantation mit gleichzeitiger Korrektur der Verkrümmung empfohlen, um beide Zustände zu behandeln [14]. Wenn die Peniskrümmung < 30° ist, wird nur eine Protheseimplantation durchgeführt, da dies auch die Verkrümmung korrigiert. Bei Patienten mit einer Krümmung von > 30° können jedoch zusätzliche chirurgische Manöver (z. B. Plikatur oder Grafting) während der Operation erforderlich sein [15].

KAPITEL

5 Onkologie

5.1 Kolorektales Karzinom

Céline Lugnier, Anna-Lena Kraeft, Anke Reinacher-Schick

Kernaussagen

- Männer erkranken früher und häufiger an Darmkrebs, zusätzlich zeigen sich aggressivere Krankheitsverläufe.
- Ursächlich sind vermutlich genetische, gesellschaftliche und umweltspezifische Faktoren.
- Eine erfolgreiche Vorsorge kann die Erkrankung verhindern bzw. die Behandlungsmöglichkeiten verbessern
- Die Koloskopie (ab 50 J. bei Männern) ist der Goldstandard in der Vorsorge.
- Die Behandlung von Darmkrebs erfolgt in Abhängigkeit von Stadium, Allgemeinzustand und Komorbiditäten des Patienten sowie den molekularen Eigenschaften des Tumors.

5.1.1 Epidemiologie

EVIDENZ

Epidemiologisch sind Männer nicht nur bei Herzinfarkten und Diabetes, sondern auch bei Darmkrebs in besonderer Weise betroffen. Sie erkranken häufiger als Frauen und auch deutlich früher an kolorektalen Karzinomen (KRK). Während jeder neugeborene 14. Junge später an Darmkrebs erkrankt, ist es „nur" jedes 18. neugeborene Mädchen. Die Ursachen hierfür sind nicht vollständig geklärt, wahrscheinlich ist dies in einem komplexen Zusammenspiel aus genetischen sowie gesellschaftlichen Einflussparametern und Umweltfaktoren begründet. An Krebs erkrankte Männer haben darüber hinaus – gegenüber Frauen – auch eine signifikant geringere Lebenserwartung. Die Ursache hierfür ist nicht vollständig geklärt. Insgesamt stellen Kolonkarzinome die dritthäufigste Tumorart bei Männern dar. In Deutschland erkranken pro Jahr 33.000 Männer an Darmkrebs. Nur Prostata- und Lungenkrebs sind noch häufiger. Krebserkrankungen verursachen 21,9 % der Todesfälle bei Männern und 20,7 % bei Frauen. Mit einigen wenigen Ausnahmen (Meningeom, Schilddrüsenkarzinom, Lungenkrebs bei Nichtrauchern) findet sich bei den Tumoren, die nicht die Reproduktionsorgane betreffen, ein Verhältnis von 2:1 zu Ungunsten der Männer. Bei einigen Entitäten liegt sogar ein 4:1-Verhältnis vor (Oropharynx, Larynx, Oesophagus und Blase).

Eine Metaanalyse zeigte, dass bezüglich des Gesamtüberlebens der Erkrankten und insbesondere des tumorspezifischen Überlebens beim Kolonkarzinom das männliche Geschlecht als unabhängiger, negativ prognostischer Faktor zu werten ist [1]. Dies bestätigte sich auch in einer Analyse der ACCENT-Daten, wo das Geschlecht ein moderater unabhängiger prognostischer Marker für vor allem ältere Patienten mit frühen Kolonkarzinomstadien war. Ein erhöhtes Erkrankungsrisiko von Männern bei Tumorerkrankungen, die bei beiden Geschlechtern vorkommen, findet sich jedoch weltweit in allen Ethnien und allen Altersgruppen. Dieser Nachteil bleibt auch nach Adjustierung für die relevanten Risiken wie Ernährung, Rauchen und Alkoholkonsum bestehen. Dieser Nachteil der Männer ist auch bei pädiatrischen Tumoren, die vor der Pubertät und Aufnahme von krebsfördernden Konsumgewohnheiten auftreten, zu sehen.

Zu beachten ist, dass das KRK ein Tumor der alternden Bevölkerung darstellt. In Deutschland ist die Hälfte der Patienten bei Diagnosestellung schon über 70 Jahre alt. Auch bei Patienten in höherem Alter wird, bei steigender Lebenserwartung mit hoher Lebensqualität, eine erfolgreiche Therapie mit dem Ziel der Heilung angestrebt. Hierfür ist eine frühe Diagnose der Erkrankung essenziell. Seit 2004 hat sich ein kontinuierlicher Rückgang der Erkrankung in allen Altersgruppen ab 55 Jahren gezeigt, von dem jedoch insbesondere die Frauen profitieren.

EVIDENZ

Epidemiologische genderspezifische Besonderheiten für Darmkrebs

- Männer erkranken häufiger und früher.
- Die Erkrankung verläuft oft aggressiver.
- Bei Männern ist die Sterblichkeit konstant, bei Frauen nimmt sie ab.

5.1.2 Risikofaktoren

Genderspezifische Besonderheiten

Die Datenlage zu genderspezifischen Besonderheiten beim Darmkrebs beruht auf epidemiologischen Studien sowie auf Korrelationsanalysen von klinischen Studien. Eine Vielzahl an genetischen Faktoren sowie Umwelteinflüssen wird in Hinblick auf die Darmkrebsentstehung diskutiert.

Anzunehmen ist, dass das Geschlecht einen wesentlichen Einfluss auf die Tumorbiologie hat.

EVIDENZ

Studien haben gezeigt, dass für Frauen das Darmkrebsrisiko nach der Menopause ansteigt. Auch in Beobachtungsstudien wurde festgestellt, dass Frauen die eine kombinierte Östrogen-Gestagen-Therapie (Hormonersatztherapie gegen Wechseljahresbeschwerden) erhielten, ein geringeres Risiko für Darmkrebs aufwiesen, das Risiko für Brustkrebs war allerdings erhöht [2, 3].

Die genetischen Besonderheiten durch die **unterschiedliche chromosomale Zellausstattung,** die auch für die **Ausschüttung von Testosteron** ab dem Ende der Schwangerschaft verantwortlich ist, führt auch im Bereich von regulatorischen Zellprozessen zu geschlechtsspezifischen Unterschieden, die sich in Genetik, Epigenetik und Genexpression niederschlagen. Beispielsweise führt Testosteron zur, gegenüber Frauen abweichenden, Programmierung von Gewebsstrukturen in multiplen Organen durch epigenetisches Remodeling.

Außerdem ist möglicherweise die **doppelte genetische Ausstattung im Bereich des X-Chromosoms** günstig. Die unterschiedliche Ausstattung der Geschlechtschromosomen erklärt offenbar einige biologische Vor- und Nachteile, unter anderem bei der Krebsentwicklung, da hier auch immunologische Informationen verankert sind [4]. Maternale und paternale X-Chromosome bilden durch jeweilige Inaktivierung ein Mosaik, das zu einer größeren Varianz beiträgt und bei Defekten handlungsfähiger bleibt. Auf dem X-Chromosom liegen ungefähr 1.500 Gene, die für wichtige Funktionen in Bezug auf Herz und Kreislauf, Hirnfunktion, Immunsystem und indirekt auch für die Krebsdisposition kodieren [5]. Auf dem Y-Chromosom der Männer liegen dahingegen 78 Gene, welche vorrangig geschlechtsspezifische Funktionen verschlüsseln, z. B. für die Sexualfunktion. Relevante genetische, hormonelle und epigenetische Einflüsse auf tumorrelevante Mechanismen wie Metabolismus, Wachstumsregulation, Angiogenese und Immunität werden angenommen. Eine Einschätzung der Faktoren im Ausmaß auf die Tumorenstehung ist schwierig, da die Tumorbiologie sich hinsichtlich Histologie, Tumorgenetik und Alter deutlich unterscheidet, sodass keine konstant bestehenden und wirkenden Mechanismen zugrunde gelegt werden können.

EVIDENZ

Daneben ist in mehreren Studien **eine geschlechtsspezifische Häufung verschiedener Tumorcharakteristika** aufgefallen. Insgesamt werden bei Frauen mehr Tumoren des Colon ascendens (rechtes Kolon) diagnostiziert, die mit bestimmen molekularen Veränderungen wie Mikrosatelliteninstabilität und BRAF-Mutation einhergehen. Unabhängig von der Tumorlokalisation wurden vermehrt genetische Veränderungen wie Mikrosatelliteninstabilität, BRAF-, TGF-β-Signalweg-Mutationen sowie ein als CIMP (CgP *island methylator phenotype*) bezeichneter Methylierungsstatus beschrieben. Insbesondere die CIMP-Veränderung geht mit einer verbesserten Wirksamkeit der adjuvanten Therapie einher [6]. Rechtsseitige Tumoren bei Frauen sind mit einer veränderten molekularen Signatur und einem abweichenden Metabolismus der Zellen gegenüber linksseitigen Tumoren vergesellschaftet. Im Gegenzug dazu zeigten Männer neben der häufigeren Lokalisation im linken Kolon (Colon descendens, assoziiert mit Mutationen in p53) sowie auch unabhängig von der Lokalisation eher eine Häufung von Mutationen in N-Ras [7]. Insbesondere die Mikrosatelliteninstabilität geht mit einer besseren Prognose (v. a. im Stadium II) einher.

Biologische Unterschiede zwischen den Geschlechtern bedingen darüber hinaus vermutlich auch **Aspekte des Verhaltens,** zudem sind **genderspezifische Verhaltensweisen** (z. B. Rauchen, Lebensstil, Stresswahrnehmung, Ernährung) wiederum mit epigenetischen Veränderungen assoziiert. **Rollenmodelle** beeinflussen die Wahrnehmung von Krankheit und den Zugang zum Gesundheitssystem. Zusätzlich beeinflusst die Wahrnehmung als Mann/Frau die Reaktion der Behandler.

Genetische Risikofaktoren

Es gibt verschiedene hereditäre Tumorsyndrome, die mit einem erhöhten Risiko für die Entwicklung eines KRK einhergehen (➤ Tab. 5.1).

Daneben besteht ein erbliches Risiko, wenn bei einem oder mehreren erstgradigen Verwandten ein KRK diagnostiziert wurde.

Tab. 5.1 Hereditäre Tumorsyndrome

HNPCC/Lynch-Syndrom	Keimbahnmutationen in MLH1, MSH2, MSH6, PMS2, PMS1, MLH 3, EPCAM
Familiäre adenomatöse Polyposis (FAP)	Keimbahnmutationen im Bereich des APC-Gens
Peutz-Jeghers-Syndrom	Keimbahnmutationen im STK11-Gen
Cowden-Syndrom	Keimbahnmutationen im PTEN-Gen

Assoziation mit anderen Erkrankungen

Bei Patienten mit **chronisch-entzündlichen Darmerkrankungen (CED)** wird ein deutlich erhöhtes Risiko für die Entwicklung von gastrointestinalen Tumoren beobachtet, sodass hier besondere Vorsorgemaßnahmen notwendig sind. Das Erkrankungsalter von Patienten, die an präsdisponierenden Erkrankungen wie Morbus Crohn oder einer Colitis ulcerosa leiden, kann deutlich unter dem mittleren Erkrankungsalter liegen.

Vor allem eine unzureichend therapierte CED erhöht das Risiko für eine Karzinomentwicklung. Patienten mit Morbus Crohn zeigten zusätzlich einen ungünstigeren Erkrankungsverlauf als eine vergleichbare Kohorte ohne CED, insbesondere traf dies für Patienten zu bei denen zusätzlich eine Entzündung der Gallenwege (Primär sklerosierende Cholangitis), eine Erkrankung des Dickdarms oder ein Morbus Crohn vor dem 40. Lebensjahr vorlag [8].

CAVE

Bei Patienten mit CED sollte also bereits vor den oben genannten Altersempfehlungen eine Darmkrebsvorsorge erfolgen.

Lifestyle-Faktoren

Als mögliche Risikofaktoren für die Entstehung eines KRK werden **Übergewicht, Bauchfett sowie fett- und fleischreiche Ernährung** diskutiert. Hier sind statistisch gesehen Männer eher gefährdet, denn 58 % der deutschen Männer und nur 41 % der deutschen Frauen sind übergewichtig oder stark übergewichtig. Zudem scheint vor allem die **Fettverteilung** eine Rolle zu spielen, die bei Männern ebenfalls ungünstiger ausfällt. Bei ihnen lagert sich das überschüssige Fett vorrangig im Bauchraum ab (Bauchfett), wohingegen sich bei adipösen Frauen das überschüssige Fett eher an den Hüften anlagert (Hüftspeck). Bauchfett produziert in höherem Ausmaß Entzündungsfaktoren sowie die Hormone Leptin und Adiponektin, die in besonderer Weise mit der Tumorentstehung in Zusammenhang gebracht werden.

Frauen bevorzugen zudem, eher als Männer, eine ballaststoffreiche und vegetarische Kost, Männer setzen den Schwerpunkt ihrer Ernährung eher bei tierischen Fetten und Fleisch.

Zusätzlich wird der Einfluss von **Nikotin und Alkohol** auf die Entstehung von Darmkrebsvorstufen beschrieben. Bei den Männern sind im Schnitt 30,5 % Raucher, der Anteil der Frauen liegt hier signifikant niedriger bei 25,1 % (BzGA 2015). Der Effekt von Nikotin auf die Bildung von Polypen im Darm soll jedoch bei Frauen stärker ausgeprägt sein.

Der regelmäßige Konsum von Alkohol spielt in der Kanzerogenese ebenfalls eine Rolle. Männern konsumieren etwa doppelt so häufig wie Frauen täglich Alkohol (14,9 %/7,1 %) (Bundesamt für Statistik).

CAVE

Lifestyle-Risiko Männer

- Übergewicht/Bauchfett
- Ballaststoffarme Kost
- Rotes Fleisch/tierische Fette
- Sitzende Tätigkeit/wenig Bewegung
- Rauchen
- Regelmäßiger Alkoholkonsum

5.1.3 Vorsorge

CAVE

Die Vorsorgekoloskopie verhindert durch die Entfernung von Vorstufen effektiv die Entwicklung eines kolorektalen Karzinoms!

Aus diesem Grund haben die Erkrankungsraten in den Altersgruppen > 55 Jahren sowie die altersstandardisierten Sterberaten in den letzten Jahren deutlich abgenommen. Dies liegt vor allem an einem effektiven und erfolgreichen Vorsorgeprogramm.

Von allen Maßnahmen zur Früherkennung kolorektaler Neoplasien besitzt die Koloskopie die **höchste Sensitivität und Spezifität (Goldstandard).** Endoskopische Maßnahmen sind als einzige diagnostisch und therapeutisch und haben den Vorteil, dass durch sie auch nichtblutende Karzinome und Adenome mit hoher Sensitivität nachgewiesen werden können. Durch die Abtragung von Adenomen kann zudem die Entstehung von Karzinomen effektiv verhindert (Unterbrechung der Adenom-Karzinomsequenz) und wie kürzlich gezeigt wurde, auch die KRK-bedingte Mortalität gesenkt werden [S3 Leitlinie KRK; 9].

Alternativ wird von den Krankenkassen ein immunologischer fäkaler Test **iFOBT** zum Nachweis von okkultem Blut im Stuhl erstattet. Der Test beruht auf einer Antikörper-Reaktion mit dem menschlichen Blutfarbstoff Hämoglobin und hat sich in Studien als zuverlässiger erwiesen als der bisherige Guajak-Test. Die immunologischen Testverfahren könnten helfen, mehr Menschen zu einer Vorsorgeuntersuchung zu motivieren. In den Niederlanden konnten hiermit hohe Teilnahmeraten erzielt werden. Bei positivem iFOBT sollte jedoch weiterhin eine Koloskopie durchgeführt werden. Gemäß der Krebsfrüherkennungs-Richtlinie (Quelle: GBA) haben gesetzlich Versicherte Anspruch auf folgende vertragsärztliche Maßnahmen zur Früherkennung von Darmkrebs:

- **Ab 50 Jahren:** jährliche Durchführung eines immunologischen Tests auf okkultes Blut im Stuhl (iFOB-Test) für Frauen und Männer
  oder
  zwei Koloskopien (Darmspiegelungen) im Abstand von mindestens 10 Jahren für Männer
- **Ab 55 Jahren:** zweijährliche Durchführung eines immunologischen Tests auf okkultes Blut im Stuhl (iFOB-Test) für Frauen und Männer
  oder
  zwei Koloskopien (Darmspiegelungen) im Abstand von mindestens 10 Jahren für Frauen

Da Männer früher erkranken als Frauen, wird eine Koloskopie für diese schon ab dem 50. Lebensjahr empfohlen und von den Krankenkassen übernommen. Der iFOB-Test ist für beide Geschlechter ab dem 50. Lebensjahr in der Vorsorge etabliert.

Bei einer Hochrisikosituation (Darmkrebs-Erkrankte in der Familie, bekannte genetische Disposition, chronisch-entzündliche Darmerkrankung o. ä.) sind spezielle Vorgehensweisen und Intervalle bezüglich der Vorsorge zu beachten.

Die Akzeptanz von Krebsfrüherkennungsuntersuchungen ist bei Männern und Frauen unterschiedlich. Frauen nehmen häufiger an Vorsorgeuntersuchungen teil und setzen Empfehlungen zur Prävention und Lebensstilveränderung eher in die Tat um (➤ Kap. 2) [10]. Laut aktuellen Studienergebnissen, die bundesweit vertragsärztliche Abrechnungsdaten auswerteten, nahmen insgesamt nur 35 % der Männer vs.

47 % der Frauen an den Früherkennungsmaßnahmen gemäß den Empfehlungen teil [11]. Um die Akzeptanz und den Informationsfluss zur Darmkrebsfrüherkennung zu verbessern, erfolgt seit 2019 eine aktive Benachrichtigung der anspruchsberechtigten Versicherten über die vorgesehene Untersuchung (vergleichbar mit dem Mammografiescreening bei Frauen). Hierdurch sowie durch Absenkung des Alters für teilnahmeberechtigte Männer auf 50 Jahre, hat sich im Jahr 2019 bereits ein deutlicher Anstieg der durchgeführten Vorsorgekoloskopien abgezeichnet [12].

PATIENTENINFO

- Koloskopie für Männer ab 50 Jahre (Goldstandard) – alle 10 Jahre bei unauffälligem Befund
  (Verkürzung des Intervalls bei Auftreten von Polypen in Abhängigkeit des histologischen Befundes, ➤ Tab. 5.2)
  oder
- iFOBT für Männer und Frauen von 50–55 jährlich; ab 55 Jahren alle 2 Jahre

Tab. 5.2 Adenome und Entartungsrisiko

	Häufigkeit der Adenome (tubulär > tubulovillös > villös)	Entartungsrisiko (villös > tubulovillös > tubulär)
Tubuläres Adenom	Ca. 60–65 %	Ca. 4 %
Tubulovillöses Adenom	Ca. 20–25 %	Ca. 10 %
Villöses Adenom	Ca. 5–10 %	Ca. 50 %
„Je villöser desto böser"		

iFOB-Test

Der iFOBT, als immunologisches Verfahren zum Nachweis von okkultem Blut im Stuhl, kann mit großer Sensitivität und Spezifität kleinste Mengen Blut nachweisen. Die generelle Bereitschaft in der Bevölkerung zur Testung ist hier deutlich größer als bei der Darmspiegelung, die allgemein als unangenehm angesehen wird. Außerdem birgt der Test in der Durchführung kein gesundheitliches Risiko für den Patienten. Allerdings verursacht nicht jeder Tumor oder jede Tumorvorstufe eine Blutung, was zur Folge hat, dass nicht alle Läsionen zuverlässig detektiert werden können. Darüber hinaus ist die Abtragung von Polypen, aus denen im Verlauf von Jahren Tumoren entstehen können, nur durch die Koloskopie durchzuführen.

LEITLINIEN

Bei Personen mit durchschnittlichem Darmkrebsrisiko, die keine Koloskopie wünschen, sollte ein iFOBT jährlich durchgeführt werden (EK). **Ein positives Testergebnis macht die endoskopische Untersuchung des gesamten Dickdarms erforderlich (1a).** Der jährliche iFOBT ist bezüglich einer Senkung der KRK-bedingten Mortalität der zweijährlichen Untersuchung überlegen (1b). Bei Personen, die an der Koloskopie-Vorsorge/-Früherkennung teilnehmen, erübrigt sich ein iFOBT und auch andere Maßnahmen (1a).
(S3-Leitlinie, 2019)

Koloskopie

Die Koloskopie (➤ Abb. 5.1) ist, wie oben angegeben, der Goldstandard in der Vorsorge bei Darmkrebs.

Daten zeigen, dass bei Männern die Koloskopie häufiger effektiv verläuft als bei Frauen, bei denen diese Untersuchung oft vorzeitig abgebrochen oder nur inkomplett durchgeführt wird. Dies liegt unter anderem an dem längeren Colon transversum bei Frauen sowie dem geringeren Darmdurchmesser, wodurch die Untersuchung erschwert wird [13–16].

Insgesamt scheint die Vorsorge bei Frauen weniger effektiv zu sein als beim Männern, d. h., es müssen mehr Frauen gescreent werden, um einen Tumor zu finden (17).

Das Koloskop funktioniert wie ein Sigmoidoskop; allerdings ist es länger, sodass sich der Dickdarm in seiner gesamten Länge von 1,5 m beurteilen lässt. Bei der Untersuchung (Koloskopie bzw. hohe Darmspiegelung) wird das flexible Endoskop bis zur Mündung des Dünndarms vorgeschoben, sodass der gesamte Dick- und Enddarm auf Veränderungen hin untersucht werden kann. Im gleichen Untersuchungsgang können Polypen oder verdächtiges Gewebe entfernt werden (➤ Abb. 5.2). Die Koloskopie verringert Untersuchungen zufolge das Risiko, an Darmkrebs zu versterben, um 68 %. Bei der Sigmoidoskopie wird dieses „nur" um 41 % verringert. Die Sensitivität für tumorverdächtige Adenome liegt bei über 90 %. Werden Krebsvorstufen entfernt, so reduziert sich das Krebserkrankungsrisiko um bis zu 90 %.

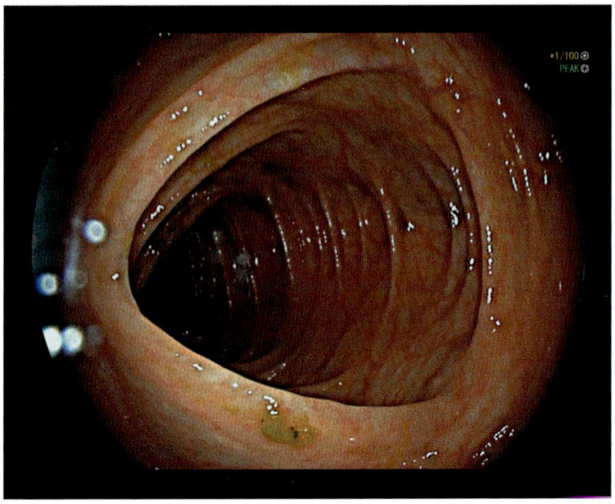

Abb. 5.1 Normales Kolon im Rahmen einer Koloskopie [P774]

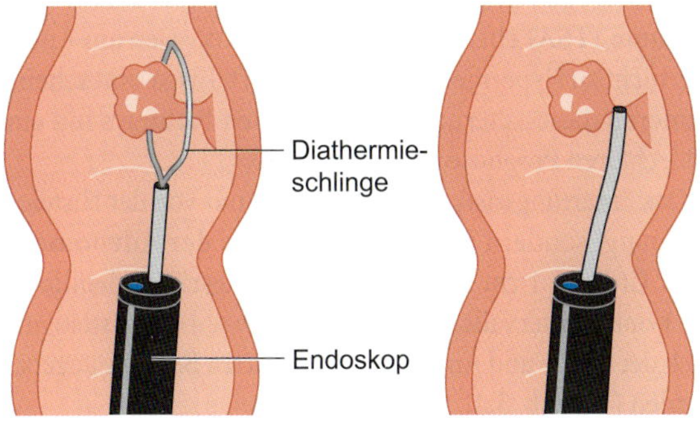

Abb. 5.2 Polypenabtragung mittels Diathermieschlinge [L143]

CAVE

Trotz vieler Vorteile bietet auch die Koloskopie keine absolute Sicherheit. Gelegentlich verbergen sich Polypen hinter den Falten der Darmschleimhaut und entgehen der Erkennung. Die Gefahr, krankhafte Befunde zu übersehen, besteht besonders bei Stuhlresten. **Unabdingbare Voraussetzungen** für eine erfolgreiche Koloskopie sind daher:

- Gute Vorbereitung mit Darmreinigung
- Ausreichende Untersuchungsdauer
- Ausreichende Rückzugszeit des Koloskops

Vorstufen (Adenome/Polypen) werden besonders häufig im rechten Darmabschnitt übersehen, weil sie dort oft kleiner und flacher sind und der Darm manchmal nicht vollständig einsehbar ist.

Statistisch werden weniger als 10 % der krebsverdächtigen Polypen > 1 cm nicht erkannt. Bei schlechten Untersuchungsbedingungen erhöht sich der Prozentsatz. Flache, eingesenkte und kleine (sessile, serratierte) Polypen werden bei unzureichender Vorbereitung des Darms am häufigsten übersehen. Beachtet man bestimmte Vorsichtsmaßnahmen, kann diese Fehlerquote weiter reduziert werden. Hierzu gehört, dass der Untersucher sich genügend **Zeit beim Zurückziehen des Koloskops** nimmt (ca. 10 min). In den oberen Darmabschnitten scheint die Koloskopie weniger zuverlässig zu sein, wenn die beschriebenen Maßnahmen nicht ausreichend Beachtung finden, insbesondere da die Adenome dort häufig kleiner sind als in den mittleren und unteren Darmbereichen.

EVIDENZ

Die Fehlerquote ist bei einer optimalen Vorbereitung und entsprechender Erfahrung des Arztes sehr gering und die Erfolgsquote, besonders für Männer, groß.

5.1.4 Diagnostik

Typisch für die Entwicklung von Kolonkarzinomen ist die **Adenom-Karzinom-Sequenz,** die bereits in den 1980er-Jahren beschrieben wurde. In der Regel entwickelt ein Patient zunächst eine Krebsvorstufe, die zunehmend entartet und zu einem Karzinom wird. Dieser Prozess dauert mehrere Jahre an, sodass eine unauffällige Koloskopie in der Regel eine Tumorentwicklung innerhalb der nächsten 10 Jahre ausschließen kann.

Wurde zum Beispiel im Rahmen einer Vorsorgeuntersuchung ein tumorverdächtiger Befund detektiert, erfolgen weitere Untersuchungen. Hier ist insbesondere eine histologische Untersuchung von Gewebematerial zum Nachweis bösartiger Entartung notwendig. Die hierfür benötigte Probe kann direkt bei der endoskopischen Untersuchung entnommen werden.

Histologie

Bei der histologischen Untersuchung wird festgestellt, ob es sich bei dem vorliegenden Befund bereits um eine Vorstufe wie z. B. ein Adenom oder um ein Malignom handelt. Ein Großteil der detektierten Polypen (➤ Abb. 5.3) sind Adenome (70 %), daneben gibt es auch reaktive Formen von Polypen. Bei schätzungsweise 30 % der Menschen über 60 Jahre in Deutschland finden sich Polypen bei der Koloskopie.

CAVE

Jedes histologisch nachgewiesene Adenom stellt ein erhöhtes Risiko für ein kolorektales Karzinom dar. Dies gilt insbesondere für:

- Multiple (≥ 3) Adenome
- Große (> 1 cm) Adenome

Ergänzend werden die Adenome nach intraepithelialen Neoplasien in hochgradige und niedriggradige intraepitheliale Neoplasie **(High Grade oder Low Grade IEN)** eingeteilt. Das Entartungsrisiko ist von der Art des Adenoms abhängig (➤ Tab. 5.2). Die Entwicklung eines Karzinoms über die Adenom-Karzinom-Sequenz geht typischerweise mit Muta-

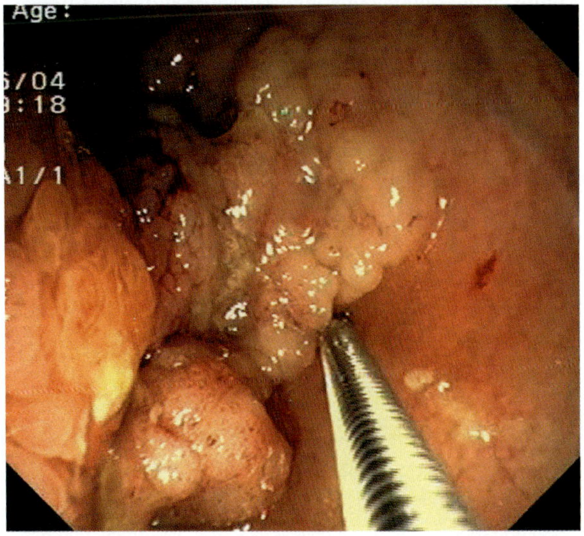

Abb. 5.3 Breitbasiger Kolonpolyp, hier beim Versuch der Unterspritzung, um den Polypen zur Polypektomie von der Muscularis abzuheben [R211]

Tab. 5.3 Serratierte Läsionen

Histologische Klassifikation	Lokalisation	Größe	Gender-spezifische Häufung
Sessiles serratiertes Adenom (SSA)	Proximales Kolon	Meist > 5 mm	Frauen
Traditionelles serratiertes Adenom (TSA)	Distales Kolon	Meist > 5 mm	Männer
Hyperplastischer Polyp (HP)	Distales Kolon	Meist < 5 mm	Männer

tionen im APC-Gen, gefolgt von sich anhäufenden Mutationen in anderen Onkogenen und Tumorsuppressorgenen (z. B. k-ras, p53), einher und dauert im Schnitt etwa 10 Jahre.

Serratierte Läsionen zeichnen sich durch bestimmte genetische Auffälligkeiten aus und entwickeln sich über einen *serrated pathway* (➤ Tab. 5.3). Etwa 20–30 % der Tumoren geht hierauf zurück. Hier spielen vor allem **BRAF-Mutationen** eine Rolle. Hinzu kommen dann **Hypermethylierungen** im Bereich von Cytosinphosphatidyl-Guanin Inseln (CpG) in Promotor-Regionen. Durch eine solche Methylierung kann unter anderem auch die Expression von DNA-Reparaturgenen gestört werden, sodass ein mikrosatelliteninstabiles Karzinom auftritt. Dieser Signalweg betrifft vor allem das **sessile serratierte Adenom (SSA).** Dieses geht mit einer günstigen Prognose einher. Inaktiviert die Hypermethylierung andere Gene, entsteht ein **CIMP-H-MSS-Karzinom,** dessen Prognose schlechter ist.

Tab. 5.4 Kontrollintervalle nach Polypentfernung (angelehnt an die S3 Leitlinie Kolorektales Karzinom)

Endoskpopischer und histologischer Befund	Intervall zur nächsten Koloskopie
Nach Abtragung kleiner einzelner nicht neoplastischer Polypen sollte keine endoskopische Nachsorge erfolgen.	10 Jahre
1–2 tubuläre Adenome < 1 cm ohne höhergradige intraepitheliale Neoplasie	5–10 Jahre
Bei Patienten mit 3–4 Adenomen oder einem Adenom ≥ 1 cm oder einem Adenom mit überwiegend villöser Histologie oder HGIEN	3 Jahre
Bei Patienten mit Adenom mit hochgradiger intraepithelialer Neoplasie und histologisch bestätigter vollständiger Abtragung	3 Jahre
Bei Nachweis von ≥ 5 Adenomen jeder Größe	< 3 Jahre
Bei histologisch nicht bestätigter vollständiger Abtragung von Adenomen > 5 mm	6 Monate
Nach Abtragung großer Adenome in Piecemeal-Technik	Kontrolle in 2–6 Monaten
Nach unauffälliger Kontrolle nächste Untersuchung nach 5 Jahren	

Dahingegen stehen beim **traditionellen serratierten Adenom (TSA)** eher Mutationen im k-RAS-Gen am Anfang, was nicht zu Hypermethylierungen führt. Insgesamt scheinen Tumoren dieses alternativen serratierten Pathways mit einer schlechteren Prognose einherzugehen.

Das Entartungsrisiko ist jedoch nicht nur von der Histologie abhängig, sondern auch von der **Größe der Adenome.** Ab einer Größe > 1 cm nimmt das Entartungsrisiko deutlich zu. Die Kontrollintervalle sollten deshalb sowohl der Histologie als auch der Größe und Anzahl der detektierten Befunde angepasst werden (➤ Tab. 5.4).

Ausbreitungsdiagnostik

Bei Nachweis eines kolorektalen Karzinoms ist, ergänzend zu der lokalen Diagnostik, eine Ausbreitungsdiagnostik zum Ausschluss/bzw. zur Detektion von Metastasen und zur Beurteilung der Operabilität notwendig (➤ Tab. 5.5).

Bei der Durchführung einer offenen Operation wird empfohlen, die Leber intraoperativ im Hinblick auf Metastasen zu untersuchen und ggf. zu biopsieren.

Ist eine vollständige Koloskopie z. B. aufgrund einer Engstelle nicht möglich, kann auch eine weiterführende Bildgebung erfolgen, jedoch sollte 3–6 Monate postoperativ die Koloskopie nachgeholt werden.

Je nach Befund der Untersuchungen ist möglicherweise eine ergänzende Diagnostik mittels MRT oder CT sinnvoll, ggf. müssen Fachabteilungen wie z. B. die Urologie bei Beteiligung der Harnwege, hinzugezogen werden.

Der Tumormarker **karzinoembryonales Antigen (CEA)** sollte bei beiden Entitäten vor Beginn der Therapie bestimmt werden. Er hat zwar keinen Stellenwert im Bereich des Screenings, eignet sich aber zur Verlaufskontrolle.

Tab. 5.5 Ausbreitungsdiagnostik

Methode	Kolonkarzinom	Rektumkarzinom
Komplette Koloskopie	x	x
Sonografie des Abdomens	x	x
Röntgenaufnahme des Thorax	x	x
Starre Rektoskopie		x Beim Rektumkarzinom sollte die starre Rektoskopie mit Höhenangabe des Tumorunterrandes obligater Bestandteil der präoperativen Diagnostik sein.
MRT (CT) des Beckens		Mit Angabe des Abstands zur mesorektalen Faszie
Endosonografie rektal		Bei lokal begrenztem Befund (➤ Abb. 5.4)

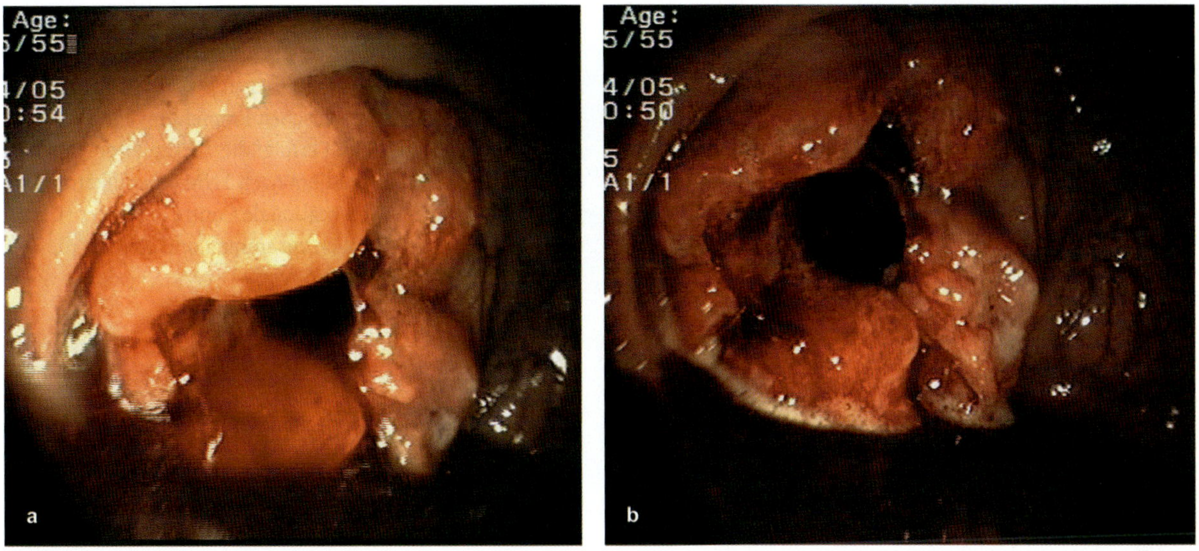

Abb. 5.4 Subtotal stenosierendes Kolonkarzinom bei einem Patienten, der klinisch mit Ileussymptomatik zur stationären Aufnahme gekommen war (a). Nach Dilatation und Passage mit dem Endoskop ist das Lumen nur insignifikant weiter (b). [R211]

5.1.5 Therapie

Operative Therapie

Aktuell stellt die **R0-Resektion** das einzige Verfahren zur kurativen Behandlung von Darmkrebs dar. Das Ausmaß der Resektion ist vom Tumorbefund sowie vom Lymphabfluss und der Blutversorgung abhängig. Die laparoskopische Resektion des Kolon- und Rektumkarzinoms kann bei entsprechender Expertise des Operateurs und geeigneter Selektion mit gleichen onkologischen Ergebnissen im Vergleich zur offenen OP-Technik durchgeführt werden.

EVIDENZ

Bei der Kolonkarzinomchirurgie korreliert die Zahl der untersuchten Lymphknoten mit der Prognose.

Im Falle einer **lymphogenen Metastasierung** des Kolonkarzinoms erfolgt diese nach regelhaftem Metastasierungsmuster, nämlich zunächst longitudinal, zu beiden Seiten des Tumors in die parakolischen Lymphknoten, im weiteren zu den intermediären Lymphknoten entlang der radiären Arterien bis hin zu den zentralen Lymphknoten am Stamm der versorgenden Arterien. Hierbei erfolgt die parakolische Metastasierung nie über eine längere Distanz von mehr als 10 cm.

Aus der Durchtrennung der zentralen Arterien ergibt sich das Ausmaß der Darmresektion, wobei im Falle rechtsseitiger Karzinome Lymphknotenmetastasen am terminalen Ileum nur sehr selten und dann nur bei sehr weit fortgeschrittenen Karzinomen vorkommen. Deshalb ist eine Resektion des terminalen Ileums von max. 10 cm bei der Hemikolektomie rechts ausreichend.

Goldstandard der chirurgischen Therapie ist die **totale mesorektale Exzision (TME).** Die Präparation im kleinen Becken erfolgt innerhalb der Blätter der Fascia pelvis, einer Verschiebeschicht zwischen dem Mesorektum (das Rektum umgebende Fettgewebe, das die Lymphbahnen, Lymphknoten und das Rektum versorgende Gefäße enthält) und dem Sakrum. Dadurch werden die im Mesorektum befindlichen Lymphknoten und mögliche Tumormanifestationen nicht freigelegt.

Analog zum Mesorektum existiert in gleicher Weise ein Mesokolon, welches als beidseitige Hülle die Lymphknoten an den versorgenden Arterien umfasst.

Analog zur TME beim Rektumkarzinom wird die CME bei der Operation von Kolonkarzinomen angewandt, um bei der Präparation in vorgegebenen anatomischen Schichten mit zentraler Absetzung der versorgenden Gefäße eine maximale lokale Radikalität mit maximaler Lymphknotenausbeute zu erzielen. Zudem wird auf die Erhaltung der beiden mesokolischen Schichten („Faszien") geachtet.

Bei sehr kleinen Tumoren kann auch eine **endoskopische Resektion** erfolgen. Ergibt die histologische Untersuchung eines endoskopisch R0-entfernten Polypen ein pT1-Karzinom, soll auf eine onkologische Nachresektion verzichtet werden, wenn es sich um eine Low-risk-Situation bei histologisch karzinomfreier Polypenbasis (R0) handelt. In der High-risk-Situation soll die radikale chirurgische Behandlung erfolgen, auch wenn die Läsion komplett entfernt wurde. Bei inkompletter Abtragung eines Low-risk-pT1-Karzinoms soll eine komplette endoskopische oder lokale chirurgische Entfernung erfolgen. Wenn eine R0-Situation nicht erreichbar ist oder Zweifel am Vorliegen einer pT1-Situation bestehen, soll die onkologisch-chirurgische Resektion erfolgen.

Das Rektumkarzinom stellt für den Chirurgen eine besondere Herausforderung dar. Zum lokalen Staging eines Rektumkarzinoms sollte vorzugsweise eine MRT, im Falle eines mutmaßlichen T1-Karzinoms eine Endosonografie, durchgeführt werden, denn hier kommt dem lokalen Staging eine entscheidende Bedeutung bei der weiteren Therapieplanung zu. Während bei einem **Low-risk-T1-Karzinom** eine lokale Abtragung ausreichend ist, ist bei **High-risk-T1- sowie -T2-Karzinomen** eine Resektion nach onkologischen Kriterien erforderlich. Bei Nachweis einer **Tumorinfiltration in das Mesorektum (T3)** wird in Deutschland eine neoadjuvante Therapie, bei Nachweis **einer Infiltration in Nachbarorgane (T4)** in Form einer neoadjvuanten Radiochemotherapie empfohlen. Nach Zwischenergebnissen der RAPIDO-Studie hat das Prinzip einer präoperativen Therapieintensivierung (bis hin zu einer totalen neoadjuvanten Behandlung) beim fortgeschrittenen Rektumkarzinom einen Therapievorteil gezeigt [18]. Bei T3-Karzinomen liegen Daten vor, die zeigen, dass dem Ausmaß der Beteiligung des Mesorektums insbesondere der Abstand von der mesorektalen Faszie eine wichtige prognostische Bedeutung zukommt.

EVIDENZ

- Beim Rektumkarzinom kommt dem lokalen Staging entscheidende Bedeutung zu.
- Lokal fortgeschrittene Tumoren sollen eine neoadjuvante Radiochemotherapie erhalten.
- Zwischenergebnisse aktueller Studien zeigen beim fortgeschrittenen Rektumkarzinom eine Überlegenheit einer **totalen neoadjuvanten Therapie** (vollständige Gabe der Strahlentherapie und Chemotherapie vor der Operation) gegenüber der bisherigen Standardbehandlung bezüglich Therapieversagen und dem Risiko zur Entwicklung von Fernmetastasen. Die vollständige neoadjuvante Therapie (TNT) wird voraussichtlich als neuer Therapiestand Eingang in die Leitlinien finden.
- Beim Kolonkarzinom hat die neoadjuvante Therapie aktuell keinen Stellenwert, jedoch werden auch hier neoadjuvante Behandlungsansätze in klinischen Studien überprüft.

Beim KRK sollte mittels Tumorboard eine interdisziplinäre Empfehlung aller beteiligten Fachdisziplinen generiert und mit dem Patienten besprochen werden. Die chirurgische Versorgung an einem Darmzentrum mit entsprechender Fallzahl ist mit einem besseren Outcome für den Patienten assoziiert.

CAVE

Bei interdisziplinären Management des KRK sollte mittels Tumorboard eine interdisziplinäre Empfehlung aller beteiligter Fachdisziplinen generiert und diese dann mit dem Patienten besprochen werden.
Die Behandlung an einem Darmzentrum ist mit einem besseren Outcome für den Patienten assoziiert.

Stadiengerechte Therapie

Möglicherweise können Krebsprävention und Behandlung zukünftig durch **genderspezifische Ansätze** verbessert werden. Beispielsweise unterliegen bestimmte Regulationsmechanismen im Metabolismus von Tumorzellen geschlechtsspezifischen Mechanismen. Bisher liegen jedoch im Bereich der Therapie keine genderspezifischen Empfehlungen vor.

Zum aktuellen Zeitpunkt erfolgt die Therapie vor allem abhängig vom klinischen Stadium nach TNM-Klassifikation. Die Einteilung der Union Internationale Contre le Cancer (UICC) fasst die Kriterien in Stadien zusammen und gliedert diese in UICC Stadium I–IV:

- UICC I = T1 oder T2
- UICC II = A–C T3/4 und N0
- UICC III = A–C (mit Lymphknotenbefall, keine Metastasen/Peritonealbeteiligung)
- UICC IV = Fernmetastasen oder Peritonealbefall

Stadium I Im Stadium I ist die Operation die einzige Therapie, sodass der Patient nach erfolgreicher Resektion lediglich die Empfehlung zur Nachsorge gemäß S3-Leitlinie erhält.

Stadium II Im Stadium II (kein Lymphknotenbefall) wird nach erfolgter R0-Resektion in besonderen Fällen (z. B. Notfalloperation, T4-Stadium, zu wenige untersuchte Lymphknoten) und/oder nach partizipativer Entscheidungsfindung eine ergänzende Chemotherapie (adjuvant) empfohlen.

Als ein erster molekularer Marker hat der Mikrosatelliten (MSI)-Status einen Einfluss auf die Therapie im Stadium II. MSI-H-Tumoren sind im Stadium II mit einer so guten Prognose assoziiert, dass keine adjuvante Chemotherapie empfohlen wird (S3-Leitlinie). Wie bereits beschrieben, liegen MSI-H-Karzinome häufiger bei Frauen als bei Männern vor.

LEITLINIEN

Bei Patienten mit MSI-H-Tumoren im Stadium II soll keine adjuvante Therapie erfolgen.

Stadium III Im Stadium III (mit Lymphknotenbefall) ist der Benefit einer adjuvanten Chemotherapie klar belegt. Bei gutem allgemeinen Gesundheitsstatus wird diese regelhaft empfohlen. Die adjuvante Behandlung bei Patienten mit niedrigem Rückfallrisiko (max. T3 und N1) wurde, nach Publikation der Daten aus der IDEA-Studie, zuletzt von 6 auf 3 Monate verkürzt [19], bei Patienten mit höherem Rückfallrisiko bleibt die Indikation zur 6-monatigen adjuvanten Therapie erhalten. Es liegen Hinweise vor, dass auch Patienten > 70 Jahren von einer adjuvanten Therapie in Bezug auf die tumorassoziierte Sterblichkeit profitieren können. Die Empfehlungen zur adjuvanten Therapie sind in ➤ Tab. 5.6 zusammengefasst.

Stadium IV Im Stadium IV finden sich bereits Fernmetastasen bzw. ein Peritonealbefall durch das KRK. Bei dieser Entität ist jedoch, im Vergleich zu vielen anderen soliden Tumorerkrankungen, auch im metastasierten Stadium (z. B. bei hepatischen oder pulmonalen Metastasen) eine chirurgische

Tab. 5.6 Empfehlungen zur adjuvanten Therapie

Stadium	Empfehlung	Empfehlung/Evidenz	Studie/Jahr [Zitation]	Änderungen und Limitationen
Stadium III	Oxaliplatin + FP* + LV 3/6 Monate	A/1a, „Soll"-Empfehlung B/1b Für 3-monatige Therapie mit CAPOX bei niedrigem Risiko (max. T3 N1)	IDEA 2018 [19]	Änderungen 2019: IDEA-Studie 3-monatige Therapie bei niedrigem klinischem Risiko (kein N2, kein T4) 6-monatiger Behandlung nicht unterlegen
Stadium II mit RF	FP *+ LV 6 Monate	B/3b, „Sollte"-Empfehlung		
Stadium II ohne RF	FP* + LV 6 Monate oder nihil	0/1b, „Kann"-Empfehlung	Quasar [20]	
Stadium II MSI-H	Keine adjuvante Therapie	B/2a	PETACC-3, IMPACT-Analyse [21, 22]	
Patient > 70 Jahre, Stadium II und III	• Kein Oxaliplatin • Keine adjuvante Therapie im Stadium II		Quasar [20] Gepoolte Analysen [23] ACCENT [24]	Insgesamt unzureichende Repräsentation älterer Patienten in randomisierten klinischen Studien (RCT) Kein Benefit älterer Patienten durch eine Oxaliplatin-Kombination

RF = Risikofaktoren, FP* = Fluoropyrimidin, LV = Leukovorin; RCT = randomisierte klinische Studie, MSI-H = es liegt ein mikrosatelliteninstabiler Tumor vor. S. auch S3-Leitlinie.
*Vor Einleitung einer Therapie mit einem Fluoropyrimidin muss eine Testung der Dihydropyrimidin-Dehydrogenase (DPD)-Aktivität erfolgen.

Intervention mit Ziel der Heilung in diesem fortgeschrittenen Krankheitsstadium möglich. Eine gezielte Metastasenresektion kann nachgewiesener Maßen das Überleben der Patienten deutlich verbessern [25].

Eine solche interdisziplinäre Entscheidung soll in einem Tumorboard diskutiert werden. Risikoabschätzungen für einen Rückfall, z. B. nach Fong et al. können hier eine Entscheidungshilfe bieten [26]. In diesem Zusammenhang kann unter Umständen das Einholen einer Zweitmeinung, am ehesten durch ein zertifiziertes Darmzentrum eine Hilfe für den Patienten sowie die Angehörigen darstellen.

PATIENTENINFO

Auf der Website www.krebszweitmeinung.de von der Deutschen Krebsgesellschaft (DKG) sind zertifizierte Zentren für das Einholen einer Zweitmeinung gelistet.

Ist eine primäre vollständige Resektion von Lebermetastasen nicht möglich, kann auch zunächst eine Chemotherapie mit dem Ziel einer sekundären Resektabilität indiziert sein. Die Beurteilung der Resektabilität durch einen in der Leberchirurgie erfahrenen Operateur kann im Verlauf erneut erfolgen.

Liegt eine fortgeschrittene Erkrankung vor, in der ein Therapieansatz mit Ziel der Heilung ausgeschlossen ist, ist die Intention eine palliative Behandlung zur Verbesserung der Lebensqualität durchzuführen. Diese kann sowohl aus einer Chemotherapie als auch aus unterstützenden (supportiven) Maßnahmen oder aus einer Kombination aus beidem bestehen.

Im Stadium IV kommen verschiedene, meist Kombinationschemotherapien, z. T. in Kombination mit Antikörpern oder Immuntherapeutika, zum Einsatz. Man empfiehlt, die voraussichtlich wirkungsvollste Therapiekombination an den Anfang zu stellen, um eine gute Kontrolle der Erkrankung zu erreichen. Die Auswahl der Therapie richtet sich an Stadium, Fitness des Patienten und molekularen Veränderungen im Tumor aus.

Mehrere **Marker zur Prädiktions- und Prognosebestimmung** stehen als präzisionsonkologische Ansätze beim mKRK zur Verfügung. In der Klinik fest etablierte Marker sind der RAS- (KRAS und NRAS) sowie BRAF-Mutationsstatus, außerdem können der Mikrosatellitenstatus, eine HER2-Amplifikation und Genfusionen und weitere sehr seltene Targets Einfluss auf die Behandlung haben.

Bereits bei Diagnosestellung des mKRK soll die RAS-Mutationstestung am Tumorgewebe erfolgen, da diese negativ prädiktiv für eine Anti-EGFR-Therapie mit Cetuximab oder Panitumumab ist, sodass bei RAS-Wildtyp (WT)-Tumoren in der Erstlinientherapie eine Kombinationstherapie mit einem Anti-EGFR-Antikörper empfohlen wird. Im Gegensatz zu zum prädiktiven Wert des RAS-Status, stellt die BRAF-Mutation den prognostisch ungünstigsten Faktor beim metastasierten (m)KRK dar. So liegt das Gesamtüberleben von Patienten mit einer BRAF-MT deutlich unter dem mit einem BRAF-Wildtyp. Der Primärtumorlokalisation (PTL) konnte ein prognostischer sowie prädiktiver Wert zugeordnet werden und sollte in der Erstlinientherapie beachtet werden. Eine linksseitige PTL ist prognostisch günstig sowie prädiktiv für das Ansprechen auf eine Anti-EGFR-Therapie.

Biomarkergesteuerte Therapieoptionen ausgewählter Zielstrukturen bestehen bei der Mikrosatelliteninstabilität (immunonkologische Ansätze), HER-2-Neu (HER2-neu-Blockade) und NTRK-Fusionen (TRK-Inhibitoren).

Die Teilnahme an klinischen Studien kann für Patienten neue Therapieansätze ermöglichen.

EVIDENZ

- Im Stadium II sollten, nach klinischen und histopathologischen Parametern ausgewählte Patienten, eine Therapie mit einem Fluoropyrimidin erhalten.
- Patienten im Stadium II mit MSI-H erhalten keine adjuvante Therapie.
- Im Stadium III ist eine Therapie mit Oxaliplatin/Fluoropyrimidin (FOLFOX oder CAPOX) Standard.
- Bei Patienten mit einem niedrigeren Risiko (max. T3 und N1) beträgt die Dauer der Therapie 3 Monate und es sollte CAPOX eingesetzt werden, bei Patienten mit einem T4- oder N2-Tumor sollte die Therapiedauer 6 Monate betragen.
- Vor Beginn einer Fluorpyrimidin-haltigen Behandlung ist eine DYPD-Testung auf die vier häufigsten Allele obligat.
- Die Teilnahme an klinischen Studien kann für Patienten neue Therapieansätze ermöglichen.

Rektumkarzinom

Die Behandlung des Mastdarmkrebses (Rektumkarzinom) unterscheidet sich in Abhängigkeit der Lokalisation. Während das **hochsitzende Rektumkarzinom** (12–16 cm ab Anokutanlinie) in der Regel wie ein Kolonkarzinom behandelt wird, werden die **tiefer sitzenden Tumoren** in Abhängigkeit des Stadiums einer neoadjuvanten Radiochemotherapie zugeführt (s. o.), um anschließend eine kurative Operation zu ermöglichen und die Rate an Lokalrezidiven sowie Fernmetastasen zu verringern (➤ Abb. 5.5).

Hier muss möglicherweise überbrückend oder dauerhaft ein **künstlicher Darmausgang (Stoma)** angelegt werden. Dies ist für viele Patienten mit einer deutlichen Einschränkung der Lebensqualität sowie mit einer psychischen Belastung verbunden. Hier wurden in Studien der Einfluss auf die Lebensqualität sowie die Akzeptanz des Stomas untersucht. Männer zeigten hier insgesamt eine größere Akzeptanz für ihren Gesundheitsstatus [27], wobei Frauen bekanntermaßen mehr Copingstrategien besitzen [27–29]. Insgesamt war für Frauen in ausgewählten Bereichen eine deutlich schlechtere Lebensqualität nach Stomaanlage zu verzeichnen. Jedoch zeigten auch Männer in Untersuchungen Anzeichen für (reaktive) depressive Episoden [28]. Hier sollte, insbesondere da Männer sich seltener psychologische Unterstützung einholen [29], ein besonderes Augenmerk auf psychologische Faktoren gelegt werden. Auch Selbsthilfegruppen sind eine wichtige Anlaufstelle für Patienten (z. B. Deutsche ILCO e. V., bundesweite Selbsthilfeorganisation für Stomaträger, Menschen mit Darmkrebs und Angehörige).

Genderspezifische Unterschiede

Dass Krebserkrankungen bei Frauen signifikant unterschiedlich verlaufen, könnte unter anderem an der unterschiedlichen Wirkweise von Medikamenten liegen. Manche Arzneistoffe werden bei ihnen langsamer, andere schneller als bei Männern abgebaut, weswegen es zu einer verschiedenartigen Wirkung kommen kann. Männer und Frauen unterscheiden sich bei der Arzneimittelverstoffwechselung in der Fettverteilung, bei der Wirkweise und hinsichtlich von Rezeptoren und Kanälen [30]. Beispielsweise können Geschlechtshormone die Wirkung von Zytostatika beeinflussen. Manche Medikamente verteilen sich besonders im Wasseranteil des Körpers, andere gelangen eher ins Körperfett. Der Anteil und die Verteilung von Fettgewebe, Muskelmasse und Körperwasser sind bei beiden Geschlechtern unterschiedlich ausgeprägt, was sich auf die Medikamentenwirkung auswirken kann.

Männer und Frauen sollen darüber hinaus unterschiedlich sensibel auf ionisierende Strahlen reagieren. Die größere Strahlenempfindlichkeit des weiblichen Geschlechts könnte hormonell bedingt sein (Strahlenschutzkommission 2009).

CAVE

Insgesamt ist für die Prognose der Erkrankung eine frühe Diagnose, die eine kurative Operation ermöglicht, essenziell!

Innovative Therapieansätze in der Präzisionsonkologie und Studien bei Patienten mit Darmkrebs

Die Therapie des KRK wird stetig überwacht und verbessert. Hier spielen klinische Studien eine entscheidende Rolle und können Patienten unter Umständen bisher nicht zugelassene Behandlungen ermöglichen. Wie bei anderen Tumorerkrankungen wird auch diese Entität immer besser molekular verstanden, woraus sich gezielte Therapieansätze (Präzisionsonkologie) ergeben. Hier spielen vor allem Antikörpertherapien und immunonkologische Ansätze eine Rolle. Beim Kolonkarzinom haben hier einerseits Medikamente, welche die Blutgefäßversorgung des Tumors unterbinden **(Angiogenesehemmer)** einen Stellenwert, andererseits werden gezielt Signalwege, die für das Tumorwachstum verantwortlich sind **(RAS-Signalweg)**, blockiert. Daneben nimmt auch die **Immuntherapie** einen zunehmenden Stellenwert bei der Therapie des KRK ein.

Aktuell sind diese gezielten Therapien aus der Präzisionsonkologie nur für fortgeschrittene Stadien und meist in Kombination mit einer Chemotherapie zugelassen, eine Vielzahl an neuen Substanzen befindet sich jedoch in klinischer Erprobung.

PATIENTENINFO

Eine Aufstellung der aktuell laufenden Studien ist unter EudraCT (der europäischen Arzneimittelagentur), bei der alle in der EU laufenden klinischen Prüfungen gelistet werden müssen (eudract.ema.europa.eu), abrufbar. Außerdem bieten meistens die Studienambulanzen an zertifizierten onkologischen Zentren oder Organkrebszentren Informationen über Therapiestudien an bzw. können in den Tumorboards eventuelle Eignungen prüfen.

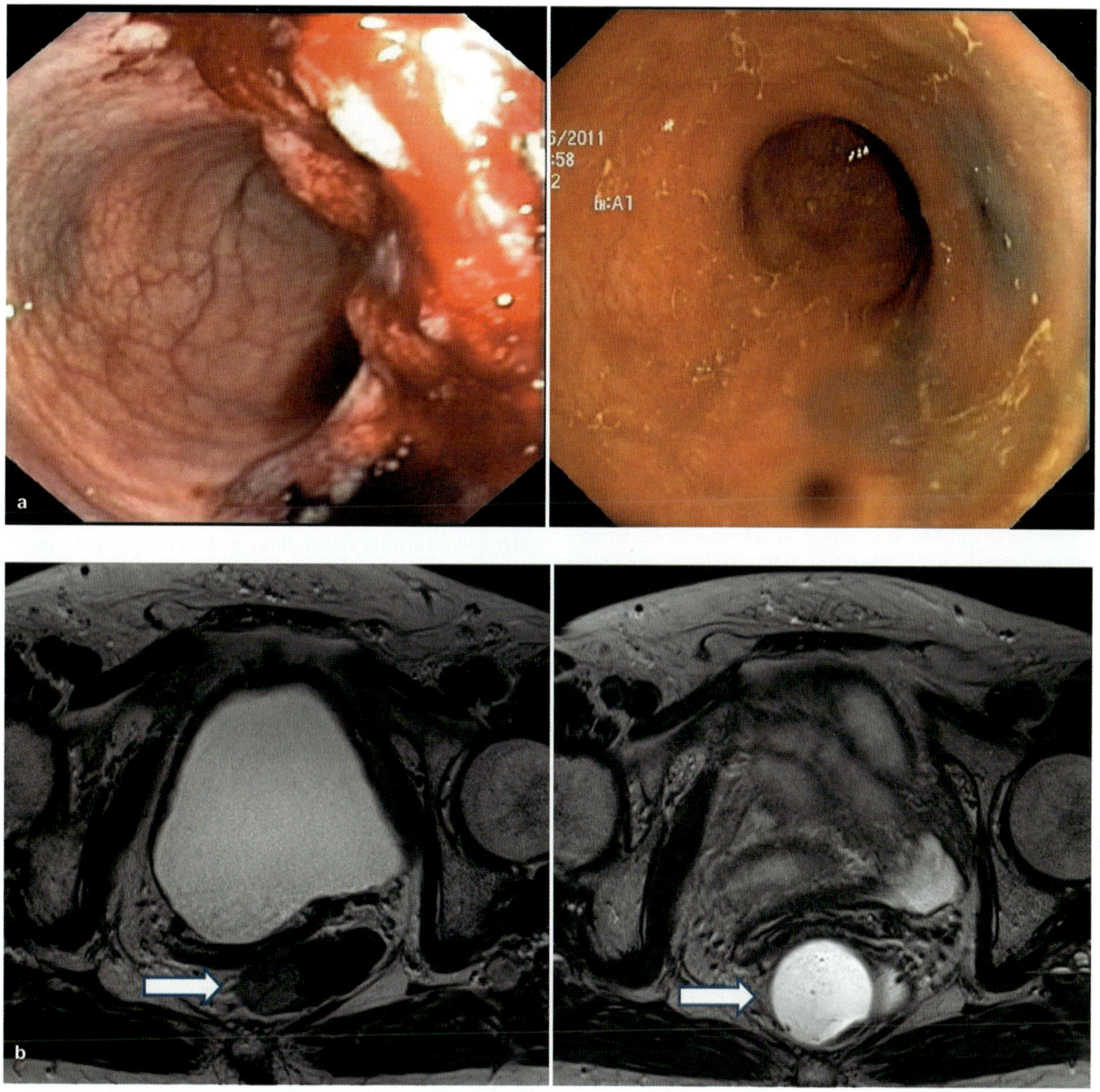

Abb. 5.5 a) Rektumkarzinom vor (links) und nach (rechts) neoadjuvanter Therapie, hier kein Tumornachweis mehr. b) MRT-Bilder eines lokal fortgeschrittenen Rektumkarzinoms vor (links) und nach (rechts) neoadjuvanter Therapie, hier kein Tumornachweis mehr; der Pfeil zeigt die Lokalisation des Tumors an. [H232-001]

Geschlechtsspezifische Besonderheiten stellen in klinischen Studien eine besondere Herausforderung dar. Insbesondere Überlegungen zur geschlechtsspezifischen Medikamenteneffektivität oder Sicherheit fehlen oftmals in frühen Phasen der Konzeption. Es gibt bereits Initiativen zur Evaluation dieser Schwachstelle beim International Council for Harmonization of Technical Requirements for Pharmaceuticals (ICH-GCP) zur Aufnahme geschlechtsspezifischer Besonderheiten in eine internationale Empfehlung.

Geschlechtsspezifische Besonderheiten sollten im gesamten Forschungsprozess Berücksichtigung finden und auch bezüglich der genderpezifischen Ergebnisse geplant sein. Hierfür wäre z. B. bereits in frühen Studienphasen eine Blockrandomisation möglich, um eine entsprechende Interpretation dann in fortgeschrittenen Studienabschnitten (Phase III) zu ermöglichen, um eine geschlechtsspezifische Behandlungsoptimierung zu ermöglichen. Die Inklusion von geschlechtsspezifischen Erwägungen in die Konzeption öffentlich geförderter Forschungsprojekte ist in Nordamerika und Ländern der EU bereits verankert.

Der Aspekt der geschlechtsspezifischen Therapieoptimierung sollte ggf. auch Berücksichtigung bei den Publikationsstandards biomedizinischer Fachzeitschriften finden.

Komplementäre und alternative Therapien

Die **komplementäre Medizin** bezeichnet Methoden, die ergänzend zu einer wissenschaftlich fundierten, „schulmedizinischen" Therapie angeboten werden und diese verträglicher gestalten sollen.

Dem entgegen steht die **alternative Medizin,** die sich Standardtherapien entgegenstellt und deren wissenschaftliche Grundlage infrage stellt. Hier ist der Spielraum für Missbrauch groß und die Gefahr, dass Krebspatienten kostspielige und wissenschaftlich nicht fundierte „Behandlungen" erhalten, hoch.

Studien haben gezeigt, dass das Interesse an komplementären Behandlungsmöglichkeiten groß ist. In Deutschland informieren sich 40–50 % der Patienten darüber bzw. wenden diese an, häufig, ohne die behandelnden Ärzte darüber zu informieren.

LEITLINIEN

Für die Wirksamkeit von Nahrungsergänzungsstoffen und komplementären Verfahren in Bezug auf harte Endpunkte bei Tumorerkrankungen (Gesamtüberleben, Rückfallfreies Überleben) gibt es **nur wenig Evidenz.**

Eine Übersicht über mögliche supportivtherapeutische Interventionen in der Onkologie bietet die **S3-Leitlinie Supportive Therapie bei onkologischen PatientInnen (Auflage Februar 2020),** die über das Leitlinienprogramm Onkologie abrufbar ist. Hier werden u. a. Empfehlungen zur Behandlung von neuropathischen Beschwerden, Hauttoxizität, Übelkeit, Erbrechen, Anämie, Osteoporose, Mukositis und Diarrhöen ausgesprochen.

Eine Übersicht über die Komplementärverfahren bietet die **S3-Leitlinie Komplementärmedizin in der Behandlung von onkologischen PatientInnen Langversion 1.01 – November 2020** ebenfalls über das Leitlinienprogramm Onkologie.

Diese ist, aktuell in der Konsultationsfassung, sowohl anhand von **Symptomen** (z. B. Appetit, Lymphödem, Schmerz, Stress u. a.) als auch nach **Interventionen,** wie beispielsweise medizinische Systeme (u. a. Akupunktur, Homöopathie etc.), Mind-Body-Verfahren (u. a. progressive Muskelentspannung, Meditation etc.), manipulative Körpertherapien und biologische Therapien (einschließlich Vitamine, Spurenelemente, Phytotherapeutika), gegliedert.

Palliativmedizin/supportive Therapie

Bei fortgeschrittener Erkrankung, die keiner kurativen Resektion zugeführt werden kann, besteht ein palliatives Therapieziel. Dieses kann, mit Ziel der Verbesserung von Lebensqualität und -dauer durch unterschiedliche Behandlungsansätze, in enger Absprache mit dem Patienten verfolgt werden (➤ Tab. 5.7). In den letzten Jahrzehnten hat sich die medikamentöse Behandlung von Patienten mit metastasiertem Darmkrebs entscheidend verbessert. Hier können, in Abhängigkeit der Tumoreigenschaften, Alter und Allgemeinzustand des Patienten, durchaus mittlere Überlebenszeiten von mehreren Jahren erreicht werden.

Bei fortgeschrittener Erkrankung und nach Ausschöpfen der Therapiemöglichkeite, bzw. auf Wunsch des Patienten wird die aktive Tumortherapie beendet und es kommt die alleinige **Best Supportive Care (BSC)** zur Anwendung. Bei fortgeschrittener Erkrankung sollen auch frühzeitig Aspekte der Palliativmedizin zum Einsatz kommen. Palliativmedizin ist nach Definition der WHO und der Gesellschaft für Palliativmedizin „*die aktive, ganzheitliche Behandlung von Patienten mit einer progredienten (voranschreitenden), weit fortgeschrittenen Erkrankung und einer begrenzten Lebenserwartung zu der Zeit, in der die Erkrankung nicht mehr auf eine kurative Behandlung anspricht oder keine kurative Behandlung mehr durchgeführt werden kann und die Beherrschung von Schmerzen, anderen Krankheitsbeschwerden, psychologischen, sozialen und spirituellen Problemen höchste Priorität besitzt*". Ärzte in der primären Patientenversorgung spielen hier eine große Rolle in der ambulanten Mitbetreuung von Patienten in deren häuslichen Umgebung und ermöglichen die Symptomkontrolle aber auch beispielsweise die Verfassung einer Patientenverfügung oder Vorsorgevollmacht im Rahmen dieser Versorgung. In vielen Gegenden sind Palliativnetzwerke tätig, die unterstützend eine 24-stündige Patientenversorgung gewährleisten können.

Tab. 5.7 Schwerpunkte der Palliativmedizin

Symptomlinderung	Schmerzen, Ödeme, Luftnot, Übelkeit, Diarrhöen
Psychologische Betreuung	Ängste, Krankheitsverarbeitung
Soziale Betreuung	Hilfsmittel, Pflegestufe, Pflegedienst
Vorsorgevollmacht/ Patientenverfügung	

5.1.6 Nachsorge/Rehabilitation

Nach erfolgter Therapie steht den meisten Patienten eine Rehabilitationsbehandlung offen. Diese bedeutet nicht nur, die körperliche Leistungsfähigkeit nach der Operation und ggf. Chemotherapie zurückzugewinnen, sondern hier hat auch der Umgang mit der Diagnose Bedeutung.

Fokussierung auf Gesundheit und Coping-Strategien unterscheiden sich zwischen Männern und Frauen. Im Gesundheitsverständnis von Männern stehen stärker die körperliche Leistungsfähigkeit und weniger die psychischen Aspekte von Gesundheit im Vordergrund [31]. Nach Möglichkeit sollten geeignete Patienten zur Teilnahme an einer Rehabilitation angehalten werden, denn hier erhalten die Patienten Ernährungsberatung, Hilfestellungen bezüglich der Krankheitsbewältigung, psychosoziale Beratung sowie die Aufklärung über Notwendigkeit und Bedeutung strukturierter Nachsorgemaßnahmen. Nachweislich verbessert die Rehabilitation die Fitness, mentale Gesundheit und Lebensqualität.

Die psychischen Belastungen einer Tumorerkrankung werden von Männern auch gegenüber den behandelnden Ärzten weniger thematisiert als von Frauen, scheinen aber, u. a. vor Wiedereintritt in das Berufsleben von Bedeutung zu sein.

Tab. 5.8 Nachsorge Kolorektales Karzinom Stadium II und III (aus S3-Leitlinie 2019, Schmiegel et al.) [F602-004]

Untersuchung	Monate										
	3	6	9	12	15	18	21	24	36	48	60
Anamnese, körperliche Untersuchung, CEA		x		x		x		x	x	x	x
Koloskopie		x*		x**							x**
Abdomensongrafie***		x		x		x		x	x	x	x
Sigmoideoskopie**** (Rektoskopie)		x		x		x		x			
Computertomografie	x										
Röntgen-Thorax*****				x				x	x	x	x

* Wenn keine vollständige Koloskopie präoperativ erfolgt ist
** Bei unauffälligem Befund (kein Adenom, kein Karzinom) nächste Koloskopie nach 5 Jahren
*** Eine Metaanalyse ergab einen Vorteil für ein bildgebendes Verfahren zum Nachweis von Lebermetastasen in der Nachsorge. Aus diesem Grund entschied sich die Expertenkommission das einfachste und kostengünstigste Verfahren anzuwenden.
**** Nur beim Rektumkarzinom ohne neoadjuvante oder adjuvante Radiochemotherapie
***** Nur beim Rektumkarzinom kann jährlich eine Röntgen-Thoraxuntersuchung durchgeführt werden.

Die Häufigkeit und Intensität von Nachsorgeuntersuchungen richtet sich nach Tumorstadium und dem Verlauf der Erkrankung sowie nach der Abwägung, ob aus den Ergebnissen therapeutische Konsequenzen resultieren. Im UICC Stadium I muss eine regelmäßige Nachsorge bei Patienten mit kolorektalem Karzinom in Anbetracht der geringen Rezidivrate und der günstigen nur koloskopisch erfolgen (➤ Tab. 5.8).

Die Empfehlungen für die UICC-Stadien II und III sind in ➤ Tab. 5.8 dargestellt. Ziel der regelmäßigen Kontrollen ist es, ein erneutes Tumorwachstum frühzeitig zu erkennen und zu behandeln. 80 % der Rezidive treten in den ersten 2 Jahren nach der Therapie auf, während diese nach 5 Jahren nur noch sehr selten vorkommen.

CAVE

Auch die Nachsorge ist oft mit Ängsten und Sorgen vor einer erneuten Diagnose behaftet und wird aus diesem Grunde nicht von allen Patienten wahrgenommen. Hier ist es von besonderer Wichtigkeit, über die Effizienz und die Vorteile einer Nachsorge aufzuklären, da hier Rückfälle oft in frühen Stadien detektiert werden und dadurch geheilt werden können.

5.1.7 Lifestyle-Interventionen – was können Sie dem Patienten raten?

Männer bewerten ihren Gesundheitszustand im Durchschnitt besser und sind mit ihrer Gesundheit zufriedener als Frauen (Genderreport des Bundesministeriums für Familie, Senioren, Frauen und Jugend). Männer neigen dazu, ihr gesundheitsschädigendes Verhalten zu unterschätzen. Frauen suchen in der Regel früher ärztlichen Rat und akzentuieren Beschwerden und Verhalten anders als Männer im Arzt-Patient-Kontakt.

Übergewicht, das bereits in der Kindheit besteht und bis ins frühe Erwachsenenalter fortbesteht, ist mit einem erhöhten Risiko für Darmkrebs verbunden. Zusätzlich ist eine Vielzahl an Lifestyle-Interventionen und Faktoren beschrieben, die einen Einfluss auf das Darmkrebsrisiko bzw. das Risiko für einen Rückfall nach kurativer Operation haben sollen. Hierzu zählen als **protektive Faktoren** Normalgewicht, der erhöhte Konsum von Nüssen, der Konsum von > 4 Tassen koffeinhaltiger Kaffee am Tag und die Normalisierung des Glukosestoffwechsels (Metformin, Gewichtsreduktion, Ernährung etc.). Die Daten hierzu liegen jedoch aus Korrelationsanalysen randomisierter Studien vor. Eine evidenzbasierte Empfehlung kann deshalb dazu nicht ausgesprochen werden, jedoch sollten bei einer Ernährungsberatung die Empfehlungen der Deutschen Gesellschaft für Ernährung zugrunde gelegt und eine **Gewichtsnormalisierung** angestrebt werden. Bei den Interventionen den Glukosestoffwechsel betreffend, liegt die Annahme zugrunde, dass erhöhte Blutzuckerwerte ein Tumorwachstum möglicherweise begünstigen können.

Acetylsalicylsäure (ASS) ist bezüglich ihres Stellenwerts in der Vorsorge und in der adjuvanten Therapie bei Patienten mit Kolonkarzinom untersucht worden. Eine Empfehlung kann anhand der aktuell bestehenden Datenlage nicht ausgesprochen werden.

Insgesamt besteht ein enger Zusammenhang zwischen Gesundheit und präventivem Verhalten sowie sozioökonomischen Status bei Männern. Hier gilt es besonders, vulnerable Gruppen zu identifizieren und sie zu informieren. Es ist wichtig, allerdings auch herausfordernd, die Patienten über ihre eigenen Einflussmöglichkeiten aufzuklären und zu gesundem Verhalten zu motivieren:

PATIENTENINFO

Regelmäßige Bewegung – männerspezifische Angebote (Muskeltraining anstatt Rückenschule)!

Lauftreffs, Betriebssportangebote und Fitnessstudios scheinen erfolgreiche Konzepte zur Gestaltung von Bewegungsangeboten zu sein, die den Zielen von Gesundheitssport und Prävention und gleichzeitig den sportlichen Zielsetzungen von Männern weitestgehend entsprechen [32].

5

PATIENTENINFO
Anpassung der Ernährung/Gewichtsreduktion!

Das Bewusstsein für den Einfluss von Ernährung auf die Gesundheit ist von erheblicher Bedeutung. Um Männern einen Zugang zu gesundheitspräventiven Verhalten zu ermöglichen, sollte dies in geschlechterspezifische Settings eingebunden werden (Arbeitsplatz, Sportverein, Jugendtreff), sodass die Ansprache an die Lebenswelt der Zielgruppe angepasst ist (Bundeszentrale für gesundheitliche Aufklärung 2009).

PATIENTENINFO
Noxen vermeiden!

Es sollte auf die Rolle von Tabak und Alkohol in Zusammenhang mit der Tumorgenese aufmerksam gemacht werden. Hier hat sich gezeigt, dass Männer ärztlichem Rat eher folgen als Frauen, sodass den Hausärzten hier die Funktion von Multiplikatoren zukommt [33, 34].

Ärztliche Ausbildung und Fortbildung

In der Ausbildung von Ärzten und im Gesundheitswesen tätigen Personen werden v. a. die physiologischen Voraussetzungen von etwas 70 kg schweren Männern zugrunde gelegt. Genderspezifische Besonderheiten werden selten thematisiert und sollten diese perspektivisch mit einbeziehen. Beispielsweise sollten Ärzte lernen, bei der Diagnostik und der Behandlung geschlechtsspezifische Ansätze zu verfolgen, damit die Maßnahmen und Instruktionen möglichst erfolgreich sind. Dies ist sicherlich für Darmkrebs, aber auch die Mehrzahl anderer Erkrankungen zutreffend.

5.1.8 Fazit für die Praxis

EVIDENZ

- Das Geschlecht beeinflusst über genetische Faktoren die Pathophysiologie in der Krankheitsentstehung, Ausprägung und deren Verlauf. Zusätzlich hat es einen Einfluss auf das Therapieansprechen.
- Männer präsentieren sich in unterschiedlichen Aspekten des klinischen Alltags anders als Frauen. Das Geschlecht beeinflusst sowohl das Verhalten in der Patientenrolle als auch das der behandelnden Ärzte.
- Männer treten anders als Frauen an Angebote im Gesundheitssystem heran. Dies gilt in Bezug auf Häufigkeit, Art des Angebots und Ursache der Kontaktaufnahme.
- Präzisionsmedizin in allen Gesundheitsbereichen sollte Unterschiede bei den Geschlechtern berücksichtigen.
- Männer sind häufiger von der Diagnose Darmkrebs betroffen, zudem verläuft die Erkrankung ungünstiger als bei Frauen.
- Raten Sie Ihren Patienten zu:
  - Gesundheitspräventivem Verhalten (Schulungen)
  - Anpassung der Ernährung (ballaststoffreich, wenig rotes Fleisch, viel Obst und Gemüse)
  - Vermeidung von Noxen (Alkohol/Tabak)
  - Gewichtsreduktion bei Übergewicht
  - Regelmäßiger Bewegung
- Klären Sie über die Effektivität und Notwendigkeit von Vorsorgeuntersuchungen ab dem 50. Lebensjahr auf.

Für die bessere Umsetzung im „männlichen" Alltag ist die Integration von Gesundheitsprävention in geschlechterspezifische Settings. Hier sind unter anderem die Arbeitgeber, aber auch die Gesundheitspolitik gefragt.

5.2 Prostatakarzinom

Jens Bedke, Laura Lawaczeck

Kernaussagen

- Das Prostatakarzinom ist die häufigste Tumorerkrankung des Mannes.
- Wichtigste Risikofaktoren sind das Alter, familiäre Prädisposition und der Lebensort.
- Der Malignitätsgrad wird über den Gleason-Score oder den ISUP-Score bestimmt.
- Die Früherkennung erfolgt über die PSA-Wert-Bestimmung und die digital-rektale Untersuchung.
- Die kurative Therapie des lokal begrenzten Prostatakarzinoms besteht in der radikalen Prostatektomie oder Bestrahlung.

DEFINITION

Das Prostatakarzinom ist die häufigste maligne Tumorerkrankung des Mannes. Mit zunehmendem Alter steigt die Inzidenz an. Im Frühstadium ist die Erkrankung meist symptomlos, sodass die Früherkennung eine wichtige Rolle spielt. Zur Diagnostik dienen die transrektale Ultraschalluntersuchung, die digital-rektale Untersuchung und die PSA-Wert-Kontrolle. Bei Verdacht auf das Vorliegen eines Prostatakarzinoms soll eine Stanzbiopsie der Prostata durchgeführt werden.

Bei der Therapieplanung eines lokalisierten Prostatakarzinoms müssen die Lebenserwartung des Patienten sowie die histologische Differenzierung (Gleason-Score) berücksichtigt werden. Bei jüngeren Patienten sind die radikale Prostatektomie und die Radiatio der Prostata mögliche kurative Therapien. Ein aktives Zuwarten (***active surveillance***) mit regelmäßigen Re-Stagings ist bei Niedrigrisiko-Karzinomen ebenfalls möglich. Das reine Zuwarten (***watchful waiting***) ist bei älteren Patienten oder bei einem reduzierten Allgemeinzustand eine mögliche Option, bei der lediglich durch das Prostatakarzinom auftretende Symptome behandelt werden.

Im metastasierten Stadium stehen eine Hormonentzugstherapie oder eine Chemotherapie zur Verfügung.

5.2.1 Epidemiologie, Ätiologie und Risikofaktoren

EVIDENZ

Das Prostatakarzinom ist die häufigste Tumorerkrankung des Mannes und die zweithäufigste Todesursache des Mannes nach dem Bronchialkarzinom. Die Inzidenz des Prostatakarzinoms liegt bei Männern mit 60 Jahren bei 50 pro 100.000 Personen pro Jahr und bei Männern mit 80 Jahren bei 400 pro 100.000 Personen pro Jahr. Das mittlere Erkrankungsalter liegt bei 70 Jahren. Die Lebenszeitprävalenz liegt bei ca. 15 %.

Ätiologisch spielen beim Prostatakarzinom drei Risikofaktoren eine große Rolle:

- Der Hauptrisikofaktor für die Entstehung eines Prostatakarzinoms ist das **Alter.**
- Außerdem scheint eine **genetische Prädisposition** für die Entstehung des Prostatakarzinoms verantwortlich zu sein. Ist ein Verwandter ersten oder zweiten Grades manifest an einem Prostatakarzinom erkrankt, so ist das Erkrankungsrisiko 2- bis 3-fach erhöht.
- **Lebensumstände** und der **Lebensort** beeinflussen ebenfalls das Risiko, an einem Prostatakarzinom zu erkranken. Dies wird durch unterschiedliche sozioökonomische Faktoren und Unterschiede in der Ernährung erklärt. Rauchen, kardiovaskuläre Faktoren, Selenmangel oder fettreiche Ernährung gelten als relevante Risikofaktoren. Sojareiche Ernährung oder der Konsum von gekochten Tomaten senkt das Risiko, an einem Prostatakarzinom zu erkranken.

Zuletzt wird der Einfluss von **hormonellen Faktoren,** vor allem Androgenen, oder von venerischen **Infektionen** auf die Entstehung des Prostatakarzinoms diskutiert.

CAVE

Die Hauptrisikofaktoren für die Entstehung eines Prostatakarzinoms sind das Alter und die familiäre Prädisposition.

5.2.2 Pathologie

Die Prostata ist ein aus Drüsen bestehendes Organ, das in unterschiedliche Zonen unterteilt wird. Der Hauptanteil der Prostatakarzinome wächst in der **peripheren Zone** (85 %), die zum Rektum gelegen ist. Seltener kommt es zu einer Entstehung des Prostatakarzinoms in der Transitionalzone (10–15 %) oder der zentralen Zone. Das Prostatakarzinom kann die Samenblasen oder das Rektum infiltrieren. Vorstufe des Prostatakarzinoms ist die **PIN** (prostatische intraepitheliale Neoplasie), die regelrechte Prostatadrüsen mit teils dysplastischen Zellen aufweist. Der häufigste Subtyp des Prostatakarzinoms ist das **Adenokarzinom.** Weitere Entitäten sind das sehr aggressiv wachsende kleinzellige und neuroendokrine Prostatakarzinom, das muzinöse Prostatakarzinom, das duktale Prostatakarzinom und das Plattenepithelkarzinom der Prostata.

Tab. 5.9 Graduierung des Prostatakarzinoms mittels Gleason-Score und ISUP-Score

Gleason-Score	ISUP-Score
2–6	1
7a (3 + 4)	2
7b (4 + 3)	3
8	4
9–10	5

Der Malignitätsgrad des Prostatakarzinoms wird über den **Gleason-Score** oder den **ISUP-Score** (International Society of Urological Pathology) definiert. Der Gleason-Score beschreibt die Abweichungen des Prostatakarzinomgewebes von der normalen Drüsenarchitektur der Prostata. Den verschiedenen Drüsenmorphologien werden unterschiedliche Gleason-Grade von 1 bis 5 zugeordnet. Je höher der Wert, desto entdifferenzierter präsentiert sich das Prostatakarzinom und desto größer sind die Abweichungen zum normalen Drüsengewebe der Prostata. Zur mikroskopischen Beurteilung können das Tumormaterial aus einer Prostatastanzbiopsie oder einer Prostatektomie herangezogen werden. Zur Berechnung des Gleason-Score aus den Präparaten einer Prostatastanzbiopsie werden der häufigste und der am schlechtesten differenzierte Gleason-Grad zusammengefasst. Für die Berechnung des Gleason-Score aus einem Prostatektomiepräparat werden der häufigste und der zweithäufigste Gleason-Grad summiert. Zur besseren Graduierung des Prostatakarzinoms und, um den Gleason-Score einfacher mit dem Grading anderer Tumoren vergleichen zu können, wurde 2014 die ISUP-Klassifikation eingeführt. (➤ Tab. 5.9)

Weiterhin kann das Prostatakarzinom in Stadien nach TNM, UICC (Union internationale contre le cancer) oder nach D'Amico eingeteilt werden (➤ Tab. 5.10, ➤ Tab. 5.11, ➤ Tab. 5.12, siehe nächste Seite).

Fortgeschrittene Tumoren (pT3, pT4) werden immer den Hochrisikokarzinomen zugerechnet. Lokal begrenzte Tumoren können hinsichtlich des klinischen Rezidivrisikos nach Strahlentherapie oder radikaler Prostatektomie nach D'Amico eingeteilt werden. (➤ Tab. 5.12)

Tab. 5.10 TNM-Klassifikation

TNM	Ausdehnung	Einteilung
T1	Nicht tastbarer Tumor T1a: Prostatakarzinom in weniger als 5 % der Resektionsspäne nach transurethraler Resektion der Prostata T1b: Prostatakarzinom in mehr als 5 % der Resektionsspäne nach transurethraler Resektion der Prostata T1c: Prostatakarzinom durch Nadelbiopsie diagnostiziert	Lokal begrenztes Prostatakarzinom
T2	Tastbarer Tumor T2a: Befall von weniger als 50 % eines Seitenlappens T2b: Befall von mehr als 50 % eines Seitenlappens T2a: Befall von beiden Seitenlappen	Lokal begrenztes Prostatakarzinom
T3	Extraprostatisches Tumorwachstum T3a: Extrakapsuläre Ausbreitung T3b: Infiltration der Samenblasen	Lokal fortgeschrittenes Prostatakarzinom
T4	Infiltration von Nachbarorganen: Harnblase, Rektum, Beckenwand	Lokal fortgeschrittenes Prostatakarzinom
N1	Regionärer Lymphknotenbefall (pelvin unterhalb der Überkreuzung des Harnleiters an den Beckengefäßen)	Metastasiertes Prostatakarzinom
M1	Fernmetastasen M1a: Extraregionäre Lymphknotenmetastasen M1b: Knochenmetastasen M1c: Andere Fernmetastasen	Metastasiertes Prostatakarzinom

Tab. 5.11 UICC-Klassifikation

UICC-Stadium	TNM-Klassifikation
Stadium I	T1 und T2a, N0, M0
Stadium II	T2b-T2c, N0, M0
Stadium III	T3, N0, M0
Stadium IV	T4, N0, M0 oder Tx, N1 oder Tx, M1

Tab. 5.12 Risikoeinteilung lokalisierter Tumoren nach D'Amico

Risiko	Kriterien
Gering	PSA < 10 ng/ml und Gleason-Score ≤ 6 und ≤ T2a
Mittel	PSA 10–12 ng/ml oder Gleason-Score = 7 oder cT2b
Hoch	PSA > 20 ng/ml oder Gleason-Score ≥ 8 oder cT2c

5.2.3 Klinik

Im Frühstadium verursacht das Prostatakarzinom meist keine Beschwerden und wird in den meisten Fällen in Vorsorgeuntersuchungen zufällig durch eine auffällige **digital-rektale Untersuchung** und/oder einen **erhöhten PSA-Wert** festgestellt. In späteren Stadien kann es zu Hämaturien, Harnverhalten, Knochenschmerzen aufgrund einer ossären Metastasierung, Impotenz, Inkontinenz oder Harnstauungsnieren mit Flankenschmerzen durch eine subtrigonale Ureterinfiltration kommen.

5.2.4 Früherkennung

Die Früherkennungsuntersuchung beinhaltet eine **PSA-Wert-Bestimmung** und eine **digital-rektale** Untersuchung. Zusätzlich kann eine transrektale Ultraschalluntersuchung durchgeführt werden. Bei Auffälligkeiten im Tastbefund oder im transrektalen Ultraschall und/oder einem erhöhten PSA-Wert soll eine **Prostatastanzbiopsie** durchgeführt werden.

Die Früherkennungsuntersuchungen sind nach S3-Leitlinien umstritten. Durch das Screening werden auch viele Prostatakarzinome entdeckt, die keiner Behandlung bedürfen. Ein Einfluss auf die Gesamtüberlebenszeit ist nicht nachgewiesen. Der PSA-Wert ist zudem sehr anfällig für Verfälschungen. Erhöhte Werte können durch Entzündungen, sportliche Aktivitäten und Geschlechtsverkehr hervorgerufen werden.

PRAXISTIPP

Nach Sondervotum der DEGAM (Deutsche Gesellschaft für Allgemeinmedizin) sollten im Rahmen der S3-Leitlinienempfehlung Männer, die den Wunsch nach einer Früherkennungsuntersuchung mittels PSA-Wert in der Hausarztpraxis nicht von sich aus äußern, nicht aktiv darauf angesprochen werden. Diejenigen Männer, die von sich aus nach einer Früherkennung fragen, sollten über die Vor- und Nachteile aufgeklärt werden. Der mögliche Nutzen sowie die Risiken von Überdiagnosen und Übertherapien sollten dargestellt werden. Ebenso soll die Aussagekraft von positiven und negativen Testergebnissen diskutiert werden.

Durch ein Screening werden auch Prostatakarzinome entdeckt, die ohne Früherkennung wahrscheinlich nie symptomatisch geworden wären. Der PSA-Test im Blut ist aktuell nicht Bestandteil der von den Gesetzlichen Krankenkassen

Tab. 5.13 PSA-Wert-basierte Früherkennungsuntersuchung

Altersgruppe ab 45 Jahre mit einer Lebenserwartung > 10 Jahren
PSA-Wert < 1 ng/ml: alle 4 Jahre PSA-Wert 1–2 ng/ml: alle 2 Jahre PSA-Wert > 2 ng/ml: jedes Jahr Für Männer über 70 Jahre und einem PSA-Wert < 1 ng/ml wird eine weitere PSA-Wert-basierte Früherkennung nicht empfohlen

übernommenen Früherkennungsuntersuchung. Er wird in vielen Arztpraxen als individuelle Gesundheitsleistung (IGeL) angeboten.

Nach allgemeinen Empfehlungen sollten die Früherkennungsuntersuchungen ab dem **45. Lebensjahr** beginnen, bei Patienten mit genetischer Prädisposition ab dem 40. Lebensjahr. Nach S3-Leitlinien sollte sich das Intervall der Nachfolgeuntersuchungen am aktuellen PSA-Wert und am Alter der Patienten orientieren, sofern keine Indikation zur Biopsie gegeben ist (➤ Tab. 5.13).

Der PSA-Wert kann in seiner Vorhersagegenauigkeit gesteigert werden, indem die Anstiegsgeschwindigkeit (*PSA-Velocity*) sowie der Quotient aus freiem zu gebundenem PSA bestimmt werden. Suspekt ist eine *PSA-Velocity* über 0,75 ng/ml pro Jahr und ein Quotient aus freiem zu gebundenem PSA < 15 %. Zudem kann die PSA-Dichte bestimmt werden, da mit zunehmender Größe der Prostata der PSA-Wert ansteigt. Ein Quotient aus PSA-Wert und Prostatavolumen ≥ 0,15 ist bei einem PSA-Wert zwischen 4 ng/ml und 10 ng/ml als suspekt zu werten.

Da die Kombination aus MRT-gestützter, gezielter plus systematischer Biopsie bessere Detektionsraten als die jeweiligen Methoden alleine erreicht, kann in der Primärdiagnostik zusätzlich zur digital-rektalen Untersuchung und der PSA-Wert-Bestimmung ein **multiparametrisches MRT** (mpMRT) der Prostata eingesetzt werden (➤ Abb. 5.6).

Die MRT-Untersuchung zählt jedoch nicht zur Routinediagnostik. Zur Qualitätssteigerung der Befundung wurde die **PI-RADS-Klassifikation** (*Prostate Imaging Reporting and Data System*) entwickelt. Je höher der PI-RADS-Score auf einer Skala von 1 bis 5 liegt, desto höher ist die Wahrscheinlichkeit, dass ein signifikantes Prostatakarzinom vorliegt. Zusätzlich können im mpMRT die pelvinen Lymphknoten beurteilt werden. Ab einem PI-RADS-Score ≥ 3 sollte eine fusionierte Stanzbiopsie durchgeführt werden (➤ Abb. 5.7).

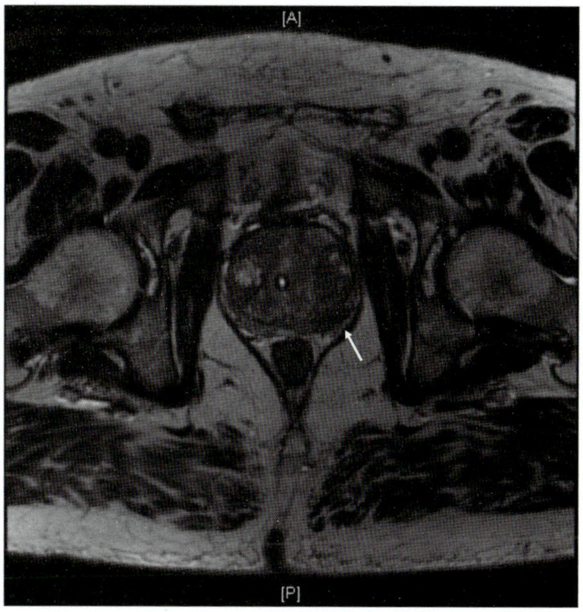

Abb. 5.6 Multiparametrisches MRT (mpMRT) der Prostata. PI-RADS5-Läsion links peripher im mittleren Organdrittel, kein Nachweis von Lymphknotenmetastasen. [T1184, T1185]

Bei einem PI-RADS-Score ≤ 2 besteht ein Restrisiko für das Vorliegen eines signifikanten Prostatakarzinoms, sodass alternativ zur PSA-Wert-basierten Kontrolle eine systematische Biopsie angeboten werden sollte.

Eine neuere Methode zur Detektion eines Prostatakarzinoms stellt der **Mikro-Ultraschall** dar (➤ Abb. 5.8). Er ermöglicht aufgrund der hohen Auflösung von 29 Megahertz eine genauere Darstellung der Prostata, sodass auch Läsionen detektiert werden können, die im konventionellen transrektalen Ultraschall oder im MRT nicht aufgefunden werden können.

Im Rahmen der Früherkennung soll eine **Prostatastanzbiopsie** bei Vorliegen von mindestens einem der folgenden Kriterien empfohlen werden:

- Kontrollierter PSA-Wert von ≥ 4 ng/ml bei der erstmaligen Früherkennungsuntersuchung unter Berücksichtigung von Einflussfaktoren
- Karzinomverdächtiges Ergebnis bei der digital-rektalen Untersuchung
- Auffälliger PSA-Wert-Anstieg (ohne Wechsel des Bestimmungsverfahrens)

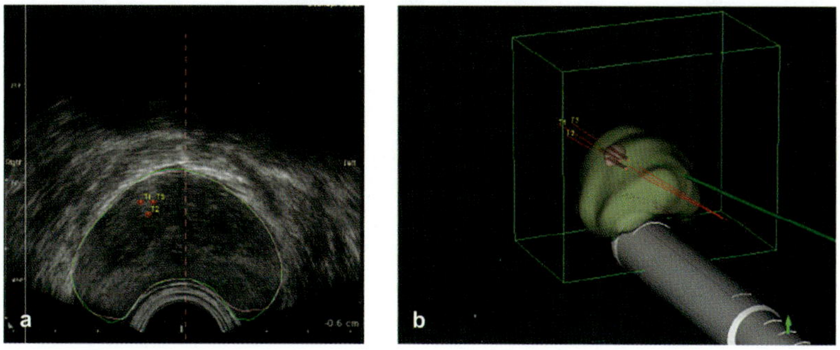

Abb. 5.7 Fusionierte Stanzbiopsie der Prostata. MRT-/Ultraschall-fusionierte Stanzbiopsie der Prostata in der Targetläsion (anteriore Basis der Prostata auf der rechten Seite). [T1184, T1185]

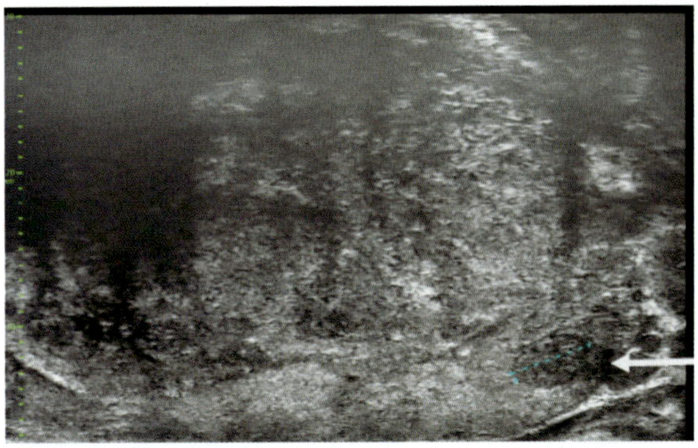

Abb. 5.8 Mikro-Ultraschall mit einer hohen Auflösung von 29 Megahertz. Prostatavolumen: 40 ml, rechts apikal medial ein 5,6 mm großes hypodenses Areal (Pfeil). [T1184, T1185]

Standard ist die transrektale Ultraschallbiopsie mit 10–12 Stanzen aus der peripheren Zone der Prostata unter Antibiotikaprophylaxe. Alternativ kann eine MRT-fusionierte Stanzbiopsie durchgeführt werden. Bei einer negativen Stanzbiopsie und weiterhin anhaltendem Verdacht auf ein Prostatakarzinom sollte die Biopsie nach 6 Monaten wiederholt werden und ggf. zuvor ein mpMRT erfolgen.

Weitere Screeningtests bei erhöhtem PSA-Wert sind auf molekularer Ebene der **PCA3-Test** (*prostate cancer antigen 3*) und der **SelectMDx-Test.** PCA3 wird durch das Prostatakarzinom vermehrt exprimiert und wird in einer größeren Menge im Urin-Test nach einer Prostatamassage nachgewiesen. Der SelectMDX-Test ist ebenfalls ein nichtinvasiver Urintest. Er misst die Menge zweier Gene im Urin, die mit aggressivem Prostatakrebs in Verbindung stehen. Um das Risiko eines High-risk-Prostatakarzinoms besser abschätzen zu können, wird das Ergebnis mit klinischen Daten kombiniert. Es wird das Risiko berechnet, zu welchem Prozentsatz in der ersten Prostatastanzbiopsie ein Prostatakarzinom diagnostiziert wird und zu welchem Prozentsatz dieses einen Gleason-Score ≥ 7 aufweist und somit ein behandlungsbedürftiger Prostatakrebs vorliegt. So kann die Anzahl überflüssig durchgeführter Stanzbiopsien gesenkt werden.

CAVE

Erhöhte PSA-Werte können durch Entzündungen, sportliche Aktivitäten und Geschlechtsverkehr hervorgerufen werden.

CAVE

Durch das PSA-Screening werden auch viele Prostatakarzinome entdeckt, die keiner Behandlung bedürfen. Hierüber sollte im Rahmen der Vorsorge aufgeklärt werden.

5.2.5 Staging

Nach S3-Leitlinien sollten Patienten mit der Tumorkategorie cT1 und Low-Risk-Parametern keine bildgebenden Untersuchungen zum Staging (Sonografie, Skelettszintigrafie, CT, PET/CT) erhalten. Ab einem Gleason-Score von ≥ 8 oder einer cT3/4-Kategorie sollte vor einer therapeutischen Maßnahme eine **MRT- oder CT-Untersuchung** der Beckenorgane durchgeführt werden. Bei einem histologisch gesicherten Prostatakarzinom mit einem PSA-Wert von > 10 ng/ml, einem Gleason-Score ≥ 8, einer cT3/4-Kategorie oder Knochenschmerzen sollte zusätzlich eine **Skelettszintigrafie** erfolgen (➤ Abb. 5.9).

In der CT- oder MRT-Untersuchung können vergrößerte Lymphknoten oder Knochenmetastasen dargestellt werden. Oft wird sie in Verbindung mit der **Positronenemissionstomografie** eingesetzt (➤ Abb. 5.10). In der Kombination wird eine hohe diagnostische Aussagekraft erreicht, die der Knochenszintigrafie oder CT-/MRT-Untersuchung alleine überlegen ist. Im Rahmen einer Rezidivdiagnostik nach initial kurativer Therapie kann primär eine PET/CT-Bildgebung mit radioaktiv markierten PSMA-Liganden (prostataspezifisches Membranan-

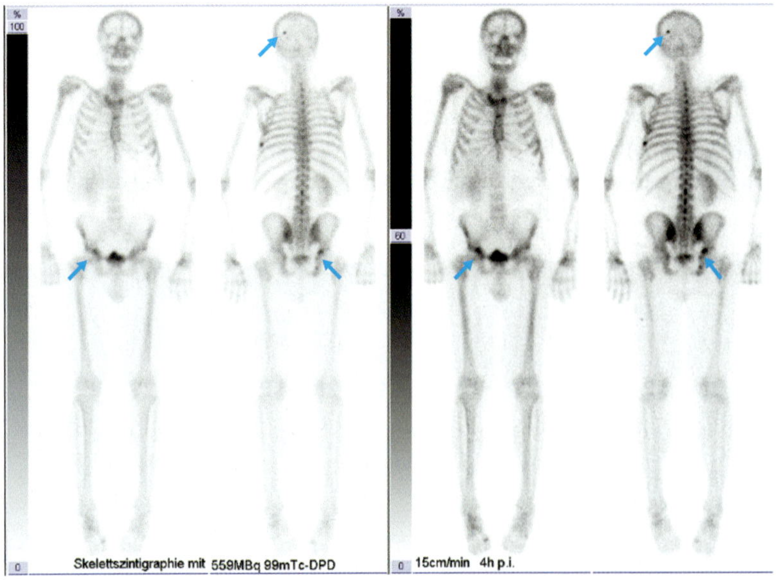

Abb. 5.9 Skelettszintigrafie. Hinweis auf Skelettmetastasen durch Tracerspeicherungen okzipital links sowie im rechtsseitigen Acetabulum (Pfeile). [T1184, T1185]

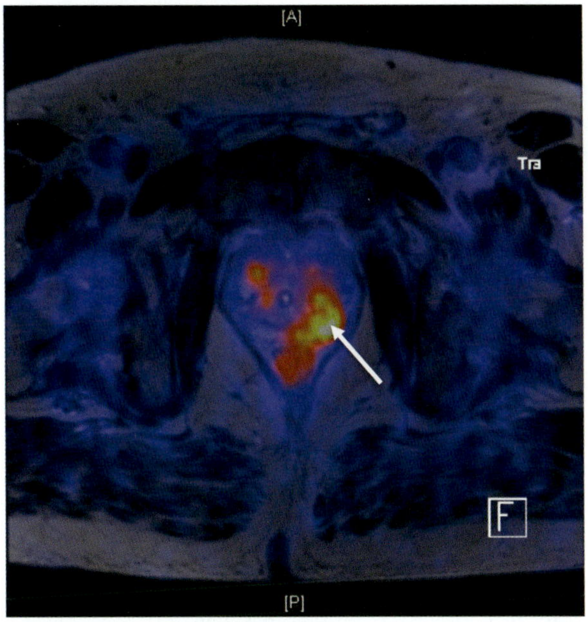

Abb. 5.10 Positronenemissionstomografie in Verbindung mit einer MRT der Prostata (PET/MRT). PI-RADS5-Läsion links peripher im mittleren Organdrittel mit erhöhter PSMA-Expression und langstreckigem Kontakt zur Prostatakapsel (Pfeil). [T1184, T1185]

tigen) zur Beurteilung der Tumorausdehnung erfolgen, falls sich aus dem Befund eine therapeutische Konsequenz ergibt. Die Skelettszintigrafie dient als Screeningmethode für die Detektion von Knochenmetastasen mit einer hohen Sensitivität.

Eine pelvine Lymphadenektomie zu diagnostischen Zwecken liefert eine genaue Aussage bezüglich einer lymphogenen Metastasierung. Insbesondere vor perinealer Prostatektomie oder Brachytherapie ist dieses diagnostische Verfahren sinnvoll, da die pelvinen Lymphknoten hier nicht entfernt oder bestrahlt werden. Bei jeder retropubischen, laparoskopischen oder roboterassistierten radikalen Prostatektomie sollte eine pelvine Lymphadenektomie erfolgen.

5.2.6 Therapie des lokalisierten Prostatakarzinoms

Bei einem lokal begrenzten, klinisch nicht metastasierten Prostatakarzinom sollte der Patient über eine zeitnahe lokale Therapie in kurativer Intention sowie bei einem Niedrigrisikokarzinom über das Konzept der aktiven Überwachung (*active surveillance*) aufgeklärt werden. Es sollten die unerwünschten Wirkungen und Therapiefolgen einer sofortigen lokalen Therapie gegen das Risiko einer nicht rechtzeitigen Behandlung im Falle einer aktiven Überwachung abgewogen werden. Bei einer verkürzten Lebenserwartung von unter 10 Jahren, schweren Begleiterkrankungen oder dem Wunsch des Patienten kann auch eine konservative Therapie (z. B. *watchful waiting*) besprochen werden. Patienten sollten vor einer kurativen Therapie sowohl von einem Urologen als auch von einem

Tab. 5.14 Einschlusskriterien für die *active surveillance*

cT1 oder cT2a
PSA-Wert < 10 ng/ml
Tumor in ≤ 2 Stanzen bzw. Lokalisationen bei leitliniengerechter Entnahme von 10–12 Stanzen ≤ 50 % Karzinomanteil in den Stanzzylindern
Gleason-Score ≤ 6

Radioonkologen über die Vor-und Nachteile der radikalen Prostatektomie und der Strahlentherapie aufgeklärt werden.

Aktive Überwachung (active surveillance)

Die **aktive Überwachung** wird dann gewählt, wenn ein Niedrigrisikokarzinom vorliegt und der Patient die Nebenwirkungen einer kurativen Therapie vermeiden möchte (➤ Tab. 5.14). Sie erfordert eine besonders intensive klinische Überwachung. Bei Fortschreiten der Erkrankung wird eine Therapie in kurativer Intention, wie z. B. die radikale Prostatektomie oder die Bestrahlung, eingeleitet. Im Rahmen der *active surveillance* werden regelmäßige digital-rektale Untersuchungen, PSA-Wert-Kontrollen und Prostatastanzbiopsien durchgeführt.

Anfangs sollte der PSA-Wert vierteljährlich, nach 2 Jahren dann halbjährlich kontrolliert werden. Die digital-rektale Untersuchung sollte halbjährlich erfolgen. Eine erneute Biopsie sollte nach 6 Monaten stattfinden. Bei einem stabilen Krankheitsverlauf kann das Intervall zwischen zwei Re-Biopsien auf 12–18 Monate ausgeweitet werden. Nach 3 Jahren können die Intervalle bei gleichbleibenden Befunden auf 3 Jahre verlängert werden. Die *active surveillance* sollte beendet werden, wenn die Einschlusskriterien (➤ Tab. 5.14) nicht mehr vorliegen oder sich die PSA-Verdopplungszeit auf weniger als 3 Jahre verkürzt. Bei einem Gleason-Score von 7a kann über die Weiterführung der aktiven Überwachung diskutiert werden.

Radikale Prostatektomie

Die **radikale Prostatektomie** sollte Patienten mit einem lokal begrenzten Prostatakarzinom und einer Lebenserwartung von mindestens 10 Jahren angeboten werden. Sie zählt zu den Therapien in kurativer Intention.

Die radikale Prostatektomie beinhaltet die Entfernung der Prostata mit Kapsel, der Samenblasen und der prostatanahen Samenleiteranteile. Anschließend wird der Blasenhals mit dem Harnröhrenstumpf anastomosiert.

Die radikale Prostatektomie kann auf verschiedene Weisen durchgeführt werden. Am häufigsten wird die **offen-chirurgische Variante** angewendet. Sie wird jedoch zunehmend durch die roboterassistierte **laparoskopische transperitoneale** oder **extraperitoneale Technik** abgelöst (➤ Abb. 5.11, ➤ Abb. 5.12). Selten werden das laparoskopische und das

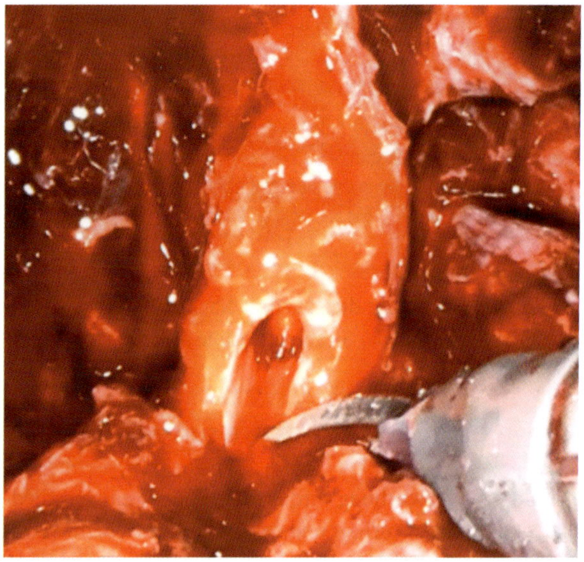

Abb. 5.11 Roboterassistierte radikale Prostatektomie. Absetzung des Prostataapex von der Harnröhre. [T1184, T1185]

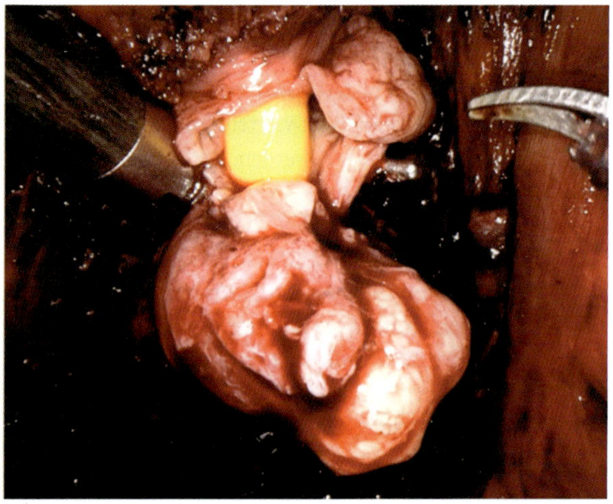

Abb. 5.12 Roboterassistierte radikale Prostatektomie. Blasenhals nach vorsichtiger Dissektion des Mittellappens der Prostata mit einliegendem Dauerkatheter (gelb) [T1184, T1185]

offen-chirurgische perineale Verfahren angewendet. Da bei Letzterem keine Lymphadenektomie durchgeführt werden kann, sollten nur Patienten mit einem Gleason-Score < 7 und einem PSA-Wert < 10 ng/ml auf diese Weise operiert werden.

Die pelvine **Lymphadenektomie** sollte im Rahmen des Stagings bei jeder radikalen Prostatektomie standardmäßig durchgeführt werden (➤ Abb. 5.13). Bei einem Prostatakarzinom im Niedrigrisikobereich (PSA-Wert < 10 ng/ml und Gleason-Score ≤ 6) kann auf eine pelvine Lymphadenektomie verzichtet werden. Wenn möglich, sollte die Prostatektomie unter Schonung der Nn. cavernosi durchgeführt werden. So kann die erektile Funktion weitestgehend erhalten werden. **Hauptnebenwirkungen** nach radikaler Prostatektomie sind die erektile Dysfunktion (zwischen 10 % und 100 %), die Harninkontinenz (5 %) und Anastomosenstrikturen (5 %).

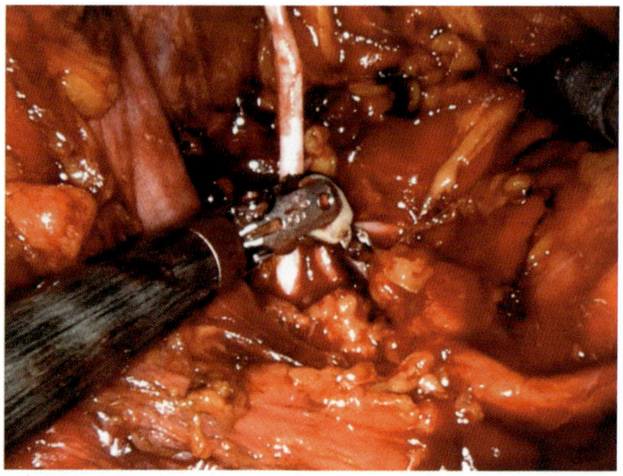

Abb. 5.13 Roboterassistierte radikale Prostatektomie. Pelvine Lymphadenektomie mit sichtbarem N. obturatorius. [T1184, T1185]

Die Ziele einer postoperativen Rehabilitation nach radikaler Prostatektomie bestehen in der Therapie der postoperativen Funktionsstörungen (z. B. der Harninkontinenz und erektilen Dysfunktion), in der Wiederherstellung der physischen und psychischen Leistungsfähigkeit sowie in der Wiederbefähigung zur Teilhabe am normalen gesellschaftlichen Leben und am Berufsleben.

In der **Nachsorge** nach radikaler Prostatektomie sollte der PSA-Wert regelmäßig alle 3 Monate mit Beginn 6 Wochen postoperativ bestimmt werden.

Bei einem positiven Lymphknotenstatus (pN1) ist die **Strahlentherapie** eine lokale Behandlungsoption. Zur systemischen Therapie steht alternativ die sofortige oder verzögerte **hormonablative Therapie** zur Verfügung. Bei der Wahl einer Radiatio der pelvinen Lymphabflusswege sollte diese zusammen mit einer hormonablativen Therapie von mindestens 2 Jahren durchgeführt werden.

Bei einem negativen Lymphknotenstatus sollte auch bei Risikofaktoren für die Ausbildung eines Rezidivs, wie z. B. einem Gleason-Score > 8 oder einem R1-Status, **keine** adjuvante Hormontherapie begonnen werden.

Bei einem positiven Schnittrand (R1) kann eine **adjuvante Strahlentherapie** erwogen werden. Alternativ kann auch erst ein PSA-Wert-Progress (biochemisches Rezidiv) abgewartet werden. Neuen radioonkologischen Studien zufolge sollte eine Bestrahlung erst bei einem erneuten PSA-Wert-Anstieg als frühe perkutane Salvage-Radiatio mit mind. 66 Gray (Gy) durchgeführt werden. So können eine Übertherapie und die damit verbundenen Nebenwirkungen einer Radiotherapie verhindert werden.

Das **biochemische Rezidiv** nach radikaler Prostatektomie ist definiert als ein in mindestens zwei Messungen bestätigter PSA-Wert auf > 0,2 ng/ml. Ursächlich für den PSA-Wert-Anstieg können ein Lokalrezidiv oder Fernmetastasen sein. Wünscht der Patient eine Therapie, so kann zur Diagnostik ein PSMA-PET/CT durchgeführt werden.

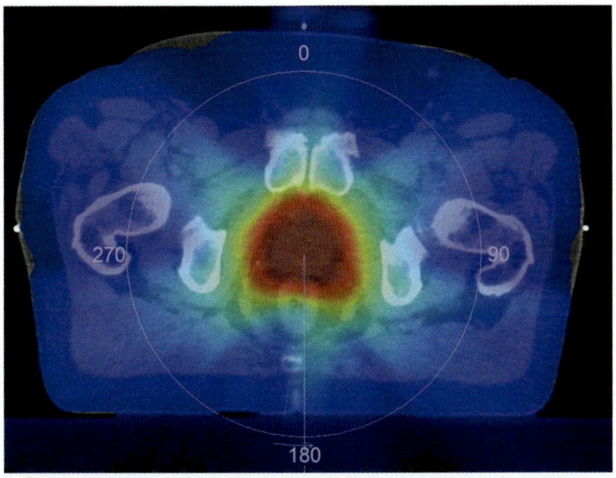

Abb. 5.14 Primäre Radiotherapie eines Prostatakarzinoms. VMAT (*volumetric modulated arc therapy*) intensitätsmodulierter Radiotherapie-Plan eines Zielvolumens der erweiterten Prostata- und Samenblasenregion bei primärer Radiotherapie eines Prostatakarzinoms. Hier dargestellt sind die farbkodierten Isodosen (rot = 100 % der geplanten Dosis [78 Gy]). [T1184, T1185]

Strahlentherapie

Die Strahlentherapie ist bei organbegrenztem oder lokal fortgeschrittenem Prostatakarzinom eine Alternative zur radikalen Prostatektomie zur Behandlung in kurativer Intention (➤ Abb. 5.14). Die Lebenserwartung sollte auch hier mindestens 10 Jahre betragen. Nach dreidimensionaler Planung im CT wird eine Mehrfelderbestrahlung der Prostata mit einer Gesamtdosis von 74–80 Gy durchgeführt. Bei einem mittleren oder hohen Risikoprofil nach D'Amico sollte eine adjuvante Hormontherapie über 6–24 Monate mit Beginn 2 Monate vor der Bestrahlung erfolgen. Bei niedrigem Risikoprofil nach D'Amico besteht keine Indikation für eine adjuvante Hormontherapie. Bei einem mittleren Risiko nach D'Amico ist der Einsatz einer adjuvanten Hormontherapie empfohlen; sie sollte jedoch nicht länger als 6 Monate andauern.

Die Brachytherapie mit Implantation von radioaktiven Iod- und Palladium-Seeds in die Prostata ist eine primäre Therapieoption zur Therapie des lokal begrenzten Prostatakarzinoms mit niedrigem Risikoprofil.

Zu den **Nebenwirkungen** der Strahlentherapie zählen Miktionsbeschwerden, wie z. B. obstruktive Miktionsbeschwerden, Harnröhrenstrikturen, Makrohämaturien durch hämorrhagische Zystitiden, Harnblasenfisteln und Schrumpfblasen. Außerdem kann es zur Entstehung von Darmfisteln, Darmverschlüssen oder einer Proktitis kommen. Eine Impotenz entsteht mit zeitlicher Verzögerung.

Ein **biochemisches Rezidiv** nach alleiniger Strahlentherapie ist gekennzeichnet als ein in mindestens zwei Messungen bestätigter PSA-Wert-Anstieg von > 2 ng/ml über den postinterventionellen PSA-Nadir. Bei einem biochemischen Rezidiv nach primärer Strahlentherapie oder Brachytherapie ist die **Salvageprostatektomie** eine Therapieoption, wenn die PSA-Progression nicht durch eine Metastasierung bedingt ist. Diese kann im Rahmen einer Staginguntersuchung ausgeschlossen werden. Die funktionellen Ergebnisse in Bezug auf Potenz und Kontinenz sind deutlich schlechter als bei der primären Operation. Bevor eine Salvageprostatektomie durchgeführt wird, sollte die Prostata zur histologischen Rezidivsicherung erneut biopsiert werden. Ein PSMA-PET/CT sollte erfolgen, um Metastasen auszuschließen.

Konservative Therapie

Wenn die Entscheidung gegen eine Therapie in kurativer Intention getroffen wird, sollte der Patient über die Möglichkeit einer **konservativen Therapie** mit symptomabhängigen palliativen Behandlungsmöglichkeiten (*watchful waiting*) und über den zeitnahen Beginn einer **hormonablativen Therapie** aufgeklärt werden. Bei der Aufklärung sollte besonderes Augenmerk auf den palliativen Charakter der konservativen Therapie gelegt werden. Außerdem sollten die **Nebenwirkungen** einer hormonablativen Therapie erläutert werden. Hierzu zählen zum Beispiel Hitzewallungen, verminderte Erektionsfähigkeit, Gynäkomastie, Osteoporose und eine Erhöhung des kardiovaskulären Risikos. Falls sich der Patient gegen eine hormonablative Therapie entscheidet, sollte eine symptomatische Behandlung bei progredienter Tumorerkrankung erfolgen.

5.2.7 Therapie des metastasierten Prostatakarzinoms

Hormonsensitives Prostatakarzinom

Für die Therapie des metastasierten Prostatakarzinoms kommt im **hormonsensitiven Stadium** eine **antiandrogene Therapie** infrage. Zur Verfügung stehen hier die Therapie mit nichtsteroidalen Androgenrezeptorantagonisten (z. B. Bicalutamid), GnRH-Analoga (z. B. Goserelin, Leuprorelinacetat), GnRH-Antagonisten (z. B. Abarelix oder Degarelix) oder die beidseitige subkapsuläre oder radikale Orchiektomie.

LEITLINIEN

Nach S3-Leitlinie wird die antiandrogene Therapie generell empfohlen bei einer PSA-Verdopplungszeit unter 3 Monaten, bei symptomatischer lokaler Progression, bei nachgewiesener Fernmetastasierung, im Rahmen einer Salvage-Strahlentherapie oder bei ausgeprägtem Lymphknotenbefall nach radikaler Prostatektomie.

Die Aufklärung über eine Androgendeprivation sollte den palliativen Charakter der Therapie, den Einfluss auf die Lebensqualität sowie die unerwünschten Nebenwirkungen beinhalten. Hierzu zählen zum Beispiel Hitzewallungen, verminderte Erektionsfähigkeit, Gynäkomastie, Osteoporose und eine Erhöhung des kardiovaskulären Risikos. Zur Vermeidung einer Gynäkomastie können die Brustdrüsen vor Beginn der Therapie prophylaktisch mit 12–18 Gray bestrahlt werden. Patienten unter langanhaltender Androgenblockade sollten zur Vermeidung einer Osteoporose prophylaktisch Vitamin D und Kalzium einnehmen. Eine kontinuierliche Androgendeprivation sollte durchgeführt werden, wenn der PSA-Wert nach spätestens 7 Monaten nicht unter 4 ng/ml abgefallen ist. Bei Abfall des PSA-Werts unter 4 ng/ml kann alternativ eine **intermittierende Hormontherapie** angeboten werden. Das Ziel der intermittierenden Hormonblockade ist eine Senkung der Nebenwirkungsrate.

LEITLINIEN

Patienten in einem gutem Allgemeinzustand (ECOG 0–1) mit metastasiertem, hormonsensitiven Prostatakarzinom sollte nach S3-Leitlinie zusätzlich zur Androgendeprivation eine **Chemotherapie mit Docetaxel** oder eine ergänzende antihormonelle Therapie mit **Abiraterone** plus Prednison empfohlen werden.

Seit dem Jahr 2020 ist auch das Medikament Apalutamid, ein neuartiger Androgenrezeptorinhibitor, zur Erweiterung der Androgendeprivationstherapie zugelassen.

Kastrationsresistentes Prostatakarzinom

DEFINITION

Ein **kastrationsresistentes Prostatakarzinom** liegt dann vor, wenn sich trotz des Erreichens einer Testosteronsuppression bis auf das Kastrationsniveau steigende PSA-Werte oder ein Krankheitsprogress unter konsequent durchgeführter antiandrogener Therapie zeigen. Nach EAU-Leitlinie ist die Kastrationsresistenz definiert über einen Serumtestosteronwert < 50 ng/dl bei gleichzeitiger biochemischer (drei aufeinanderfolgende PSA-Anstiege mit einwöchigem Abstand und ein PSA-Spiegel > 2 ng/ml) oder radiologischer Progression (➤ Abb. 5.15, ➤ Abb. 5.16).

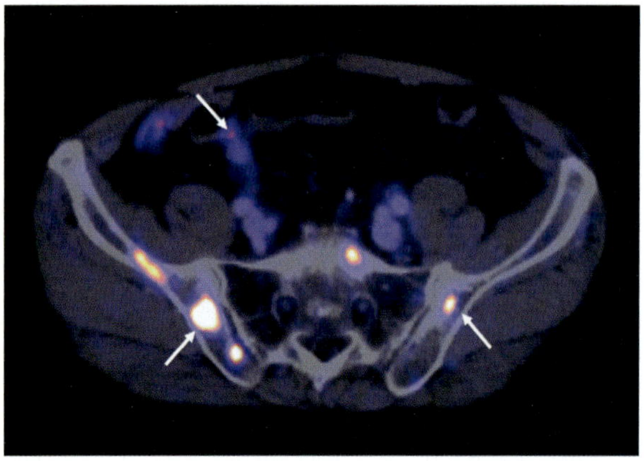

Abb. 5.15 PSMA-PET/CT bei metastasiertem Prostatakarzinom. Disseminierte ossäre Metastasen im Beckenskelett beidseits mit intensiver PSMA-Expression sowie PSMA-exprimierende Lymphknotenmetastasen rechts iliakal intern (Pfeile). [T1184, T1185]

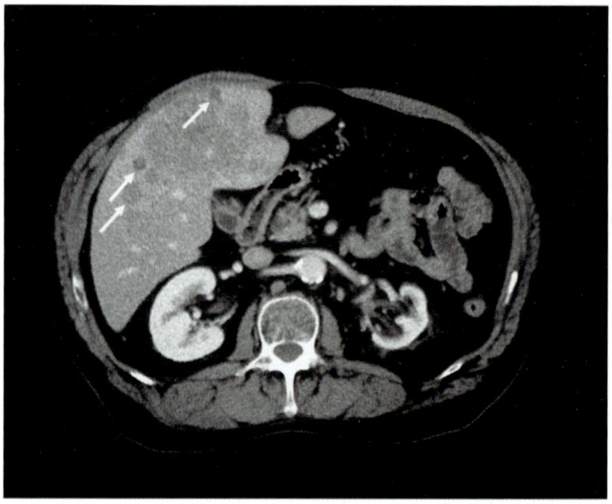

Abb. 5.16 Ganzkörper-CT bei metastasiertem Prostatakarzinom. Disseminierte hepatische Metastasierung in mehreren Lebersegmenten (Pfeile). [T1184, T1185]

Zur Sicherung der Diagnose sollte bei Patienten mit progredienter Erkrankung unter chirurgischer oder medikamentöser Kastrationstherapie der Serumtestosteronspiegel kontrolliert werden.

Patienten mit einem kastrationsresistenten Prostatakarzinom sollten darüber aufgeklärt werden, dass eine Heilung in diesem Stadium nicht erreicht werden kann. Bei einer kastrationsresistenten asymptomatischen oder gering symptomatischen, progredienten Erkrankung ohne bildgebenden Nachweis von Metastasen sollte nach S3-Leitlinien ein abwartendes Vorgehen unter Weiterführung der Androgendeprivation angeboten werden. Bei progredienter metastasierter Erkrankung unter Androgendeprivation kann eine Umstellung der Behandlung erfolgen. Hier kommen eine Behandlung mit **Abiraterone** (in Kombination mit Prednison), **Enzalutamid** oder eine **Chemotherapie mit Docetaxel** infrage. Abiraterone hemmt die Testosteron-Biosynthese über eine Inhibition des Enzyms Steroid-17α-Hydroxylase (Cytochrom P450 17). Enzalutamid ist ein Androgenrezeptorantagonist, der zudem die Translokation des Androgenrezeptors in den Zellkern verhindert. Abiraterone oder Enzalutamid sollten als Erstlinientherapie bei Patienten mit metastasierter, kastrationsresistenter asymptomatischer oder symptomatischer progredienter Erkrankung angeboten werden. Eine Chemotherapie mit Docetaxel sollte bei symptomatischer progredienter Erkrankung eingesetzt werden. Bei symptomatischer ossärer Metastasierung ohne Nachweis extraossärer Metastasen kann Radium-223 als Erstlinientherapie angeboten werden. Die Androgendeprivationstherapie sollte stets weitergeführt werden, da sie den Progress verlangsamt.

Bei Progress der Erkrankung unter oder nach Chemotherapie mit Docetaxel kann eine Chemotherapie mit Cabazitaxel begonnen werden. Nach Ausschöpfen der empfohlenen Therapieoptionen bei kastrationsresistenter, progredienter Erkrankung kann ein Therapieversuch mit Lutetium-177-PSMA (PSMA-Ligandentherapie) nach Empfehlung einer interdisziplinären Tumorkonferenz eingeleitet werden.

Aktuell zeichnet sich eine weitere Therapieentwicklung hin zur personalisierten Behandlung ab. Seit dem vierten Quartal 2020 steht mit dem PARP-Inhibitor (Poly-ADP-Ribose-Polymerase-Inhibitor) Olaparib ein Medikament zur Verfügung, welches in der Behandlung von BRCA1/2-Mutationsträgern (***Br**east **Ca**ncer 1/2, early-onset*) zugelassen ist. Durch eine Hemmung des DNA-Reparaturenzyms Poly-ADP-Ribose-Polymerase wird die Reparatur von DNA-Schäden in Krebszellen verhindert. Bei Männern mit metastasiertem kastrationsresistenten Prostatakrebs war die Therapie mit Olaparib innerhalb von Studien mit einem längeren progressionsfreien Überleben und besseren Ansprechraten verbunden als eine Therapie mit Enzalutamid oder Abiraterone, wenn die Patienten eine Mutation in den BRCA1/2-Genen aufwiesen. Vor der Behandlung mit Olaparib muss daher der BRCA1/2-Mutationsstatus des Tumorgewebes erhoben werden.

Therapie ossärer Metastasen

Zur Prävention von Komplikationen durch **Knochenmetastasen** im kastrationsresistenten Stadium sollten der monoklonale Antikörper Denosumab oder das Bisphosphonat Zoledronsäure eingesetzt werden. Eine Therapie mit Vitamin D und Kalzium wird ebenfalls empfohlen. Vor Gabe von Bisphosphonaten oder Denosumab muss eine zahnärztliche Untersuchung zur Erhebung des Zahnstatus erfolgen, da unter dieser Therapie bei Vorschädigung im Bereich des Kieferknochens Osteonekrosen des Kiefers auftreten können. Zur Prävention von Komplikationen bei Knochenmetastasen im hormonsensitiven Stadium sollten Bisphosphonate nicht eingesetzt werden. Bei symptomatischen lokalisierten Knochenmetastasen, Frakturgefährdung, bei spinaler Kompression oder nach operativer Stabilisierung kann eine Radiatio in palliativer Intention durchgeführt werden. Bei multiplen Knochenmetastasen im kastrationsresistenten Stadium können zur Schmerztherapie Radionuklide eingesetzt werden. Die Therapie mit Radium-223 führt bei Patienten in gutem Allgemeinzustand ohne Nachweis viszeraler Metastasen zu einer Verlängerung der Überlebenszeit.

CAVE

Vor Gabe von Bisphosphonaten oder Denosumab muss eine zahnärztliche Untersuchung zur Erhebung des Zahnstatus erfolgen.

5.2.8 Ausblick

Derzeit werden bei Patienten im metastasierten kastrationsresistenten Stadium des Prostatakarzinoms neue Therapiekonzepte erprobt. Bei einem Progress unter alleiniger Hormonentzugstherapie oder bei Progress unter Hormonentzugstherapie und Abiraterone/Enzalutamid wird eine orale Docetaxel-Chemotherapie im Rahmen von Studien gegen die geläufige intravenöse Docetaxel-Chemotherapie getestet. Sollte sich hier eine Gleichwertigkeit zeigen, könnte das orale Präparat in Zukunft auf dem Markt zur Verfügung stehen. Außerdem wird der Einsatz von Immuntherapeutika, vor allem Checkpoint-Inhibitoren, zur Behandlung des kastrationsresistenten metastasierten Prostatakarzinoms in Studien evaluiert. Die Patienten müssen hierfür einen Progress nach Abiraterone oder Enzalutamid und/oder nach Docetaxel-Chemotherapie aufzeigen. Hier werden die PD-L1-Inhibitoren (*Programmed death-ligand 1*) Pembrolizumab und Nivolumab sowie der CTLA-4-Antikörper (*Cytotoxic T-lymphocyte-associated Protein 4*) Ipilimumab eingesetzt.

Des Weiteren wird derzeit ein Antrag auf Zulassung eines oralen LHRH-Antagonisten zur Behandlung von Männern mit fortgeschrittenem Prostatakarzinom eingereicht. Bisher ist nur die subkutane Applikation eines LHRH-Antagonisten, z. B. alle 3 Monate, zugelassen. Eine tägliche orale Einnahme hätte zum Vorteil, dass die Therapie bei Nebenwirkungen schneller abgebrochen werden kann.

5.3 Malignes Melanom

Thomas Eigentler

Kernaussagen

- Hautkrebse sind die häufigsten Krebsarten bei älteren Männern.
- Hautkrebs umfasst zwei Haupttypen von Tumoren, das kutane Melanom und die epithelialen Tumoren, die gemeinhin als *„Non-melanom-skin-cancer"* (NMSC) bezeichnet werden.
- Vorsorgeuntersuchungen ermöglichen eine frühzeitige Diagnose.
- Die Exzision ist in der Mehrzahl der Fälle die Therapie der Wahl.
- Die kumulative und eine hohe intermittierende UV-Exposition sind die Hauptursache für Hautkrebs.

Der weltweite Anstieg der Inzidenz von Hautkrebs während der letzten zwei Jahrzehnte hat „epidemische" Ausmaße erreicht, was auf die lange, lebenslange Sonnenexposition einer zunehmend alternden Bevölkerung zurückzuführen ist (Garbe et al. 2021). Hautkrebs trägt wesentlich zur Gesamtbelastung durch Hauterkrankungen in der älteren Bevölkerung bei und bestimmt erheblich die Morbidität, Mortalität und gesundheitsbezogene Kosten (Chu et al. 2020).

Hautkrebs umfasst zwei Haupttypen von Tumoren, das **kutane Melanom** und die **epithelialen Tumoren,** die gemeinhin als *„Non-melanom-skin-cancer"* **(NMSC)** definiert werden und ein heterogenes klinisches Spektrum in Bezug auf Morbidität und Mortalität umfassen. Mehrere Tumorarten fallen in die Kategorie der NMSC; das Basalzellkarzinom und das kutane Plattenepithelkarzinom sind aus epidemiologischer und klinischer Sicht die entscheidenden. NMSC weisen die höchste Inzidenz aller Krebsarten auf (Garbe et al. 2021).

5.3.1 Basalzellkarzinom

Epidemiologie und Risikofaktoren

Das Basalzellkarzinom (BCC) ist das häufigste NMSC in der kaukasischen Bevölkerung und macht etwa 80 % aller Hautkrebsarten aus. Die Inzidenz des BCC nimmt weiter zu und hat in den letzten Jahrzehnten um bis zu 10 % zugenommen. Kaukasische Personen im hohen (65–79 Jahre) bis sehr hohen Alter (>80 Jahre) stellen die demografische Untergruppe mit dem höchsten Anstieg der BCC-Inzidenzraten dar (Garbe et al. 2021). Sowohl genetische als auch Umweltfaktoren können Patienten für die Entwicklung von BCC prädisponieren. Zu den bekannten Risikofaktoren gehören männliches Geschlecht, Alter, ionisierende Strahlung, Immunsuppression, heller Hauttyp (Fitzpatrick I oder II), chronische Arseneinnahme und eine positive Familienanamnese (Kim et al. 2019).

Klinik und Diagnostik

BCCs sind klinisch langsam wachsende Hauttumoren, die sich durch eine lokale Gewebeinvasion und eine sehr geringe Rate der Metastasierung (< 0,05 %) auszeichnen. Dennoch können BCC schleichend in die darunter liegenden Strukturen infiltrieren und lokale Gewebezerstörung, funktionelle Beeinträchtigung und Mutilationen verursachen (Kim et al. 2019).

BCCs imponieren als kleine erythematöse und/oder verkrustete Flecken oder Knötchen, die in sonnenexponierten Bereichen lokalisiert sind (➤ Abb. 5.17). Die Früherkennung und Diagnose durch Dermatologen mithilfe nichtinvasiver Techniken (Dermatoskopie) gelten als Schlüsselelemente für eine angemessene Behandlung des BCC (➤ Abb. 5.18).

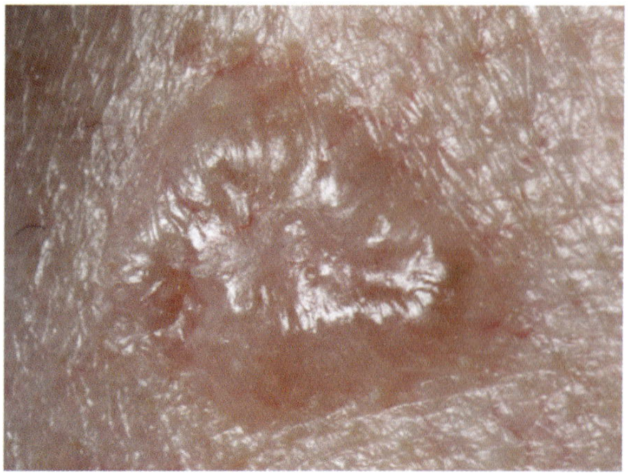

Abb. 5.17 Noduläres Basalzellkarzinom an der rechten Wange. Typischer Randwall sowie arborisierende Gefäße. [T1186]

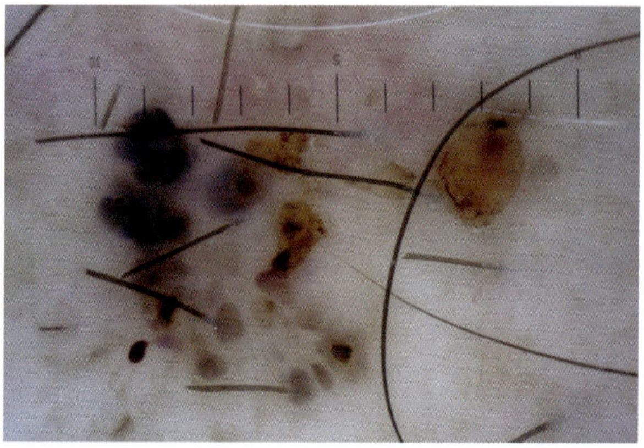

Abb. 5.18 Auflichtmikroskopischer Befund eines superfiziellen Basalzellkarzinoms mit typischen ovoiden Strukturen (links) [T1186]

Klinisches Management

Das BCC kann mit einem breiten Spektrum von Behandlungsoptionen versorgt werden, wobei sowohl chirurgische als auch nichtchirurgische (medizinische oder physische) Optionen zum Einsatz kommen. Die Behandlung zielt auf die **vollständige Entfernung des Primärtumors** bei maximaler Schonung des umgebenden Gewebes, wodurch das beste funktionelle und kosmetische Ergebnis erzielt wird (Kim et al. 2019). Die Wahl der am besten geeigneten Behandlung hängt von den Merkmalen der Primärläsion sowie von den spezifischen Faktoren des Patienten ab. Die Behandlungsmodalitäten umfassen chirurgische (Kürettage, konventionelle Exzision, mikrographisch-kontrollierte Chirurgie), strahlentherapeutische und physikalische Behandlungen (Laserablation, Kryochirurgie, photodynamische Therapie), medikamentös-topische (Imiquimod, 5-Fluorouracil) und bei nichtresektablen oder gar metastasierten BCCs systemische Therapien (Vismodegib, Sonidegib) (Kim et al. 2019; Midgen et al. 2021).

5.3.2 Kutanes Plattenepithelkarzinom

Epidemiologie und Risikofaktoren

EVIDENZ

Das kutane Plattenepithelkarzinom (cSCC) ist ein typischer Tumor älterer Männer. Invasive cSCC machen etwa 20 % der NMSC aus und entwickeln sich de novo auf chronisch sonnenexponierter Haut (➤ Abb. 5.19) oder aus Vorläuferläsionen (Morbus Bowen oder aktinischen Keratose). Fast 90 % der Fälle sind im Kopf- und Halsbereich lokalisiert (➤ Abb. 5.20). Studien aus verschiedenen westlichen Industrienationen berichteten über einen dramatischen Anstieg (50–200 %) der Inzidenzraten von cSCC während der letzten drei Jahrzehnte, was eine Zunahme der kumulativen UV-Exposition und eine alternde Bevölkerung widerspiegelt (Que et al. 2018).

Weitere prädisponierende Faktoren sind die Exposition gegenüber ionisierender Strahlung, toxischen Chemikalien (Ar-

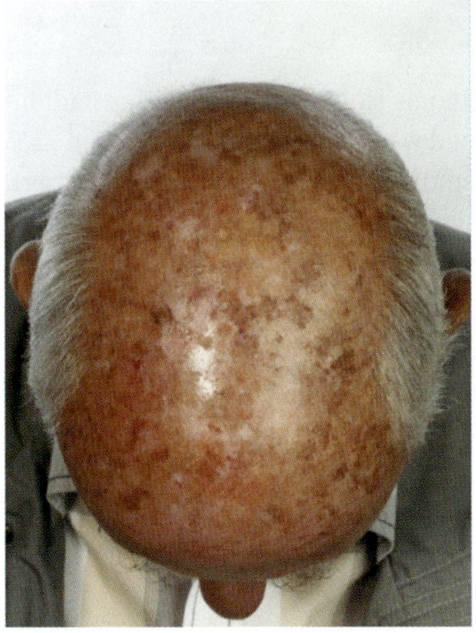

Abb. 5.19 Feldkanzerisierung im Bereich des nicht behaarten Capillitiums bei einem älteren Patienten [T1186]

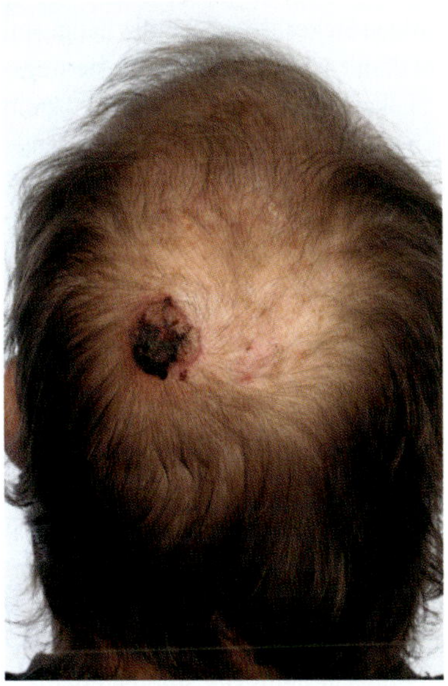

Abb. 5.20 Plattenepithelkarzinom der Haut in tempero-okzipitaler Lokalisation. Typische kraterförmiger Konfiguration. [T1186]

sensäure, polyzyklische Kohlenwasserstoffe) und sehr lang anhaltenden Inflammation in Verbindung mit chronischen Wunden, Radiodermitis, alten Verbrennungen und Narben. Eine Immunsuppression, wie sie bei Organtransplantempfängern oder Patienten mit hämatologischer Grunderkrankung (z. B. chronisch lymphatische Leukämie) auftritt, ist ein weiterer Risikofaktor für die Entwicklung und einen ungünstigen Verlauf von cSCC (Que et al. 2018).

Im Gegensatz zum BCC kann ein invasives cSCC **metastasieren.** Das Risiko einer Metastasierung variiert zwischen 3 % und 20 % in speziellen Patientenuntergruppen. Bei Metastasierung sind in fast 85 % der Fälle lokoregionale Lymphknoten betroffen, gefolgt von Fernmetastasen im viszeralen Bereich (Lunge, Knochen, Leber, Gehirn) (Que et al. 2018).

Hochrisikotumoren umfassen Tumoren mit aggressiver Biologie, die ein signifikantes Risiko für ein Lokalrezidiv und für eine regionale und Fernmetastasierung aufweisen. Zu den Hochrisikomerkmalen des cSCC gehören Merkmale wie eine horizontale Tumorgröße > 2 cm, eine vertikale Infiltrationstiefe > 4 mm, die Lokalisation an Lippe und Ohr, wenig differenzierte Histologie, histologischer Typ (spindelzellig, desmoplastisch, akantholytisch), perineurale oder lymphovaskuläre Invasion (Motaparthi et al. 2017).

Klinisches Management

Wie beim BCC stellt die **vollständige chirurgische Exzision mit histopathologischer Kontrolle** der Exzisionsränder den Goldstandard der Behandlung des primär invasiven cSCC dar. Die chirurgische Standardentfernung und die mikrografische Chirurgie bestimmen in mehr als 90 % der Fälle eine optimale Krankheitskontrolle bei gleichzeitiger Erhaltung der normalen Gewebefunktion und adäquater kosmetischer Ergebnisse. Fortgeschrittene cSCCs, die durch patientenbedingte Faktoren oder lokal fortgeschrittene Befunde definiert sind, können mittels Strahlentherapie behandelt werden, entweder als elektive oder als adjuvante Behandlungsoption. Im Stadium der lokal fortgeschrittenen oder metastasierten cSCC hat sich die Systemtherapie mit PD-1-Antikörpern (Cemipilimab) etabliert. Diese Therapie ist retrospektiven Auswertungen zu Cetuximab und Platinbasierten Chemotherapien überlegen (Bander et al. 2019; Gellrich et al. 2019).

5.3.3 Kutanes Melanom

Risikofaktoren

In den letzten Jahrzehnten verzeichnete die globale Entwicklung des Melanoms einen kontinuierlichen Anstieg der Inzidenzraten bei stabilen Mortalitätsraten (Garbe et al. 2021). Als wichtiger prädisponierender Faktor in der Genese des Melanoms wird eine hohe intermittierende UV-Exposition gerade im Kindes- und Jugendalter angenommen. Zusammen mit dem männlichen Geschlecht ist auch ein zunehmendes Alter einer der relevanten Faktoren für die Entstehung des Melanoms (Schadendorf et al. 2018).

CAVE

Informationskampagnen zur Früherkennung und Sekundärprävention sind in der älteren und männlichen Bevölkerung aufgrund von Schwierigkeiten bei der Selbstuntersuchung der Haut und geringem Krankheitsbewusstsein nur eingeschränkt umsetzbar. Eine verzögerte Diagnose führt häufig zu Primärtumoren in fortgeschrittenen Stadien, mit dicken und ulzerierten Läsionen und folglich schlechterer klinischer Prognose.

Einteilung

Ende der 1960er-Jahre des letzten Jahrhunderts wurden von **Clark und Mitarbeitern** Kriterien für die Unterscheidung verschiedener klinisch-histologischer Subtypen des Melanoms entwickelt und in der Folgezeit **vier Haupttypen** herausgestellt:

- Das superfiziell spreitende Melanom (➤ Abb. 5.21)
- Das noduläre Melanom
- Das Lentigo-maligna-Melanom (➤ Abb. 5.22)
- Das akral-lentiginöse Melanom

Die Einteilung nach Clark ist vor allem aus didaktischen Gründen zur klinischen und histopathologischen Unterscheidung verschiedener Melanomvarianten nützlich. Prognostisch besitzt sie keine Relevanz. Es wird geschätzt, dass sich rund zwei Drittel der Melanome de novo entwickeln und die anderen auf präexistenten melanozytären Nävi entstehen. Neuere Klassifikationen berücksichtigen weitere ätiologische Faktoren, wie die Sonnenexposition, Mutationssignaturen, die anatomische Lokalisation und die Epidemiologie bestimmen (Elder et al. 2019).

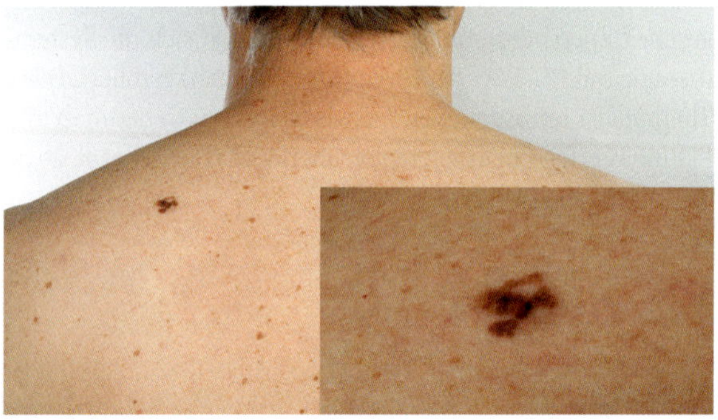

Abb. 5.21 Lentigo-maligna-Melanom in sonnenexponierter Lokalisation [T1186]

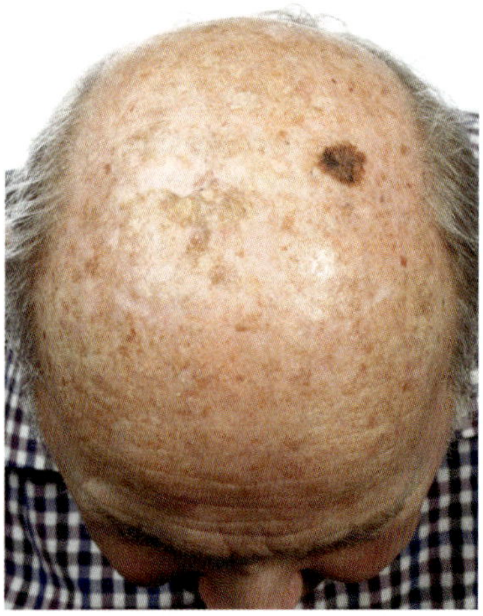

Abb. 5.22 Superfiziell spreitendes Melanom am Rücken [T1186]

Prognose

Die Prognose des Melanoms ist eng mit dem Tumorstadium assoziiert. In Deutschland werden 90 % der Männer und 93 % der Frauen initial im Stadium des Primärtumors diagnostiziert. Der entscheidende prognostische Faktor ist die vertikale **Tumordicke nach Breslow** am histologischen Präparat und das Vorhandensein einer Ulzeration (Garbe et al. 2019).

In etwa 70 % der Patienten, bei denen eine Metastasierung auftritt, erfolgt diese primär lymphogen, wobei etwa 50 % der Patienten mit Metastasen der regionären Lymphknoten und 20 % mit Satelliten-und/oder Intransitmetastasen auffallen. 30 % der Patienten metastasieren primär in Fernorgane (Garbe et al. 2019).

Klinisches Management

Die **Exzision des Primärtumors** stellt die Therapie der Wahl dar. Die Wahl des endgültigen Sicherheitsabstandes hängt von der Tumordicke und dem damit assoziierten Metastasierungsrisikos ab. In besonderen Lokalisationen (Akren, Gesicht) kann abweichend zu diesen Empfehlungen eine gewebsschonende Operation mit mikrografischer Chirurgie vorgenommen werden. Die **Wächterlymphknotenbiopsie** sollte dabei ab einer vertikalen Tumordicke von 1,0 mm nach Breslow durchgeführt werden. Bei Vorliegen etwaiger weiterer ungünstiger Prognoseparameter (Clark-Level IV/V; Ulzeration; hohe Mitoserate) kann auch bei geringeren Tumordicken eine Wächterlymphknotenbiopsie in Betracht gezogen werden. Therapeutisch könnten Patienten mit positiven Wächterlymphknoten einer **adjuvanten Therapie** sowie einem engmaschigem Nachsorgekonzept zugeführt werden. In der Vergangenheit wurden Patienten mit einem positiven Wächterlymphknoten anschließend einer **kompletten Lymphknotendissektion** unterzogen. Diese Praxis wurde jedoch durch die Ergebnisse der DECOG- und MSLT-II-Studien in Frage gestellt. Die Studien ergaben, dass eine komplette Lymphknotendissektion die Rate der regionalen Kontrolle erhöht und das krankheitsfreie Überleben leicht verbessert, aber das melanomspezifische Überleben nicht beeinflusst (S3-Leitlinie zur Diagnostik, Therapie und Nachsorge des Melanoms, 2020).

Die Therapie in der adjuvanten Situation (Stadium III, z. B. nach Exstirpation von Lymphknotenmetastasen) basiert auf einer zielgerichteten Therapie mit **BRAF- und MEK-Inhibitoren** oder einer **anti-PD-1-gerichteten Therapie.** Beide Optionen verlängern das progressionsfreie Überleben und auch das Gesamtüberleben (S3-Leitlinie zur Diagnostik, Therapie und Nachsorge des Melanoms, 2020).

Im **metastasierten Stadium** führen zielgerichtete Therapien bei der Mehrheit der BRAF-mutierten Patienten (ca. 40–50 % aller Patienten) zu einem schnellen Ansprechen, jedoch entwickelt die Mehrzahl dieser Patienten mittelfristig eine Resistenz. Im Gegensatz dazu führen Checkpoint-Inhibitoren (anti-PD-1: Nivolumab, Pembrolizumab; anti-CTLA-4: Ipilimumab), bei 40–55 % der Patienten zu einem objektiven Ansprechen (als Monotherapie [anti-PD-1] oder in Kombination [anti-PD-1+anti-CTLA-4]), welches möglicherweise eine langfristige Tumorkontrolle induziert (S3-Leitlinie zur Diagnostik, Therapie und Nachsorge des Melanoms, 2020; Larkin et al. 2019).

5.4 Lungenkarzinom

Jürgen Hetzel, Maik Häntschel

Kernaussagen

- Das Lungenkarzinom ist in Deutschland bei Männern wie auch bei Frauen die häufigste Krebstodesursache.
- Aufgrund des unterschiedlichen Risikoprofils erkranken Männer häufiger am Lungenkarzinom als Frauen.
- Die Suszeptibilität, an einem Lungenkarzinom zu erkranken, ist jedoch bei rauchenden wie auch bei nichtrauchenden Frauen höher als bei Männern.
- Da es keine charakteristischen Symptome gibt, werden Lungenkarzinome zumeist erst in fortgeschrittenen Stadien diagnostiziert.
- Häufig kommen multimodale Therapiekonzepte zum Einsatz.
- Zielgerichtete Therapien und die Immuntherapie haben die Therapie des Lungenkarzinoms wesentlich verbessert. Ihr Einsatz ist zumeist an den Nachweis bestimmter molekulargenetischer Marker gebunden.

Vorbemerkung

Die Aufnahme des Lungenkarzinoms in ein Buch über Männergesundheit erscheint zunächst offensichtlich. Das Lungenkarzinom kommt bei Männern wesentlich häufiger vor als bei Frauen. Auf den zweiten Blick jedoch ist dies nicht mehr so einleuchtend. Zwar unterscheidet sich die Inzidenz des Lungenkarzinoms zwischen Männern und Frauen, jedoch wird dieser Abstand zunehmend geringer (Serke, Stanzel & Westhoff, 2013). Im Wesentlichen ist dieser abnehmende Unterschied durch den Angleich des Rauchverhaltens von Männern und Frauen zu erklären. Dabei ist jedoch zu beachten, dass bei gleichem Rauchverhalten das Risiko, ein Lungenkarzinom zu entwickeln, bei Frauen höher als bei Männern ist (Risch et al. 1993). Des Weiteren gibt es Hinweise, dass nichtrauchende Frauen eine höhere Suszeptibilität für das Lungenkarzinom aufweisen als nichtrauchende Männer (Serke et al. 2013; Sun, Schiller & Gazdar, 2007).

5.4.1 Epidemiologie

Das Lungenkarzinom ist bei Männern nach dem Prostatakarzinom der zweithäufigste maligne Tumor und mit weitem Abstand die häufigste Krebstodesursache (Griesinger et al. 2021) (➤ Abb. 5.23 und ➤ Abb. 5.24). Im Jahr 2016 erkrankten in Deutschland 35.960 Männer an einem Lungenkarzinom. Die Anzahl der Todesfälle betrug 29.324 (RKI, GEKID, 2019).

Zwar nimmt derzeit die absolute Anzahl der am Lungenkarzinom neuerkrankten Männer noch zu, jedoch nimmt die altersspezifische Inzidenz ab (➤ Abb. 5.25). Diese Diskrepanz erklärt sich durch zwei entgegengesetzte Entwicklungen. Einerseits ist die Prävalenz des Rauchens als Hauptrisikofaktor für das Lungenkarzinom bei Männern rückläufig, andererseits ist das Lungenkarzinom ein Tumor des höheren Lebensalters bei gleichzeitiger Zunahme der älteren Bevölkerung (Lampert, von der Lippe & Müters, 2013). Derzeit überwiegt der Effekt der Veränderung der Alterspyramide, sodass die Anzahl der Neuerkrankungen um 0,5 %/Jahr und die Anzahl der Sterbefälle um 0,3 % ansteigt. (Griesinger et al. 2019). Anders verhält es sich bei Frauen. Hier steigt auch die altersspezifische Inzidenz, sodass die Gesamtinzidenz deutlicher ansteigt.

Interessant ist, dass sich das Risiko, ein Lungenkarzinom zu entwickeln, bei rauchenden US-Amerikanern verschiedener Ethnien unterscheidet. Das Erkrankungsrisiko ist bei rauchenden Amerikanern hawaiianischer, philippinischer oder kaukasischer Herkunft um 153 %, 53 % bzw. 46 % höher als bei Rauchern japanischer Herkunft (Le Marchand, Wilkens & Kolonel, 1992). Das mittlere Erkrankungsalter des Lungenkarzinoms beträgt bei Männern 71 Jahre, bei Frauen 69 Jahre (Griesinger et al. 2019) (➤ Abb. 5.26). Während bis zum 50. Lebensjahr Männer und Frauen nahezu gleich häufig betroffen sind, liegt die altersspezifische Erkrankungsrate bei Männern über 50 Jahren deutlich über derjenigen der Frauen (➤ Abb. 5.26).

5.4.2 Risikofaktoren

EVIDENZ

Der wichtigste Risikofaktor für die Entwicklung eines Lungenkarzinoms ist das Zigarettenrauchen. Das Risiko ist bei Rauchern ca. 20-fach höher als bei Nichtrauchern, wobei das Risiko mit dem kumulativen Nikotinkonsum steigt (Schabath & Cote, 2019). Circa jeder 15. Raucher entwickelt ein Lungenkarzinom (Schabath & Cote, 2019). Durch Passivrauchen steigt das Risiko für Lungenkrebs um 25 %, sodass in Deutschland das Passivrauchen neu in die Liste der Berufserkrankungen aufgenommen wurde (Fünfte Verordnung zur Änderung der Berufskrankheiten-Verordnung).

Wichtige weitere Risikofaktoren sind die Exposition gegenüber Radon und Quarzstäuben, vorangegangene pulmonale Infektionen (z. B. Tuberkulose) und die COPD (Schabath & Cote, 2019). Eine Asbestexposition ist nicht nur Risikofaktor für das Pleuramesotheliom, sondern auch für das Lungen-

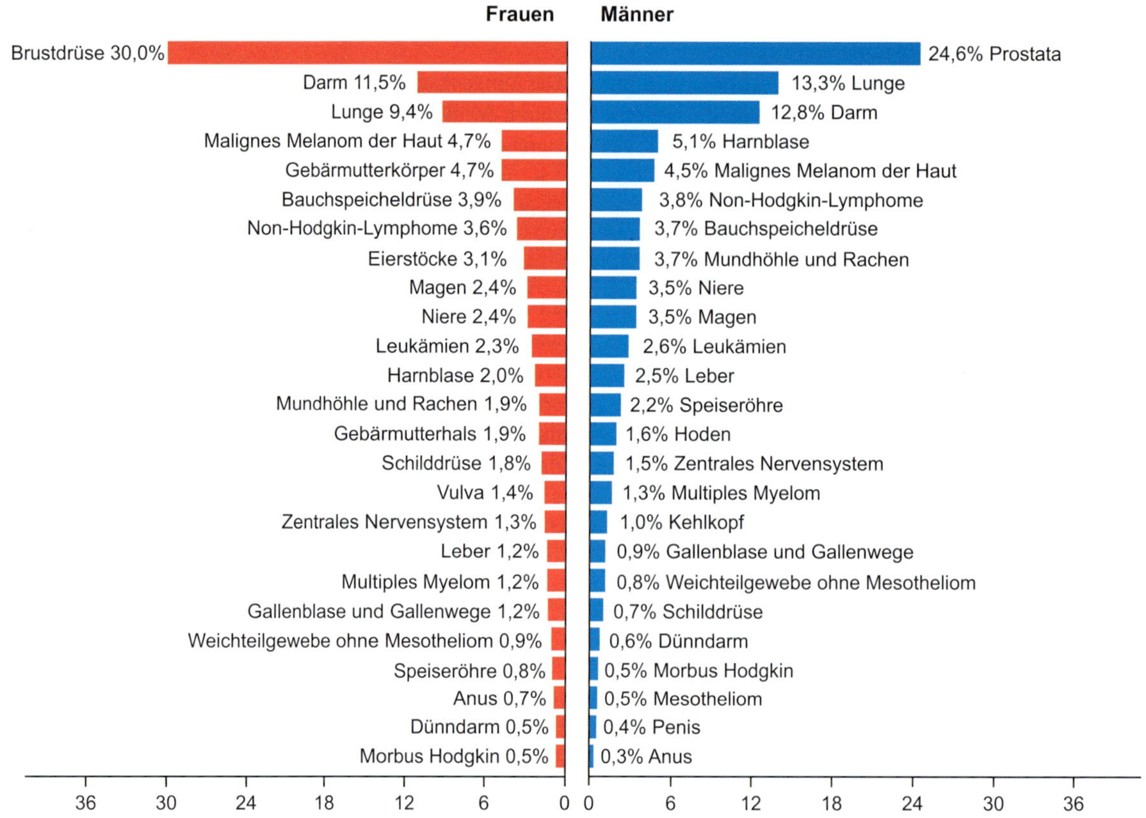

Abb. 5.23 Prozentualer Anteil der häufigsten Tumorlokalisationen an allen Krebsneuerkrankungen in Deutschland 2016 [X221-034, L143]

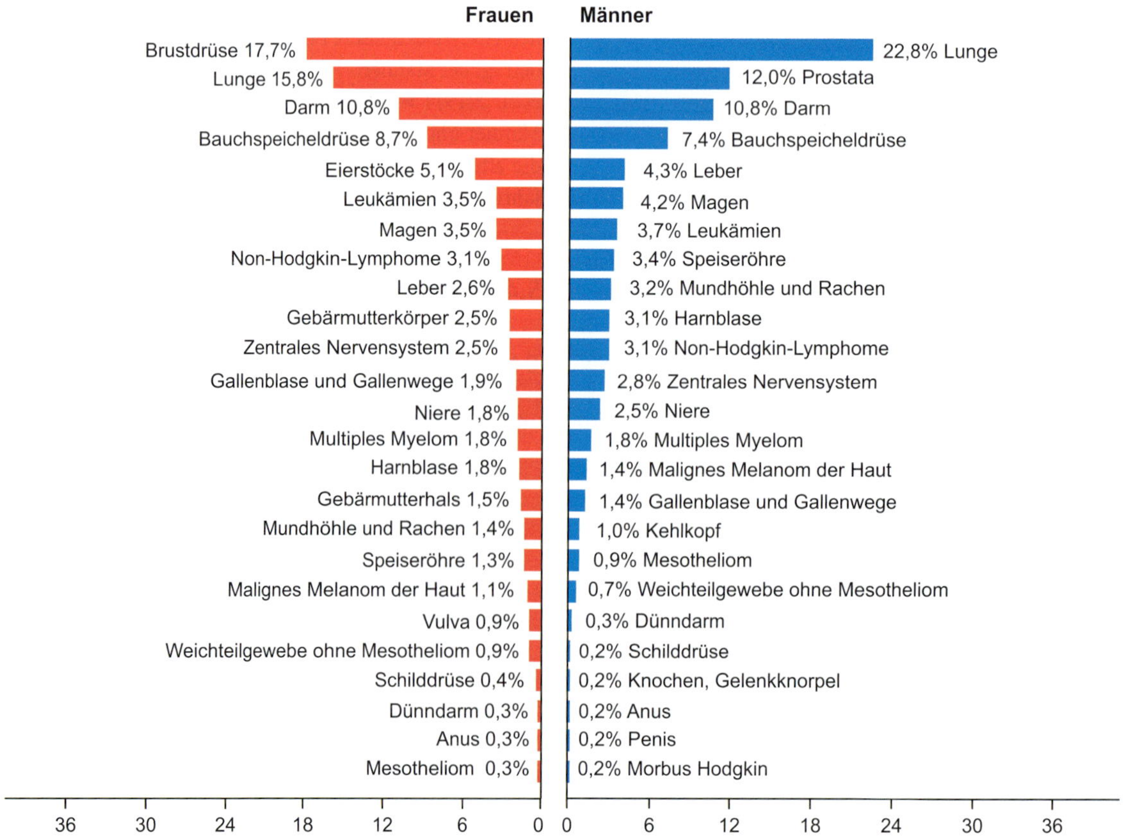

Abb. 5.24 Prozentualer Anteil der häufigsten Tumorlokalisationen an allen Krebssterbefällen in Deutschland 2016 [X221-034, L143]

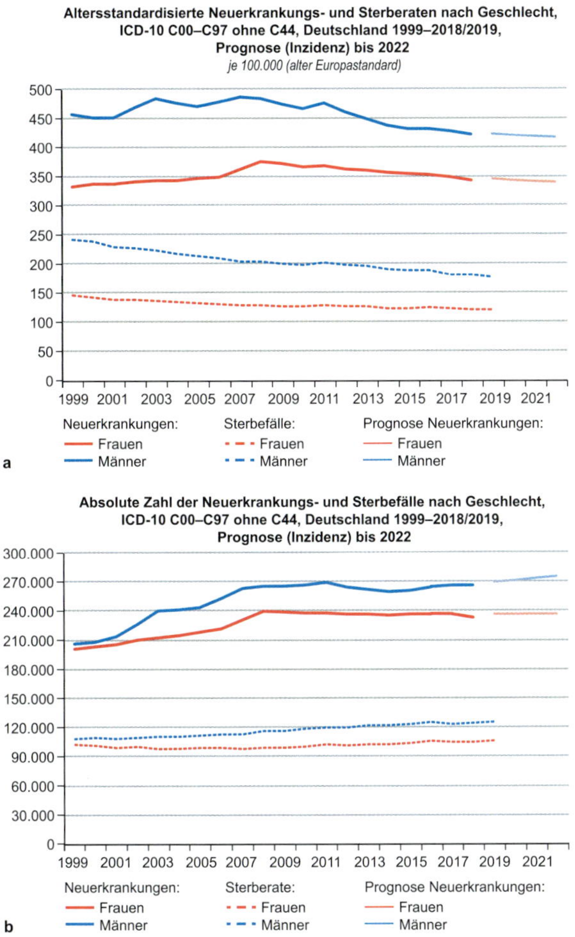

Abb. 5.25 a) Absolute Anzahl der Neuerkrankungs- und Sterbefälle. b) Altersstandardisierte Erkrankungs- und Sterberaten nach Geschlecht; ICD-10 C33–C34, Deutschland 1999–2016/17, Prognose (Inzidenz bis 2020). [X221-034, L143]

karzinom. Hierdurch bedingte Lungenkarzinome werden daher von der Berufsgenossenschaft als Berufserkrankung anerkannt.

CAVE

Meldung an die Berufsgenossenschaft bei beruflicher Exposition gegenüber Karzinogenen! In Deutschland sind die entsprechenden Merkblätter unter https://www.baua.de/DE/Angebote/Rechtstexte-und-Technische-Regeln/Berufskrankheiten/Merkblaetter.html abrufbar.

5.4.3 Diagnostik

Tumorbedingte Symptome treten zumeist erst im fortgeschrittenen Stadium auf. Da es keine klassischen Frühsymptome gibt, werden frühe Tumorstadien mit kurativem Therapieansatz zumeist zufällig entdeckt. Daher wurden verschiedene Screeningverfahren mit großem Aufwand evaluiert. Durch den Einsatz der Computertomografie in einer Hochrisikopopulation konnte erstmals die eine Reduktion der Lungenkrebsmortalität erzielt werden (Aberle et al. 2011). Diese Ergebnisse wurden in weiteren Studien bestätigt (Becker et al. 2020; de Koning et al. 2020). Derzeit arbeiten verschiedene Länder in Europa an der Umsetzung eines Lungenkrebsscreeningprogramms für Risikogruppen mittels CT des Thorax.

Histologische oder zytologische Sicherung

Die Sicherung der Verdachtsdiagnose des Lungenkarzinoms kann sowohl zytologisch als auch histologisch erfolgen. Dabei kann das Material sowohl aus dem **Primärtumor** als auch aus **Metastasen** gewonnen werden. Zur Planung der Material-

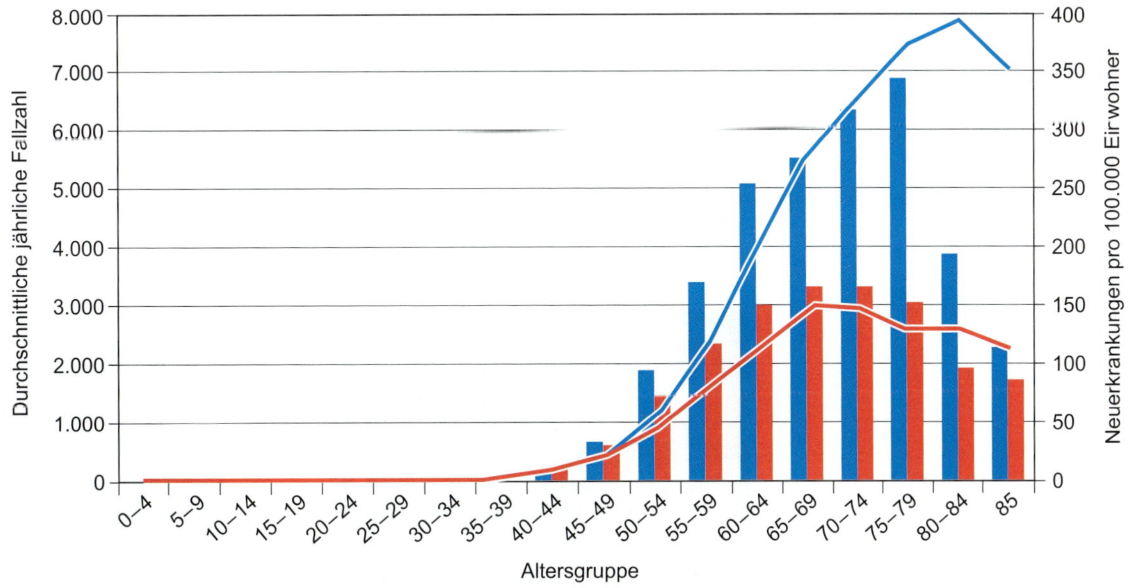

Abb. 5.26 Altersspezifische Erkrankungsraten am Lungenkarzinom nach Geschlecht [W318-004, W247, L143]

5

Tab. 5.15 Untersuchungen bei V. a. Lungenkarzinom (modifiziert nach Griesinger et al. 2021)

Labor	Blutbild, Elektrolyte, Nierenparameter, Leberparameter, LDH, Gerinnung
CT Thorax/Abdomen mit Kontrastmittel, oder kombiniert als FDG-PET/CT	Methode der ersten Wahl
MRT Thorax/Abdomen mit Kontrastmittel	Alternative zu CT, falls CT nicht durchführbar
Bronchoskopie mit Biopsie	Biopsie der verdächtigen Region mit bester Zugänglichkeit und mutmaßlich größter Materialausbeute Falls Raumforderung nicht zugänglich und V. a. Lymphknotenmetastasierung: transbronchiale Nadelaspiration unter EBUS/EUS-Steuerung
Transthorakale Biopsie	Bei bildgebendem Verdacht und peripherem Rundherd und fehlender bronchoskopischer Erreichbarkeit

entnahme ist eine vorhergehende entsprechende Bildgebung erforderlich (➤ Tab. 5.15).

Aufgrund der zunehmenden Bedeutung der molekularbiologisch begründeten Therapien ist es von entscheidender Bedeutung, eine ausreichende Menge an repräsentativem Tumorgewebe für die Analytik zu gewinnen. Während Tumoren in den zentralen Atemwegen mittels Bronchoskopie gut biopsiert werden können (die Kryobiopsie ist den anderen Verfahren überlegen [Haentschel et al. 2020; J. Hetzel et al. 2012]) (➤ Abb. 5.27a), ist die Materialgewinnung aus kleineren Herden in der Lungenperipherie bronchoskopisch oft nicht möglich. Verschiedene **bronchoskopische Navigationsverfahren** (z. B. elektromagnetische Navigation, radiärer Ultraschall) können die diagnostische Sensitivität steigern (ca. 70 % bei Herden mit einem Durchmesser von ca. 2 cm). Alternativ kann bei peripheren Tumoren auch eine transthorakale, CT-gesteuerte Biopsie und falls sonografisch sichtbar, eine ultraschallgesteuerte Biopsie erfolgen. Sollten die mediastinalen oder hilären Lymphknoten befallen sein, kann die Diagnose durch Feinnadelpunktion durch ein Endoskop mit Sonografiefunktion über die Bronchien (EBUS) oder die Speiseröhre (EUS) erfolgen.

Histologische und molekularbiologische Klassifikation

Anhand der Zellmorphologie werden die Lungenkarzinome in zwei Hauptgruppen unterteilt:

- **Kleinzellige Lungenkarzinome** (*small cell lung cancer* – SCLC, ca. 20 %)
- **Nichtkleinzellige Lungenkarzinome** (*non small cell lung cancer* – NSCLC, ca. 80 %): Diese Gruppe umfasst verschiedene Entitäten.

Während diese Zuordnung zu den verschiedenen Entitäten lange Zeit nur eine untergeordnete Rolle spielte, ist heute die exakte Klassifikation therapeutisch und prognostisch relevant.

EVIDENZ

Die meisten **NSCLC** sind Adenokarzinome (ca. 40 %), gefolgt von Plattenepithelkarzinomen (25–30 %) und großzelligen Lungenkarzinomen (10–15 %). Seltenere NSCLC sind die großzellig neuroendokrinen Karzinome, die sarkomatoiden Karzinome und die Karzinoide. Die Verteilung der Entitäten änderte sich während der letzten Jahrzehnte schrittweise. In den 1970ger-Jahren trat bei Frauen das Adenokarzinom, bei Männern hingegen das Plattenepithelkarzinom am häufigsten auf. Bei Männer nahm die Häufigkeit der überwiegend peripher lokalisierten Adenokarzinome kontinuierlich zu. Gleichzeitig nahm die Inzidenz der Plattenepithelkarzinome ab, sodass seit den 1990ger-Jahren das Adenokarzinom auch bei Männern die häufigste NSCLC-Entität darstellt (Schabath & Cote, 2019). Dieser Wandel wird auf die Einführung der Filterzigaretten zurückgeführt, die eine tiefere Inhalation der Karzinogene begünstigen (Song et al. 2017).

Seit der Etablierung zielgerichteter Therapien und der Immuntherapie gewinnt die molekularbiologische Analyse der Tumoren zur Identifizierung spezifischer Angriffspunkte für die Therapie zunehmend an Bedeutung. Dieses Gebiet entwickelt sich momentan derart dynamisch, sodass innerhalb kürzester Zeit immer mehr molekularbiologische Veränderungen therapeutische Bedeutung erlangen. Die aktuell therapierelevanten molekularbiologischen Veränderungen sind: ALK-Translokationen, BRAF-V600E-Mutation, EGFR-Exon-18-, -19- und -21-Mutationen, cMET-Alterationen, NTRK-Fusionen, RET-Translokationen, KRAS G12C-Mutation, ROS1-Translokationen.

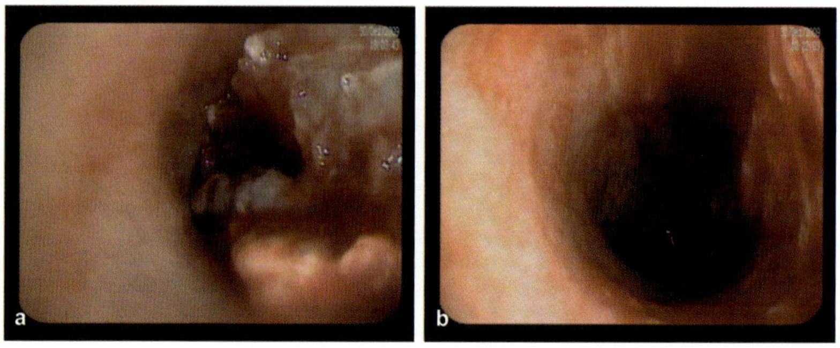

Abb. 5.27 Lungenkarzinom im linken Hauptbronchus vor (a) und nach Kryorekanalisation (b) [M1086, M1087]

Ausbreitungsdiagnostik

Ziel der bildgebenden Ausbreitungsdiagnostik ist es, die Ausdehnung des Primärtumors und sämtliche potenzielle Metastasen zu erfassen (➤ Tab. 5.16). Hier liegt der Fokus vor allem auf **ossären, hepatischen, zerebralen und adrenalen Metastasen.** Die Stadieneinteilung der Lungenkarzinome erfolgt auf Basis der TNM-Klassifikation des IASLC Lung Cancer Staging Project (Darstellung in deutscher Sprache siehe: https://www.onkopedia.com/de/onkopedia/guidelines/lungenkarzinom-nicht-kleinzellig-nsclc/@@guideline/html/index.html) (Griesinger et al. 2021). Während die NSCLC anhand der UICC in die Stadien 1–4 eingeteilt werden (➤ Tab. 5.17), erfolgt die Einteilung der SCLC in sehr limitierte (*very limited disease*), limitierte (*limited disease*) und ausgedehnte Stadien (*extensive disease*) (➤ Tab. 5.18).

5.4.4 Therapie

Generelle Aspekte zur Therapie des Lungenkarzinoms

Die Therapie richtet sich nach dem Tumorstadium und der (immun-)zytologischen, (immun-)histologischen sowie molekularbiologischen Gewebeanalytik. Weitere, die Behandlung beeinflussende Faktoren sind neben dem Allgemein- und Ernährungszustand des Patienten dessen Lungenfunktion (v. a. Einsekunden-, Vital- und Diffusionskapazität) sowie Komorbiditäten.

Prinzipiell stehen für die Behandlung **lokale** (Chirurgie und Strahlentherapie) und **systemische Therapien** (Chemotherapie, Immuntherapie, antiangiogenetische und zielgerichtete Therapien) zur Verfügung, die entweder **allein oder kombiniert, synchron oder sequenziell** eingesetzt werden. Behandlungsziel bei lokal limitierten als auch lokal fortgeschrittenen Tumorstadien ist die Kuration. Verlängerung der Lebenszeit und Verbesserung der Lebensqualität hingegen sind die primären Ziele in weit fortgeschrittenen und fernmetastasierten, nichtkurativen Tumorstadien. Neben diesem tumorzentrierten Konzept, das auch die Behandlung therapieassoziierter Nebenwirkungen einschließt, sollten stets auch die supportiven und palliativen Maßnahmen (z. B. Bisphosphonate bei Knochenmetastasen, Therapie von Schmerzen und Atemnot) bedacht werden. Hierbei kommen **bronchoskopische Verfahren,** wie beispielsweise endobronchiale Tumorabtragung mittels Laser, Elektrochirurgie oder Kryorekanalisation (➤ Abb. 5.27), bei externer Kompression die Stentimplantation, aber auch die Stillung akuter Tumorblutungen zum Einsatz (Bolliger, Sutedja, Strausz & Freitag, 2006; M. Hetzel, Hetzel, Schumann et al., 2004). Eine therapeutische Pleurapunktion oder die Anlage einer getunnelten Thoraxdrainage (PleurX-Katheter) zur Entlastung eines (rezidivierenden) malignen Pleuraergusses tragen re-

Tab. 5.16 Ausbreitungsdiagnostik bei Lungenkarzinom (modifiziert nach Griesinger et al. 2021)

Untersuchung	Anmerkung
Sonografie Oberbauch	
FDG-PET-CT	Bei kurativem Therapiekonzept
EUS/EBUS mit transbronchialer Nadelaspiration	Bei V. a. mediastinalen/hilären Lymphknotenbefall
Mediastinoskopie, ggf. Video-assistierte Thorakoskopie	Falls kein ausreichendes mediastinales/hiläres Lymphknoten-Staging durch endoskopische Untersuchungen erfolgen kann
MRT Schädel	Methode der ersten Wahl zur Diagnostik zerebraler Metastasen
CT Schädel	Falls MRT Schädel nicht durchführbar
Knochenszintigrafie	Falls PET-CT nicht durchführbar
CT Abdomen (einschließlich Nebennieren und unterer Leberrand)	Falls PET-CT nicht durchführbar
MRT Ganzkörper	Alternative, falls PET-CT nicht möglich; bei fehlendem kurativem Therapieanspruch nicht indiziert
Pleurapunktion und ggf. Videothorakoskopie	Bei Pleuraerguss, ggf. Pleurabiopsie und Thorakoskopie

Tab. 5.17 Klassifikation der Tumorstadien nach UICC (modifiziert nach Goldstraw et al. 2016; Griesinger et al. 2021)

Stadium	Primärtumor	Lymphknoten	Fernmetastasen
0	Tis	N0	M0
IA und IB	T1, T2a	N0	M0
IIA	T2b	N0	M0
IIB	T1, T2 T3	N1 N0	M0 M0
IIIA	T1, T2 T3 T4	N2 N1 N0–1	M0 M0 M0
IIIB	T1, T2 T2, T3, T4	N3 N2	M0 M0
IIIC	T3, T4	N3	M0
IVA	Jedes T	Jedes N	M1a M1b
IVB	Jedes T	Jedes N	M1c

Tab. 5.18 Stadieneinteilung der kleinzelligen Lungenkarzinoms (Wolf et al., 2019)

Stadien der Veterans Administration Lung Study	Zuordnung zur TNM-Klassifikation
Very Limited Disease	T1–2 N0–1
Limited Disease	T3–4 und/oder N2–3
Extensive Disease	M1

levant zur Verbesserung von Dyspnoe und damit der Lebensqualität des Patienten bei (Psallidas, Kalomenidis, Porcel et al., 2016). Bei Beschwerden, die durch ein lokalisiertes Tumorwachstum (z. B. ossäre Metastasen) bedingt sind, kommt häufig die **Strahlentherapie** zum Einsatz. Zudem sind die **psychoonkologische Betreuung** des Patienten als auch die **Begleitung am Lebensende,** beispielsweise durch Einbezug einer spezialisierten ambulanten palliativmedizinischen Versorgung (SAPV), essenziell.

Neben diesen grundlegenden Konzepten haben vor allem die sich in den letzten 15 Jahren neu ergebenden Therapieoptionen (Antiangiogenese, Immuntherapie, zielgerichtete Therapie) die Behandlung weg von einem starren und hin zu einem sehr individualisierten Vorgehen vorangetrieben. Deshalb sollten das konkrete initiale Behandlungskonzept jedes Patienten als auch die folgenden Therapieentscheidungen durch ein interdisziplinäres Tumorboard aus Pneumologie, Onkologie, Radiologie, Strahlentherapie, Thoraxchirurgie, Pathologie und Palliativmedizin festgelegt werden. Hierdurch lassen sich Vor- und Nachteil konkurrierender Konzepte gegeneinander abwägen und ein individuell zugeschnittenes Therapiekonzept mit optimal abgestimmten Behandlungsprozessen verschiedener Fachdisziplinen erstellen. Zudem sollten auch überregional verfügbare Therapieoptionen, beispielsweise im Rahmen von Studien, Berücksichtigung finden.

5

INTERPROFESSIONELLES TEAM

Aufgrund des breiten Spektrums der diagnostischen und therapeutischen Ansätze ist die strukturierte und enge Zusammenarbeit der verschiedenen Fachgebiete und Berufsgruppen entscheidend für den Therapieerfolg.

Therapie des lokal limitierten nichtkleinzelligen Lungenkarzinoms

Die Behandlung von Lungenkarzinomen in diesem Stadium ist die Domäne der Chirurgie. Die operative Tumorentfernung erfolgt als onkologisch intendierte **Resektion.** Sie führt in frühen Tumorstadien (IA, IB) zu einer Heilungsrate von bis zu 80 % (Travis et al. 2015). In sehr frühen Tumorstadien wird bei kompletter Resektion keine adjuvante Chemotherapie oder Bestrahlung empfohlen. Eine Alternative zur Operation, beispielsweise bei Komorbidität-bedingt inoperablem Patienten, sind **lokale Ablationsverfahren** wie z. B. die stereotaktische Bestrahlungstherapie, wobei die definitive Gleichwertigkeit im Gesamtüberleben bislang noch nicht belegt werden konnte (Chang et al. 2015).

In lokal weiter fortgeschrittenen Stadien (IIA, IIB, IIIA) sinkt die Kurationschance deutlich, wobei die Operation weiterhin die entscheidende Therapiemodalität darstellt. Allerdings sollte auch bei kompletter Tumorresektion eine **adjuvante Kombinationschemotherapie,** präferentiell mit Cisplatin und Vinorelbin, angeschlossen werden (Douillard et al. 2010). Alternativ kann auch in umgekehrter Reihenfolge – Induktionschemotherapie, gefolgt von Operation – behandelt werden, bei dann höherer Therapieadhärenz während der Chemotherapie.

Während **immuntherapeutische** sowie **zielgerichtete Behandlungen** fester Bestandteil der Therapie in fortgeschrittenen Tumorstadien sind (vgl. die folgenden Abschnitte), werden deren Werte im adjuvanten Setting momentan intensiv geprüft (Wakelee et al. 2021). Erste positive Signale lieferte **Osimertinib** gegenüber Placebo bei EGFR-mutierten Tumoren mit Verlängerung des krankheitsfreien Überlebens, ein Überlebenszeitvorteil konnte noch nicht nachgewiesen werden (Wu et al. 2020).

Den Nationalen Leitlinien ist die Form der empfohlenen Nachsorge nach kurativer Behandlung zu entnehmen, die sich auf Anamnese, körperliche Untersuchung, Lungenfunktion und CT-Thorax stützt und auf die frühzeitige Detektion eines Rezidivs oder Zweimalignoms abzielt (Griesinger et al. 2021).

Therapie des lokal fortgeschrittenen nichtkleinzelligen Lungenkarzinoms

Die Therapie von Tumoren im Stadium IIIA–C, von Pancoast-Tumoren und oligometastasierten Tumoren mit einzelnen, wenigen Fernmetastasen stellt die größte interdisziplinäre Herausforderung dar. In diesen Stadien liegen größere Primärtumoren mit Infiltration von anderen Organstrukturen, zumeist hiläre und mediastinale Lymphknotenmetastasen, im oligometastasierten Stadium sogar Fernmetastasen vor (➤ Tab. 5.17). Selbst in diesen Stadien besteht eine potenzielle, wenn auch geringe, Chance auf Kuration.

Das Ziel ist demzufolge eine vollständige Entfernung bzw. Destruktion des Primärtumors durch eine **intensive lokale Therapie** (Operation, Bestrahlung), ergänzt durch eine **vorangestellte, zeitgleiche oder nachfolgende Systemtherapie.**

Bei **ausgedehnter chirurgischer Therapie** erlangen trotz minimal-invasiver Techniken (VATS – *video assisted thoracic surgery*) bestehende kardiorespiratorische Komorbiditäten sowohl für den Eingriff selbst, die Rekonvaleszenz als auch für die postoperative Organfunktionalität große Relevanz. Aus diesem Grund können präoperative, neoadjuvante Behandlungen mit Bestrahlung, Chemotherapie oder deren Kombination zur Verkleinerung des Tumors beitragen und damit die Operation erleichtern oder gar erst ermöglichen.

Bei nicht gegebener Operabilität infolge Tumorausdehung oder -infiltration, Komorbiditäten bzw. voraussichtlich unzureichender postoperativer Lungenfunktion rückt eine **Lokalkontrolle durch die Bestrahlung** zunehmend in den Fokus. Allerdings kann auch diese durch Tumorausdehnung und eingeschränkte Lungenfunktion erschwert werden.

Die **Systemtherapie** vor oder nach Operation ist zur Kontrolle von nicht erkannten Mikrometastasen in den meisten Fällen indiziert. Dennoch müssen mögliche Toxizitäten auf einzelne Organe (Niere, Gehör, Nervensystem, Leber) als auch potenzielle Infektkomplikationen durch die Chemotherapie-assoziierte Immunsuppression berücksichtigt werden.

Neue Therapieprinzipen, wie die konsolidierende Immuntherapie nach definitiver Radiochemotherapie mit konsekutiver Steigerung des Gesamtüberlebens, gewinnen zunehmend an Bedeutung (Antonia, Villegas, Daniel et al., 2018).

Therapie des fernmetastasierten nichtkleinzelligen Lungenkarzinoms

Bis vor wenigen Jahren hätte sich die Therapie des fernmetastasierten bzw. weit fortgeschrittenen Lungenkarzinoms als uniformes Konzept einer platinbasierten Kombinationschemotherapie zusammenfassen lassen. Innerhalb der letzten ca. 15–20 Jahren hat sich dieses Konzept zu einem äußerst differenzierten und individualisierten Vorgehen gewandelt. Die Behandlung basiert führend auf den spezifischen Eigenschaften der Tumorzellen des einzelnen Patienten, wobei generell zwischen drei **Hauptbehandlungssäulen (zielgerichtete Therapie, Immuntherapie, Chemotherapie)** unterschieden wird. In diesem Stadium sind Verlängerung von krankheitsfreiem und Gesamtüberleben, Reduktion von Tumor-assoziierten Beschwerden und Steigerung der Lebensqualität die zentralen Therapieziele.

Bei NSCLC, insbesondere Adenokarzinomen, können oft **„Treiber-Mutationen"** nachgewiesen werden, die quasi die Initialzündung für eine unkontrollierte Zellvermehrung sind. Für einige dieser Mutationen (EGFR Exon 18–21, BRAF V600E, KRAS G12C, HER2), Translokationen (ALK, ROS1) oder Alterationen (RET, cMET, NTRK) existieren gezielte **Inhibitoren** (zumeist Tyrosinkinaseinhibitoren, sog. TKIs), die das Tumorzellwachstum hemmen. Diese jeweilige zielgerichtete Therapie kann allerdings nur wirken, wenn die entsprechende Treibermutation im Tumor nachgewiesen werden kann. Sämtliche TKIs sind in oraler Darreichungsform verfügbar, werden zumeist als Monotherapie bis zum Tumorprogress verabreicht und zeichnen sich durch eine vergleichsweise gute Verträglichkeit aus. Trotzdem existieren teilweise Einzelsubstanz-, teilweise Substanzklassen-spezifische Nebenwirkungen, wie Diarrhöen, Hautexantheme oder Stomatitis bei den EGFR-TKIs oder Hepatotoxizität, CK-Erhöhung und QT-Zeit-Verlängerung bei den ALK-TKIs.

Die zweite Behandlungssäule stellt die **Immuntherapie** durch **Checkpoint-Inhibitoren** dar, die die gesamte onkologische Therapie revolutioniert hat und 2018 durch den Nobelpreis gewürdigt wurde. Die tumorzellbedingte Hemmung der T-Zell-Reagibilität über die Oberflächenmoleküle CTLA-4 bzw. PD-1 auf der T-Zelle und PD-L1 auf der Tumorzelle lässt sich mithilfe von spezifischen Antikörpern gegen diese Strukturen blockieren und damit die tumorgerichtete Reaktivität des eigenen Immunsystems wiederherstellen. Unter bestimmten Voraussetzungen ist die alleinige Immuntherapie der Polychemotherapie bezüglich der Lebensqualität und der Prognose sogar überlegen. Dennoch ist hierbei auf immunvermittelte Nebenwirkungen, vornehmlich an Haut, Magen-Darm-Trakt, Lunge, Leber sowie endokrinen Organen zu achten.

In den weitaus meisten Fällen wird die Immuntherapie jedoch mit der dritten Behandlungssäule, der „klassischen", **platinbasierten Polychemotherapie** als **Immunchemotherapie** kombiniert. Für die Kombinationschemotherapie wird heutzutage neben Platin zumeist ein Taxan, bei Nichtplattenepithelkarzinomen führend der Folsäureanagonist Pemetrexed ergänzt. Die Chemotherapie ist vor allem nephro-, hepato-, oto-, neuro- und knochenmarktoxisch.

Die Wahl der **Zweit- bzw. weiterer Folgetherapie** orientiert sich stets an Vortherapie(n), Ausmaß, Dynamik und Lokalisation der Tumorprogression sowie einer möglichst aktuellen molekulargenetischen Tumorcharakterisierung und sollte nach Möglichkeit wie auch die Erstlinientherapie interdisziplinär festgelegt werden. **Angiogenesehemmer** kommen vor allem in der Zweitlinientherapie, hier zumeist kombiniert mit Docetaxel, zum Einsatz. Neben einer Systemtherapie sollten auch bei Fernmetastasierung additive oder alleinige lokale Therapieverfahren neuerlich überprüft werden.

Therapie des kleinzelligen Lungenkarzinoms

Im Gegensatz zur Therapie des nichtkleinzelligen Lungenkarzinoms hat sich die Behandlung des kleinzelligen Karzinoms über Jahrzehnte hinweg nur sehr wenig geändert. Der Stellenwert der Operation ist selbst in den sehr limitierten (I–II) und limitierten Stadien (III) gering. Die Standardtherapie besteht aus einer **Kombinationschemotherapie** mit Cisplatin/Etoposid mit **paralleler Bestrahlung** der fassbaren Tumormanifestationen, gefolgt von einer **prophylaktischen Schädelbestrahlung.**

Bislang erfolgte bei *extensive disease* primär eine alleinige, palliativ intendierte Kombinationschemotherapie mit einem Platinderivat und Etoposid, der je nach Befund eine Bestrahlung eines thorakalen Resttumors, des Mediastinums und einzelner Metastasen sowie eine prophalyktische Schädelbestrahlung angeschlossen wurde. Der zuletzt nachgewiesene Überlebensvorteil durch eine **additive Immuntherapie** im Vergleich zu einer alleinigen Platin-/Etoposid-Behandlung legt den Grundstein für die Änderung des jahrzehntelang verfolgten Standards (Paz-Ares et al. 2019). Je nach Befund und Ansprechen auf die (Immun-)Chemotherapie wird eine Bestrahlung des thorakalen Resttumors, des Mediastinums und einzelner Metastasen sowie eine prophylaktische Schädelbestrahlung angeschlossen.

5.4.5 Prognose

Die Prognose des Lungenkarzinoms hängt vor allem von der Histologie sowie dem initialen Tumorstadium ab. Während das SCLC als sehr schnell proliferierender Tumor unbehandelt rasch, innerhalb weniger Wochen letal verläuft, weist

5

das NSCLC zumeist eine geringere Dynamik auf. Die rasche Diagnosestellung eines SCLC und **unmittelbare Therapieeinleitung** sind damit entscheidend und jegliche **zeitliche Verzögerung** ist zwingend zu **vermeiden.** Die Prognose des NSCLC ist durch die Diversität der verschiedenen Entitäten sehr different und hängt von verschiedensten Faktoren, wie beispielsweise dem Vorliegen von Treibermutationen oder der PD-L1-Reaktivität der Tumorzellen, ab. Dadurch kann die Prognose des einzelnen Patienten generell sehr schwer quantifiziert werden und kann selbst im fernmetastasierten Stadium von wenigen Monaten bis zu mehreren Jahren reichen.

CAVE

Bei klinischem Verdacht auf ein kleinzelliges Bronchialkarzinom sind die unmittelbare Abklärung, Diagnostik und Therapie prognoseentscheidend – dies gleicht einem internistischen Notfall!

5.5 Hodentumoren

Friedemann Zengerling

Kernaussagen

- Hodentumoren sind die häufigsten bösartigen Tumoren bei Männern zwischen 20 und 40 Jahren.
- Die typische Symptomatik besteht in einer meist schmerzlosen Vergrößerung und Verhärtung des Hodens.
- Der Ultraschall verfügt über eine sehr hohe Genauigkeit und ermöglicht die Abgrenzung von Differenzialdiagnosen.
- Etablierte Tumormarker in der Blutuntersuchung sind α-Fetoprotein und β-hCG.
- Die Behandlung des Primärtumors erfolgt über eine offen-chirurgische Freilegung des Hodens über den inguinalen Zugangsweg, bei Tumornachweis wird eine Orchiektomie durchgeführt.
- Weitere Therapie hängen vom histologischen Subtyp (Seminom vs. Nichtseminom), von Tumormarkerhöhe und Vorhandensein von Metastasen im CT ab.
- Die Chemotherapie nach dem PEB (Cisplatin/Etoposid/Bleomycin)-Schema wird häufig bei metastasierten Hodentumoren eingesetzt.
- Die retroperitoneale Lymphadenektomie (RLA) wird hauptsächlich eingesetzt bei Nichtseminom-Patienten mit Residualtumoren nach PEB-Chemotherapie.
- Sowohl die exokrine Hodenfunktion (Fertilität) als auch die endokrine Hodenfunktion (Testosteronhaushalt) leiden unter der Hodentumortherapie.
- Die Fertilitätsprotektion durch Kryokonservierung von Spermien steht im Behandlungsablauf an erster Stelle.

DEFINITION

Hodentumoren sind maligne Tumoren, die vom Keimepithel des Hodens ausgehen und die Gruppe der testikulären oder auch gonadalen Keimzelltumoren bilden. Diese gilt es zu unterscheiden, einerseits von extragonadalen Keimzelltumoren, welche sich im Erwachsenenalter primär in Mediastinum und Retroperitoneum manifestieren, andererseits von den fast ausnahmslos benignen Keimstrang-Stroma-Tumoren des Hodens, wie dem Leydigzell-Tumor oder dem Sertolizell-Tumor. Andere maligne Raumforderungen des Hodens, wie Sarkome, Lymphome oder Metastasen, sind im Vergleich zu den testikulären Keimzelltumoren selten und betreffen überwiegend Männer > 40 Jahre.

Innerhalb der testikulären Keimzelltumoren werden zwei Tumorformen unterschieden: Seminome und Nichtseminome. Erstere bestehen ausschließlich aus seminomatösen Tumorzellen, wohingegen Nichtseminome andere Tumordifferenzierungen oder Kombinationen aus mehreren verschiedenen Keimzelltumorkomponenten enthalten können (➤ Tab. 5.19).

Tab. 5.19 Histologische Einteilung der Hodentumoren

Seminom	• Besteht ausschließlich aus Seminomzellen („reines Seminom")
Nichtseminom	• Embryonales Karzinom • Chorionkarzinom • Dottersacktumor • Reifes Teratom • Gemischter Keimzelltumor (z. B. Teratokarzinom: enthält Bestandteile eines embryonalen Karzinoms und eines reifen Teratoms), kann auch Seminombestandteile enthalten

5.5.1 Epidemiologie und Risikofaktoren

Der Hodentumor ist mit einer Inzidenz von 10/100.000/Jahr eine seltene Erkrankung, er macht etwa 1 % aller bösartigen Neubildungen in Deutschland aus [1]. Bei Männern zwischen 15 und 35 Jahren ist es in Deutschland jedoch die häufigste Krebserkrankung [2]. Weltweit ist die höchste Inzidenz an Hodentumoren in skandinavischen Ländern zu verzeichnen (20/100.00/Jahr), in Südostasien sind Hodentumoren sehr selten (1/100.00/Jahr).

Als Risikofaktoren für die Entwicklung eines Hodentumors gelten eine positive Familienanamnese (2- bis 20-fach erhöhtes Risiko), ein kindlicher Hodenhochstand (3-fach erhöhtes Risiko) und eine bestehende Fertilitätsstörung (3-fach erhöhtes Risiko) [3–5]. Jugendlichen und Männern, die einer dieser Risikogruppen zugeordnet werden können, wird eine regelmäßige Selbstuntersuchung der Hoden empfohlen, wenngleich ihr Nutzen wissenschaftlich bislang nicht belegt ist. Nicht empfohlen wird ein populationsbezogenes Hodentumorscreening in Form von ärztlichen Früherkennungsuntersuchungen [6].

5.5.2 Diagnostik

Da Hodentumoren eine hohe Metastasierungstendenz zeigen, ist eine frühe und korrekte Diagnosestellung von besonderer

Bedeutung. Erste Anlaufstelle für Männer mit Beschwerden im Bereich der Hoden sind niedergelassene allgemeinmedizinische und urologische Praxen, weshalb diese bei der initialen Diagnosestellung eine besonders wichtige Rolle spielen.

Klinisches Erscheinungsbild

Hodentumoren machen sich in den meisten Fällen durch eine schmerzlose Vergrößerung des betroffenen Hodens bemerkbar. Kleinere Tumoren können auch als tastbare Verhärtung innerhalb des Hodens oder an seiner Oberfläche auffallen. Gelegentlich (10–20 % der Fälle) berichten die betroffenen Patienten über unspezifische Schmerzen im Bereich des betroffenen Hodens, was die Differenzialdiagnose zur Epididymitis erschweren kann. Selten fallen Hodentumoren durch Symptome infolge der Metastasierung, wie z. B. Gewichtsverlust, Rückenschmerzen oder neurologische Ausfälle, auf.

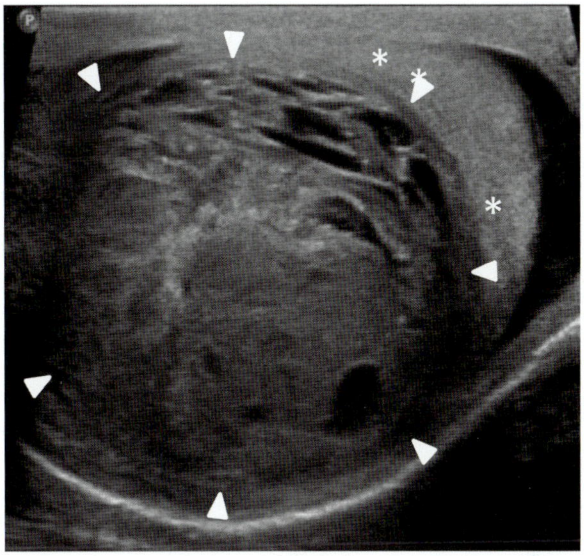

Abb. 5.28 Sonografiebefund eines Hodentumors. Inhomogener gemischter Keimzelltumor des Hodens (→), welcher das umliegende Hodengewebe (*) verdrängt und nahezu aufbraucht. [F264-005]

Diagnostische Maßnahmen

Körperliche Untersuchung

Mehr als 80 % der Hodentumoren lassen sich durch alleinige Palpation erkennen. Es werden stets beide Hoden in bimanueller Technik untersucht und Größe, Oberfläche und Konsistenz des Hodens beurteilt. Eine Begleithydrozele, wie sie bei bis zu 30 % der Patienten vorkommt, kann die klinische Beurteilung erschweren, weshalb hier eine Ultraschalluntersuchung unerlässlich ist.

Sonografie

Die Ultraschalluntersuchung mit einem hochauflösendenden planaren Schallkopf (mind. 5 MHz) wird routinemäßig zur Abklärung unklarer Befunde des Hodens eingesetzt. Zur Detektion von Hodentumoren erreicht sie eine Sensitivität von ca. 98 %. Sie erlaubt außerdem eine sichere Differenzierung zwischen intra- und extratestikulären sowie zwischen soliden und zystischen Befunden. Typischerweise imponiert ein Hodentumor durch eine meist hypoechogene und inhomogene umschriebene Störung des ansonsten homogenen zur Darstellung kommenden Hodenparenchyms (➤ Abb. 5.28). Auch der kontralaterale Hoden sollte sonografiert werden, um synchrone bilaterale Tumoren oder Mikrokalzifizierungen, welche mit der Krebsvorstufe GCNIS (*germ cell neoplasia in situ*) assoziiert sind, nicht zu übersehen.

Blutuntersuchungen

Erhöhte Serumtumormarker sind bei etwa zwei Dritteln aller Hodentumoren nachweisbar. Etablierte Serumtumormarker sind das β-hCG, welches bei Seminomen und Nichtseminomen erhöht sein kann und eine relativ kurze Halbwertszeit von 24–36 h hat, und das α-Fetoprotein (AFP), welches nur bei Nichtseminomen erhöht sein kann und eine längere HWZ von 5–7 Tagen hat. Die beiden Tumormarker β-hCG und AFP sind, abgesehen von wenigen Ausnahmen mit falsch positiver Markererhöhung, spezifisch für das Vorliegen eines Hodentumors. Eine noch höhere Genauigkeit verspricht der neu entwickelte Serumtumormarker MicroRNA miR-371a-3p (M371 Test), der außer bei reinen Teratomen eine sehr hohe Sensitivität von > 90 % aufweist [7]. Seine routinemäßige Anwendung in der Hodentumordiagnostik, analog zum β-hCG und AFP, wird in Zukunft erwartet.

Schnittbildgebung

Bei Patienten mit einem neu diagnostizierten Hodentumor wird als Ausbreitungsdiagnostik eine kontrastmittelgestützte Computertomografie (CT) von Abdomen/Becken und Thorax durchgeführt. Die diagnostische Genauigkeit der CT ist jedoch begrenzt, da bei unauffälligem CT in ca. 20 % der Fälle Mikrometastasen vorliegen, die durch eine Schnittbildgebung aufgrund ihrer geringen Größe nicht erkannt werden können. Die Magnetresonanztomografie (MRT) des Abdomens hat eine vergleichbare Genauigkeit und eignet sich besonders für Patienten in der Hodentumornachsorge, da hierdurch die Strahlenexposition deutlich reduziert werden kann. Eine Schädel-MRT-Untersuchung gehört nicht zur Routinediagnostik und wird nur bei metastasierten Patienten mit hoher Tumorlast im CT Thorax/Abdomen/Becken und/oder sehr hohen Serumtumormarkerwerten empfohlen

5.5.3 Klassifikation

Wichtig für die Klassifikation von Hodentumoren sind neben der histologischen Einteilung in **Seminome** und **Nicht-**

5

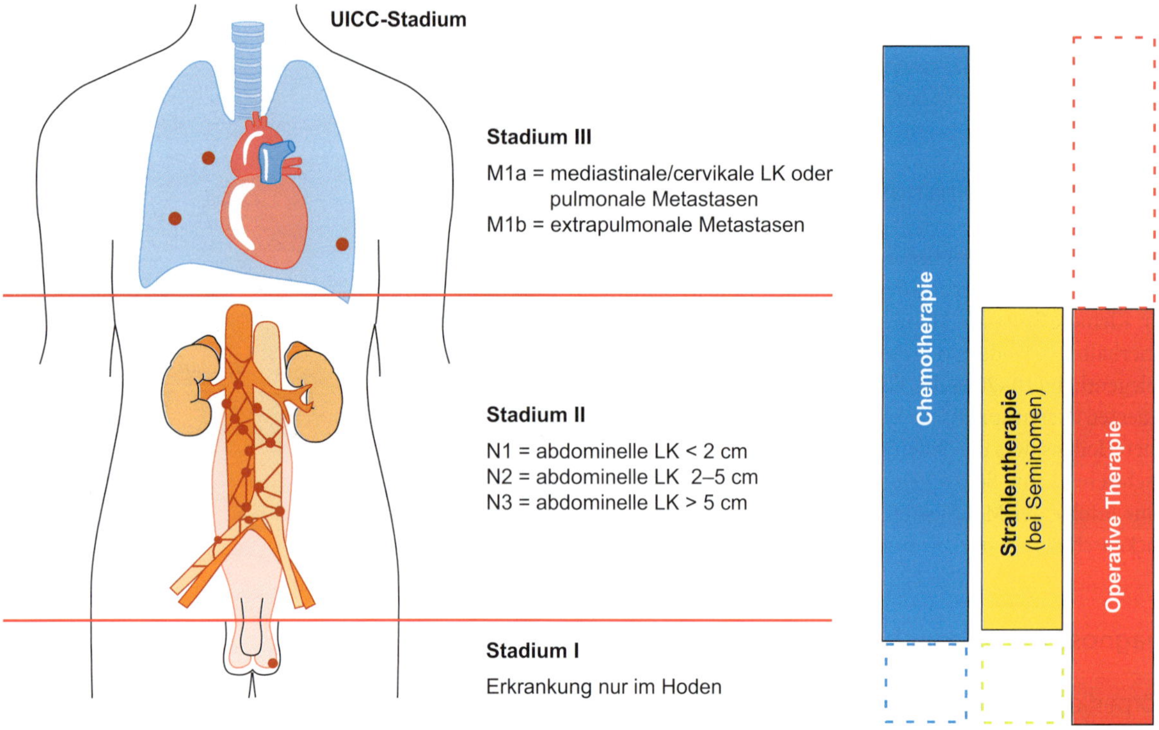

Abb. 5.29 UICC-TNM-Klassifikation der Hodentumoren: von der Tumorausbreitung abhängige Stadieneinteilung und Übersicht über die stadiengerechten Therapieformen [G924, L143]

seminome die lokale Tumorausbreitung (T-Stadium) sowie das Vorhandensein von Metastasen (N-Stadium, M-Stadium) (➤ Abb. 5.29). Die UICC-TNM-Klassifikation bildet die Basis für die stadiengerechte Therapie des Hodentumors, welche aus einer alleinigen operativen Entfernung des betroffenen Hodens oder aber auch aus einer zusätzlichen Chemotherapie oder Strahlentherapie bestehen kann. Als Besonderheit des Hodentumors wird ein zusätzliches Serumtumormarker(S)-Stadium angegeben, das sich nach dem jeweils niedrigsten Wert für AFP, β-hCG und LDH nach Durchführung einer Orchiektomie (Nadir) richtet. Das S-Stadium spielt vor allem bei metastasierten Hodentumoren eine wichtige Rolle, da es hier Eingang in das Prognosesystem der International Germ Cell Cancer Collaborative Group (IGCCCG) findet. Die IGCCCG-Klassifikation teilt metastasierte Hodentumorpatienten in Gruppen mit günstiger, intermediärer und schlechter Prognose ein, was bei der Anwendung einer Chemotherapie von Relevanz ist (➤ Kap. 5.5.5).

5.5.4 Therapie

Operative Therapie

Die offen-chirurgische Freilegung des betroffenen Hodens über einen inguinalen Zugangsweg und gegebenenfalls Durchführung einer Schnellschnittdiagnostik dienen der endgültigen Diagnosestellung, die **Entfernung des tumorbefallenen Hodens** stellt in der Mehrheit der Fälle bereits die definitive Therapie dar (➤ Abb. 5.30). Eine transskrotale Biopsie des kontralateralen Hodens über eine Hautinzision wird zur Abklärung auf das Vorliegen einer GCNIS (9 % der Fälle) durchgeführt [8]. Ein hodenerhaltendes Vorgehen ist nur in Ausnahmefällen, z. B. bei Patienten mit einem Einzelhoden, indiziert.

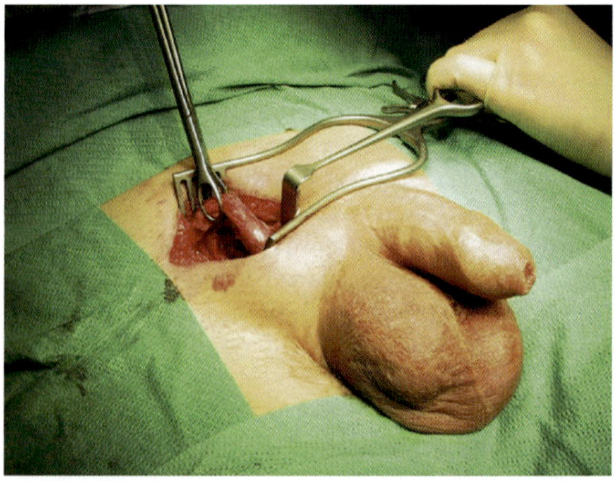

Abb. 5.30 Hodenfreilegung über inguinalen Zugangsweg. Bei Verdacht auf einen Hodentumor wird ein inguinaler Zugangsweg gewählt. Der Hoden lässt sich nach Freipräparation des Samenstrangs leicht aus dem Skrotalfach luxieren. [F276-010]

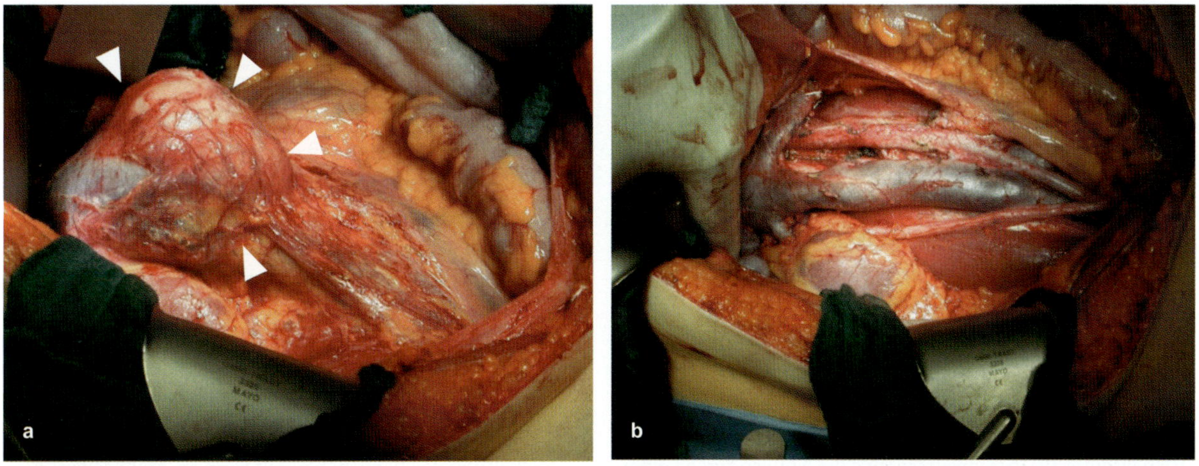

Abb. 5.31 Postchemotherapeutische Residualtumorresektion mit bilateraler retroperitonealer Lymphadenektomie. a) Nach Freipräparation des Retroperitonealraums (links) werden der Residualtumor (→) und das retroperitoneale Lymphgewebe auf beiden Seiten entfernt. b) Situs nach Resektion mit Blick auf V. cava inferior und Aorta abdominalis. (freundlicherweise überlassen durch Herrn Dr. de Petriconi, Universität Ulm) [M1088]

Die **unilaterale retroperitoneale Lymphadenektomie (RLA)** wird heutzutage nur noch selten, meist bei Patienten mit Nichtseminom ohne Tumormarkererhöhung und uneindeutiger retroperitonealer Lymphknotenvergrößerung im Staging-CT durchgeführt.

Häufiger kommt eine **RLA (unilateral oder bilateral)** hingegen bei Vorliegen von postchemotherapeutischen retroperitonealen Residualtumoren eines Nichtseminoms zum Einsatz, um Chemotherapie-resistente Tumormanifestationen zu eliminieren (➤ Abb. 5.31). Weitere operative Maßnahmen bei Patienten mit Hodentumor können im Rahmen einer Metastasenchirurgie zum Einsatz kommen, wie z. B. eine Resektion von Hirnmetastasen, Knochenmetastasen oder intrathorakalen Tumormanifestationen.

Chemotherapie

Die Chemotherapie beim Hodentumor ist im Gegensatz zu vielen anderen soliden Tumorerkrankungen im primären Setting stets **kurativ** intendiert. Zu unterscheiden ist eine Erstlinienchemotherapie bei Patienten mit Metastasen von einer adjuvanten Chemotherapie, die das Risiko für Lymphknoten- oder Fernmetastasen nach operativer Entfernung des Hodentumors senken soll.

Die **Erstlinienchemotherapie** im metastasierten Stadium richtet sich sowohl bei Seminomen als auch bei Nichtseminomen nach der IGCCCG-Prognosegruppe. Während für Patienten in der günstigen Prognosegruppe 3 Zyklen PEB (Cis**P**latin, **E**toposid, **B**leomycin) ausreichend sind, benötigen Patienten der intermediären und schlechten Prognosegruppe 4 Zyklen PEB. Bei Kontraindikationen gegen Bleomycin, das eine erhöhte pulmonale Toxizität aufweist, existieren alternative Schemata: 4× PE statt 3× PEB oder 4× PEI (Cis**P**latin, **E**toposid, **I**phosphamid) statt 4× PEB. Je nach Prognosegruppe sind nach einer Chemotherapie 55–95 % der metastasierten Hodentumorpatienten nach 5 Jahren tumorfrei. Für Patienten, bei denen das nicht gelingt, gibt es weitere Rezidivchemotherapie-Regimes in kurativer Intention, wie zum Beispiel eine Hochdosischemotherapie mit autologer Stammzelltransplantation als auch solche in palliativer Intention.

Die **adjuvante Chemotherapie** spielt vor allem bei Patienten mit einem Nichtseminom im Stadium IB eine Rolle. Dieses Stadium ist gekennzeichnet ist durch eine unauffällige Ausbreitungsdiagnostik, jedoch geht mit dem histopathologischen Nachweis einer Lymph- oder Blutgefäßinvasion des Hodentumors im Primärtumorpräparat ein erhöhtes Rezidivrisiko von ca. 45 % einher. Durch Anwendung von 1× PEB kann dieses Risiko deutlich reduziert werden auf ca. 1–3 %, weshalb die adjuvante Chemotherapie hier regelhaft zum Einsatz kommt [9, 10]. Im Gegensatz hierzu fällt die Risikoreduktion beim Seminom deutlich geringer aus. Durch eine intravenöse Carboplatin-Einmalgabe kann das Ausgangsrisiko von 15–20 % nur auf ca. 4–9 % gesenkt werden, weshalb die adjuvante Chemotherapie hier nur Einzelfallcharakter hat [11, 12].

Strahlentherapie

Die Strahlentherapie hat in der Hodentumorbehandlung zwei Einsatzgebiete: Strahlentherapie des Retroperitonealraums bei Patienten mit Seminom sowie eine Hodenbestrahlung bei Nachweis einer Krebsvorstufe (GCNIS).

Die **Strahlentherapie des Retroperitonealraums** wird heutzutage nur noch bei Nachweis von Seminommetastasen mit einem Durchmesser von bis zu 2 cm (Stadium IIA), selten bis zu 5 cm (Stadium IIB) eingesetzt. Als Langzeitfolge der Strahlentherapie ist mittlerweile ein deutlich erhöhtes Zweitmalignomrisiko bekannt, welches sich vor allem nach

20 Jahren und später bemerkbar macht [13]. Insbesondere bei jüngeren Seminompatienten (< 50 Jahre) wird deshalb im Stadium IIA/B der Chemotherapie mit 3× PEB der Vorzug gegeben und eine adjuvante Bestrahlung im Stadium I nur äußerst selten durchgeführt.

Eine typische Indikation für eine **Hodenbestrahlung** ist der Nachweis einer GCNIS im Einzelhoden nach Orchiektomie des Gegenhodens. Durch lokale Bestrahlung mit 18–20 Gray kann der Übergang der Krebsvorstufe in einen invasiven Tumor sehr zuverlässig vermieden werden. Im Rahmen der Bestrahlung kommt es zum vollständigen Erlöschen der – bei Nachweis einer GCNIS ohnehin oft deutlich beeinträchtigten – Spermatogenese. Die endokrine Hodenfunktion kann jedoch weitgehend erhalten werden, wodurch im Vergleich zur Orchiektomie als Therapiealternative die Notwendigkeit einer dauerhaften Testosteronsubstitution in den meisten Fällen vermieden werden kann.

5.5.5 Fertilitätserhalt

Da nahezu alle therapeutischen Maßnahmen des Hodentumors (Operation, Chemotherapie, Bestrahlung) zu einer Verschlechterung der Fertilität führen, sollte bereits vor der ersten therapeutischen Maßnahme der Fertilitätserhalt in den Fokus rücken.

CAVE

Bei nicht sicher abgeschlossener Familienplanung sollte bereits vor einer operativen Hodenfreilegung die Asservation und Kryokonservierung von Spermien in Betracht gezogen werden. Spätestens vor einer Chemotherapie, welche mit einer dauerhaften Sub- oder Infertilität einhergehen kann, ist diese Maßnahme bei entsprechendem Patientenwunsch obligat.

5.5.6 Nachsorge

Der Fokus der Hodentumornachsorge liegt sowohl auf der Erkennung von Rezidiven als auch von therapieassoziierten Gesundheitsfolgen. Während die onkologische Nachsorge, die Untersuchungen zur Detektion von Rezidiven, wie eine Serumtumormarkerbestimmung und Schnittbildgebung, umfasst, nach 5 Jahren abgeschlossen ist, sollen regelmäßige Bestimmungen von Blutdruck, Nierenparameter, Lipidstatus und Testosteron über diesen Zeitraum hinaus fortgeführt werden.

5.6 Das Peniskarzinom

Oliver Hakenberg

Kernaussagen

- Peniskarzinome sind mit ca. 800 Neuerkrankungen pro Jahr in Deutschland relativ selten.
- Die Entstehung hängt mit Infektionen mit Papillomaviren und chronischen Entzündungen zusammen.
- Das Peniskarzinom ist ein aggressives Karzinom, das früh metastasiert und zum Tode führen kann.
- Die Behandlungsmöglichkeiten sind in erster Linie chirurgisch, wobei immer der Grundsatz gilt, dass so viel Organerhalt wie möglich anzustreben ist.
- In frühen Stadien kann das Peniskarzinom gut unter Erhaltung des Penis behandelt werden. Nicht selten erfolgt die Diagnose jedoch relativ spät.
- Das Überleben hängt wesentlich an der richtigen Behandlung der Lymphknoten in der Leiste, die als erste von einer Metastasierung betroffen sind.
- Die Behandlung ist in erster Linie chirurgisch und beinhaltet meist auch die Entfernung der Leistenlymphknoten.

Das Peniskarzinom ist ein invasiv wachsendes, aggressives Plattenepithelkarzinom der Haut der Eichel oder des inneren Vorhautblattes, das früh lymphogen metastasieren kann (➤ Abb. 5.32).

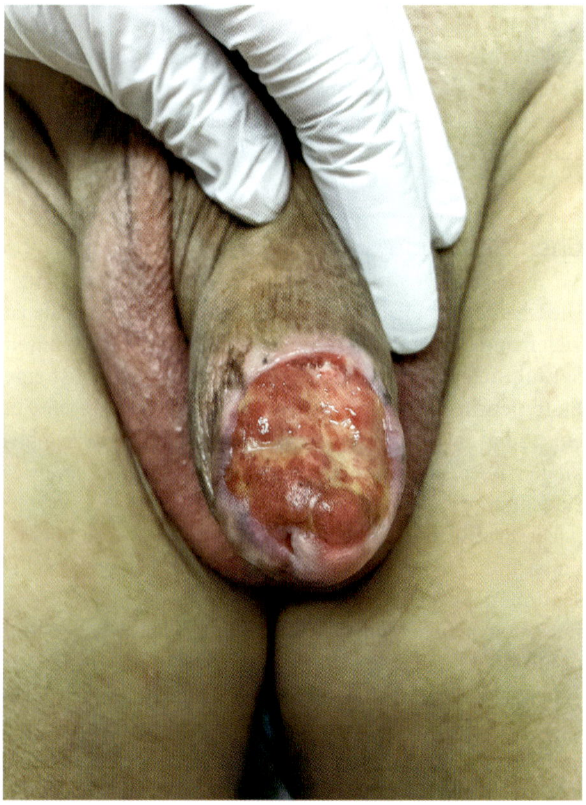

Abb. 5.32 Peniskarzinom [M1084]

5.6.1 Epidemiologie

Die Inzidenz des Peniskarzinoms liegt in Deutschland bei 1,1–1,2/100.000 [1]. Dies bedeutet, dass in Deutschland pro Jahr ca. 900 Männer neu erkranken. Sehr viel häufiger ist das Peniskarzinom in Latein- und Südamerika, in Südostasien und in Teilen Afrikas. Allgemein kommt das Peniskarzinom häufiger vor in Gebieten mit hoher Prävalenz der humanen Papillomaviren (HPV) [2, 3]. Der Altersgipfel für die Neuerkrankung liegt zwischen 50–70 Jahren, wobei aber 25 % der Fälle bei Männern unter 50 Jahren auftreten [3].

5.6.2 Kanzerogenese

Peniskarzinome entstehen aufgrund zweier unterschiedlicher pathogenetischer Wege. 30–50 % sind mit einer HPV-Infektion assoziiert [4, 5]. Der zweite pathogenetische Weg sind chronische Entzündungen wie Lichen sclerosus oder Balanoposthitis. Aufgrund dieser zwei verschiedenen pathogenetischen Wege unterscheidet die UICC-Klassifikation **HPV-assoziierte** von **nicht HPV-assoziierten Peniskarzinomen** [6].

Die Zirkumzision im Kindesalter senkt die Häufigkeit deutlich, die Entfernung der Vorhaut vermindert jedoch auch die exponierte Oberfläche der nichtverhornenden Penishaut um 50 % [2].

Die Prävalenz von HPV-DNA in Peniskrebsgewebe liegt bei ca. 33 % [9].

HPV, insbesondere die Serotypen 16 und 18, können ihre Onkogene in das Wirtsgenom integrieren. Dies führt zu einer Überexpression der viralen Gene, zur unkontrollierten Zellproliferation und maligner Transformation der infizierten Zellen. Das Genom von HPV 16 und 18 besteht aus acht Genen, von denen drei Onkogene sind (E5, E6 und E7). Von diesen treiben E6 und E7 die maligne Transformation im Peniskarzinom [7–9].

Bei nicht HPV-assoziierten Peniskarzinomen wird ursächlich eine Dysregulation der Plattenepithelproliferation auf dem Boden einer chronischen Entzündung verantwortlich gemacht, ohne dass deren Entstehungsmechanismus klar verstanden wäre.

5.6.3 Diagnostik

Die klinischen Symptome bei Peniskarzinom sind variabel und imponieren als Balanitis, kleine Ulzera, flächenhafte Veränderungen mit Kontaktblutungen, Phimose, genitale Warzen oder papilläre Wucherungen. In der Regel sind diese Veränderungen nicht schmerzhaft. Die nichtinvasiven (oberflächlichen) malignen und prämalignen Läsionen sind in der Präsentation ebenfalls sehr variabel. Vorangegangene Therapieversuche mit verschiedenen spezifischen oder unspezifischen Salben tragen zur Diagnoseverzögerung bei [2, 3].

Anamnese und klinische Untersuchung sollen Aufschluss über die Dauer der Symptome, relevante Sexualkontakte, Ausfluss und etwaige Miktionssymptome geben.

Die klinische Untersuchung sollte das gesamte äußere Genitale und die Leistenregion erfassen. Die Lokalisation, das Ausmaß und die Art der penilen Veränderung sowie etwaige Umgebungsreaktionen und das Ausmaß einer möglichen Infiltration sollen erfasst werden. Bei Verdacht auf ein Peniskarzinom gehört eine sorgfältige Palpation beider Leisten dazu, um mögliche Lymphknotenmetastasen festzustellen. Sind Lymphknoten auffällig, sollen deren Zahl, Größe und Verschieblichkeit festgestellt werden. Urethraler Ausfluss oder nässende Läsionen bedürfen eines Abstrichs.

CAVE

Der nächste Schritt bei V. a. auf ein Peniskarzinom ist die **Biopsie** und dies ist dringlich. Sie kann in Lokalanästhesie als Exzisionbiopsie durchgeführt werden und sollte tief genug gehen, um die Beurteilung der Invasionstiefe zu erlauben.

5.6.4 Pathologie

95 % aller Peniskarzinome sind Plattenepithelkarzinome, die aus dem nichtverhornenden Epithel der Glans oder des inneren Vorhautblatt entstehen. Davon gibt es nach der UICC-Klassifikation insgesamt 11 histologisch unterschiedene Subtypen [1], die sich hinsichtlich der HPV-Assoziation, ihrer Aggressivität und der Prognose unterscheiden. Der häufigste Subtyp mit ca. 80 % ist das „gewöhnliche" Plattenepithelkarzinom, danach folgt mit ca. 10 % der basaloide Subtyp. Die basaloiden, sarkomatoiden und warzigen Subtypen sind sehr aggressiv, die verrukösen und kondylomatösen haben eine deutlich bessere Prognose [10].

Die wichtigsten Determinanten einer metastatischen Ausbreitung sind demnach pathologischer Subtyp, Tumorgrad, Ausmaß der Invasion und das Vorhandensein von vaskulärer und perineuraler Invasion [11].

5.6.5 Differenzialdiagnose oberflächlicher Läsionen

Die Frühformen von Peniskrebs und die Präkanzerosen können benignen Veränderungen ähneln. Eine frühzeitige Biopsie ist bei oberflächlichen Hautveränderungen am Penis zielführend.

Präkanzerosen

Hierbei handelt es sich um intraepitheliale Dysplasien mit dem Risiko der Progression zu intraepithelialer Neoplasie oder invasiven Karzinomen [10]. Die UICC klassifiziert die Präkanzerosen als „penile intraepitheliale Neoplasie" und unterscheidet differenzierte, nicht HPV-assoziierte PeIN, die mit chronischer Entzündung verbunden sind, von den undifferenzierten PeIN, die mit HPV assoziiert sind [11].

Die HPV-assoziierten Präkanzerosen/PeIN beinhalten die Entitäten Bowenoide Papulose (BD), Erythroplasia of Queyrat (EQ) und das Carcinoma in situ, die alle mit HPV 16 und 18 assoziiert sind. HPV Serotypen 6 und 11 führen zu Condylomata acuminate.

Nicht HPV-assoziierte Präkanzerosen sind der Lichen sclerosus et atrophicans (Balanitis xerotica obliterans), die Leukoplakie und das penile kutane Horn.

Nicht HPV-assoziierte Präkanzerosen

Lichen sclerosus (Balanitis xerotica obliterans)

Es handelt sich um eine chronische entzündliche Dermatose der Vorhaut unklarer Ätiologie, die auch den Meatus urethrae und die vordere Harnröhre befallen kann [12]. Sie tritt bei unbeschnittenen Männern auf, eine multifaktorielle Genese einschließlich autoimmuner Mechanismen, einer genetischen Prädisposition und/oder einer Infektion mit *Borrelia burgdorferi* wird vermutet [13].

Die Häufigkeit der Entwicklung von Peniskrebs bei Lichen sclerosus liegt bei 6–28, die Latenzzeit bei 15–20 Jahren [14–16]. Klinisch zeigt sich ein weißlicher, sklerotischer Schnürring der Vorhaut mit Phimose. In 10 % besteht ein Befall des Meatus und der distalen Urethra mit den Symptomen der Harnröhrenstriktur [17]. Weitere Symptome können Pruritus, Schmerz, Dysurie, verminderte Sensitivität der Glans oder schmerzhaften Erektionen sein. Lichen sclerosus tritt auch bei Kindern auf, bei Diabetikern, aber vorwiegend bei älteren Männern [18].

Behandlungsmöglichkeiten sind u. a. topische Kortikosteroide sowie eine Zirkumzision.

Peniles Cornu cutaneum

Das kutane penile Horn ist eine seltene hyperkeratotische Veränderung auf dem Boden einer chronischen Entzündung. Eine Transformation zu einem differenzierten verrukösen oder keratinisierenden Plattenepithelkarzinom tritt in einem Drittel der Fälle auf [19]. Die Behandlung besteht in weiter Exzision, eine Laserablation kann als Zweitlinientherapie angewandt werden.

Penile Leukoplakie

Bei dieser seltenen Erkrankung handelt es sich um weißliche, verruköse Plaques auf Glans oder Vorhaut. Sie tritt meist bei Diabetikern auf. Dysplastische Veränderungen treten in 10–20 % der Fälle auf [20], dann sollte eine komplette Exzision erfolgen.

HPV-assoziierte Präkanzerosen

Penile intraepitheliale Neoplasie: Bowenoide Papulose, Morbus Bowen (MB), Erythroplasie de Queyrat (EQ) und Carcinoma in situ

Diese Entitäten sind klinische Varianten der intraepithelial ausgebreiteten Malignombildung, die unter dem Begriff **„Penile intraepitheliale Neoplasie" (PeIN)** zusammengefasst werden [1]. Risikofaktoren sind reduzierte Genitalhygiene, Smegmaakkumulation und Imunsuppression; es besteht die Assoziation mit HPV 16 und 18. 80 % der Fälle von penilem Morbus Bowen exprimieren HPV 16 und bei Erythroplasia de Queyrat sind es 88 % [21, 22].

Bowenoide Papulose

Die Bowenoide Papulose ist ebenfalls eine HPV-induzierte Form epidermaler Hyperplasie/Dysplasie [23]. Sie besteht aus multiplen pigmentierten und keratinisierten Papeln mit glatter Oberfläche. Eine Progression zum Karzinom ist selten (1 % der Fälle, meist bei Imunsuppression) [24, 25]. 70 % der Fälle sind mit HPV 16 assoziiert. Die Behandlung besteht in der Exzision oder Destruktion der Läsion.

Morbus Bowen (MB) und Erythoplasie de Queyrat (EQ)

Diese beiden Veränderungen haben das gleiche histologische Erscheinungsbild, unterscheiden sich aber klinisch und in der Lokalisation. MB besteht aus abgegrenzten schuppigen roten Plaques an der penilen Schafthaut. Bei Progression können Indurationen und Ulzerationen auftreten. EQ-Läsionen sind schmerzlose abgegrenzte hell-rötliche glatte Plaques auf der Glans oder der inneren Vorhaut. Das Progressionsrisiko liegt bei 5 % für MB [41] und ca. 30 % bei EQ [24, 25].

Condylomata acuminata giganteum (Buschke-Löwenstein-Tumor)

Sehr große Condyloma acuminata, bekannt als Buschke-Löwenstein Tumor, sind große, warzen- bis blumenkohlartige Wucherungen. Es besteht die HPV-Assoziation (Low Risk Serotypen 6 und 11). Die Wucherung kann die gesamte Anogenitalregion betreffen, inklusive der vorderen Harnröhre, am häufigsten betroffen sind Sulcus coronarius, Frenulum und Penisschaft. Buschke-Löwenstein-Tumoren können invasiv wachsen, metastasieren aber nicht [27].

Die Diagnose erfordert eine tiefe Exzisionsbiopsie. Eine maligne Transformation wurde in seltenen Fällen berichtet [27]. Die Behandlung kleinerer Läsionen kann topisch erfolgen, größere Läsionen erfordern die chirurgische Exzision.

5.6.6 Therapie

Therapie von Präkanzerosen und oberflächlichen Peniskarzinomen

Die Behandlung von Präkanzerosen und oberflächlichen Peniskarzinomen (PeIN/Ta) hängt von der Lokalisation, dem Ausmaß, dem Progressionsrisiko und dem Zustand des Patienten ab. Möglichkeiten sind topische Chemo- oder Immuntherapie, Laserablation, photodynamische Therapie oder der Exzision. Grundlage der Behandlung ist: so radikal wie nötig, soviel Organerhalt wie möglich.

Topische Therapie

Infrage kommen die Anwendung von topischer Immuntherapie (Imiquimod) oder topischer Chemotherapie (5-Fluorouracil), jeweils als 5%-ige wässrige Lösung [28]. **5-FU** ist ein Pyrimidineanalog, das die DNA-Replikation und -Reparatur blockiert [29, 30]. Es wird hepatisch metabolisiert und renal ausgeschieden, sodass Leber- und Nierenfunktion überprüft werden sollten. Üblicherweise wird diese Therapie an jedem zweiten Tag über 4–6 Wochen appliziert.

CAVE
Beim Auftragen sollten Handschuhe benutzt und anschließend die Hände gewaschen werden.

Die Behandlung induziert eine lokale Entzündung und Gewebenekrosen, die schmerzhaft sein kann. Bei starken Schmerzen kann zusätzlich mit topischen Steroiden behandelt werden.

Eine komplette Remission kann in 57 % der Fälle erreicht werden [31], bei Bowen's disease in 92 % [32].

Imiquimod ist ein Agonist am Toll-like Rezeptor-7 (TLR-7), mit Freisetzung von Zytokinen. Es resultiert eine lokale Entzundung mit Gewebenekrosen [33]. Die Applikation, üblicherweise als Zweitlinientherapie, wird für 5 Tage pro Woche über für 4–6 Wochen empfohlen. Die komplette Remissionsrate liegt bei 40–60 % [31]. Lokale Reaktionen mit Schmerzen treten bei 10–12 % der Fälle auf.

Nach einer topischen Behandlung ist eine post-therapeutische Biopsie erforderlich. Bei Persistenz empfehlen urologische Leitlinien eine ablative Behandlung als Zweitlinientherapie.

Kryotherapie und photodynamische Therapie (PDT)

Bei der Kryotherapie wird flüssiger Stickstoff für rasche Gefrier-/Auftauzyklen (unter –20 °C) mit Gewebenekrose benutzt. Die Ergebnisse sind wenig dokumentiert Es können Meatusstenosen, Infektionen, Schmerzen und Blutungen auftreten [34, 35].

Photodynamische Therapie nutzt einen lokalen Photosensitizer (5-Aminolaevulinsäure [5-ALA] oder Methylamibolevulinat [MAL]), der mit Licht aktiviert wird und zur Freisetzung von Sauerstoffradikalen führt. Die Behandlung muss mehrfach erfolgen. Auch für die PDT liegen kaum Daten vor, für die EQ wurde eine komplette Remissionsrate von 58–62 % ermittelt [36].

Laserablation

Laserabtragung ist geeignet für die Primär- wie auch die Rezidivbehandlung. Neodymium-aluminium-garnet Laser (Nd:YAG) (1.064 nm) oder CO_2-Laser (10.600 nm) werden verwendet.

Der CO_2-Dioxid-Laser wird mit 15–20 Watt betrieben und erreicht eine Eindringtiefe von 2–2,5 mm. Mit direkter Fokussierung ist eine präzise Ablation oder auch eine Exzision der Läsion möglich, um eine Histologie zu gewinnen. Bis zur Ausheilung dauert es ca. einen Monat.

Der Nd:YAG Laser (24–60 Watt) hat eine Eindringtiefe von 3–6 mm. Dabei entsteht eine Koagulationsnekrose, eine Histologie ist nicht möglich. Die Wundheilung dauert bis zu 3 Monate [37]. Komplikationen sind Schmerzen, Blutungen und Vorhautödem. Die 5-Jahres-Rezidivfreie Überlebenszeit für PeIN/pTa liegt bei 50 % [38–41].

Glans resurfacing

Die Abtragung des gesamten Glansepithels durch das *glans resurfacing* ist beim oberflächlichen Befall der Glans eine sehr effektive Primär- und Sekundärtherapie für PeIN- und Ta-Tumoren. Die epithelialen und subepithelialen Schichten der Glans werden komplett vom Corpus spongiosum abgetragen, die Vorhaut entfernt und die denudierte Glans mit einem Spalthauttransplantat gedeckt. Die lokale Rezidivrate wurde mit 0–4 % ermittelt [42, 43].

Strahlentherapie

Einige Formen der penilen Plattenepithelkarzinome sind strahlensensibel. Obwohl die Strahlentherapie die morphologische Integrität des Penis erhält, sind strahleninduzierte Auswirkungen auf die Funktion der Schwellkörper unvermeidbar; auch Meatusstenosen treten auf (20–35 %), ebenso Glansnekrosen (20 %) [44]. Um ein Vorhautödem zu vermeiden, ist eine Zirkumzision notwendig. Die Strahlentherapie wird für T1/T2-Tumoren nur bis zu einer Größe von maximal 4 cm empfohlen [2, 3]. Die Lokalrezidivrate liegt bei bis zu 56 % und höher als nach Exzision [45].

Die lokale Brachytherapie mit interstitiellen Implantaten erreicht im Vergleich zu operativen Verfahren ebenfalls nied-

5

rigere lokale Kontrollraten (70–90 % gegenüber 94–96 % beim *glans resurfacing* und 90–92 % bei der Glansektomie) [47–50].

Behandlung invasiver Tumoren

Die Behandlung invasiver Peniskarzinome ist überwiegend operativ und folgt dabei ebenfalls dem Grundsatz des maximalen Organerhalts bei ausreichender Radikalität. Negative Schnitträнder sind erforderlich. Da ein Lokalrezidiv per se das Leben des Patienten wenig gefährdet, sondern erneut lokal kurativ therapiert werden kann [51], wird heute die Strategie knapper, aber eindeutig negativer Schnittränder verfolgt. Die Breite des negativen Schnittrandes soll nach dem Grading bemessen werden (1 mm bei G1, 5 mm bei G3) [52].

Stadiengerechte Therapie

Peniskarzinome, die auf das **innere Vorhautblatt beschränkt** sind, werden durch Zirkumzision behandelt, Glanstumoren (pT1, pT2) durch Exzision, Glansteilresektion oder Glansamputation. Eine kosmetisch akzeptable Rekonstruktion mit Spalthaut oder Mundschleimhaut ist möglich, jedoch hat diese keine sensorische Innervation.

Größere Tumoren mit Invasion des Corpus spongiosum (pT2) oder der **Corpora cavernosa (pT3)** erfordern eine Glansamputation u. U. mit Entfernung der Corporaspitzen. Auch dann ist eine plastische Rekonstruktion anzustreben.

Ausgedehnte Tumoren (pT3, pT4) brauchen eine weitergehende Resektion (Penisteilamputation, radikale Penektomie mit kompletter Entfernung der Schwellkörper). Rekonstruktive Verfahren sind in solchen Fällen schwierig und nur im Intervall sinnvoll, falls eine kurative Situation besteht.

Regionäre Lymphknoten

Die Metastasierung kann früh in die regionären Lymphknoten in der Leiste erfolgen, von dort in die ipsilateralen pelvinen Lymphknoten. Die Diagnostik der regionären Lymphknoten ist überwiegend klinisch (Palpation), eine Schnittbildgebung kann nur vergrößerte Lymphknoten zeigen. Vergrößerte inguinale Lymphknoten werden operativ entfernt, bei Nachweis von Metastasen ist eine radikale inguinale Lymphadenektomie erforderlich. Bei Befall von zwei oder mehr Lymphknoten auf einer Seite ist eine ipsilaterale pelvine Lymphadenektomie notwendig [2, 3].

EVIDENZ

Die inguinale Lymphknotenentfernung führt häufig zu Lymphödemen, Lymphozelen und Wundheilungsstörungen. Die Morbidität dieser Operation liegt in älteren Serien bei 50 %, in neueren Studien bei ca. 25 % [53, 54].

Nicht vergrößerte (nichtpalpable) Leistenlymphknoten

CAVE

Ein Problem stellen klinisch unauffällige inguinale Lymphknoten insofern dar, da abhängig vom lokalen Stadium und Differenzierungsgrad in bis zu 25 % dieser Fälle dennoch eine inguinale Mikrometastasierung vorliegt. Unbehandelt führt diese zu einem Lymphknotenrezidiv mit erheblicher Prognoseverschlechterung (Langzeitüberleben < 40 %) [51].

Bildgebende Verfahren sind nicht hilfreich, da sie nur vergrößerte Lymphknoten entdecken (> 1 cm). Ab dem lokalen Stadium pT1 mit Grad G2–3 wird von den Leitlinien deshalb eine invasive Diagnostik der klinisch unauffälligen inguinaler Lymphknoten empfohlen. Dafür gibt es zwei Möglichkeiten: die dynamische Sentinel-Lymphknotenbiopsie (DSNB) mit Technetium-markiertem Nanokolloid oder eine modifizierte (begrenzte) inguinale Lymphknotendissektion. Für die DSNB sind hohe Detektionsraten von Mikrometastasen (Sensitivität 90–95 %), falsch negative Raten von 5–10 % und eine niedrige Morbidität beschrieben [55, 56].

Palpabel vergrößerte Leistenlymphknoten

Hierbei ist die operative Entfernung des/der vergrößerten Lymphknotens indiziert, nach Schnellschnittbestätigung einer Metastasierung erfolgt in gleicher Sitzung eine radikale inguinale Lymphadenektomie. Früher war es üblich, bei vergrößerten Leistenlymphknoten zunächst einige Wochen probatorisch mit Antibiotika zu behandeln; dies ist völlig obsolet.

Adjuvante Therapie bei Lymphknotenmetastasierung

Eine adjuvante Chemotherapie kann das tumorspezifische Patientenüberleben verbessern [57–59]. Abhängig von der Anzahl befallener Lymphknoten und der Komorbidität sind dazu 3–4 Zyklen der Chemotherapie notwendig.

Für die Wirksamkeit einer postoperativen Strahlentherapie der inguinalen Lymphabflusswege gibt es keine Datengrundlage [60]. Lediglich für die adjuvante Bestrahlung des Beckens nach pelviner Lymphadenektomie wurde ein geringfügiger Überlebensvorteil berichtet [61].

Behandlung fortgeschrittener Stadien

Lokal fortgeschrittene Tumorstadien können palliativ radikal operativ oder strahlentherapeutisch behandelt werden. Bei großen inguinalen Lymphknotenmetastasen (cN3) kann eine neoadjuvante Chemotherapie zur Operabilität führen und dann bei den Respondern in bis zu 50 % ein Langzeitüberleben bewirken [62].

Bei systemischer Metastasierung ist die Prognose infaust. Palliative Chemotherapie führt zu vorübergehender lokalen Symptomkontrolle und einer gewissen Lebenszeitverlängerung.

Zahlreiche Chemotherapeutika sind beim Peniskarzinom prinzipiell wirksam. Grundsätzlich sollte die Chemotherapie Platin-basiert sein. Etabliert sind Cisplatin- und Taxan-haltige Schemata, entweder mit Paclitaxel, Cisplatin, 5-FU, das in Europa gegeben wird [63] oder das TIP-Schema (Paclitaxel, Ifosfamid, Cisplatin), das in den USA bevorzugt wird [64].

Von den neuen Systemtherapien sind bislang keine wirksamen Möglichkeiten für das Peniskarzinom gefunden worden. Die Tyrosinkinaseinhibitoren Sorafenib und Sunitinib sind wirkungslos [58], auch für PD-1 und PDL-1 Inhibitoren gibt es bislang keine Daten, die eine Wirksamkeit belegen [59].

5.6.7 Behandlungsergebnis und Prognose

EVIDENZ

Über alle Stadien betrachtet, ist die Prognose des Peniskarzinoms an sich gut, mit Langzeitüberlebensraten aller lokalisierten Stadien zusammen von ca. 95 %. Lokal fortgeschrittene Stadien haben dabei eine schlechtere Prognose, da sie auch in einem höheren Prozentsatz mit lymphogener Metastasierung einhergehen. Ein gut therapiebares Lokalrezidiv verschlechtert die Überlebensprognose nur geringfügig.

Die Prognose bleibt gut, wenn begrenzte lymphogene Metastasierung adäquat therapiert wird. Chemotherapie hat ihren Stellenwert hauptsächlich in der neoadjuvanten und adjuvanten Behandlung bei begrenzter Lymphknotenmetastasierung.

5.7 Leben mit einer Krebserkrankung – Psychoonkologie

Friederike Kendel, Manuela Stubbe

Kernaussagen

- Die meisten Männer mit einer Krebserkrankung möchten psychische Belastungen vor allem mit ihrem behandelnden Arzt/ihrer Ärztin besprechen.
- Die Diagnose „Krebs“ verstärkt die Bereitschaft zu Lebensstiländerungen.
- Vor allem bei älteren Männern wird die Bedeutung einer erfüllenden Sexualität oft unterschätzt.
- Viele Patienten haben Schwierigkeiten, statistische Angaben zu ihrer Krebserkrankung korrekt zu verstehen.
- Psychoonkologische Angebote umfassen ein breites Spektrum an Interventionsmöglichkeiten.

CAVE

Jedes Jahr erhalten mehr als 250.000 Männer in Deutschland eine Krebsdiagnose. Die klinische Erfahrung zeigt, dass etwa die Hälfte der betroffenen Männer einen Bedarf an professioneller psychosozialer Unterstützung hat. Doch kaum jeder fünfte nimmt solche Hilfe in Anspruch. Die allermeisten männlichen Krebspatienten bevorzugen das Gespräch mit ihrem Arzt/ihrer Ärztin [z. B. 1]. Umso wichtiger sind diese Gespräche. Die Patienten haben hohe Erwartungen an die kommunikativen und empathischen Fähigkeiten der Ärzte. Die Kunst dieser Gesprächsführung lebt davon, dass gute Fragen im richtigen Moment und taktvoll gestellt werden. Je geübter die Gesprächsführung, desto höher ist ihre Effizienz, und desto geringer der Zeitaufwand.

Umgang mit Angst und subjektivem Handlungsdruck

Unabhängig von der Prognose eines Tumors wird die Diagnose „Krebs“ von vielen Patienten wie ein Todesurteil wahrgenommen. Das löst Ängste aus, die das Verstehen und Abwägen der Behandlungsoptionen erheblich beeinträchtigen können. Zudem empfinden Patienten oft den starken Impuls, es müsse sofort gehandelt werden. Dieser extreme Handlungsdruck ist jedoch selten gerechtfertigt. Es ist daher wesentlich, Ängste im gesamten Behandlungsverlauf zu erkennen und auf sie einzugehen. Das schafft die Voraussetzung für ein gemeinsames Abwägen der medizinischen Maßnahmen. Ein empathischer und ermutigender Umgang, in dem Raum für angst- und tabubehaftete Themen geschaffen wird, trägt am ehesten zu einer Reduzierung der Angst bei.

Ängste, die durch eine Krebsdiagnose ausgelöst werden, können individuell sehr unterschiedlich sein. Die Ursachen reichen manchmal weit zurück. Während der eine Patient aufgrund seiner Vorerfahrungen vor allem fürchtet, durch die Erkrankung in zu starke Abhängigkeit zu geraten, fürchtet ein anderer sich vor allem davor, allein gelassen zu werden [z. B. 2].

Für viele Männer, generationsübergreifend, gehört es noch immer zu ihrem Selbstbild, nicht offen über Emotionen zu sprechen. Besonders wichtig ist daher, auf nonverbale Äußerungen (Anspannung, Mimik etc.) zu achten und Beobachtungen feinfühlig anzusprechen. Eine mögliche verbale Intervention, die Vertrauen schafft, wäre: „Ich erlebe Sie gerade als sehr angespannt. Sie dürfen hier jede Frage stellen und ich bin sicher, Sie sind mit keiner Ihrer Fragen der erste, der sie stellt.“ Solche Aussagen können normalisierende und entstigmatisierende Wirkung entfalten.

Beruhigend wirkt der Hinweis auf Expertise, wie: „Ich behandle im Jahr sehr viele Männer mit Erkrankungen wie der Ihren. In sehr vielen Fällen lässt sich die Erkrankung gut behandeln.“ Die entstehende existentielle Grundangst kann sich durch ein direktes Ansprechen verringern, etwa: „Ich habe den Eindruck, Ihnen wird gerade der Boden unter den Füßen weggezogen.“ Jeder Arzt, jede Ärztin findet hier selbstverständlich seinen bzw. ihren persönlichen Duktus.

CAVE

Viele Krebspatienten erleben immer wieder intensive Angst: im Zusammenhang mit der Diagnose, während der Behandlung und bei einem Fortschreiten der Erkrankung. Eine empathische Gesprächsführung kann Angst reduzieren und die Weichen stellen für ein vertrauensvolles Arzt-Patienten-Verhältnis.

Gibt es typisch männliche Bewältigungsstrategien?

Psychische Belastung und Bewältigungsstrategien sind nicht geschlechtsspezifisch. Sie hängen vor allem von der Sozialisation ab. Männer wählen etwas häufiger als Frauen ablenkende und rationalisierende Strategien. Auch in Selbsthilfegruppen, die von vielen Krebspatienten als entlastend erlebt werden, suchen sie zunächst eher den Austausch von Informationen als emotionale Unterstützung.

CAVE

Trotz mancher Unterschiede gilt es, das Unterteilen in „männliche" und „weibliche" Reaktionen zu vermeiden, denn die Varianz innerhalb der Gruppe der Männer wie Frauen beim Umgang mit der Krebserkrankung ist groß. Eine Dichotomisierung würde Stereotypen festigen, die vor allem bei Männern das Erkennen psychischer Belastungen erschweren.

Heuristiken des Patienten und verständliche Darstellung von Informationen

Nutzen und Risiken einer Krebstherapie werden üblicherweise in statistischen Werten ausgedrückt. Patienten können solche Daten oft nicht einordnen und über- oder unterschätzen sie [z. B. 3]. Das kann gravierende Folgen für die Behandlungsentscheidung und Adhärenz haben. Vor allem dann, wenn es um eine Entscheidung zwischen unterschiedlichen Behandlungsstrategien geht, sollte ein Vergleich in absoluten Zahlen und mit Nennung der Basisrate erfolgen (z. B. 1/100 vs. 2/100 der Patienten sterben innerhalb von 10 Jahren an diesem Krebs). Eine Darstellung in relativen Risiken produziert auch bei sehr kleinen Fallzahlen oft große und beeindruckende Zahlen (in diesem Beispiel: „100 % mehr" oder „doppelt so viele") und kann damit in die Irre führen.

Auch anekdotische Erzählungen, die bei Krebserkrankungen weit verbreitet sind („Ich habe einen Freund mit Prostatakarzinom, der …") können die Wahrnehmung verzerren. Sie haben oft mehr Einfluss auf Patienten als wissenschaftliche Fakten. Informationsverständnis und Heuristiken können durch gezieltes Fragen („was wissen Sie über das Thema?") erkundet werden. Dies ermöglicht es, Fehleinschätzungen zu korrigieren. Wo immer möglich, sollten visuelle Darstellungen die medizinische Aufklärung begleiten.

CAVE

Zahlen und Statistiken werden oft nicht richtig verstanden. Nachfragen ermöglicht es, gezielt auf Fehleinschätzungen einzugehen.

Laientheorien und Ursachenzuschreibungen

Die meisten Krebspatienten stellen sich die Frage, warum gerade sie erkrankt sind. Dahinter verbirgt sich meist die Angst, „etwas falsch gemacht" zu haben, oder auch die Hoffnung, die Krankheit kontrollieren zu können. Vor allem die Annahme, „zu viel Stress" oder eine falsche Lebensweise sei Ursache der Erkrankung, ist unter Patienten weit verbreitet. Besondere Prominenz hat die Idee einer „Krebspersönlichkeit", u. a. gekennzeichnet durch antriebsgehemmtes und defensives Verhalten, erlangt. Da Krebspatienten häufig unter depressiven Verstimmungen leiden, liegt es für Laien nahe, die Korrelation kausal zu deuten.

Obgleich es für psychosoziale Faktoren als alleinige Auslöser keine ausreichende Evidenz gibt, scheint der Kontext verheißungsvoll: „Wenn Stress den Krebs verursacht hat, kann ich ihn vielleicht mit Stressvermeidung besiegen". Obwohl längst widerlegt, birgt der Gedanke, forciert „optimistischer" zu werden, um Heilung zu befördern oder ein Rezidiv zu verhindern, ein großes Versprechen. Genau das kann allerdings zusätzlich belasten. Über derlei Zuweisungen mit dem Patienten zu sprechen erfordert eine hohe Bereitschaft zur Einfühlung [z. B. 4].

Der Effekt von Lebensstiländerungen

Für den Einfluss von Ernährung und körperlicher Aktivität auf die Entstehung einer Krebserkrankung und den Krankheitsverlauf gibt es durchaus Evidenz. Entsprechend hoch ist die Bereitschaft von Männern, nach einer Krebsdiagnose ihren Lebensstil zu ändern. Dieses „*window of opportunity*" sollte genutzt werden, obwohl die Effekte auf die **Krankheitsprogression** oft relativ gering scheinen. Gut belegt ist, dass gesündere Gewohnheiten vor allem die **Lebensqualität** erheblich verbessern und zum Beispiel Nebenwirkungen wie Fatigue nach einer Chemotherapie stark reduzieren. Zugleich erhöht es das Selbstwertgefühl, „selbst etwas zu tun" gegen die Erkrankung. Besonders deutlich wird die positive Wirkung der Verantwortungsübernahme und des aktiven Handelns bei abwartenden Behandlungsstrategien wie der Active Surveillance, von Patienten sonst häufig fälschlich mit „Nichtstun" assoziiert [z. B. 5].

Sexualität und Umgang mit Tabus

Viele Patienten mit urologischen Tumorerkrankungen, vor allem mit Hoden-, Penis- oder Prostatakarzinom, berichten erhebliche Einschränkungen der Erektionsfähigkeit, Orgasmusfähigkeit und/oder der Libido (➤ Kap. 3.6) [z. B. 6]. Oft wird das große Bedürfnis von Männern nach einer Beratung, die soziale Aspekte der Sexualität wie Intimität und Nähe in der Partnerschaft berücksichtigt, enttäuscht [z. B. 7]. Vor allem bei älteren Männern wird die Bedeutung von Sinnlichkeit und einer erfüllenden Sexualität leicht unterschätzt. Sexualität im Alter ist immer noch ein Tabuthema. Im Arzt-Patienten-

Gespräch besteht die Gefahr der Verleugnungskollusion: Der Patient tut sich ohnehin schwer, das Thema anzusprechen und meint zudem, es sei dem Arzt unangenehm. Der Arzt wiederum glaubt, der Patient spricht es nicht an, da kein Bedarf besteht. Die Kollusion wird leichter überwunden durch eine Routine offener Fragen: „Bei schweren Erkrankungen verändert sich oft auch die Sexualität. Ist das für Sie ein Thema?" Ob die Anwesenheit der Partnerin beim Gespräch hilfreich ist, lässt sich nicht pauschal sagen. Vor allem, wenn die Bedürfnisse sehr unterschiedlich sind oder die Scham groß, kann das gemeinsame Gespräch auch hemmen und Wichtiges bleibt ungesagt. Ein produktiver Kompromiss kann sein, erst ohne die Partnerin und dann mit ihr ein Gespräch zu führen.

CAVE

Viele Krebserkrankungen führen zu Veränderungen des Sexuallebens. Offene, routinemäßige Fragen zu diesem Thema erleichtern es dem Patienten, seine Schwierigkeiten und Bedürfnisse zu besprechen.

Partnerinnen/Partner und das familiäre Umfeld

Frauen haben im Durchschnitt größere soziale Netzwerke als Männer und sprechen häufiger auch mit Freunden und Kindern über Gefühle. Fragt man männliche Krebspatienten nach ihrer wichtigsten Quelle der sozialen Unterstützung, nennen sie in den meisten Fällen die Partnerin. Hier kann der Arzt helfen, indem er auf konkrete Angebote wie Selbsthilfegruppen aufmerksam macht. Eine solche zusätzliche Unterstützung kann auch das Umfeld entlasten. Eine Krebserkrankung betrifft vor allem die Partnerin/den Partner, aber auch Kinder und andere Angehörige. Vieles muss nach der Diagnose neu organisiert werden. Häufig ist die Partnerin emotional sogar belasteter als der Patient selbst [z. B. 8].

CAVE

Eine Krebserkrankung betrifft meist das gesamte familiäre Umfeld. Psychoonkologische Angebote können auch die Partnerinnen entlasten.

Umfassende palliative Behandlung

Die psychische Belastung wird bei progredienter Erkrankung und in Terminalphasen noch verstärkt. Palliative Behandlungsansätze reichen deshalb weit über das Symptommanagement hinaus. Zu den Aufgaben des Arztes gehört u. a. das Gespräch über die **Patientenverfügung.** Umfassende palliative Behandlung hat auch die Familie des Patienten mit im Blick. Vor allem bei Paaren manifestiert sich häufig eine tiefe Trauer. Jüngere Partnerinnen haben ein besonders hohes Risiko für Anpassungsstörungen und Depressionen. Oft werden Sorge und Trauer noch verstärkt durch das Gefühl, „zu wenig" für den Partner getan zu haben. Eine offene Kommunikation mit den Angehörigen zu dem Sterbeprozess und der Bedeutung des Abschiednehmens kann die Weichen stellen für einen weniger belastenden Umgang mit dem Verlust [z. B. 9].

Weitergehende psychoonkologische Interventionen

Erkennt der Arzt, dass die Belastung des Patienten seine Möglichkeiten übersteigt, sollte er psychoonkologische Angebote parat haben und empfehlen. Hinweise darauf lassen sich mit Aussagen einleiten wie: „Wäre es für Sie denkbar, wenn wir uns Unterstützung von einem Kollegen holen, der viel Erfahrung mit den besonderen Belastungen durch eine Krebserkrankung hat?" Kurzfristig richten sich Kriseninterventionen auf die Angst und verbessern im Idealfall die Kommunikation zwischen allen Beteiligten [z. B. 10]. Längerfristig können rehabilitative Maßnahmen, Selbsthilfegruppen und psychotherapeutische Interventionen zusätzlich die Ressourcen des Patienten stärken und den Umgang mit der Erkrankung und deren Nebenwirkungen positiv beeinflussen (➤ Tab. 5.20).

Tab. 5.20 Psychoonkologische Angebote (Auswahl)

Intervention	Fokus
Lebensstilanpassungen	Körperliche Aktivität, Sport, Ernährung, Rauchen, Alkoholkonsum, Schlaf-Wachrhythmus
Entspannungsverfahren	Progressive Muskelrelaxation, Autogenes Training, Meditation, Yoga
Paarbezogene Interventionen	Kommunikation in der Partnerschaft
Sexualtherapeutische Interventionen	Informationen zu medizinischen Möglichkeiten bei erektiler Dysfunktion; kognitiv-verhaltenstherapeutische Strategien im Hinblick auf das männliche Selbstbild und Selbstwertgefühl
Selbsthilfegruppen	Informationsaustausch; gegenseitige Unterstützung
Gruppentherapie	Stärkung des sozialen Netzwerks; Erweiterung des Repertoires an Bewältigungsstrategien
Individuelle Psychotherapie	Bearbeitung von tieferliegenden Problemen, Wahrnehmungen, Vorstellungen, Stärkung der Ressourcen

EVIDENZ

Fazit

Für Männer mit einer Krebserkrankung sind Gespräche mit dem behandelnden Arzt besonders wichtig. Allgemeinmediziner können den Patienten im Rahmen der psychosomatischen Grundversorgung unterstützen, indem sie aufklärend mit Ängsten, tabuisierten Themen und irreführenden Ursachenzuschreibungen umgehen. Die Bereitschaft eines Patienten, seine Lebensweise nach einer Diagnose zu ändern, kann die Lebensqualität verbessern und subjektiv die Kontrollierbarkeit erhöhen. Da die Krebserkrankung das gesamte familiäre Umfeld betrifft, ist es sinnvoll, auch die Angehörigen im Blick zu haben. Bei Problemen, die über den Rahmen des ärztlichen Gesprächs hinausreichen, steht eine Vielzahl von Unterstützungsangeboten zur Verfügung, die der Arzt/die Ärztin ansprechen sollte.

KAPITEL

6 Fitness, Ernährung und Sucht

6.1 Fitness, körperliche Aktivität und Ernährung

Andreas Nieß

Kernaussagen

- Körperliche Aktivität und eine gesunde Ernährungsweise sind zentrale präventive Elemente im Gesundheitsverhalten des Mannes.
- Die Potenziale eines ausreichenden Bewegungsumfangs und einer gesunden Ernährungsweise sind beim Mann nur unzureichend genutzt.
- Erwachsene sollten mindestens 150 min an moderat intensiver oder 75 min an anstrengend intensiver körperliche Aktivität pro Woche durchführen.
- Sport kann auch mit gesundheitlichen Risiken einhergehen, die teilweise bei Männern höher als bei Frauen liegen.
- Eine gesunde Ernährungsweise umfasst einen hohen Konsum von Obst, Gemüse und Ballaststoffen bei gleichzeitig sparsamer Zufuhr von rotem und verarbeitetem Fleisch, zuckergesüßten Getränken und stark verarbeiteten Lebensmitteln.
- Grundlage einer sportgerechten Ernährung ist eine abwechslungsreiche Mischkost mit adäquater und bedarfsgerechter Zufuhr von Mikro- und Makronährstoffen mit Sicherung einer an die sportliche Belastung angepassten Energie- und Flüssigkeitszufuhr.

6.1.1 Körperliche Aktivität in der Prävention

EVIDENZ

Auf der Grundlage der Global Burden of Disease Study aus 2015 kann man davon ausgehen, dass in Westeuropa bis zu 73 % der koronaren Herzkrankheit, 52 % der Schlaganfälle, 47 % des Typ-2-Diabetes, 55 % der Kolonkarzinome und 70 % der obstruktiven Lungenerkrankungen durch eine Verringerung lebensstilassoziierter Risikofaktoren vermeidbar wären. Dabei zählt neben dem Alkohol, Rauchen und einer ungesunden Ernährung die körperliche Inaktivität zu den vier führenden Risikofaktoren für nichtübertragbare chronische Erkrankungen (*Non-communicable diseases,* NCD). Für die Männergesundheit bedeutsam ist die Tatsache, dass Männer bei einem Teil der NCD zu eine höheren Prävalenz prädisponieren. So haben Männer eine geringere Lebenserwartung, die bei heute geborenen Jungen im Mittel bei 77,7 Jahren gegenüber 82,7 Jahren bei den Mädchen liegt. Von den 10 häufigsten Todesursachen können bei Männern mindestens 7 Erkrankungen durch ausreichende Bewegung in ihrem Risiko reduziert werden. Die Wirksamkeit körperlicher Aktivität spiegelt sich somit auch in einer Verringerung des Sterblichkeitsrisikos wider.

Dosisbemessung körperlicher Aktivität in der Prävention

Die Bewegungsempfehlungen der WHO umfassen ausdauerbasierte Belastungen und Bewegungsformen zur Muskelkräftigung. Zu den Ausdaueraktivitäten zählen Bewegungsformen, die zu einer Zunahme von Herzfrequenz und Atmung führen. Eine Dosisbemessung dieser dynamischen körperlichen Belastungen ist durch Abschätzung des muskulären Energieumsatzes möglich. Dabei spielen Faktoren wie Intensität und Dauer an körperlicher Aktivität ebenso eine Rolle wie das tatsächlich bewegte Körpergewicht (KG). Als Maß für den Energieumsatz kann die Bemessung der metabolischen Belastungsintensität anhand der Angabe des Metabolischen Äquivalents (MET) herangezogen werden.

Ein MET definiert sich beim Mann aus einer Sauerstoffaufnahme (VO_2) von 3,5 ml pro kg KG. Ein MET entspricht der VO_2 im Sitzen. ➤ Tab. 6.1 zeigt die Zuordnung ausgewählter Bewegungsformen und sportlichen Aktivitäten unterschiedlicher Intensität zu den resultierenden MET-Zahlen (Ainsworth et al. 2011). Beim Joggen mit einer Laufgeschwindigkeit von 8,3 km/h wird beispielsweise dieser Wert mit 9,0 MET angegeben. Multipliziert man die MET-Zahl mit der Belastungsdauer, so ergibt sich im genannten Beispiel bei 60 min Laufdauer eine kumulative Dosis an körperlicher Aktivität von 9,0 MET × 60 min = 540 MET-Minuten. Die eigentliche Errechnung des muskulären Energieumsatzes erfolgt dann mit der Formel:

$$\text{Energieverbrauch (in kcal)} = (\text{MET-Minuten} \times \text{kg KG})/60\ \text{kg}$$

Im genannten Beispiel liegt der Energieumsatz eines Mannes mit 75 kg KG bei 675 kcal.

Tab. 6.1 Beispiele körperlicher Aktivitätsformen und deren Zuordnung zu den korrespondierenden Werten für das Metabolische Äquivalent (MET). Eine komplette Darstellung findet sich unter https://sites.google.com/site/compendiumofphysicalactivities/Activity-Categories

Aktivitätsform	MET-Wert
Radfahren in der Ebene mit 21 km/h	8,0
Walking in der Ebene mit 6,4 km/h	5,0
Laufen in der Ebene mit 8,3 km/h	9,0
Laufen in der Ebene mit 14,5 km/h	12,9
Ruderergometer 150 Watt	8,5
Tennis (allgemein)	7,3
Fußball (kompetitiv)	10,0
Brustschwimmen (ruhig)	5,3
Gartenarbeit (gemütlich)	3,0
Gartenarbeit (anstrengend)	6,0

Dosis-Wirkungs-Beziehung körperlicher Aktivität in der Prävention

Sterblichkeitsrisiko

EVIDENZ

Epidemiologische Daten zeigen, dass sich bei regelmäßiger körperlicher Aktivität das Gesamtsterblichkeitsrisiko reduzieren lässt. Vergleicht man Inaktive mit den am aktivsten Personen, so kann man von einem etwa ein Drittel geringeren Sterblichkeitsrisiko ausgehen (Samitz et al. 2011). Auch zeigt sich ein linearer Zusammenhang zwischen den wöchentlich absolvierten MET-Minuten und der Risikoreduktion. So führte eine Aktivitätsdosis zwischen 450 und knapp 1.000 MET-Minuten pro Woche zu einer Absenkung des Sterblichkeitsrisikos um den Faktor 0,8 (Wen et al. 2011). Dazu ist es notwendig, wöchentlich mindestens 150 min an moderat intensiven Ausdauerbelastungen wie beispielsweise zügiges Gehen zu absolvieren.

Männer profitieren in einem gleichen Ausmaß von körperlicher Aktivität wie Frauen.

Herz-Kreislauf-Erkrankungen

EVIDENZ

Für die KHK zeigt die Dosis-Wirkungs-Beziehung zwischen körperlicher Aktivität und Krankheitsrisiko bei mittleren Bewegungsumfängen eine ähnliche Beziehung wie zur Gesamtsterblichkeit. Bei einer höheren Aktivitätsdosis ab 1.000 MET-Minuten reduziert sich das KHK-Risiko in einem Teil der Studien bis auf ein relatives Risiko (RR) von 0,4 (Sattelmair et al. 2011). Neben einer Verringerung des KHK-Risikos senkt regelmäßige körperliche Aktivität auch die Wahrscheinlichkeit, eine chronische Herzinsuffizienz zu entwickeln, wobei sich ebenfalls eine inverse Dosis-Wirkungs-Beziehung nachweisen lässt. ➤ Kap. 4.2.

Typ-2-Diabetes, Übergewicht und Adipositas

EVIDENZ

Bei der Prävention des Typ-2-Diabetes zeigt sich eine ähnliche Dosis-Wirkungs-Beziehung wie bei der KHK. Pro 600 absolvierten MET-Minuten pro Woche ist eine Risikoreduktion von 13 % beschrieben (Sawada et al. 2010).

Ein wesentlicher Einflussfaktor bei der Entwicklung von Übergewicht oder Adipositas ist eine im Verlauf bestehende positive Energiebilanz. Zur adäquaten Steigerung des Energieverbrauchs werden in erster Linie ausdauerbasierte Bewegungsformen und eine Reduktion von Sitzzeiten empfohlen (AWMF-Leitlinie Adipositas 2014). Bei der Therapie einer sich manifestierten Adipositas werden wöchentlich 1.200–2.000 kcal als zusätzlicher muskulärer Energieverbrauch als erforderlich erachtet, um eine Gewichtsreduktion in einer Größenordnung von über 3 % zu erreichen. Notwendig sind hierfür je nach Bewegungsform und Intensität 150–250 min an ausdauerbasierten dynamischen Belastungen. Um nach erfolgreicher Gewichtsabnahme eine erneute Zunahme des Körpergewichts vorzubeugen, sollte ein ausreichender Umfang an körperlicher Aktivität beibehalten werden. So zeigen metaanalytische Daten, dass zum Erreichen eines stabilisierenden Effekts auf das Körpergewicht zumindest 1.500 kcal an Energieumsatz durch Bewegung pro Woche erreicht werden müssen.

Krebserkrankungen

Von allen Krebsentitäten ist beim Darmkrebs die Evidenzlage für eine Risikoreduktion durch regelmäßige körperliche Aktivität am stärksten (WCRF 2018). Für andere Krebsformen des Mannes ist die Datenlage weniger eindeutig, wobei für das Adenokarzinom des Ösophagus sowie für Leber- und Lungenkrebs ein präventiver Effekt von Bewegung angenommen werden kann. Beim Prostatakarzinom ist die Studienlage noch uneinheitlich (➤ Kap. 6.1.2).

EVIDENZ

Eine aktuelle Metaanalyse zeigt, dass beim Vergleich der beiden Gruppen mit dem höchsten und dem geringsten Aktivitätsumfang die sich mehr Bewegenden ein um 23 % geringeres Risiko für Darmkrebs aufweisen (Wang et al. 2020). Dabei profitieren beide Geschlechter in selbem Maße von regelmäßiger Bewegung. Weiterhin gibt es Hinweise, dass gegenüber kardiovaskulären Erkrankungen oder dem Typ-2-Diabetes bei Krebserkrankungen zum Erreichen einer vergleichbaren Risikoreduktion ein höherer Umfang an körperlicher Aktivität notwendig ist.

Empfehlungen zur aktivitätsbezogenen Prävention

Die WHO, die Nationale Bewegungsempfehlung für Deutschland (Rütten & Pfeifer, 2016) und Leitlinien der großen medi-

6

zinischen Fachgesellschaften empfehlen zur Prävention aktuell recht einheitlich mindestens 150 min an moderat intensiver oder mindesten 75 min an anstrengender körperlicher Aktivität pro Woche (➤ Kasten). Moderat intensive Belastungen werden als beginnend anstrengend empfunden und es kommt zu einem leichten bis mittleren Anstieg der Atemfrequenz. Sie entsprechen einer metabolischen Belastungsintensität von 3–6 MET. Anstrengende Belastungen liegen oberhalb von 6 MET, bei ihnen kommt es zu einem mittleren bis etwas stärkeren Anstieg der Atemfrequenz.

In den Leitlinien zur Krebsprävention werden 150–300 min an moderat intensiver körperlicher Aktivität oder 75–150 min an anstrengender körperlicher Aktivität pro Woche empfohlen, wobei das Erreichen und sogar Überschreiten der genannten Obergrenzen als optimal angesehen werden. Auch zur Prävention der Adipositas werden höhere Aktivitätsumfänge empfohlen. Der Umfang der Belastungen sollte auf mehrere, z. B. 4–5 Tage pro Woche, verteilt werden. Eine sportmedizinische Eingangsdiagnostik sollte bei bewegungsarmen Patienten mit kardiovaskulärem Risikoprofil oder bei geplanten höherintensiven Belastungen erwogen werden. Zusätzlich zu diesen ausdauerbasierten Aktivitäten werden mindestens zweimalig pro Woche muskelkräftigende Übungen empfohlen.

PATIENTENINFO

Bewegungsempfehlungen für Erwachsene. Nationale Empfehlungen für Bewegung und Bewegungsförderung (2016)

- Erwachsene sollten möglichst mindestens 150 Minuten/Woche aerobe körperliche Aktivität mit moderater Intensität durchführen (z. B. 5 × 30 Minuten/Woche) oder mindestens 75 Minuten/Woche aerobe körperliche Aktivität mit höherer Intensität durchführen oder aerobe körperliche Aktivität in entsprechenden Kombinationen beider Intensitäten durchführen und dabei die Gesamtaktivität in mindestens 10-minütigen einzelnen Einheiten verteilt über Tag und Woche sammeln (z. B. mind. 3 × 10 Minuten/Tag an fünf Tagen einer Woche).
- Erwachsene sollten zusätzlich muskelkräftigende körperliche Aktivitäten an mindestens zwei Tagen pro Woche durchführen.
- Erwachsene sollten lange, ununterbrochene Sitzphasen meiden und nach Möglichkeit das Sitzen regelmäßig mit körperlicher Aktivität unterbrechen.
- Erwachsene können weitere Gesundheitseffekte erzielen, wenn sie den Umfang und/oder die Intensität der Bewegung über die Mindestempfehlungen hinaus weiter steigern.
- Zusätzlich zu diesen Empfehlungen sollten ältere Erwachsene mit Mobilitätseinschränkungen an mindestens drei Tagen der Woche Gleichgewichtsübungen zur Sturzprävention durchführen.

Allerdings erfüllt nur knapp die Hälfte der Männer in Deutschland die Vorgaben, mindestens 2,5 h pro Woche an ausdauerbasierten Belastungen mit moderater Intensität zu absolvieren. Nur ein Drittel erreicht die Empfehlung von zumindest zwei Einheiten an muskelkräftigender Aktivität. Dabei ist die Altersgruppe 30–64 Jahre für beide Bewegungsformen am wenigsten aktiv.

6.1.2 Körperliche Aktivität und Prostatakarzinom

Körperliche Aktivität und Prävention des Prostatakarzinoms

Im Vergleich zu anderen NCD und einer Krebsentität wie dem Darmkrebs stellt sich der Zusammenhang zwischen körperliche Aktivität und dem Risiko eines Prostatakarzinoms derzeit als noch wenig geklärt dar. Dabei zeigt die vorliegende Literatur in Teilen widersprüchliche Ergebnisse. In der aktuellsten Metaanalyse aus 2018 mit weiterer Stratifizierung von Subgruppen zeigte die Gesamtaktivität keinen signifikanten Zusammenhang zur Gesamtinzidenz des Prostatakarzinoms (Benke et al. 2018). Gleiches ergab sich für die getrennte Betrachtung fortgeschrittener/aggressiver und nichtfortgeschrittener/nichtaggressiver Formen der Erkrankung. Gleichzeitig konnte jedoch ein inverses Verhältnis zwischen dem Umfang an beruflicher körperlicher Aktivität über einen längeren Zeitraum und der Gesamtinzidenz des Prostatakarzinoms mit einem RR vom 0,83 aufgezeigt werden. Weiterhin ergaben weitere Subgruppenanalysen eine Risikoreduktion für das fortgeschrittene/aggressive Prostatakarzinom unter längerfristiger körperlicher Aktivität in der Freizeit (RR 0,75) sowie für die nichtfortgeschrittene/nichtaggressive Erkrankungen unter längerfristiger körperlicher Aktivität im Beruf (RR 0,51). Allerdings resultieren die beiden letzten Ergebnisse nur auf Daten von zwei Studien.

Hinsichtlich der zugrunde liegenden Mechanismen einer möglichen präventiven Wirkung körperlicher Aktivität gibt es beim Prostatakarzinom verschiedene Hypothesen. Diese reichen von einer Verringerung der Testosteron- und Dihydrotestosteronspiegel, einer Abnahme der stammbetonten Adipositas, einer gesteigerten Insulinsensitivität, einer Steigerung der NK-Zellaktivität bis hin zu einer Verbesserung des antioxidativen Systems durch regelmäßige körperliche Aktivität.

LEITLINIEN

In der aktuellen Leitlinie der AWMF zum Prostatakarzinom wird für die Primärprävention mit dem Evidenzlevel A im Sinne einer Expertenmeinung dazu geraten, Männer über eine gesunde Lebensweise zu beraten, wobei auch körperliche Bewegung adressiert werden soll.

Körperliche Aktivität bei Prostatakarzinom

Regelmäßige körperliche Aktivität stellt bei Krebserkrankungen eine wichtige therapeutische Maßnahme dar. Generell betrachtet, verfolgt ein Bewegungsprogramm bei Tumorpatienten mehrere Ziele. Dazu zählen zum einen, die Folgen der Tumorerkrankung selbst anzugehen, andererseits aber auch möglichen therapiebedingten Nebenwirkungen vorzubeugen und diese abzuschwächen. Inwieweit eine Verbesserung der Prognose zu erwarten ist, ist für viele Tumorentitäten noch weitgehend ungeklärt und bei Männern bisher nur beim Darmkrebs belegt.

Bei Patienten mit Prostatakarzinom, die einer hormonablativen Therapie unterzogen werden, entwickeln sich als typische Nebenwirkungen eine Zunahme der Körperfettmasse, des viszeralen Fetts und eine Verringerung der Muskelmasse. Damit verbunden kommt es zu einer Insulinresistenz, die gemeinsam mit einer sich entwickelnden Fettstoffwechselstörung das Infarktrisiko erhöht. Weitere mögliche kardiovaskuläre Nebenwirkungen sind die Entwicklung einer chronischen Herzinsuffizienz und thromboembolischer Geschehen. Aus funktioneller Sicht führt die abnehmende Muskelmasse zu einer reduzierten Kraftfähigkeit. Auch die Ausdauerleistungsfähigkeit kann dadurch beeinträchtigt werden, mitbeeinflusst durch eine therapiebedingte Anämie.

EVIDENZ

Körperliches Training stellt eine spezifische und kosteneffektive Maßnahme zur Reduktion dieses Nebenwirkungsprofils dar. Metaanalysen zeigen günstige Trainingseffekte auf die Leistung im 400 m Gehtest, den diastolischen Blutdruck, die Nüchternglukose, das C-reaktive Protein, das Körperfett, die fettfreie Körpermasse und auch auf die Lebensqualität der Patienten (Bo et al. 2017). Die eingesetzten Trainingsformen umfassten zumeist eine Kombination aus einem Ausdauer- und Krafttraining. Isoliert betrachtet führt Krafttraining vor allem zu eine Verbesserung der Muskelmasse und der funktionellen Krafteigenschaften, während die Effekte auf das kardiometabole Risikoprofil weniger deutlich ausfallen. Sowohl ein mit Beginn als auch ein erst nach 6 Monaten laufender hormonablativer Therapie begonnenes Krafttraining sind zum Erhalt oder Aufbau von Muskelkraft und körperlicher Fitness wirksam. Auch zeigen sich beim Erreichen dieser Effekte keine Unterschiede zwischen einem umfangsbetonten und einem höherintensiven Krafttraining.

6.1.3 Körperliche Fitness

Körperliche Fitness, Sterblichkeits- und Krankheitsrisiko

Neben regelmäßiger körperlicher Aktivität reduziert auch eine gute Ausprägung der kardiorespiratorischen Fitness das Krankheits- und Sterblichkeitsrisiko.

EVIDENZ

In der Studie von Myers et al. wurden 2.500 Männer mittleren Lebensalters initial einer ergometrischen Ermittlung der körperlichen Leistungsfähigkeit unterzogen und anschließend über 14 Jahre nachverfolgt. Dabei zeigte die Gruppe der eingangs am wenigsten Fitten im Vergleich zu den Fittesten eine fast doppelt so hohe Sterblichkeit im Follow-up. In longitudinal angelegten Studien konnte darüber hinaus beobachtet werden, dass eine Verbesserung der kardiorespiratorischen Fitness mit einem geringeren Risiko für die Entstehung eines Typ-2-Diabetes assoziiert ist. Gleiches zeigt sich für Entwicklung eines Metabolischen Syndroms (Hazard Ratio 0,48), eines Hypertonus (HR 0,72) oder einer Dyslipoproteinämie (HR 0,70). Eine gute körperliche Fitness zeigt zudem eine inverse Beziehung zum Darmkrebsrisiko und zur Entwicklung von Demenzerkrankungen.

Körperliche Fitness und Trainierbarkeit

Die Ausprägung konditioneller Eigenschaften zeigt zwischen Mann und Frau Unterschiede. In den Qualitäten Ausdauer, Schnelligkeit und Kraft kommt es mit Eintritt in die Pubertät beim Jungen zu einer deutlich schnelleren und ausgeprägten Steigerung dieser Eigenschaften, was in starkem Maße durch die einsetzende Testosteronbildung ausgelöst wird. Im Erwachsenalter liegen die Leistungswerte für diese drei konditionellen Eigenschaften beim Mann auf einem höheren Niveau und nehmen in beiden Geschlechtern im Altersgang wieder ab. Bei der kardiorespiratorischen Fitness liegt die Abnahme ab dem 30. Lebensjahr pro Dekade zwischen 5 und 10 %. Auch weitere konditionelle Fähigkeiten wie Kraft sowie Koordinations- und Balancefähigkeit reduzieren sich im Alter, was mit einer reduzieren Funktionalität im Alltag bis hin zu einem erhöhten Sturzrisiko einhergehen kann.

Am besten untersucht sind geschlechtsabhängige Unterschiede für die **kardiorespiratorische Fitness und die Kraftfähigkeit.** Goldstandard zur Ermittlung der kardiorespiratorischen Fitness ist die Messung der maximalen Sauerstoffaufnahme (VO_{2max}) mittels Spiroergometrie.

EVIDENZ

Für die VO_{2max} zeigen sich bei Frauen im Mittel gewichtsbezogenen etwa um 20 % niedrigere Werte. Berücksichtigt man den bei Frauen höheren Körperfettgehalt und bezieht die VO_{2max} auf die fettfreie Körpermasse, so reduziert sich diese Differenz auf 10 %. Die maximale fahrradergometrische Leistung liegt bei Männern durchschnittlich 0,7 Watt pro kg KG höher als bei Frauen. Diese Unterschiede können durch die größere Muskelmasse des Mannes erklärt werden. Bei der Trainierbarkeit der kardiorespiratorische Fitness zeigen sich bei Männern ebenfalls leichte Vorteile mit einer etwas größeren Zunahme der VO_{2max} unter einem standardisierten Trainingsprogramm.

Sowohl die Ausprägung der körperlichen Fitness als auch die körperliche Trainierbarkeit sind auch unabhängig des Trainingsumfangs einer sehr großen individuellen Variabilität unterworfen.

6.1.4 Gesundheitliche Risiken beim Sport

Verletzungsrisiko

Beim Sport besteht in Abhängigkeit der gewählten Sportart ein mehr oder weniger hohes Verletzungsrisiko. Männer neigen in ihrem Stereotyp zu einer eher **kompetitiven und leistungsorientierten Sportausübung,** weisen eine **höhere Risikobereitschaft** auf und bevorzugen auch eher **Sportarten mit Körperkontakt.** Diese geschlechtsspezifischen Unterschiede zeigen sich bereits in der Kindheit und Jugend. Die in der Befragung GEDA 2014/2015-EHIS für Deutschland erhobene und mit 10,8 % bei den Männern gegenüber 7,3 % bei den Frauen größere Häufigkeit für Freizeitunfälle scheint dies zu bestätigen. Bei gleicher Risikokonstellation, wie beispielsweise identischen Wettkampfbelastungen, ist allerdings die Verletzungshäufigkeit bei Männern nicht grundsätzlich höher. So zeigt sich beispielsweise im Fuß- und Handball, bezogen auf die Wettkampfstunden bei Frauen, sogar eine etwa 3-fach höhere Inzidenz für Kreuzbandverletzungen. Für beide Geschlechter gilt, durch entsprechende Vorbereitung, Erlernen einer korrekten Bewegungsausführung, fachkundiger Anleitung sowie einer realen Einschätzung von Risikosituationen Sportverletzungen vorzubeugen.

Kardiales Risiko

Bei intensiven sportlichen Belastungen und insbesondere bei Wettkämpfen im Ausdauer- und Spielsport kann es bei Vorliegen einer möglicherweise auch unerkannten kardiovaskulären Vorerkrankung zum plötzlichen Herztod (PHT) kommen (Niess et al. 2015). Die vorliegenden Zahlen zur Inzidenz des PHT zeigen beträchtliche Schwankungen, was damit zusammenhängen kann, dass neben dem Alter auch weitere Faktoren wie Geschlecht, Ethnizität und die Art der auslösenden sportlichen Belastung einen Einfluss ausüben. Bei Marathonläufern liegt das Risiko für einen Herzstillstand bei 0,5–2 Fällen pro 100.000 Teilnehmern. Die Betroffenen sind durchschnittlich 42 Jahre alt, 4 von 5 Todesfälle betreffen Männer. Auch mit zunehmendem Alter steigt das Risiko an, was damit zusammenhängt, dass ab dem 35. Lebensjahr die koronare Herzkrankheit den häufigsten Auslöser darstellt. Unter 35 Jahren dominieren die Hypertrophe Kardiomyopathie, Koronaranomalien und die Myokarditis als Ursachen.

CAVE

Wichtiges Instrument zu Vorbeugung des PHT ist die sportmedizinische Tauglichkeitsuntersuchung. So konnte in Italien nach Einführung dieses Checks, inklusive eines Ruhe-EKGs, eine Absenkung der Häufigkeit an PHT-Fällen im Sport dokumentiert werden.

Doping

Der Missbrauch von Medikamenten zur Leistungssteigerung und Muskelaufbau zeigt nicht nur im Leistungssport, sondern auch im Breiten- und Freizeitsport eine nicht zu unterschätzende Verbreitung. Bereits im Jugendalter ist ein Missbrauch von Arzneimitteln zu Dopingzwecken beschrieben. Die Lebensprävalenz wird mit 1,5–6 % angegeben. Von den Trainierenden in Fitnessstudios haben zwischen 5 und 20 % bereits einmal Dopingsubstanzen und hier insbesondere **anabol-androgene Steroide (AAS)** konsumiert. Bei Bodybuildern liegen diese Zahlen zwischen 20 und 62 %. Insgesamt überwiegt der Anteil der Männer deutlich. Im Leistungssport schwanken die Zahlen zur Häufigkeit zwischen 6 und 25 % bei einer Lebenszeitprävalenz bis zu 40 %.

Neben AAS werden u. a. auch Wachstumshormon, Erythropoietin, Stimulanzien und Diuretika als Dopingsubstanzen missbraucht. AAS können durch Unterdrückung der endogenen Sexualhormonproduktion zu einer abnehmenden Spermienbildung, Hodenatrophie, Impotenz, Libidoverlust und Entwicklung einer Gynäkomastie führen. Beschrieben sind weiterhin die Entwicklung von Leberadenomen und -karzinomen, insbesondere bei 17-alkylierten AAS, sowie psychische Nebenwirkungen, wie eine gesteigerte Aggressivität und Depressionen bis hin zu einer erhöhten Suizidgefahr. Die kardiovaskulären Risiken des Dopings insgesamt sind breit und umfassen die Entwicklung einer Myokardhypertrophie, das Auftreten von Myokardinfarkten oder zerebrovaskulären Ereignissen, eine gesteigerte Arrhythmieneigung und Erhöhung des Blutdrucks. Für viele Dopingsubstanzen ist auch ein erhöhtes Risiko für den PHT beschrieben.

6.1.5 Ernährung

Ernährung in der Prävention

DEFINITION

Der Begriff einer „gesunden Ernährung" definiert eine Kost, die zum einen Nahrungsmittel, deren Konsum das Krankheitsrisiko fördert, nicht oder nur sparsam enthält und zum andern reich an Nährstoffen ist, für die eine krankheitspräventive Wirkung bekannt ist. Zudem sollte zur Gewichtskontrolle die Energiezufuhr über die Ernährung den täglichen Bedarf im Sinne einer ausgeglichenen Energiebilanz nicht überschreiten. Für die konkrete Umsetzung bieten die 10 Regeln der Deutschen Gesellschaft für Ernährung (https://www.dge.de) eine gute Grundlage.

So kann ein ausreichend hoher Konsum von Obst und Gemüse die kardiovaskuläre Morbidität und Mortalität absenken, indem er das Risiko für die arterielle Hypertonie, den Schlaganfall und die koronare Herzerkrankung reduziert. Darüber hinaus gibt es Hinweise, dass eine hohe Zufuhr von Obst und nicht stärkehaltigem Gemüse das Risiko für eine Reihe von Krebserkrankungen absenkt. Die DGE empfiehlt, täglich fünf Portionen an Gemüse und Obst zu verzehren. Allerdings schneiden die Männer in Deutschland beim Erreichen dieser Empfehlung nicht nur gegenüber den Frauen, sondern auch im Vergleich zu den anderen Europäern schlecht ab. Laut der Studie „Gesundheit in Deutschland aktuell" 2014/2015-EHIS (GEDA 2014/2015-EHIS) erfüllen beim Gemüse nur 23,9 % und beim Obst nur 38,1 % der Männer die Empfehlung eines täglichen Konsums. Ein hoher Ballaststoffanteil durch eine reiche Zufuhr an Vollkornprodukten hat eine präventive Wirkung beim Darmkrebs und senkt auch das Diabetesrisiko. Empfohlen wird eine Zufuhr faserhaltiger Ballaststoffe von 15 g pro 1.000 kcal Energiezufuhr.

PATIENTENINFO

Ernährungsempfehlungen zur Krebsprävention der American Cancer Society 2020

Ein gesundes Essverhalten umfasst:
- Lebensmittel, die viele Nährstoffe in Mengen enthalten, die helfen, ein gesundes Körpergewicht zu erreichen und zu halten
- Eine Vielfalt an Gemüse – dunkelgrün, rot und orange, ballaststoffreiche Hülsenfrüchte (Bohnen und Erbsen) und andere
- Früchte, insbesondere ganze Früchte mit einer Vielzahl von Farben
- Vollkornprodukte

Ein gesundes Ernährungsmuster reduziert oder verzichtet auf:
- Rotes und verarbeitetes Fleisch
- Mit Zucker gesüßte Getränke
- Stark verarbeitete Lebensmittel und raffinierte Getreideprodukte

Nahrungsmittel und Nährstoffe, die **kontrolliert und nur eingeschränkt** konsumiert werden sollten, umfassen in erster Linie **Fette, Zucker, Salz, Fleischprodukte** und **alkoholhaltige Getränke.** Die Fettzufuhr sollte so bemessen sein, dass sie 30 % der täglichen Energiezufuhr nicht überschreitet. Die zumeist über tierische Quellen zugeführten gesättigten Fettsäuren sollten davon nicht mehr als ein Drittel also maximal 10 % insgesamt betragen, da sie zu einer Zunahme des atherogenen LDL-Cholesterins führen. Industriell bearbeitete gehärtete Fette, die Transfette, sollten infolge ihrer atherogenen Wirkung möglichst ganz gemieden werden. Eine zu hohe Zufuhr von Natrium kann bei Menschen mit einer erhöhten Salzsensitivität das Risiko für kardiovaskuläre Erkrankungen erhöhen. Als oberes Limit der täglichen Salzzufuhr gilt nach Empfehlungen der DGE ein Limit von 6 g, was 2,4 g Natrium entspricht.

Bei der **Zuckerzufuhr** wünschenswert ist die regelmäßige Berücksichtigung ballaststoffreicher Lebensmittel, wie zum Beispiel Müsli, Hülsenfrüchte, Vollkornnudeln. Auch ein erhöhter Genuss von Obst und Gemüse trägt hierzu bei. Gleichzeitig sollte der Konsum zuckergesüßter Getränke gering gehalten werden.

Die Empfehlungen der DGE zum **Fleischkonsum** liegen bei einer Zufuhrmenge von 300–600 g/Woche. Hintergrund der Empfehlung sind Hinweise, dass der Konsum von rotem und verarbeitetem Fleisch mit einem erhöhten Risiko für Herz-Kreislauf-Erkrankungen und Darmkrebs assoziiert ist. Tatsächlich liegen die Männer in Deutschland mit durchschnittlich 1,1 kg Fleischkonsum pro Woche annähernd doppelt so hoch als die DGE-Empfehlung und die Zufuhrmengen bei Frauen. Durch den hohen Gehalt an essenziellen Aminosäuren, B-Vitaminen, Eisen und Zink besitzt Fleisch zwar eine hohe biologische Wertigkeit. Allerdings reicht hierzu die von der DGE empfohlene Zufuhrmenge aus.

Sporternährung

In der Sporternährung stellt die Zufuhr einer vollwertigen und abwechslungsreichen Mischkost die Grundlage für eine adäquate und bedarfsgerechte Zufuhr von Mikro- und Makronährstoffen dar. Unterschiede zur Ernährung von nicht oder nur wenig Sport treibenden Menschen ergeben sich in erster Linie aus einem erhöhten Bedarf an Energie und Flüssigkeit. Darüber hinaus ist es möglich, dass bei speziellen Konstellationen der Sportausübung eine weitere Anpassung der Zufuhr von Nährstoffen sinnvoll ist. Im Folgenden sind die zentralen Empfehlungen der AG Sporternährung der DGE (2019/2020, https://www.dge.de) aufgeführt.

Energiezufuhr

Von zentraler Bedeutung in der Sporternährung ist eine dem Bedarf entsprechende Zufuhr von Energie. Dabei ist der Energiebedarf des Sportlers keine statische Größe, sondern kann sich in Abhängigkeit der Trainings- und Wettkampfgestaltung ändern. Eine zu geringe Energieverfügbarkeit übt nicht nur negative Effekte auf die sportliche Leistungsfähigkeit aus, sondern kann auch gesundheitliche Risiken haben. Eine Unterversorgung verhindert hierbei auch eine ausreichende Zufuhr mit essenziellen Mikronährstoffen. Im Vergleich zu Frauen sind die Folgen einer verringerten Energiezufuhr bei männlichen Sportlern bisher nur unzureichend untersucht. Dabei gibt es auch bei männlichen Wettkampfsportlern eine ernstzunehmende Prävalenz des **RED-S** (*relative energy deficiency in sport*), einem relevanten Energiedefizit im Sport. Zu den Risikogruppen für eine RED-S zählen insbesondere Sportler, die versuchen, aus einem geringen Körpergewicht Vorteile bei der Wettkampfleistung ziehen oder im Gewichtsklassensport aktiv sind.

Kohlenhydrate

Von den Makronährstoffen stellen die Kohlenhydrate infolge ihres gegenüber den Fetten pro Liter verbrauchten Sauerstoff günstigeren energetischen Wirkungsgrades und ihrer höheren Energieflussrate den wichtigsten Energieträger dar. Aus diesem Grund sollte ihrer Zufuhr sowohl im Rahmen der Alltagskost, also auch im zeitlichen Zusammenhang mit sportlichen Belastungen, ausreichend Beachtung geschenkt werden.

CAVE

Die empfohlenen Zufuhrmengen liegen für moderate Trainingsumfänge mit ca. 1 h Ausdauersport pro Tag bei 5–7 g/kg KG/Tag und könnten bei 4–5 h Training pro Tag bis auf 12 g/kg KG/Tag ansteigen. Bei intensiven Ausdauer- oder Spielsportbelastungen ab 1 h Dauer wird auch während der Belastung die Zufuhr von Kohlenhydraten empfohlen. Da in den ersten Stunden nach sportlichen Belastungen die Resyntheserate für Glykogen gesteigert ist, sollte auch nach dem Sport eine kohlenhydratbetonte Kost Beachtung finden.

Eiweiß

Für eine optimale Trainingsanpassung ist eine ausreichende Eiweißzufuhr erforderlich. Der tägliche Proteinbedarf gesunder Erwachsender liegt in den Empfehlungen der Deutschen, Österreichischen und Schweizer Fachgesellschaften für Ernährung (D-A-CH) bei 0,8 g pro kg KG. Ab einem Alter von

6

65 Jahren sollte die Zufuhr auf 1,0 g/kg KG/Tag erhöht werden. Im Sport sollten die Zufuhrmengen je nach Trainingsform, -umfang und -ziel bei 1,2–2,0 g/kg KG/Tag liegen. Ein Überschreiten dieser Zufuhrmengen führt nach derzeitigem Wissen nicht zu einer zusätzlichen Steigerung des Trainingseffekts auf die Muskelmasse und -kraft. Weiterhin sollte die Proteinzufuhr in erster Linie über eine ausgewogene Ernährung mit Berücksichtigung hochwertiger Proteinquellen gesichert werden. Wie bei den Kohlenhydraten gilt auch bei den Proteinen, dass eine zeitnahe Zufuhr nach Belastung sinnvoll ist.

Mikronährstoffe

Bei den Empfehlungen zur Mikronährstoffzufuhr des Sportlers gilt, dass eine abwechslungsreiche Mischkost mit Deckung des Energiebedarfs in aller Regel eine ausreichende Versorgung auch mit Mineralstoffen und Vitaminen gewährleistet. Für einzelne Mikronährstoffe wie Eisen, Kalzium oder Vitamin D kann insbesondere bei reduzierter Energiezufuhr eine kritische Versorgungslage auftreten. In diesem Fällen sollte zunächst über eine gezielte Ernährungsberatung eine adäquate Zufuhr erreicht werden.

Flüssigkeitszufuhr

Sportliche Belastungen führen über das Schwitzen zu einem Verlust an Flüssigkeit. Eine stärkere Dehydratation kann zu einer Beeinträchtigung der Leistungsfähigkeit und dem Auftreten gesundheitlicher Probleme führen. Ein Abfall der Ausdauerleistungsfähigkeit ist ab Flüssigkeitsverlusten zu erwarten, die 2–4 % des Körpergewichts oder mehr betragen. Die Schwitzraten und damit auch der Verlust von Flüssigkeit und Natrium über den Schweiß zeigen eine große individuelle Variabilität. Männer schwitzen auch körpergewichtsbereinigt mehr als Frauen und zeigen auch höhere Natriumverluste. So sollte der Sport nicht mit einem Flüssigkeitsdefizit begonnen werden und bei einer Belastungsdauer von über 1 h auch während Belastung getrunken werden.

Die ungefähre individuelle Schwitzmenge kann mittels Wiegen vor und nach einer standardisierten und zeitlich definierten Belastung erhoben werden. Ein kompletter Ausgleich der Flüssigkeitsverluste ist während Belastung nicht notwendig, da zumindest ein Verlust, der 2 % des KG entspricht, unproblematisch ist. Zudem kann es durch Zufuhr zu hoher Mengen an Wasser bei gleichzeitigen Natriumverlusten während langen Ausdauerbelastungen zu einer Hyponatriämie kommen.

CAVE

Ein für die Zufuhr während Belastung vorgesehenes Sportgetränk sollte 0,4–1,0 g/l Natrium enthalten. Bei Ausdauer- oder Spielsportbelastungen sollte ab einer Dauer von 90 min auch ein Kohlenhydratzusatz von 4–8 %, entsprechend 40–80 g/l, beigefügt sein. Diese Zusammensetzung des Getränks ermöglicht dessen rasche Magenpassage und Absorption im Dünndarm.

Weitere Inhaltstoffe bringen keinen weiteren Benefit für den Sportler.

Nahrungsergänzungsmittel

Die Einnahme von Nahrungsergänzungsmitteln (NEM) ist im Sport weit verbreitet. Dabei gibt es in den Fachgesellschaften weitgehend Konsens, dass NEM beim Sportler eine ausgewogene Ernährung nicht ersetzen können.

CAVE

Es gibt keinerlei Evidenz, dass eine über den Bedarf hinaus gehende Zufuhr von Mikronährstoffen den Athleten nutzt. Vielmehr ist die Zufuhr von NEM mit Risiken behaftet. So gibt es Hinweise für eine Kontamination von NEM mit dopingrelevanten Substanzen, insbesondere in Form von Stimulanzien und anabolen Steroiden. Da die beschriebenen Kontaminationen teilweise im pharmakologisch wirksamen Bereich liegen, kann hier ein Gesundheitsrisiko nicht ausgeschlossen werden.

Bei dem Anti-Dopingregelwerk unterliegenden Sportlern besteht zudem das Risiko eines positiven Befunds im Falle einer Dopingkontrolle. Des Weiteren können auch für die sportliche Aktivität kontraproduktive Effekte erwartet werden, insbesondere bei der hochdosierten Zufuhr von NEM. So gibt es Hinweise, dass die hochdosierte Zufuhr von Antioxidanzien wie Vitamin E oder C redoxsensitive Signalprozesse der Trainingsadaptation unterdrückt und somit den Trainingserfolg schmälern kann.

6.2 Sucht

Anil Batra, Fabian Münch

Kernaussagen

- Suchterkrankungen von Tabak, Alkohol, Opioiden, Cannabis und anderen illegalen Drogen sind in der männlichen Bevölkerung stärker vertreten.
- Ziel der Behandlung einer Abhängigkeitserkrankung ist in der Regel die dauerhafte Abstinenz. Scheitert die Abstinenz, kommen Maßnahmen zur *harm reduction* in Betracht.
- Die Therapie wird differenziert in die Kontaktphase, die akute Behandlungsphase, die Entwöhnung und die Nachsorge.
- In der Kontaktphase kommen Gesprächstechniken zur Förderung der Abstinenzmotivation zum Einsatz.
- In der akuten Behandlungsphase wird die Entgiftung ggf. mit medikamentösen Mitteln erreicht. Die Entwöhnungsphase nutzt psychotherapeutische Mittel (meist Verhaltenstherapie). In der Nachsorge stabilisieren Selbsthilfegruppen, ambulante ärztliche und psychotherapeutische Kontakte den Behandlungserfolg.

DEFINITION

„Sucht" bezeichnet **Abhängigkeitserkrankungen.** Die häufigsten legalen Suchtmittel sind Alkohol, Tabak und Medikamente (z. B. Opioidanalgetika, Sedativa und Hypnotika). Die häufigsten illegalen Suchtmittel/Betäubungsmittel sind Opiate, Kokain, Cannabis und Amphetamine. Im ICD-11 wird auch eine Abhängigkeit vom Glücksspiel und Computerspiel definiert. Im Folgenden liegt der Schwerpunkt auf den stoffgebundenen Abhängigkeitserkrankungen.

Abhängigkeitserkrankungen sind nach ICD-10 charakterisiert durch einen zwanghaften Konsum, eine Toleranzentwicklung, das Auftreten substanzspezifischer Entzugssymptome, einen Kontrollverlust, den fortgesetzten Konsum trotz bestehender somatischer oder psychischer Folgeschäden sowie die Umstellung des Alltags mit Blick auf die Beschaffung und den Konsum sowie die Erholung vom Konsum des Suchtmittels.

Epidemiologie, Ätiologie und Risikofaktoren

EVIDENZ

Die Prävalenz suchtmittelbezogener Störungen liegt bei Männern fast durchgängig deutlich höher als bei Frauen: 4,5 % der Männer weisen laut Jahrbuch SUCHT 2020 (Rummel et al. 2020) eine Alkoholabhängigkeit auf, nur 1,7 % der Frauen. Der Anteil der Raucher liegt in der Altersgruppe der 20- bis 49-jährigen Männer etwa 10 % höher als bei Frauen (33–36 % vs. 22–24 %). Etwa 1 % der Männer ist von Cannabis abhängig (0,3 % der Frauen). Auch für Ecstasy, LSD, Heroin, Kokain, Schnüffelstoffe, Pilze und psychoaktive Substanzen ergeben sich durchgehend höhere Prävalenzquoten bei Männern als bei Frauen. Dagegen ist die Prävalenz der Medikamentenabhängigkeit eher im höheren Alter und bei Frauen angesiedelt. Auch substanzbezogene Folgeerkrankungen (Leberzirrhose, Kardiomyopathien, Lungenkarzinome, COPD etc.) treten bei Männern häufiger auf. Etwa 74.000 Todesfälle gehen auf den Alkoholkonsum zurück, zudem sterben jährlich 120.000 Menschen an den Folgen des Tabakkonsums, weitere ca. 1.300 an den Folgen eines Opioidkonsums.

Probierkonsum verschiedener psychoaktiver Substanzen tritt bevorzugt bei Jugendlichen und jungen Erwachsenen auf. Nur ein geringer Anteil entwickelt jedoch einen problematischen Konsum im Sinne einer „substanzbezogenen Störung" nach ICD-10, differenziert als „Schädlicher Gebrauch" oder „Abhängigkeit".

Da es sich um ein multifaktorielles Krankheitsgeschehen handelt, ist das – in der Psychiatrie häufig verwendete – **bio-psycho-soziale Erklärungsmodell** zum Verständnis der Ätiologie geeignet. Dieses beschreibt die komplexe Entwicklung und Aufrechterhaltung einer Substanzstörung.Das männliche Geschlecht ist ein Risikofaktor bei der Entstehung einer substanzbezogenen Störung (Abhängigkeit von Sedativa ausgenommen). Im Hintergrund verantwortlich sind: eine höhere Risikobereitschaft, ein ausgeprägteres *sensation seeking*, die soziokulturelle Akzeptanz des Substanzkonsums und insbesondere deren berauschende Wirkung bei Männern sowie die bessere Verträglichkeit infolge unterschiedlicher geschlechterbezogener Stoffwechselleistungen (z. B. von Alkohol). Eine geringere Prävalenz des Substanzkonsums bei Frauen mag in der reproduktiven Phase auch mit der damit verbundenen subjektiv empfundenen Verantwortung für eventuellen Nachwuchs verbunden sein.

Bei der Suchtentwicklung ist das **belohnungsassoziierte Lernen** bedeutsam. Ein biologisches Korrelat dabei ist das mesolimbische Belohnungssystem mit dem Nucleus accumbens als Zentrum (Hyman et al. 2006). Beim Substanzkonsum wird dieses System mit der Folge einer extrazellulären Erhöhung des Dopaminspiegels im Gehirn aktiviert. Die daraus resultierenden Gefühle der Befriedigung oder Belohnung erhöhen das Verlangen nach einer Wiederholung der positiven Erfahrung (Heinz et al. 2012).

Familienstudien, Zwillings-und Adaptionsstudien wiesen eine **genetische Komponente** der Ätiologie von Abhängigkeitserkrankungen nach: insbesondere männliche Nachkommen abhängiger Väter scheinen gefährdet zu sein, Wechselwirkungen mit Umweltfaktoren sind im Zusammenhang mit epigenetischen Faktoren von Bedeutung.

CAVE

Das Vorherrschen eines Suchtproblems in der eigenen Familie ist einer der größten Risikofaktoren für die Entwicklung einer Abhängigkeitserkrankung (Jordan & Sack 2009).

Die Psychologie liefert neben der Neurobiologie Erklärungsansätze für einen fortgesetzten schädlichen oder abhängigen Konsum: Modelllernen, klassische und operante Konditionierung (belohnungsassoziiertes Lernen) festigen das Konsumverhalten. Kurzfristig angenehme Effekte dominieren gegenüber den mittel- und langfristigen nachteiligen Effekten. Regelmäßiger Konsum führt über die Koppelung neutraler Stimuli (z. B. Kiosk, Arbeitsplatz, Pausensituation) oder andere Reize (z. B. Aschenbecher), aber auch innere Zustände (z. B. Frust oder Angst) an psychophysische Reaktionen zum Konsumverlangen (*craving*).

Diagnostik

Diagnostische Kriterien für eine Substanzbezogene Störung werden in der 10. Auflage der **International Classification of Diseases (ICD-10)** in der Kategorie F1x.y zusammengefasst (Dilling et al. 2015). Mit der zweiten Ziffer (x) wird die jeweilige Substanzgruppe festgelegt (➤ Tab. 6.2), mit der weiteren Ziffer (y) wird das klinische Erscheinungsbilder beschrieben (z. B. akute Intoxikation [F1x.0], schädlicher Gebrauch [F1x.1], ein Abhängigkeitssyndrom [F1x.2] oder ein Entzugssyndrom [F1x.3]).

Bei Suchtmittelkonsumenten wird folgendermaßen unterschieden:

- **Riskanter Konsum:** führt potenziell zur somatischen oder psychischen Schädigung, gilt aktuell jedoch nicht als diagnostische Kategorie).

Tab. 6.2 Substanzgruppen nach ICD-10

ICD-10-Code	Substanz
F10	Alkohol
F11	Opioide
F12	Cannabinoide
F13	Sedativa und Hypnotika
F14	Kokain
F15	Andere Stimulanzien einschließlich Koffein
F16	Halluzinogene
F17	Tabak
F18	Flüchtige Lösungsmittel
F19	Multipler Substanzgebrauch

Tab. 6.3 Diagnosekriterien Abhängigkeitssyndrom nach ICD-10 F1x

- Starker Wunsch bzw. Zwang, die Substanz zu konsumieren **(Craving).**
- Verminderte Kontrolle über den Substanzgebrauch, hinsichtlich Menge und Konsumdauer **(Kontrollverlust).**
- Entwicklung eines **körperlichen Entzugssyndroms,** nach abruptem Konsumstopp oder Dosisreduktion.
- **Toleranzentwicklung:** Aufgrund der Gewöhnung im Verlauf bei regelmäßigem Konsum wird zum Erreichen des gewünschten psychotropen Effekts die Dosis gesteigert.
- **Vernachlässigung von Aktivitäten und Verpflichtungen.**
- **Anhaltender Substanzkonsum trotz schädlicher Folgen.**

- **Schädlicher Gebrauch:** liegt vor, wenn der Konsum psychotroper Substanzen zu einer nachweisbaren somatischen (z. B. Leberschädigung, chronische Bronchitis) oder psychischen (z. B. Depressivität, Insomnie, Angststörung) Gesundheitsschädigung geführt hat.
- **Abhängigkeit:** liegt vor, wenn drei oder mehr der sechs Kriterien (➤ Tab. 6.3) im Verlauf der letzten 12 Monate wiederholt oder gleichzeitig mindestens einen Monat lang bestanden haben.

Die Abhängigkeit wird nicht über Biomarker ermittelt. **Laborparameter** (z. B. Transaminasen [GOT, GPT, gammaGT], CDT [Carbohydrate-Deficient-Transferrin] oder Mittleres Korpuskuläres Erythrozytenvolumen [MCV] bei der Alkoholabhängigkeit; CO-Hb-Screening bei Rauchern; Hepatitis-C-Serologie bei intravenösem Drogenkonsum) geben nur Auskunft über substanzassoziierte somatische Folgen. Ein **direkter oder indirekter** (über Abbauprodukte) **Drogennachweis** ist möglich im Urin, im Blut oder über eine Haaranalyse, belegt jedoch nicht zwangsläufig einen schädlichen oder abhängigen Konsum.

Fragebogeninstrumente oder **strukturierte Interviews** (z. B. CAGE [Cut down, Annoyed, Guilty, Eye-opener, Mayfield et al. 1974], AUDIT-C [Alkohol Use Disorder Identification Test, Dybeck et al. 2006], FTZA [Fagerström-Test für Zigarettenabhängigkeit, Schumann et al. 2002], Europ-ASI [European Addiction Severity Index, Kokkevi & Hartgers 1995]) werden in den vorhandenen Behandlungsleitlinien empfohlen und dienen dem Screening oder der Deskription oder Quantifizierung des Problems, sind jedoch abhängig von der Kooperation des Patienten.

Nichtmedikamentöse Therapie

Das therapeutische Vorgehen orientiert sich an vier Behandlungsphasen: Kontaktphase, Akutbehandlung, Entwöhnung und Nachsorge.

Kontaktphase

Der Erstkontakt findet beispielsweise beim Hausarzt, in einer (Sucht-)Beratungsstelle oder einer psychiatrischen Ambulanz statt. Hier erfolgen die Diagnostik und die Einschätzung der Schwere des Krankheitsbildes. Dies sind Voraussetzungen für die Einleitung einer Behandlung, ggf. auch die Einweisung zur Entgiftung in einer spezialisierten Einrichtung.

Suchterkrankungen werden stigmatisiert, Suchtkranke neigen zur Selbststigmatisierung.

Die Motivationsförderung in der Kontaktphase ist daher ein entscheidender Schritt in der Behandlung (Prochaska & DiClemente 1998).

Die **„Motivierende Gesprächsführung“** nach Miller und Rollnick (2012) versucht, Hemmnisse zu überwinden und zielt auf eine Erhöhung der Veränderungs- bzw. Abstinenzbereitschaft. Zu den vier Kernmerkmalen gehören:

- Empathische Gesprächsführung auf Augenhöhe
- Erzeugung von Diskrepanz
- Aufarbeitung von Widersprüchen ohne konfrontatives Vorgehen
- Stärkung der Selbstwirksamkeit

CAVE

Motivationsarbeit ist ein wichtiger Teil jeder Suchtbehandlung. Abstinenz- und Behandlungsmotivation sind nicht Voraussetzung für eine Behandlung.
Die erste Behandlungsphase schafft die Voraussetzung für eine Suchtbehandlung!

Akutbehandlung

In der Akutbehandlung der Abhängigkeitserkrankung erfolgt der Konsumstopp, in der Regel durch abruptes Absetzen von Alkohol oder in Ausnahmefällen durch langsames Herunterdosieren von Tabak, Medikamenten oder illegalen Substanzen.

Bei substanzspezifischen **Entzugssymptomen** ist die Gabe von Medikamenten zur Dämpfung der vegetativen Entzugssymptomatik, Verhinderung von lebensbedrohlichen Komplikationen oder auch bei der ausschleichenden Behandlung von Suchtstoffen wie bspw. Benzodiazepinen zur Verhinderung von gravierenden Konsequenzen wie Krampfanfällen etc. vorgesehen.

6

Bei der **Alkoholentgiftung** sollen Benzodiazepine (Diazepam oder Oxazepam), Clomethiazol bzw. antiepileptisch wirksame Substanzen wie Carbamazepin ausschleichend über einen Zeitraum von ca. 7–14 Tagen gegeben werden.

Die medikamentöse Begleitung des **Tabak-/Nikotinentzugs** erfolgt in den ersten 8–12 Wochen der Abstinenzphase mithilfe von Nikotinersatztherapeutika (Nikotinpflaster, Kaufgummi etc.), kann aber auch durch Bupropion, ein monozyklisches Antidepressivum, oder die Nikotinrezeptorpartialantagonisten Vareniclin oder Cytisin unterstützt werden. **Benzodiazepine** sollen entweder mit der abhängig konsumierten Substanz oder mit Diazepam bzw. Oxazepam ausgeschlichen werden, können alternativ auch mithilfe von Antiepileptika abgesetzt werden.

Bei der Gabe von **Opioiden** wird unterschieden zwischen einem „kalten Entzug" mit plötzlichem Absetzen der Opioide und einer ausschleichenden Gabe von Opioiden über einen definierten Zeitraum durch überbrückende Gabe von Methadon oder Polamidon („warmer Entzug").

Bei **weiteren Substanzen** findet im Entzug eine symptomatische Therapie, beispielsweise durch Gabe von Benzodiazepinen, sedierenden Antipsychotika oder Antidepressiva oder blutdruckregulierenden Medikamenten statt.

Eine stationäre, teilstationäre oder ambulante Entgiftung wird optimalerweise begleitet durch eine **Psychoedukation** und Motivationsbehandlung des Patienten, mit dem Ziel, ihn zur Teilnahme an langfristig stabilisierenden, suchttherapeutischen Entwöhnungsmaßnahmen zu motivieren.

CAVE

In der „qualifizierten Entgiftung" sollen (in manchen Fällen lebensbedrohliche) Komplikationen der Konsumbeendigung mit medikamentöser Unterstützung medizinisch begleitet und überwunden werden. Zugleich erfolgen Psychoedukation und Motivationsbehandlung zur Stabilisierung des Abstinenzerfolgs.

Post-Akutbehandlung/Entwöhnungsbehandlung

Ziel der Entwöhnung ist die Überwindung der Abhängigkeit unter fortgesetzter und dauerhafter Abstinenz. Besonderes Augenmerk gilt der funktionellen Bedeutung des Suchtmittels, wenn der Konsum z. B. in Zusammenhang mit depressiven Verstimmungen oder im Rahmen von Belastungssituationen in einem schwierigen psychosozialen Umfeld etc. stattgefunden hat.

Entwöhnungsbehandlungen werden ambulant, teilstationär oder stationär in Rehabilitationseinrichtungen über einen Zeitraum von 12–26 Wochen stationär oder bis zu einem Jahr im ambulanten Setting durchgeführt.

Für Konsumenten illegaler Opioide, denen eine Abstinenz nicht möglich ist, hat sich die Substitutionstherapie mit dem langfristigen Ziel der Abstinenz etabliert. Eingesetzt werden überwiegend Methadon, Polamidon oder Buprenorphin. Zugelassen sind darüber hinaus auch retardiertes Morphin oder unter Auflagen auch Diacetylmorphin (Heroin).

CAVE

Ziel einer Entwöhnungsbehandlung ist die lebenslange Abstinenz.

Nachsorge

Suchttherapie ist mit einer hohen Rückfallquote verbunden. Etwa 50 % der Alkoholkranken werden im Rahmen eines einjährigen Folgezeitraums rückfällig, die Rückfallquoten bei Tabak (60–80 %) und illegalen Drogen (70–90 %) sind ungleich höher. Umso wichtiger sind abstinenzstabilisierende Maßnahmen in Form von ambulanten Betreuungen, hausärztlichen Kontakten oder in ambulant organisierten Selbsthilfegruppen. Darüber hinaus stehen für chronisch suchtkranke Patienten kommunale Angebote, z. B. therapeutische Wohngruppen, zur Verfügung.

PRAXISTIPP

Eine anhaltende Unterstützung unterstützt das langfristige Abstinenzziel.

PATIENTENINFO

- Deutsche Hauptstelle für Suchtfragen e. V.: www.dhs.de
- Selbsthilfegruppen: https://dassuchtportal.de/selbsthilfegruppen-sucht/
- Bundeszentrale für gesundheitliche Aufklärung: https://www.bzga.de/programme-und-aktivitaeten/suchtpraevention/
- Informationen zu Drogen: https://www.drugcom.de/

LEITLINIEN

- Alkoholbezogene Störungen: Screening, Diagnose und Behandlung, S3-Leitlinie, gültig bis 31.12.2025. https://www.awmf.org/leitlinien/detail/ll/076-001.html
- Tabakkonsum (Rauchen), abhängiger und schädlicher: Screening, Diagnostik und Behandlung, S3-Leitlinie, gültig bis 31.12.2025. https://www.awmf.org/leitlinien/detail/ll/076-006.html
- Medikamentenbezogene Störungen, S3-Leitlinie, gültig bis 31.12.2025 https://www.awmf.org/leitlinien/detail/ll/038-025.html
- Metamphetamin-bezogene Störungen, S3-Leitlinie gültig bis 20.11.2021.
- Tabakentwöhnung bei COPD. In: Nationale VersorgungsLeitlinie COPD, gültig bis 24.06.2026. https://www.awmf.org/leitlinien/detail/ll/nvl-003.html

KAPITEL

7

Gunter Neubauer

Prävention und Gesundheitsförderung

Kernaussagen

- Männerbezogene Gesundheitsförderung und Gesundheitsbildung zielen auf eine höhere Gesundheitskompetenz der Männer. Das meint die Fähigkeit, im alltäglichen Leben Entscheidungen treffen zu können, die sich positiv auf die eigene Gesundheit auswirken.
- Männer sind in Gesundheitskursen insgesamt unterrepräsentiert. Dort entscheiden sie sich am häufigsten für Bewegungsangebote, welche Kursen im Bereich Ernährung und Stressbewältigung deutlich vorgezogen werden. Bei Kursen zum Thema Suchtmittelkonsum ist der Männeranteil vergleichsweise höher, unterschreitet aber den im Verhältnis zur Prävalenz adäquaten Anteil immer noch deutlich.
- Die Check-up- und Vorsorgequote von Männern ist kaum niedriger oder „schlechter" als die von Frauen. Als Geschlechtergruppe sind Männer keine „Vorsorgemuffel", sie nutzen die Angebote zur Früherkennung in ähnlichem Umfang wie Frauen. Auch die Zahl der Arztbesuche von Männern fällt nicht dramatisch hinter diejenige der Frauen zurück.
- Eine salutogenetische Perspektive auf Männergesundheit und Männergesundheitsförderung erfordert, medizinisch-präventive Aspekte (Krankheiten, Arztbesuch, Vorsorge, Check-Up) um Perspektiven der Selbstfürsorge, der Gesundheits- und Lebenskompetenz und um verhältnispräventive Ansätze zu ergänzen.
- Mit Angst oder Druck werden Männer für das Thema Gesundheit nicht aufgeschlossener. Vielmehr geht es um gute männerspezifische Gesundheitsinformationen, um gelingende Gesundheitskommunikation und die Möglichkeit, selbst über den eigenen Weg zu bestimmen.
- Besondere Aufmerksamkeit und Zuwendung brauchen bildungs- und zugangsbenachteiligte Männer mit geringeren Gesundheitschancen. Sie müssen auch mit aufsuchenden Angeboten in ihren Lebenswelten und den Settings angesprochen werden
- *„Die gesundheitlichen Probleme der Männer bedürfen im gesamten Lebenslauf besonderer Präventions- und Versorgungsangebote, die größtenteils noch zu entwickeln sind."* [1]

DEFINITION

Männergesundheitsförderung (nach der Ottawa-Charta der WHO von 1986 [2]

- **Männerbezogene Gesundheitsförderung bedeutet ganz allgemein eine Stärkung der gesundheitlichen Selbstbestimmung, von Wohlbefinden und Lebensbewältigung. Männerbezogene Gesundheitsförderung** zielt auf einen Prozess, allen Männern ein höheres Maß an Selbstbestimmung über ihre Gesundheit zu ermöglichen und sie damit zur Stärkung ihrer Gesundheit zu befähigen. Um ein umfassendes körperliches, seelisches und soziales Wohlbefinden zu erlangen, ist es notwendig, dass Männer individuell wie in sozialen Zusammenhängen ihre Bedürfnisse befriedigen, ihre Wünsche und Hoffnungen wahrnehmen und verwirklichen sowie ihre Umwelt meistern bzw. verändern können.

- **Männergesundheit braucht insbesondere einen Fokus auf alltägliche Selbstfürsorge, auf Gesundheits- und Lebenskompetenz sowie auf die gesellschaftliche Verhältnisprävention.**
  Die **Gesundheit von Männern** wird von Männern in ihrer alltäglichen Umwelt geschaffen und gelebt. Sie entsteht dadurch, dass Männer sich um sich selbst und für andere sorgen, dass Männer in die Lage versetzt sind, selbst Entscheidungen zu fällen und eine Kontrolle über die eigenen Lebensumstände auszuüben, und dass die Gesellschaft, in der sie leben, Bedingungen herstellt, die allen Männern Gesundheit ermöglicht.

7.1 Die Ausgangssituation: Männer in der Präventionslücke

Die Definition einer Männergesundheitsförderung nach der Ottawa-Charta macht deutlich:

- Männer selbst sind die **Akteure ihrer Gesundheit,** entsprechend müssen sie in ihren eigenen Belangen ernst genommen und beteiligt werden.
- Gesundheitsverhalten ist nicht in erster Linie eine Forderung. Es geht vielmehr um die Frage nach den **individuellen Möglichkeiten,** die gegeben, vermittelt, zugestanden – oder eben begrenzt und verhindert werden.
- Sorge (*care*) und Selbstfürsorge (*self care*) gehören dabei unmittelbar zusammen. Aufgaben der Gesundheitsförderung und Prävention bei Männern liegen damit nicht nur beim Individuum oder im Gesundheitssektor. Weit über eine gesunde Lebensweise hinaus geht es um die **Förderung eines umfassenden Wohlbefindens** (körperlich, psychisch und sozial).

In diesem Zusammenhang benennt die **„Strategie zur Förderung der Gesundheit und des Wohlbefindens von Männern in der Europäischen Region der WHO"** von 2018 fünf zentrale Handlungsfelder: Stärkung der Gesundheit und des Wohlbefindens von Männern, Gleichheit zwischen den Geschlechtern, geschlechtersensiblere Gesundheitssysteme, Verbesserung der Gesundheitsförderung, Aufbau einer Evidenzgrundlage [3]. Ein wichtiges Einzelthema der WHO-Männergesundheitsstrategie ist die Verringerung der vorzeitigen Sterblichkeit. Die Umsetzung in eine nationale Männergesundheitsstrategie mit der Benennung von Gesundheitszielen für Männer steht noch aus.

Die bislang vorliegenden männerbezogenen Gesundheitsberichte auf Bundes- und Landesebene sind dagegen eigentlich eher „Männerkrankheitsberichte", in denen es zunächst um das Ungesunde, Belastende, Krankmachende geht. Dies liegt nicht zuletzt an den in der Hauptsache als Krankheitsdaten erhobenen und vorliegenden Routinedaten. So werden der Gesundheitsförderung und Prävention in den Berichten, wenn überhaupt, jeweils nur kürzere Abschnitte ohne breite Datengrundlage gewidmet.

Die Berichte bemerken insgesamt, dass Männer einerseits Gesundheitsangebote weniger wahrnehmen, dass es aber andererseits nicht die „richtigen" Gesundheitsangebote für Männer gibt (➤ Kap. 2). Sie weisen darauf hin, dass es Männern erst noch „erlaubt" werden muss, ihre gesundheitlichen, sozialen, familiären und beruflichen Krisen ernst – und neben der physischen auch die soziale und psychische Gesundheit in den Blick zu nehmen. Weiter akzentuieren sie, dass Fachkräfte und Akteure mit Präventionsauftrag über ein zu geringes Know-how im Bereich der Männergesundheitsförderung verfügen. In den Berichten lässt sich beobachten, dass, abgeleitet aus zunächst positiv formulierten Gesundheitszielen (wie Erhöhung der durchschnittlichen Lebenserwartung oder Verbesserung der psychischen Gesundheit), in der strategischen Übersetzung wiederum „negative" Gesundheitsziele und Vermeidungsziele (z. B. Verringerung verhaltensbedingter Gesundheitsrisiken, Verringerung der Vorsorgeabstinenz) dominieren.

Insgesamt werden Männer als eigene Ziel- und Bedarfsgruppe der Gesundheitsförderung und Prävention bislang wenig berücksichtigt, adressiert und erreicht. Auch im Rahmen von Konzepten, Strategien und Interventionsansätzen für Prävention und Gesundheitsförderung finden sich nur selten explizite Männerbezüge. Ein großer Teil von Maßnahmen der Gesundheitsförderung und Prävention ist im Ansatz weder geschlechterdifferenziert noch geschlechterspezifisch, wobei Frauen im Durchschnitt deutlich besser erreicht werden. Die wenigen männerbezogenen Angebote richten sich häufig undifferenziert an „die" bzw. an „alle" Männer. Recht häufig setzen sie kampagnenförmig an und fokussieren dabei immer wieder den Arztbesuch und die Teilnahme an der Vorsorge bzw. Früherkennung, daneben das individuelle Gesundheitsverhalten. Insgesamt erreichen sie Männer nur in geringem Umfang persönlich, direkt und proaktiv im lebensweltlichen Bezugsraum oder geeigneten Settings.

PATIENTENINFO

Vor diesem Hintergrund ist hervorzuheben, dass in 2015 die Berücksichtigung geschlechtsspezifischer Besonderheiten als gesetzliche Verpflichtung in das Sozialgesetzbuch Fünftes Buch (SGB V) zur Gesetzlichen Krankenversicherung eingeführt wurde:

§ 2b SGB V – Geschlechtsspezifische Besonderheiten

„Bei den Leistungen der Krankenkassen ist geschlechtsspezifischen Besonderheiten Rechnung zu tragen."
Mit dem Ziel, sozial bedingte und geschlechterbezogene Ungleichheit zu vermindern, gilt dies auch für Leistungen der primären Prävention und Gesundheitsförderung nach §§ 20, 20a („Gesundheitsförderung und Prävention in Lebenswelten") und 20b („Betriebliche Gesundheitsförderung") SGB V.

§ 20 SGB V – Primäre Prävention und Gesundheitsförderung

„(1) Die Leistungen sollen insbesondere zur Verminderung sozial bedingter sowie geschlechtsbezogener Ungleichheit von Gesundheitschancen beitragen."

Diese Regelung wird im GKV-Leitfaden Prävention und in den Bundesrahmenempfehlungen der Nationalen Präventionskonferenz konkretisiert. Ein Schwerpunkt zur Männergesundheit ist dort allerdings nicht erkennbar, obwohl die um etwa 5 Jahre geringere Lebenserwartung oder die überproportionale vorzeitige Sterblichkeit einen eindeutigen Bedarf signalisieren.

Die Berücksichtigung geschlechtsspezifischer Besonderheiten in der Prävention und Gesundheitsförderung könnte zu einer passgenaueren Gestaltung und höheren Inanspruchnahme dieser Leistungen durch Männer führen. Die Daten im aktuellen GKV-Präventionsbericht zeigen aber, dass der gesetzliche Auftrag zur Geschlechterspezifik der Prävention und Gesundheitsförderung bis heute nur unzureichend umgesetzt wird. Auch der erste Präventionsbericht der Nationalen Präventionskonferenz zeigt, dass die Umsetzung der Geschlechtsspezifik derzeit nicht sichtbar oder messbar ist.

7.2 Daten zur Beteiligung von Männern an Präventionsangeboten

EVIDENZ

Ein Zehntel der Männer in Deutschland (10,9 %, Frauen 20,1 %) nimmt innerhalb eines Jahres an mindestens einer Maßnahme zur Verhaltensprävention in den drei klassischen Bereichen Bewegung (m 8,6 %, w 16,1 %), Ernährung (m 4,1 %, w 5,8 %) oder Stressbewältigung/Entspannung teil (m 2,9 %, w 6,0 %) [4]. Angebote der betrieblichen Gesundheitsförderung zur Rückengesundheit (m 5,6 %, w 6,1 %) und zur Stressbewältigung/Entspannung (m 5,8 %, w 7,3 %) werden von Männern etwas weniger genutzt als von Frauen. Das Kursangebot der Krankenkassen wird nur zu etwa einem Fünftel von Männern besucht, wovon sich drei Viertel für Bewegungsangebote entscheiden [5]. Von allen GKV-Versicherten werden nur etwa 1 % der Männer (Frauen 3 %) überhaupt erreicht [6]. Besonders niedrig fällt der Männeranteil in den Kursen zu Stressbewältigung und Ressourcenstärkung aus (13 %, Gesamtanteil weniger als 1 %). Etwas höher liegt er im Bereich Suchtmittelkonsum (44,0 %, Gesamtanteil 1,9 %). Bei Männern in Deutschland sind Alkoholsucht, Angst- und depressive Störungen die häufigsten psychischen Erkrankungen [7]. In Bezug auf das Finden von Informationen zur Förderung des psychischen Wohlbefindens geben Männer (36,3 %) häufiger Schwierigkeiten an als Frauen (29,4 %) [8].

In deutschen Volkshochschulen als größtem Anbieter der Gesundheitsbildung ist der Programmbereich „Gesundheit" nach „Sprachen" der zweitgrößte (nach Belegung, Unterrichtsstunden, Kursen), hat aber mit 14,7 % den geringsten Männeranteil aller Programmbereiche (durchschnittlich 27,2 %) [9]. Die größte Teilnehmergruppe sind dabei mit 36,6 % die 50- bis 64-jährigen Männer. In den letzten Jahren konnten im Volkshochschulbereich die Teilnahmezahlen (absolut) von Männern bei Gesundheitskursen leicht gesteigert werden. Durch höhere Steigerungsraten bei Frauen ist die Teilnahmequote (relativ) bei Männern aber gleichzeitig gesunken [10].

Insgesamt zeigen sich also deutliche geschlechtsspezifische Unterschiede in der Inanspruchnahme von Gesundheitskursen. Die Teilnahme ist bei Männern durchgängig geringer als bei Frauen, eine Unterrepräsentanz von Männern fällt in allen Präventionsbereichen auf. Nur sehr wenige Männer werden überhaupt von Kursangeboten erreicht, die Mehrzahl entscheidet sich dabei für Bewegungsangebote. Diese „männliche" Präferenz der Bewegungsangebote gegenüber Stressbewältigung, Entspannung und Ressourcenstärkung folgt zwar geschlechtertypischen Rollenbildern und -erwartungen, entspricht aber nicht der tatsächlichen Bedarfslage. Insbesondere der Bereich der psychischen Gesundheit von Männern erfordert stärkere präventive Anstrengungen.

7.3 Der „Gesundheits- und Vorsorgemuffel" im Präventions-Fokus – ein Zerrbild

Männer gelten als schwierige Zielgruppe für Gesundheitsförderung und Prävention. Nicht selten werden in diesem Kontext biologistische Argumente angeführt. Sie gehen davon aus, dass eine gewisse Abstinenz und Schwerzugänglichkeit gleichsam in der „Natur" des Mannes liege. Damit werden Veränderungspotenziale zu mehr Männergesundheit negiert. Wenn es dann um den Zusammenhang von Männlichkeit und Gesundheit geht, kommen im öffentlich-medialen wie im medizinisch-fachlichen Diskurs vor allem riskante und gesundheitsgefährdende Verhaltensweisen in den Blick, der Ruf nach „mehr Vorsorge" und einer Änderung individuellen Gesundheitsverhaltens wird laut. Eine salutogenetische Orientierung mit positiven, attraktiven Gesundheitszielen (statt Vermeidungszielen) oder die Perspektive darauf, was Männer eigentlich gesund erhält, ist nur selten zu erkennen.

Besonders häufig traktiert wird dabei der Vergleich zwischen Mann und Auto. Unter der Überschrift „Auto-Inspektion ja, Körper-Inspektion nein?" heißt es etwa bei einer Fachgesellschaft: *„Nicht nur das Auto muss zum TÜV! Vorsorgeuntersuchungen sind ein ‚Check-up', vergleichbar mit dem ‚TÜV' beim Auto. Wann der Zahnriemen ausgetauscht werden muss oder wann es Zeit für einen Ölwechsel ist, wissen viele Männer besser zu beantworten als die Frage, wie es um die eigene Gesundheit steht. Oft hört man Sätze wie: ‚Warum sollte ich zum Arzt gehen und Untersuchungen durchführen lassen? Ich habe doch keine Probleme.' Doch das ist nicht der Punkt. Worum es geht, ist Vorsorge. Ihr Auto bekommt schließlich auch nicht erst dann Winterreifen, wenn der Schnee bereits liegt."* In ähnlichen Zusammenhängen liest man vom „*Wartungsbedarf*" oder von einem „*Boxenstopp – Damit man(n) im Rennen bleibt*". [11]

Derartige Vergleiche propagieren ein distanziertes, instrumentelles Verhältnis zum eigenen Körper, das als besonders männlich gilt – und deshalb wiederum als besonders geeignet für den Zugang zu Männern. Dieser Ansatz ist offenkundig unterkomplex und hält Männer im gewissen Sinn für dumm. Er verweist auf ein (vermeintliches) Problem der Männergesundheit, macht sich aber im unreflektierten Gebrauch zugleich zu einem Teil desselben. Davon abgesehen, bleibt ungeklärt, welchen Teil der männlichen Population solche stereotypisierenden Zugänge ansprechen und erreichen – und welchen so gerade nicht. Es ist davon auszugehen, dass durch ständiges Wiederholen von Stereotypen gesundheitliche Entwicklungsspielräume für Männer letztlich unterschätzt und zu wenig genutzt werden. In der Tendenz wird Prävention auf diese Weise zu sehr individualisiert und als Problem der Nachfrage betrachtet. Zu kurz kommen Fragen zur Passgenauigkeit und Geschlechtergerechtigkeit der Angebote, Aspekte der Zugänglichkeit und Erreichbarkeit und nicht zuletzt institutionelle wie gesellschaftliche Entwicklungsaufgaben im Bereich der Männergesundheitsförderung.

Zu kritisieren ist auch eine einseitige Vorsorgeorientierung, die sich im Begriff des Gesundheits- oder Vorsorgemuffels ausdrückt. Dies betrifft auch staatliche Kampagnen, so etwa die bayerische Kampagne „Gesundheit, Männer!“: „[…] *Männer leben im Schnitt fünf Jahre kürzer als Frauen. Der Grund dafür ist häufig eine ungesündere Lebensweise. Und: Männer sind Vorsorgemuffel.*“[12] Empfohlen wird „Gesundheit durch Vorsorge“ (gemeint ist Früherkennung, was einen sachlich falschen und unzulässigen Kausalzusammenhang herstellt), daneben ein verantwortungsvoller Alkoholkonsum, ein rauchfreies Leben, gute Ernährung, Bewegung und Entspannung – was sicher nicht verkehrt ist. Eine Serviceseite „MännerGesundheit“ der Betriebskrankenkassen rät: *„Sei ein ganzer Mann. Bleib gesund. – Auch ein Ferrari muss mal zum Boxenstopp. Aber nur jeder vierte Mann geht zum Gesundheits-Check. – Nur ein gecheckter Mann ist ein guter Mann.*“ Solche Versuche, Männer appellativ anzusprechen, konfrontiert sie mit Stereotypen und Halbwahrheiten: *„Männer gehen deutlich seltener zum Arzt als Frauen. Auch bei der Gesundheitsvorsorge nimmt es das männliche Geschlecht nicht so genau. Dabei ist es wichtig, seinen Körper regelmäßig durchchecken zu lassen, um gesund zu bleiben.*“

Über eine öffentliche Thematisierung, die – oft in Verbindung mit dem Stichwort „Gesundheits- und Vorsorgemuffel“ – vor allem Arztbesuch, Check-Up und „Vorsorge“ (eigentlich ja Früherkennung) als Manko der Männergesundheit skandalisiert, entsteht der Eindruck, als ob dies die durchgängig wichtigsten Faktoren für Gesunderhaltung und Lebenserwartung von Männern wären. Dass dies ein Irrtum ist (die wichtigsten Prädiktoren für höhere Lebenserwartung sind nach wie vor Bildung und Sozialstatus) und dass Wirkungserfolge für manche der gegenwärtigen Vorsorgemaßnahmen auch in der Fachwelt umstritten sind, kann an dieser Stelle nicht weiter ausgeführt werden.

7.4 Einordnung von Daten zu Krebsfrüherkennung und Check-up

Das Zentralinstitut für die Kassenärztliche Versorgung hat 2012 detaillierte Zahlen zur Teilnahme an Krebsfrüherkennung und Check-up durch Frauen und Männer veröffentlicht (➤ Abb. 7.1). Diese Studie zeigte deutlich, dass die genannten Vorurteile in diesem Bereich dringend zu revidieren sind.

- **Krebsfrüherkennung:** Hier sind Männer zwar unterrepräsentiert, sie fangen aber auch erst recht spät an (Frauen ab 20, Männer ab 45) – und sie holen im höheren Alter auf und **übertreffen dann ab 70 sogar die Frauen!**
- **Check-up:** Hier gibt es nur unwesentliche Unterschiede. Die zentrale Information ist, dass über die Hälfte der Männer **und der Frauen** das Angebot (innerhalb von 2 Jahren) nicht in Anspruch nehmen.
- **Hautkrebs:** Auch hier zeigen sich nur unwesentliche Unterschiede. Die zentrale Information ist, dass über 80 % der Männer **und der Frauen** das Angebot nicht in Anspruch nehmen. (Aktuell wird allerdings auch hier eine Screening-Problematik diskutiert.)
- **Beratung Darmkrebs:** Hier sind, wenn auch unwesentlich, **Männer sogar etwas besser beteiligt.**
- **FOBT:** Männer nutzen das Testangebot auf Blut im Stuhl weniger. Die zentrale Information ist aber auch hier, dass über zwei Drittel der Männer **und der Frauen** das Angebot (innerhalb von 2 Jahren) nicht in Anspruch nehmen.
- **Koloskopie:** Hier sind, wenn auch unwesentlich, **Männer etwas besser beteiligt.**

Ähnlich wie die KFU- und Check-up-Teilnahme wird häufig auch die Zahl der Arztkontakte von Männern unterschätzt. Das Vorurteil lautet, dass Männer zu selten und zu spät „zum Arzt“ gehen. Ein anderes Bild zeigt der Versorgungsatlas 2012 beim Blick auf die mittlere Anzahl der Arztkontakte nach Altersgruppen und Geschlecht (➤ Abb. 7.2). Demnach frequentierten Männer im Schnitt 14-mal jährlich niedergelassene Ärztinnen und Ärzte, Frauen taten dies 20-mal. Das entsprach damals einem Verhältnis von 1 zu 1,4. Dieser Wert müsste aber noch um routinemäßige gynäkologische Untersuchungen und die weit frühere KFU-Teilnahme bereinigt werden.

Wo präventive Bedarfe für Männer liegen, hat exemplarisch der Männergesundheitsbericht für Baden-Württemberg (2015) herausgearbeitet. Bei der Berechnung verlorener Lebensjahre (PYLL = *Potential Years of Life Lost*) durch vorzeitige Sterblichkeit, das heißt vor dem 65. Lebensjahr, zeigte sich die große Bedeutung von Unfällen und Verletzungen, die hier an erster Stelle noch vor Krebserkrankungen und Herz-Kreislauf-Erkrankungen standen (➤ Abb. 7.3).

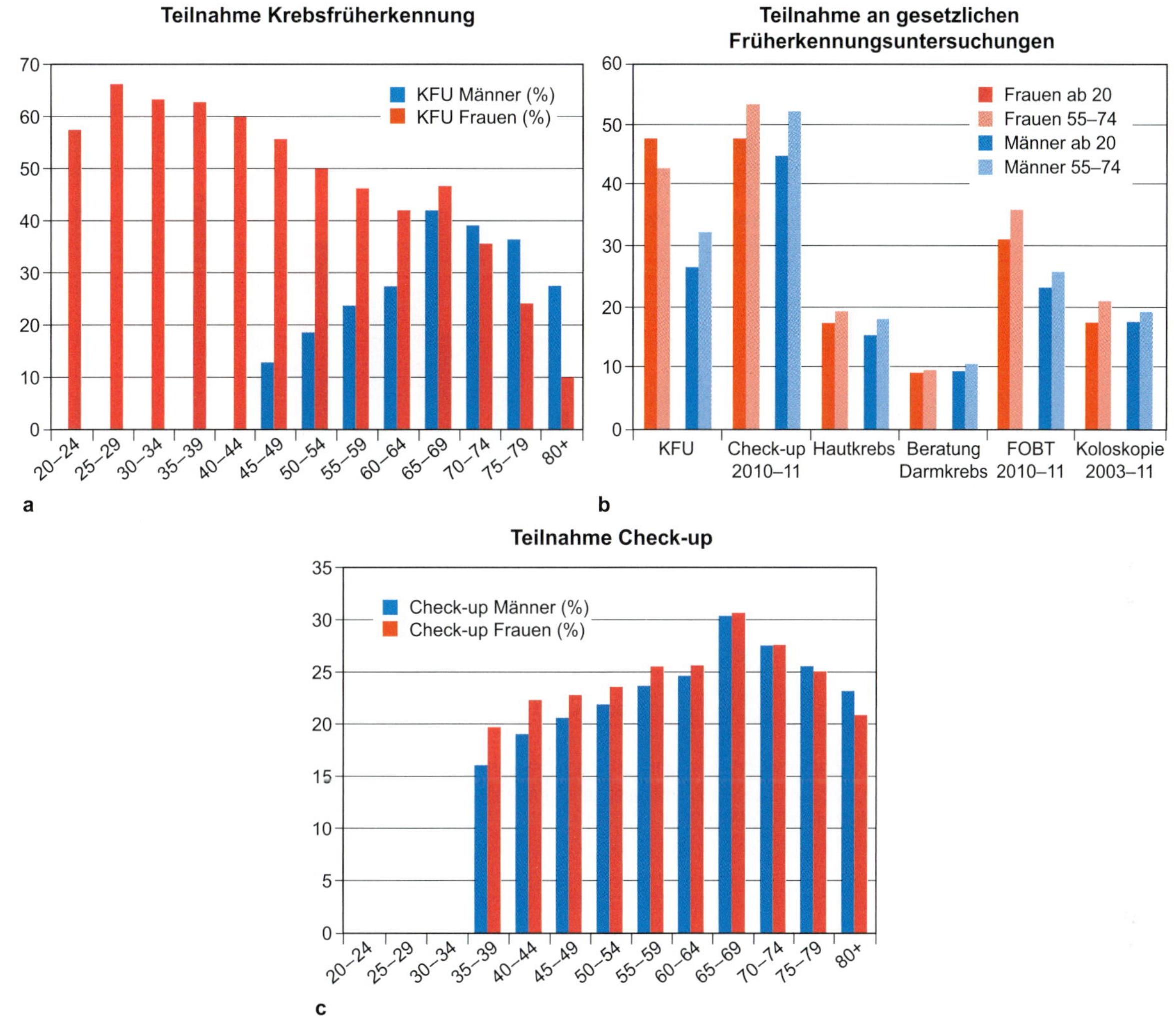

Abb. 7.1 Teilnahme von Frauen und Männern an Krebsfrüherkennung (a), Früherkennungsuntersuchungen (b) und Check-up (c) [M1090]

Demnach wäre es prioritäre präventive Aufgabe, sich in unfall- und verletzungsträchtigen Zusammenhängen um mehr Sicherheit und Risikokompetenz bei Männern zu sorgen. Bei einer Darstellung der Sterbefälle nach Altersgruppen zeigte sich die mit Faktor 2,5 erschreckend hohe männliche Übersterblichkeit in jungen Jahren zwischen 15 und 35 sowie ein zweiter Peak im Alter um 60 Jahre, also im Bereich der letzten Arbeitsjahre bzw. im Übergang in die Nacherwerbsphase (➤ Abb. 7.4). Wer Männergesundheit nachhaltig fördern will, muss nicht zuletzt auch hier ansetzen.

Die genauere Betrachtung zeigt also, dass die Check-up- und Vorsorgequote von Frauen im Wesentlichen nicht eklatant höher oder „besser" ausfällt als die von Männern. Als Geschlechtergruppe sind Männer definitiv keine Vorsorgemuffel – oder so gut wie Frauen eben auch. Diese Tatsache ist der Öffentlichkeit, aber auch Akteuren der Gesundheitspolitik und selbst Fachleuten weitgehend unbekannt, sie stößt immer wieder auf ungläubiges Staunen. So ist davon auszugehen, dass der Einfluss des Vorsorgeverhaltens auf die Männergesundheit im Allgemeinen überschätzt wird („Vorsorgegläubigkeit"). Umgekehrt führt die verbreitete Vorsorgeerwartung dazu, dass Männer etwa in Gesundheitskursen ungefragt schon von sich aus ein schlechtes Gewissen in Bezug auf ihre persönliche Früherkennungsteilnahme äußern.

Unabhängig vom Wahrheitsgehalt bleibt die Frage, ob sich Männer mit der Botschaft „Wer nicht zur Vorsorge geht, wird eher krank" wirklich erreichen lassen. Aus der Furchtappellforschung ist seit Langem bekannt, dass bei zu hoher erzeugter Furcht Abwehrprozesse auftreten (z. B. verminderte Aufmerksamkeit, Aversivität, Aggression), wodurch Furchtappelle rasch ihre Wirkung verlieren. Außerdem verlieren Furchtappelle, die medial verbreitet und bereits allgemein akzeptiert sind, an Bedrohungscharakter und Einfluss, da eine gewisse Sättigung unter den Adressaten erreicht ist – viele hören dann weg. Dies könnte auch für die monothematische Fixierung auf „Vorsorge" im Bereich der Männergesundheitsförderung zutreffen.

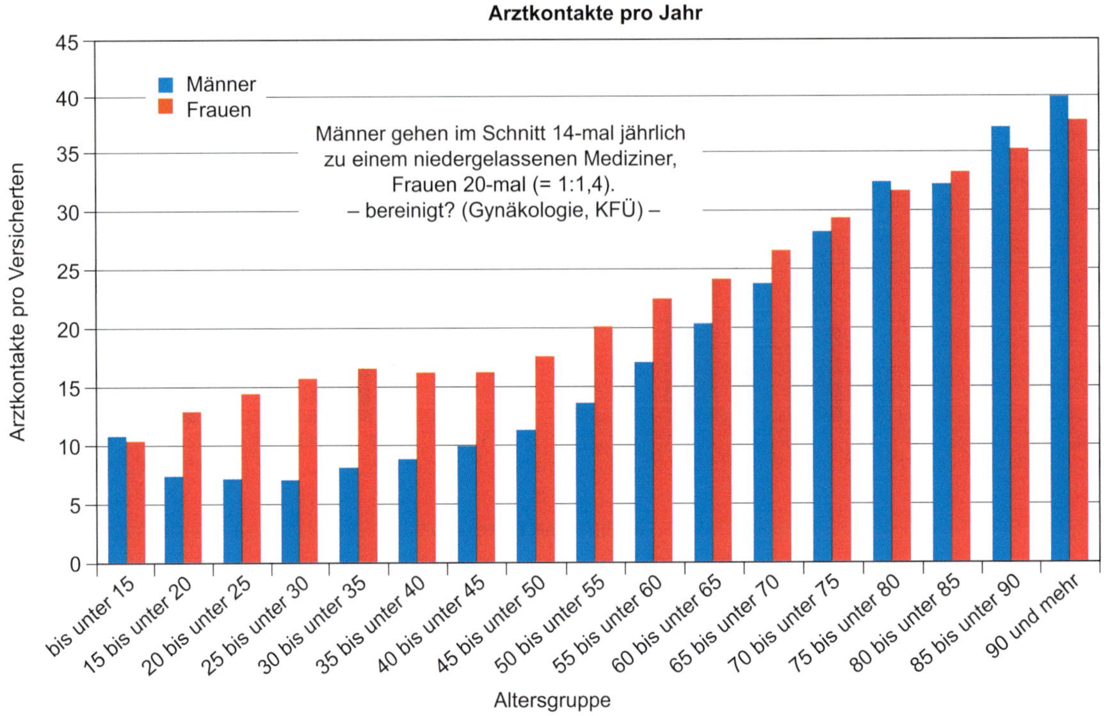

Abb. 7.2 Mittlere Anzahl der Arztkontakte pro Versicherten im Jahr 2007 nach Altersgruppen und Geschlecht (Bezug KM6 2007; $N_{Männer}$ = 32.871.489, N_{Frauen} = 37.150.623). Männer gehen im Schritt 14-mal jährlich zu einem niedergelassenem Mediziner, Frauen 20-mal (= 1:1,4). Bereinigt (Gynäkologie, KFÜ)? [M1090]

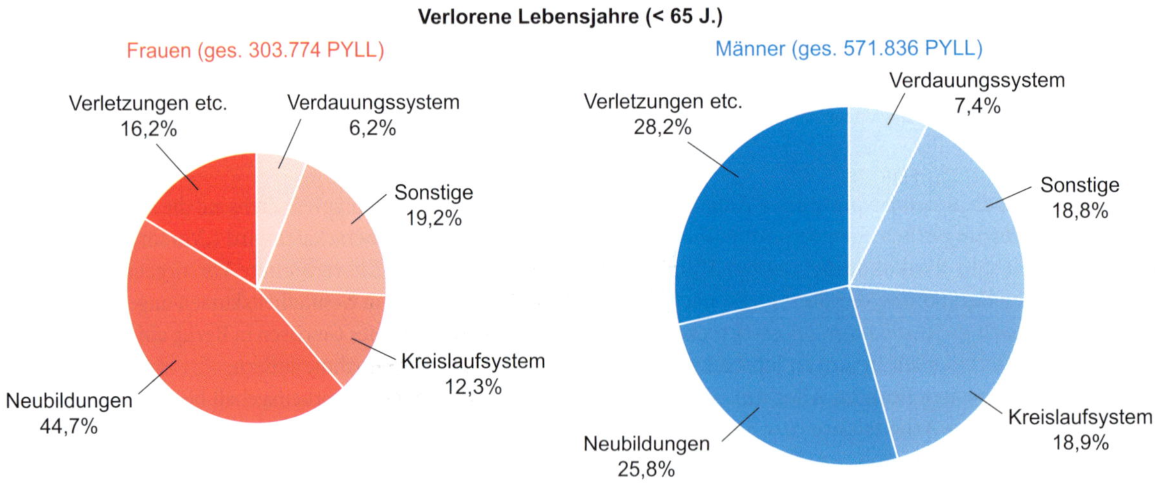

Abb. 7.3 Prozentualer Anteil verlorenerer Lebensjahre nach ausgewählten Todesursachen (PYLL 1 bis < 65 Jahre) für Männer und Frauen in Baden-Württemberg 2008–2012 [M1090]

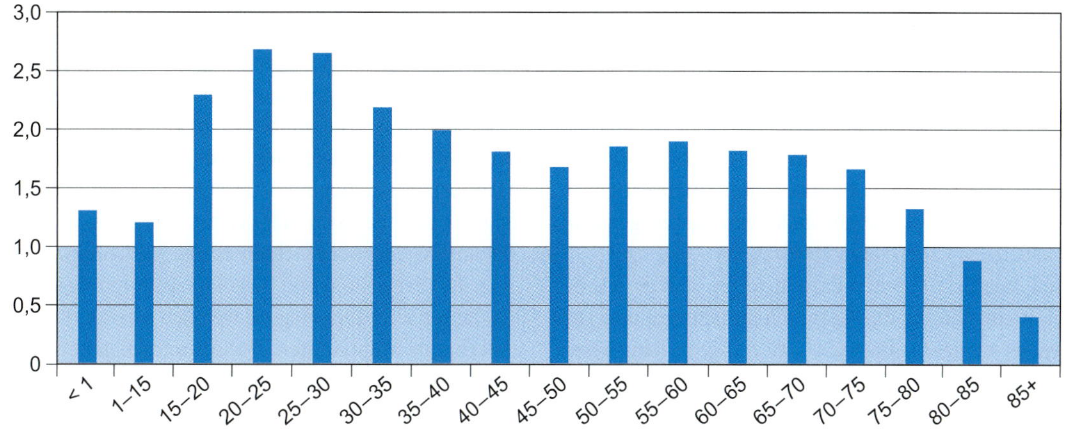

Abb. 7.4 Verhältnis der Strebefälle von Männern gegenüber Frauen nach Altersgruppen in Baden-Württemberg 2014 (ICD-10: A00-T98) [M1090]

7.5 Gesundheitskommunikation mit Männern und Salutogenese

Was aber braucht es, um mit Männern ins Gespräch zu kommen? Wie interessiert man sie für Gesundheit? Welche Zugänge und Orientierungen sind hilfreich, damit Männer sich auch eigenständig mit ihren Gesundheitsthemen auseinandersetzen können?

Viele Männer brauchen im gewissen Sinn eine **Ermunterung, Ermutigung oder Erlaubnis zur Gesundheit.** Oft erweist es sich deshalb als hilfreich, sie nicht primär damit zu konfrontieren, wo sie sich „falsch" verhalten oder was verändert werden müsste, sondern sie zunächst einmal darüber zu informieren, was ihnen zusteht – an GKV-Früherkennungs- und -Vorsorgeleistungen (➤ Kap. 7.7), an Zuschüssen für Gesundheitskurse, an Hilfsmitteln, Beratung oder Therapie etc.

PATIENTENINFO

Dabei ist es nützlich, eine knappe Übersicht zum Mitgeben oder spezielle Informationsbroschüren vorzuhalten, die explizit Männer ansprechen. Beispielhaft ist hier die „Wissensreihe Männergesundheit" der Stiftung Männergesundheit zu nennen. Teilweise in Zusammenarbeit mit der BZgA sind hier bereits 27 Informationsbroschüren erschienen, die zu allen relevanten Themen der Männergesundheit allgemeinverständlich, geschlechtersensibel und fachlich fundiert über männerspezifische Gesundheitsthemen informieren.

Natürlich muss es im **Beratungsgespräch** z. B. nach dem Check-up etwa auch um Blutdruck, Cholesterin und Blutzucker gehen – aber bitte nicht nur um das jeweilige Verhältnis zu den Normalwerten. Viele Männer interessieren sich auch für Fragen zu Gewicht oder BMI, ebenso für eine kritische Aufklärung zum Thema PSA oder Testosteron. Im Blick auf Prävention und Gesundheitsförderung sollten Männer – auf der Basis guter Information und Aufklärung – aber auch selbst danach gefragt werden, was ihre jeweiligen Gesundheitsziele sind, wie sie leben wollen, was sie dabei für ihre Gesundheit tun wollen (oder auch nicht), wie sie mit Gesundheitsrisiken umgehen etc.

CAVE

Männer sollten nicht mit fragwürdigen Präventionsbotschaften bevormundet, sondern – in einer salutogenetischen Perspektive und im Sinn von Partizipation und Empowerment – in die Lage versetzt werden, selbst kompetente Entscheidungen zu treffen bzw. daran mitzuwirken.

Männerspezifisch heißt dabei nicht, alle Männer sozusagen männlich gleich zu behandeln. Gerade in der Ansprache ist eine Vielfalt von Männlichkeiten, von Biografien, Lebensformen und männlicher Lebenspraxis zu berücksichtigen. Das gilt auch für intersektionale Betroffenheiten wie Bildungs- und Zugangsbenachteiligung, Armut und Sozialstatus, Migration und Sprache, Benachteiligung und Marginalisierung. Gerade Männer mit geringeren Gesundheitschancen brauchen gesundheitliche Aufmerksamkeit und Fürsorge. Über adäquate medizinische Versorgung hinaus müssten sie verstärkt auch mit aufsuchenden Angeboten in ihren Lebenswelten und den geeigneten Settings (z. B. Betrieb, Quartier, Sozialraum) angesprochen werden.

Die Gesundheitskompetenz von Männern wird zwar insgesamt ähnlich hoch gemessen wie die von Frauen. Einschränkungen zeigen sich aber nach Bildung, Sozialstatus und Migrationshintergrund, bei chronischer Erkrankung und höherem Alter. Der Männergesundheitsbericht des RKI weist darauf hin, dass Männer in ärztlichen Gesprächen weniger psychische Symptome berichten als Frauen, und dass bei ihnen häufiger somatische Symptome und Krankheiten diagnostiziert werden [5]. Erklärt wird das damit, dass – auf beiden Seiten – Hilflosigkeit, Unsicherheit oder Traurigkeit weiblich attribuiert und deshalb entsprechende Befindlichkeiten seltener geäußert, aber auch seltener nachgefragt und registriert werden. Depressionen (auch „Male Depression"-Symptome) und Präsuizidalität gelten entsprechend als unterdiagnostiziert. In Studien wird ebenso darüber berichtet, dass in ärztlichen Gesprächen mit Männern vergleichsweise kürzere Gesprächszeiten erreicht werden [13]. Unbewusst handlungsleitend ist hier vielleicht die Annahme, dass es Männer gar nicht so genau wissen möchten, oder dass Männer eher kurze, komprimierte Ansagen schätzen. Seitens der Männer wird eine höhere Bereitschaft ausgemacht, sich der ärztlichen Expertise zu überlassen.

Solche Ergebnisse könnten dazu anregen, sich gerade bei Männern mehr Zeit für das Gespräch zu nehmen und sich dabei weniger auf das medizinisch Notwendige zu fokussieren. Von der Annahme aus, dass ein „gutes Leben" die beste Gesundheitsvorsorge ist, könnten etwas allgemeinere Fragen zum Lebensstil, zu Leistungsfähigkeit, momentaner Zufriedenheit und Wohlbefinden, zu Schlaf- und Essgewohnheiten etc. ein Türöffner sein. Zu berücksichtigen ist dabei, dass vielen Männern die wesentlichen Präventions- und Gesundheitsbotschaften (nicht rauchen, wenig Alkohol, ausreichend Bewegung, ausgewogene Ernährung etc.) schon weitestgehend bekannt sind. Rat und Unterstützung wird oft eher dabei gebraucht, einen gangbaren nächsten gesunden Schritt zu identifizieren, anzugehen und durchzuhalten.

Ein aktueller Orientierungsrahmen „Mann sein …!? Geschlechterreflektiert mit Jungen, Männern und Vätern arbeiten" empfiehlt Fachleuten, in der Begleitung von Männern einem Konzept der dreifachen Entwicklung zu folgen [14]. Demnach gilt es, Männer zu unterstützen, zu begrenzen und zu öffnen – ein Konzept, das sehr gut auch im Bereich der Gesundheitsförderung und Prävention aufgegriffen werden kann. Das gilt etwa für den „Vorwurf" an Männer, sie seien vor allem an der gesundheitlichen Reparatur und weniger an wirklicher Vorsorge interessiert. Umgekehrt könnte aber auch danach gefragt werden, ob und wo das medizinische System dazu beiträgt, dass sich schädliche oder unerwünschte (gesundheitliche) Männlichkeitsbilder reproduzieren. In diesem Sinn folgen seriöse Informationsquellen (➤ Kap. 7.6), so etwa das multithematische Männergesundheitsportal der BZgA (www.bzga.de), neben eingeführten Qualitätsstandards auch dem Anspruch einer geschlechtersensiblen und männerspezifischen Ansprache. Sie sind erkennbar an langfristiger und nachhaltiger Wirkung auf die Männergesundheit interessiert.

Eine ausgewiesene gute **Praxis der Männergesundheitsförderung** ist leider erst sporadisch etabliert. Stellvertretend sei das im deutschsprachigen Raum führende Wiener Männergesundheitszentren MEN genannt, das mit einer sozialmedizinischen Orientierung als Gesundheitszentrum für Männer und Burschen in den Wiener Gesundheitsverbund integriert ist und dort vielfältige Gesundheitsangebote macht – stationär wie aufsuchend und in vielen Erstsprachen [15]. Projekte wie „HelpMen – Health Literacy Progress for Men in Europe" (Gesundheit als Thema der Grundbildung für Männer in Europa weiterentwickeln) versuchen, die Praxis der Gesundheitsförderung mit benachteiligten Männern europaweit voranzubringen. In solchen Zusammenhängen sind vielfältige Praxiskonzepte und -methoden für die Männergesundheitsförderung entstanden – etwa das „Männergesundheitsfenster", das Ernährung, Bewegung, Entspannung und Sexualität thematisiert.

Unter den gegebenen Bedingungen erscheint es als nicht gerade einfach, Prävention und Gesundheitsförderung bei Männern voranzubringen. Der gesellschaftlichen Tradition folgend, befinden sich Männer noch häufig in einer gewissen Distanz zu Gesundheitsthemen. Die Medizingeschichte zeigt aber, dass Prävention und Gesundheitsförderung in den letzten 100 Jahren weit überwiegend weiblich adressiert war und entsprechende Mentalitäten und Affinitäten generiert hat. Das sollte auch bei Männern möglich sein. Männer stehen damit heute aber auch zunehmend in der Gefahr einer „nachholenden Medikalisierung", die sie, nicht zuletzt aus ökonomischen Interessen, zum Objekt vermehrter Präventions- und Gesundheitsinterventionen macht. Strategien der Subjekt- und Lebensweltorientierung oder der Verhältnisprävention ziehen demgegenüber oft den Kürzeren – auch, indem Männergesundheit als Life-Style kommerzialisiert oder im Sinn einer Individualisierung von Gesundheitsverantwortung aus kollektiven und politischen Zusammenhängen herausgenommen wird.

Insofern genügt es also nicht zu warten, bis die Männer irgendwann „von selbst" auf die Gesundheit kommen. Verantwortung für die Gesundheit von Männern ist immer auch eine gesellschaftliche, d. h. politische, systemische und organisationsbezogene Aufgabe.

CAVE

Im Bereich der Prävention und Gesundheitsförderung sollten die Akteure deshalb auch ihre eigene Haltung zu Fragen der Männergesundheit kritisch reflektieren – und könnten sich vielleicht sogar im Sinn eines **„Male-friendly service"** positionieren. In Anlehnung an eingeführte Kriterien für salutogenetische Orientierung wäre dabei zu empfehlen:

- Blicken Sie auch auf das Gelingende und Gesunde, nicht nur auf Probleme im Bereich der Männergesundheit.
- Beginnen Sie eine Gesundheitskommunikation, die Männer motiviert und aufbaut – folgen Sie keiner einseitig problematisierenden und männlichkeitskritischen Perspektive.
- Benennen Sie oder fragen Sie nach für Männer attraktiven Gesundheitszielen – und verzichten Sie darauf, von Männern zuerst Vermeidungsverhalten einzufordern und „Verbote" auszusprechen.
- Gehen Sie auf männliche Gesundheitsressourcen und Bewältigungsstärken ein, nicht nur auf männliche Defizite.
- Respektieren Sie den subjektiven gesundheitlichen Eigen-Sinn von Männern, messen Sie sie nicht immer an pauschalisierenden Gesundheitsnormen, die „für alle" gelten.
- Beziehen Sie gesundheitliches Bewältigungsverhalten von Männern auf seinen Systemkontext (z. B. Sozial- und Medizingeschichte) – verringern Sie individualisierende Verantwortungszuschreibung.
- Geben Sie Männern die Möglichkeit zur gesunden Entwicklung aus eigener Motivation – statt sie auf einen „idealen" Gesundheitsstatus und Normalwerte hin auszurichten.
- Als Leitlinie sollte gelten: „Männlich und gesund geht zusammen!" – statt „Entweder männlich oder gesund."

Ein wichtiges Ziel salutogenetischer Männergesundheitsförderung ist es, Gesundheitskommunikation mit und zwischen Männern in der skizzierten Richtung zu fördern, wobei auch die **männerspezifische Kommunikations- und Beziehungsfähigkeit der Fachkräfte weiterzuentwickeln** ist. Dabei geht es etwa darum, aufmerksam und offen mit der eigenen Befindlichkeit umzugehen, Sorge und Mitgefühl zu artikulieren, bei Bedarf selbst aktiv zu werden in Bezug auf Gesundheitsthemen und -angebote. Neben üblichen Präventionsthemen wie Risikoverhalten, Ernährung, Rauchen, Alkohol, Drogenkonsum, Sport und Bewegung sind zusätzlich wichtige Themen für eine männerspezifische Gesundheitsförderung auch Arbeitsbelastung und Konkurrenz zwischen Arbeitswelt und Gesundheit, Gewalterfahrung, Depression, soziale Vernetzung und eigene Dispositionen für das Gesundheitshandel. Angesichts der oft stark von Erwerbsarbeit geprägten „männlichen" Biografien gehören dazu auch Themen wie Lebensbalance und männliche Vereinbarkeitsfragen sowie Unterstützung beim Übergang in die Nacherwerbsphase.

In einer salutogenetischen Perspektive ist dabei immer danach zu fragen, wie „männlich" und „gesund" zusammengehen kann, was Männer – trotz männerspezifischer Risiken – eigentlich gesund macht und erhält.

CAVE

Auf der anderen Seite muss auch untersucht werden, wo Männer der Zugang zu bestimmten Gesundheitsressourcen gesellschaftlich erschwert oder sogar verwehrt wird. Damit kommen gesellschaftliche Zumutungen für Männer, gesundheitliche Belastungen, prekäre Lebenslagen und ein Bedarf an gesundheitlicher Gleichstellung in den Blick. Männer sollten dann, wo immer es erforderlich ist, auch Stopp sagen, sollten Entspannung und Entlastung für sich einfordern als eine Grundvoraussetzung für ihre Gesundheit auf längere Sicht.

Auf dem Hintergrund männlicher Lebenskonzepte ist es für Männer meist wichtig, dass sie über Gesundheitsfragen selbst entscheiden können. Hier lässt sich der salutogenetische Aspekt der Gestaltbarkeit gut anschließen: Es geht nicht darum, dass ich mich als Mann um meine Gesundheit kümmern **muss,** sondern dass ich das **kann und darf.** Dazu gehört, sich zu informieren und mitzureden, etwas „für mich" zu tun, auch zu bedenken, wie ich eigentlich leben will: Entspricht das, was sich bei mir an Lebensbalance und Gesundheitsverhalten eingespielt hat, tatsächlich einigermaßen meinen Wünschen, oder habe ich mehr das Gefühl, zu funktionieren und über mich bestimmen zu lassen?

Für eine Neuorientierung der Prävention und Gesundheitsförderung mit Männern ist eine Wende in Richtung **Gesundheits-, Lebens- und Risikokompetenz** unabdingbar. Mit ihr wäre zu erreichen, dass es tatsächlich mehr um Männer und Gesundheit, mehr um positive Lebensbewältigung statt um Vermeidungsprävention gehen kann. Dazu gehört ganz wesentlich ein Blick darauf, wo Männer bereits über Gesundheitsressourcen verfügen – und wo ihnen ein Zugriff darauf in ihren Lebenszusammenhängen möglicherweise verwehrt ist.

7.6 Nützliche Internetangebote für Gesundheitsförderung und Prävention

PATIENTENINFO

Amtliche Seiten

- www.bundesgesundheitsministerium.de/themen/praevention/frueherkennung-vorsorge/maennergesundheit.html (BMG)
- www.bzga.de/programme-und-aktivitaeten/maennergesundheit/ (BZgA)
- www.rki.de/DE/Content/GesundAZ/M/Maennergesundheit/Maennergesundheit_node.html (RKI)
- www.stmgp.bayern.de/meine-themen/fuer-maenner/ (Bayern)

Angebote zur Gesundheitsinformation

- www.maennergesundheitsportal.de (BZgA)
- www.gesundheitsinformation.de/themengebiete/maenner-gesundheit.html (IQWiG)
- www.aok.de/pk/uni/leistungen-services/maennergesundheit/ (AOK)
- www.mann-was-geht.de + https://www.mann-was-geht.de/professionals/ (LVG & AfS Niedersachsen)

Netzwerke und zivilgesellschaftliche Akteure

- www.stiftung-maennergesundheit.de
- www.tag-der-ungleichen-lebenserwartung.de
- https://de.movember.com/mens-health/general
- www.netzwerk-maennergesundheit.de

7.7 Früherkennungs- und Vorsorgeleistungen der Gesetzlichen Krankenversicherung (GKV) für Männer

➤ Tab. 7.1

Tab. 7.1 Früherkennungs- und Vorsorgeleistungen der Gesetzlichen Krankenversicherung (GKV) für Männer (Stand 05/21 – www.bmg.bund.de)

Gegenstand	Leistungen	Alter	Frequenz
Ärztliche Gesundheitsuntersuchung – „Check-up"	Anamnese; körperliche Untersuchung, Blutdruck; Blut (Lipidprofil, Glukose), Urin (Eiweiß, Glukose, rote und weiße Blutkörperchen, Nitrit); Beratung	18–34 Ab 35	Einmalig Alle 3 Jahre
Hautkrebs-Screening	Anamnese; Inspektion der Haut; Beratung	Ab 35	Alle 2 Jahre
Prostata- und Genitaluntersuchung	Anamnese; Inspektion und Abtasten des äußeren Genitales; Tastuntersuchung der Prostata und der regionären Lymphknoten; Beratung	Ab 45	Jährlich
Dickdarm- und Rektumuntersuchung	Test auf Blut im Stuhl (iFOBT) Alternativ: Koloskopie (Darmspiegelung)	50–54 Ab 55 Ab 50	Jährlich Alle 2 Jahre Insg. 2×, Wiederholung nach 10 Jahren (nur 1×, wenn erste Koloskopie nach 65)
Untersuchung der Bauchschlagader	Ultraschalluntersuchung zur Früherkennung einer Erweiterung (Aneurysma)	Ab 65	Einmalig
Zahnvorsorge-Untersuchungen	Untersuchung und Beratung nach den Richtlinien des Bundesausschusses	Ab 18	Halbjährlich
Indikations- und Auffrischimpfungen	Beratung und Impfung nach den STIKO-Empfehlungen	Ab 18	Nach Indikation

7.8 Zum Weiterlesen

Stiftung Männergesundheit (Hrsg.). Sexualität von Männern: Dritter Deutscher Männergesundheitsbericht. Gießen: Psychosozial-Verlag, 2017	Der Situations- und Statusbericht fokussiert die sexuelle Gesundheit vom Jungen- bis zum Seniorenalter. Neben der Lebenslaufperspektive folgt er, immer unter dem Aspekt der Vielfalt von Männlichkeiten und Sexualitäten, historischen, medizinischen und sozialwissenschaftlichen Zugängen. In über 30 Beiträgen liefert der Bericht komprimierte Informationen über Forschungsstand und -bedarf sowie Empfehlungen zur Gesundheitsversorgung, -beratung und -aufklärung bei Männern. Der Zweite Deutsche Männergesundheitsbericht (Hans Huber, Bern 2013) fokussierte in ähnlicher Weise die psychische Gesundheit von Männern.
Kölln P. Männer im Betrieb(s) Zustand. Der Praxisratgeber zur Männergesundheit. Wiesbaden: Universum, 2014	Der erfahrene Arbeitsmediziner gibt Anregungen, wie Männer im betrieblichen Kontext mit Präventionsangeboten und Gesundheitsförderung besser erreicht werden können. Nach Erfahrungsberichten, Reflexionen und Interviews mit PraktikerInnen folgt ein Praxisteil. Er diskutiert gelingende Gesundheitskommunikation mit Männern, gibt Praxisbeispiele und -tipps zur Männergesundheitsförderung und öffnet eine „Werkzeugkiste" für die Arbeit mit Männern.
Robert Koch-Institut (Hrsg.). Gesundheitliche Lage der Männer in Deutschland. Beiträge zur Gesundheitsberichterstattung des Bundes. Berlin: RKI, 2014	Der erste regierungsamtliche Statusbericht zur Männergesundheit zeigt, dass das Gesundheitsverhalten von Männern stark variiert. Er belegt damit, dass Gesundheit und Lebenserwartung von Männern nur zu einem kleinen Teil „unveränderlich" sind. Gesundheitliche Lebenslagen und Lebensverhältnisse zeigen sich als gestalt- und beeinflussbar. Vor diesem Hintergrund benennt der Bericht die zentralen Desiderate und Handlungsfelder für Prävention und Gesundheitsförderung im Bereich der Männergesundheit.
Harth W, Brähler E, Schuppe HC (Hrsg.). Praxishandbuch Männergesundheit. Interdisziplinärer Beratungs- und Behandlungsleitfaden. Berlin: Medizinisch Wissenschaftliche Verlagsgesellschaft, 2012	Das Buch versammelt zahlreiche Beiträge zu geschlechtsspezifischen Themen, mit denen Männer heute in die Beratung oder Sprechstunde kommen. Entlang der Kapitel Männerrollen, Männerprobleme, Männerpsyche, Männersprechstunde, Komplementäre Männermedizin vermittelt es wissenschaftlich wie praktisch fundierte Informationen und gibt einen guten, fachübergreifenden Überblick zu männerbezogenen Beratungs- und Behandlungsstrategien.

Literatur

Kapitel 1

1.1

Beermann B, Brenscheidt F, Siefer A. Unterschiede in den Arbeitsbedingungen und -belastungen von Frauen und Männern. In: Badura B, Schröder H, Vetter C (Hrsg.). Fehlzeiten-Report 2007. Zahlen, Daten, Analysen aus allen Branchen der Wirtschaft. Arbeit, Geschlecht und Gesundheit. Berlin, Heidelberg: Springer Verlag, 2008. S. 67–82.

Hagen C, Starker A. Epidemiologie – was fällt auf? Unterschiede in der Gesundheit von Frauen und Männern. Public Health Forum, 2011; 19(2): 4–5.

Luy M. Unnatural deaths among nuns and monks: is there a biological force behind male external cause mortality? J Biosoc Sci, 2009 Nov; 41(6): 831–44.

Miani C, Wandschneider L, Batram-Zantvoort S, Razum O. Epidemiology needs to embrace gender. Lancet, 2019 May 25; 393(10186): 2119–2120.

Statistische Bundesamt. Sterbefälle und Lebenserwartung. https://www.destatis.de/DE/Themen/Gesellschaft-Umwelt/Bevoelkerung/Sterbefaelle-Lebenserwartung/_inhalt.html.

1.2

[1] Baschin M, Dietrich-Daum E, Ritzmann I. Doctors and their Patients in the Seventeenth to Nineteenth Centuries. In: Dinges M, Jankrift KP et al (Hrsg). Medical Practice, 1600–1900. Physicians and Their Patients. Leiden/Boston: Brill/Rodopi, 2016. S. 39–70.

[2] Böhnisch L. Männliche Sozialisation. Eine Einführung. Weinheim: Juventa, 2004.

[3] Borutta M, Verheyen N (Hrsg.). Die Präsenz der Gefühle. Männlichkeit und Emotion in der Moderne. Bielefeld: Transcript, 2010.

[4] Bourke J (1994). Working-Class Cultures in Britain 1890–1960. London, Routledge.

[5] Bundesamt für Gesundheit (Hrsg.). Fokusbericht Gender und Gesundheit. Basel: Bundesamt für Gesundheit, 2008.

[6] Bundesministerium für Familie, Senioren, Frauen und Jugend (Hrsg.). Bericht zur gesundheitlichen Situation von Frauen in Deutschland. Bonn, 2002.

[7] Bundeszentrale für gesundheitliche Aufklärung. Internationaler Männertag: Mehrheit der Männer scheut Krebsfrüherkennung. PM 17.11.2021.

[8] Carter T. Anthrax in Kidderminster 1900–1914. Dissertation, University of Birmingham, 2005.

[9] Dinges M. Männergesundheit in Deutschland. Historische Aspekte. In: Jacobi G (Hrsg.). Praxis der Männergesundheit. Stuttgart: Thieme, 2002. S. 24–33.

[10] Dinges M. Immer schon 60 % Frauen in den Arztpraxen? Zur geschlechtsspezifischen Inanspruchnahme des medizinischen Angebotes (1600–2000). In: Dinges M (Hrsg.). Männlichkeit und Gesundheit im historischen Wandel ca. 1800 – ca. 2000. Stuttgart: Franz Steiner, 2007. S. 295–322.

[11] Dinges M. Die Gesundheit von Jungen und männlichen Jugendlichen in historischer Perspektive (1780–2010). Medizin, Gesellschaft und Geschichte (= MedGG), 2011; 29: 97–121.

[12] Dinges M. Wandel der Herausforderungen an Männer und Männlichkeit in Deutschland seit 1930. In: Weissbach L, Stiehler M (Hrsg): Männergesundheitsbericht 2013. Im Fokus: Psychische Gesundheit. Bern: Huber, 2013. S. 31–62.

[13] Dinges M, Weigl A (Hrsg.). Gender-Specific Life Expectancy in Europe (1850–2010). Stuttgart: Franz Steiner, 2017.

[14] Dinges M. Die späte Entdeckung der Männer als Adressaten der öffentlichen Gesundheitsfürsorge und -förderung in Deutschland. In: Schmiedebach HP (Hrsg.). Medizin und öffentliche Gesundheit. Berlin: de Gruyter, 2018. S. 131–151.

[15] Dinges M. Geschichte der psychischen Gesundheit bei Männern – Geschlechterspezifische Konstruktion von Depression und Suizid. In: Bundesministerium für Arbeit, Soziales, Gesundheit und Konsumentenschutz (BMASGK). Wien, 2018. S. 65–77.

[16] Dinges M. Einleitung: Die gesellschaftliche und wissenschaftliche Debatte um Männlichkeit und Sorgearbeit seit den 1970er Jahren. In: Dinges M (Hrsg.). Männlichkeiten und Care: Selbstsorge, Familiensorge, Gesellschaftssorge. Weinheim: Beltz, 2020. S. 8–36.

[17] Dinges M, Pfütsch P (Hrsg.). Männlichkeiten in der Frühmoderne: Körper, Gesundheit und Krankheit (1500–1850). Stuttgart: Franz Steiner, 2020.

[18] Dinges M. Die Bedeutung der Kategorie Gender für Gesundheitschancen (1980–2018). MedGG, 2020; 38: 43–66.

[19] Dinges M. Männlichkeit und Lebenserwartung im Wandel: Welchen Einfluss hat die Arbeit? MedGG, 2021; 39: 57–92.

[20] Fischer O. Männlichkeit und Fleischkonsum – historische Annäherungen an eine gegenwärtige Gesundheitsthematik. Medizinhistorisches Journal, 2015; 50: 42–65.

[21] Gesundheitsberichterstattung des Bundes (gestaltbare Tabellen).

[22] Hardach G. Der Generationenvertrag. Lebenslauf und Lebenseinkommen in Deutschland in zwei Jahrhunderten. Berlin: Duncker & Humblot, 2006.

[23] Harris B. Public Health, Nutrition, and the Decline of Mortality. The McKeown Thesis Revisited. Social History of Medicine, 2004; 17: 379–407.

[24] Hofer HG. Climacterium virile, Andropause, PADAM. Zur Geschichte der männlichen Wechseljahre im 20. Jahrhundert. In: M. Dinges (Hrsg.) Männlichkeit und Gesundheit im historischen Wandel ca. 1800 – ca. 2000. Stuttgart: Franz Steiner, 2007. S. 123–138.

[25] Hoffmann A. Arzneimittelkonsum und Geschlecht. Eine historische Analyse zum 19. und 20. Jahrhundert. Stuttgart: Franz Steiner, 2014.

[26] Hoffmann S. Gesunder Alltag im 20. Jahrhundert. Geschlechterspezifische Diskurse und gesundheitsrelevante Verhaltensstile in deutschsprachigen Ländern. Medizin, Gesellschaft und Geschichte, 2010.

[27] Jungnitz L, et al. (Hrsg.). Gewalt gegen Männer. Personale Gewaltwiderfahrnisse von Männern in Deutschland. Opladen: Barbara Budrich, 2007.

[28] Knoll-Jung S. Vom Schlachtfeld der Arbeit. Aspekte von Männlichkeit in Prävention, Ursachen und Folgenbewältigung von Arbeitsunfällen in Kaiserreich und Weimarer Republik. Stuttgart: Franz Steiner, 2021.

[29] Linek J. Gesundheitsvorsorge in der DDR zwischen Propaganda und Praxis. Stuttgart: Franz Steiner, 2016.

[30] Luy M. The impact of bilogical factors on sex differences in life expectancy: insights gained from a natural experiment. In: Dinges M, Weigl A (Hrsg.). Gender-Specific Life Expectancy in Europe (1850–2010). Stuttgart: Franz Steiner, 2016. S. 17–46.

[31] MacIvor A, Johnston R (Hrsg.). Miner's lung. A History of dust disease in British Coal Mining. Aldershot, 2007.

[32] Männergesundheitsmanifest http://www.stiftung-maennergesundheit.de/files/SMG/img/PM%20-%20Aufrufe%20-%20Stellungnahmen%20-20Aktuelles/M%C3%A4nnergesundheitsmanifest2021.pdf.

[33] Martschukat J. Das Zeitalter der Fitness. Wie der Körper zum Zeichen für Erfolg und Leistung wurde. Frankfurt M.: S. Fischer, 2019.

[34] Meuser M. „Ganze Kerle", „Anti-Helden" und andere Typen. Zum Männlichkeitsdiskurs in neuen Männerzeitschriften. In: Döge P, Meuser M (Hrsg.). Männlichkeit und soziale Ordnung. Neuere Beiträge zur Geschlechterforschung. Opladen: Leske + Budrich, 2001. S. 219–236.

[35] Meuser M. Der „kranke Mann". Wissenssoziologische Anmerkungen zur Pathologisierung in der Männergesundheitsforschung. In: Dinges M (Hrsg.). Männlichkeit und Gesundheit im historischen Wandel ca. 1800 – ca. 2000. Stuttgart: Franz Steiner, 2007. S. 73–86.

[36] Meuser M. It's a Men's World. Ernste Spiele männlicher Vergemeinschaftung. In: Klein G, Meuser M (Hrsg.). Ernste Spiele. Zur politischen Soziologie des Fußballs. Bielefeld, Transcript, 2008. S. 113–134.

[37] Müller R. Von der Wiege zur Bahre. Weibliche und männliche Lebensläufe im 19. und 20. Jahrhundert am Beispiel Stuttgart-Feuerbach. Stuttgart: Hohenheim, 2000.

[38] Netzwerk Jungen- und Männergesundheit https://netzwerkmaennergesundheit.wordpress.com/.

[39] Noelle-Neumann E, Piel E (Hrsg.). Eine Generation später. Bundesrepublik Deutschland 1953–1979. München: Saur, 1983.

[40] Österreichisches Bundesamt für Gesundheitswesen (Hrsg.). 1. Österreichischer Männergesundheitsbericht. Wien, 2004.

[41] Pfütsch P. Das Geschlecht des „präventiven Selbst". Prävention und Gesundheitsförderung in der Bundesrepublik Deutschland aus geschlechterspezifischer Perspektive (1949–2010). Stuttgart: Franz Steiner, 2017.

[42] Resch M. Der Einfluss von Familien- und Erwerbsarbeit auf die Gesundheit. In: Hurrelmann K, Kolip P (Hrsg.). Geschlecht, Gesundheit und Krankheit. Männer und Frauen im Vergleich. Bern: Huber, 2002.

[43] Robert Koch-Institut (Hrsg.). Gesundheitliche Lage der Männer in Deutschland. Berlin, 2014. https://www.rki.de/DE/Content/Gesundheitsmonitoring/Gesundheitsberichterstattung/GBEDownloadsB/maennergesundheit.pdf?__blob=publicationFile.

[44] Scheele S. Geschlecht, Gesundheit, Gouvernementalität. Selbstverhältnisse und Geschlechterwissen in der Männergesundheitsförderung. Sulzbach: Ulrike-Helmer-Verlag, 2010.

[45] Schmidt J. Helden der Freiheit – Helden der Arbeit? Heldenbilder in Arbeiterautobiografien um 1900. In: Schinkel E (Hrsg.). Die Helden-Maschine. Zur Tradition und Aktualität von Helden-Bildern. Essen: Klartext, 2010. S. 93–103.

[46] Schwamm C. Wärter, Brüder, neue Männer. Männliche Pflegekräfte in Deutschland ca. 1900–1980. Stuttgart: Franz Steiner, 2021.

[47] Schweig N. GesundheitsVerhalten von Männern. Gesundheit und Krankheit in Briefen 1800–1950. Stuttgart: Steiner, 2009.

[48] Stiftung Männergesundheit (mit Hinweis auf vier Männergesundheitsberichte) http://www.stiftung-maennergesundheit.de/start.html.

[49] Stolberg M. Das männliche Klimakterium. Zur Vorgeschichte eines modernen Konzepts (1500–1900). In: Dinges M (Hrsg.). Männlichkeit und Gesundheit im historischen Wandel ca. 1800 – ca. 2000. Stuttgart: Franz Steiner, 2007. S. 105–121.

[50] Wanger S. Entwicklung von Erwerbstätigkeit, Arbeitszeit und Arbeitsvolumen nach Geschlecht. 2020. https://doku.iab.de/forschungsbericht/2020/fb1620.pdf.

[51] Weiland SK, et al. Zunahme der Lebenserwartung. Größenordnung, Determinanten und Perspektiven. Deutsches Ärzteblatt, 2006; 103: 874–879.

[52] Wenger S. Arzt – ein krank machender Beruf? Arbeitsbelastungen, Gesundheit und Krankheit von Ärztinnen und Ärzten im ausgehenden 19. und 20. Jahrhundert. Stuttgart: Franz Steiner, 2020.

[53] Wilkinson SRG. Kranke Gesellschaften. Soziales Gleichgewicht und Gesundheit. Wien: Springer, 2001.

[54] Zeiher J, Lange C, Starker A. Tabak- und Alkoholkonsum bei 11- bis 17-Jährigen in Deutschland – Querschnittergebnisse aus KiGGS Welle 2 und Trends. Journal of Health Monitoring, 2018; 3(2): 23–44.

[55] Zentralinstitut für die kassenärztliche Versorgung, Berlin. Teilnahme an gesetzlichen Früherkennungsuntersuchungen und an Beratungen zur Prävention des Darmkrebses im Jahr 2011. 2012.

Kapitel 2

Altgeld T. Immer schön tüchtig süchtig? – Männer, Männerrollen und Sucht. In: LWL Koordinierungsstelle Sucht. Wenn Frauen Männer behandeln – eine (auch) transkulturelle Betrachtung der Suchthilfe. Forum Sucht, 2017; Band 49. S. 27–35.

Altgeld T, Kolip P. Geschlechtergerechte Gesundheitsförderung und Prävention: Ein Beitrag zur Qualitätsverbesserung im Gesundheitswesen. In: Kolip P, Altgeld T (Hrsg.). Geschlechtergerechte Gesundheitsförderung und Prävention. Weinheim und München: Juventa, 2006.

Bardehle D, Dinges M, White A. Was ist Männergesundheit? Eine Definition. Gesundheitswesen, 2016; 78(07): e30–e39.

Gleisner C. Welchen Einfluss hat das Geschlecht auf die Mundgesundheit? Bundesgesundheitsblatt, 2014; 57: 1099–1106.

Medizinischer Dienst des Spitzenverbandes Bund der Krankenkassen (MDS) und GKV Spitzenverband. Präventionsbericht 2020 – Leistungen der gesetzlichen Krankenversicherung: Primärprävention und Gesundheitsförderung. Leistungen der sozialen Pflegeversicherung: Prävention in stationären Pflegeeinrichtungen. Berichtsjahr 201, S. 86. Berlin, 2020.

Poole G. Australian Men's Health Forum (AMHF). Making Services Work For Men: A 10-Step Guide To Developing Male-Friendly Health Services. Sydney, 2020.

Regitz-Zagrosek V. Geschlechterunterschiede in der Pharmakotherapie. Bundesgesundheitsblatt, 2014; 57: 1067–1073.

Robert Koch-Institut. Gesundheitliche Lage der Männer in Deutschland. Berlin, 2014.

Robert Koch-Institut. Gesundheitliche Lage der Frauen in Deutschland. Berlin, 2021.

Weinstein N D. Unrealistic optimism about future life events. Journal of Personality and Social Psychology, 1980; 39: 806–820.

WHO – Weltgesundheitsorganisation, Regionalbüro für Europa. Strategie zur Förderung der Gesundheit und des Wohlbefindens von Männern in der Europäischen Region der WHO 2018. https://tinyurl.com/pt5n564w (Zugriff 10.09.2021).

Kapitel 3

3.1

[1] Westenfelder M, Westenfelder K M. Operative Therapie der Hypospadie. 2018. Berlin, Heidelberg: Springer.

[2] Rösch WH, Stein R: Epispadie. In: Jocham D, Miller K, Burger M, Schrader M. Praxis der Urologie. 4. vollständig überarbeitete Aufl., 2020. Stuttgart: Thieme.

[3] Stein R, Beetz R, Thüroff J (Hrsg.). Kinderurologie in Klinik und Praxis, Erkrankungen des äußeren Genitale, Hypospadie. 3. vollständig überarbeitete und erweiterte Aufl., 2011. Stuttgart: Thieme.

[4] Christensen T, Cartwright P C, Devries C, Snow B W. New onset of hydroceles in boys over 1 year of age. International journal of urology : official journal of the Japanese Urological Association, 2006; 13(11): 1425–1427.

[5] Domínguez H C, Bonillo García M A, Alapont Alacreu J M et al. Valoración de la uretrorragia en el niño. Assesmment Urethrorrhagia in Childhood. Actas Urológicas Españolas, 2007; 31(1): 29–32.

[6] Haider M, Rösch W. Kinderurologie: Hodenhochstand – sind Hormone obsolet? UroForum, 2020; 11(1): 21–23.

[7] Hall N J, Ron O, Eaton S, Pierro A. Surgery for hydrocele in children-an avoidable excess? Journal of pediatric surgery, 2011; 46(12): 2401–2405.

[8] Radmayr C, Bogaert G, Dogan H S et al. EAU Guidelines: Paediatric Urology. Edn. presented at the EAU Annual Congress Amsterdam 2020. Unter Mitarbeit von L. A. t Hoen, J. Quaedackers und N. Bhatt. Arnhem, The Netherlands.

3.2

[1] EAU-Guidelines on Pediatric Urology. 2020. https://uroweb.org (Zugriff 01.12.2021).

[2] Fernandez ML et al. A new technique for fast and safe collection of urine in newborns. Arch Dis Child, 2013; 98: 27–29.

[3] Rösch W. Antireflux-Operation im ersten Lebensjahr, wenn ja, wann und wie? Kontra OP. Akt Urol, 2020; 51: 165–170.

[4] Simforoosh N et al. Neonatal circumcision reduces the incidence of asymptomatic urinary tract infection: a large prospective study with long-term follow up using Plastibell. Jpurol, 2012; 8(3): 320–323.

[5] Beetz R. Is there still no alternative to long-term antibacterial prophylaxis? Urologe, 2020; 59: 255–260.

[6] Promm M et al. Lichen sclerosus im Kindesalter. Der Urologe, 2020; 59: 271–277.

[7] Walker BR, Ellison ED, Snow BW, Cartwright PC. The natural history of idiopathic urethrorrhagia in boys. J Urol, 2001 Jul; 166(1): 231–232.

3.3

S1-Leitlinie Hypogonadismus und Pubertas tarda: https://www.awmf.org/uploads/tx_szleitlinien/027-025l_S1_Pubertas_tarda_Hypogonadismus_2011-abgelaufen.pdf (Zugriff 01.12.2021).

S1-Leitlinie Pubertas praecox: https://www.awmf.org/uploads/tx_szleitlinien/174-015l_S1_Pubertas-praecox_2019-05.pdf (Zugriff 01.12.2021).

S1-Leitlinie Gynäkomastie: https://www.dgpraec.de/wp-content/uploads/2018/03/S1_Leitlinie_Gynaekomastie.pdf (Zugriff 01.12.2021).

3.4

[1] Briken P, Berner M. Praxisbuch Sexuelle Störungen: Sexuelle Gesundheit, Sexualmedizin, Psychotherapie sexueller Störungen. Stuttgart: Thieme, 2013.

[2] Schade E. Phasen der psychosexuellen Entwicklung nach Sigmund Freud. GRIN, 2007.

[3] Hellenschmidt T. Psychosexuelle Entwicklung und sexuelle Präferenzstruktur. DNP-Der Neurologe & Psychiater, 2017; 18(4): 23–28.

[4] Brown B B. "You're going out with who?": Peer group influences on adolescent romantic relationships. 1999. In: Furman W, Brown BB, Feiring C (Eds.). The development of romantic relationships in adolescence. Cambridge University Press. S. 291–329.

[5] Borgogna N C, McDermott R C, Aita S L, Kridel M M. Anxiety and depression across gender and sexual minorities: Implications for transgender, gender nonconforming, pansexual, demisexual, asexual, queer, and questioning individuals. Psychology of sexual orientation and gender diversity, 2019; 6(1): 54.

[6] Plöderl M, Tremblay P. Mental health of sexual minorities. A systematic review. International review of psychiatry, 2015; 27(5): 367–385.

[7] Lee C, Oliffe J L, Kelly M T, Ferlatte O. Depression and suicidality in gay men: Implications for health care providers. American journal of men's health, 2017; 11(4): 910–919.

[8] Dilling H, Freyberger H J. Taschenführer zur ICD-10-Klassifikation psychischer Störungen. Bern: Huber, 2012.

[9] Mokros A. Außergewöhnliche sexuelle Präferenz oder relevante Störung? DNP-Der Neurologe und Psychiater, 2012; 13(10): 50–57.

3.5

[1] Diagnostik und Therapie vor einer assistierten reproduktionsmedizinischen Behandlung. AWMF 2019. http://www.awmf.org/leitlinien/detail/ll/015-085.html (Zugriff 01.12.2021).

[2] Kliesch S, Schmidt S, Wilborn D et al. Management of Germ Cell Tumours of the Testis in Adult Patients. German Clinical Practice Guideline Part I: Epidemiology, Classification, Diagnosis, Prognosis, Fertility Preservation, and Treatment Recommendations for Localized Stages. Urol Int, 2021; 105(3–4): 169–180.

[3] World Health Organization. WHO laboratory manual for the examination and processing of human semen. 6. Aufl. 2021. World Health Organization.

[4] Mitchell AL, Dwyer A, Pitteloud N et al. Genetic basis and variable phenotypic expression of Kallmann syndrome: towards a unifying theory. Trends Endocrinol Metab, 2011; 22: 249–258.

[5] Tüttelmann F, Ruckert C, Röpke A. Disorders of spermatogenesis: Perspectives for novel genetic diagnostics after 20 years of unchanged routine. Med Genet, 2018; 30(1): 12–20.

[6] Zitzmann M, Behre HM, Kliesch S. Gonadotropin treatment in male infertility. Reproduktionsmed Endokrinol, 2013; 10 (Special Issue 1): 23–28.

[7] Kroese AC, de Lange NM, Collins J et al. Surgery or embolization for varicoceles in subfertile men. Cochrane Database Syst Rev, 2012; 10: CD000479.

[8] Minhas S, Bettocchi C, Boeri L et al. EAU Working Group on Male Sexual and Reproductive Health. European Association of Urology Guidelines on Male Sexual and Reproductive Health: 2021 Update on Male Infertility. Eur Urol, 2021 Nov; 80(5): 603–620.

[9] Belker AM, Thomas AJ Jr, Fuchs EF et al. Results of 1,469 microsurgical vasectomy reversals by the Vasovasostomy Study Group. J Urol, 1991; 145: 505–511.

[10] Corona G, Minhas S, Giwercman A et al. Sperm recovery and ICSI outcomes in men with non-obstructive azoospermia: A systematic review and meta-analysis. Hum Reprod Update, 2019; 25: 733–757.

[11] Latif T, Kold Jensen T, Mehlsen J et al. Semen Quality as a Predictor of Subsequent Morbidity: A Danish Cohort Study of 4,712 Men With Long-Term Follow-up. Am J Epidemiol, 2017 Oct 15; 186(8): 910–917.

3.6

AUA-Guideline: Erectile Dysfunction 2018. https://www.auanet.org/guidelines/guidelines/erectile-dysfunction-(ed)-guideline (Zugriff 10.08.2021).

EAU-Guideline: Sexual and Reproductive Health 2020. https://uroweb.org/guideline/sexual-and-reproductive-health/ (Zugriff 10.08.2021).

International Society for Sexual Medicine: Guidelines for the diagnosis and treatment of premature ejaculation. J Sex Med, 2010; 7(9): 2947–2969.

3.7

EAU Guidelines. Edn. presented at the EAU Annual Congress Barcelona 2019. https://uroweb.org/guideline/male-hypogonadism/#3 (Zugriff 10.08.2021).

Hall SA et al. Correlates of low testosterone and symptomatic androgen deficiency in a population-based sample. J Clin Endocrinol Metab, 2008; 93: 3870. https://www.ncbi.nlm.nih.gov/pubmed/18664536 (Zugriff 10.08.2021).

Kliesch S. Testosteronmangel im Alter – Normal oder pathologisch? Deutsches Ärzteblatt, 2015; 37: 20–24.

Lee DM et al. EMAS study group: Cohort profile: the European Male Ageing Study. Int J Epidemiol, 2013; 42: 391–401.

Manski D. Urologie-Lehrbuch. https://www.urologielehrbuch.de/altershypogonadismus.html (Zugriff 10.08.2021).

Wespes E. Metabolic syndrome and hypogonadism. Eur Urol Suppl, 2013; 12:2–6.

Zitzmann M. Aktuelle Aspekte: Altershypogonadismus und das metabolische Syndrom des Mannes. Blickpunkt der Mann, 2009; 7 (Sonderheft 1): 4–6.

Zitzmann M. Testosterontherapie im Alter bei Hypogonadismus und Komorbiditäten. Internist, 2020; 61: 549–557.

Zitzmann M, Nieschlag E. Der Altershypogonadismus des Mannes – Rationale Diagnostik und Therapie. Internist, 2003; 44: 1313–1321.

Kapitel 4

4.1

[1] World Health Organization. Men's health and well-being in the WHO European Region. 2021 [cited 2021 24.05.2021]. https://www.euro.who.int/en/health-topics/health-determinants/gender/mens-health (Zugriff 01.12.2021).

[2] Harreiter J, Thomas A, Kautzky-Willer A. Geschlechtsspezifische Medizin. Frauen- und Männergesundheit. In: Luger A, Preusser M, Anvari-Pirsch A (eds.). Innere Medizin: Symptome und klinische Probleme. Wien: Facultas Verlags- und Buchhandels AG, 2018. S. 107–122.

[3] International Diabetes Federation. IDF Diabetes Atlas. 9th ed. Brussels, Belgium: International Diabetes Federation, 2019.

[4] Rathmann W et al. Incidence of Type 2 diabetes in the elderly German population and the effect of clinical and lifestyle risk factors: KORA S4/F4 cohort study. Diabet Med, 2009; 26(12): 1212–1219.

[5] Mauvais-Jarvis F et al. Sex and gender: modifiers of health, disease, and medicine. Lancet, 2020; 396(10250): 565–582.

[6] Kautzky-Willer A, Harreiter J, Pacini G. Sex and Gender Differences in Risk, Pathophysiology and Complications of Type 2 Diabetes Mellitus. Endocr Rev, 2016; 37(3): 278–316.

[7] World Health Organization. Obesity and overweight. 2020 [cited 2021 24.05.2021]; https://www.who.int/news-room/fact-sheets/detail/obesity-and-overweight (Zugriff 01.12.2021).

[8] Goodpaster B H et al. Association between regional adipose tissue distribution and both type 2 diabetes and impaired glucose tolerance in elderly men and women. Diabetes Care, 2003; 26(2): 372–379.
[9] Goodpaster BH et al. Obesity, regional body fat distribution, and the metabolic syndrome in older men and women. Arch Intern Med, 2005; 165(7): 777–783.
[10] Hu G et al. Trunk versus extremity adiposity and cardiometabolic risk factors in white and African American adults. Diabetes Care, 2011; 34(6): 1415–1418.
[11] Bostrom P et al. A PGC1-alpha-dependent myokine that drives brown-fat-like development of white fat and thermogenesis. Nature 2012; 481(7382): 463–468.
[12] Seale P et al. Prdm16 determines the thermogenic program of subcutaneous white adipose tissue in mice. J Clin Invest, 2011; 121(1): 96–105.
[13] Wang Q et al. Brown adipose tissue activation is inversely related to central obesity and metabolic parameters in adult human. PLoS One, 2015; 10(4): e0123795.
[14] Liu X et al. Brown Adipose Tissue Transplantation Reverses Obesity in Ob/Ob Mice. Endocrinology, 2015; 156(7): 2461–2469.
[15] International Diabetes Federation. The IDF consensus worldwide definition of the metabolic syndrome. 2006 [cited 2021 25.05.2021]. https://www.idf.org/e-library/consensus-statements/60-idfconsensus-worldwide-definitionof-the-metabolic-syndrome.html (Zugriff 01.12.2021).
[16] Alberti K G, Zimmet PZ. Definition, diagnosis and classification of diabetes mellitus and its complications. Part 1: diagnosis and classification of diabetes mellitus provisional report of a WHO consultation. Diabet Med, 1998; 15(7): 539–553.
[17] National Cholesterol Education Program Expert Panel on Detection, E. and A. Treatment of High Blood Cholesterol in, Third Report of the National Cholesterol Education Program (NCEP) Expert Panel on Detection, Evaluation, and Treatment of High Blood Cholesterol in Adults (Adult Treatment Panel III) final report. Circulation, 2002. 106(25): 3143–31421.
[18] Mozumdar A, Liguori G. Persistent increase of prevalence of metabolic syndrome among U. S. adults: NHANES III to NHANES 1999–2006. Diabetes Care, 2011; 34(1): 216–219.
[19] Primeau V et al. Characterizing the profile of obese patients who are metabolically healthy. Int J Obes (Lond), 2011; 35(7): 971–981.
[20] van Vliet-Ostaptchouk J V et al. The prevalence of metabolic syndrome and metabolically healthy obesity in Europe: a collaborative analysis of ten large cohort studies. BMC Endocr Disord, 2014; 14: 9.
[21] Bell J A, Kivimaki M, Hamer M. Metabolically healthy obesity and risk of incident type 2 diabetes: a meta-analysis of prospective cohort studies. Obes Rev, 2014; 15(6): 504–515.
[22] Ding E L et al. Sex differences of endogenous sex hormones and risk of type 2 diabetes: a systematic review and meta-analysis. JAMA, 2006; 295(11): 1288–1299.
[23] Rao P M, Kelly DM, Jones TH. Testosterone and insulin resistance in the metabolic syndrome and T2DM in men. Nat Rev Endocrinol, 2013; 9(8): 479–493.
[24] Jones T H et al. Testosterone replacement in hypogonadal men with type 2 diabetes and/or metabolic syndrome (the TIMES2 study). Diabetes Care, 2011; 34(4): 828–837.
[25] Wittert G et al., Testosterone treatment to prevent or revert type 2 diabetes in men enrolled in a lifestyle programme (T4DM): a randomised, double-blind, placebo-controlled, 2-year, phase 3b trial. Lancet Diabetes Endocrinol, 2021; 9(1): 32–45.
[26] Eriksson A K et al. Work stress, sense of coherence, and risk of type 2 diabetes in a prospective study of middle-aged Swedish men and women. Diabetes Care, 2013; 36(9): 2683–2689.
[27] Crump C et al., Stress resilience and subsequent risk of type 2 diabetes in 1.5 million young men. Diabetologia, 2016; 59(4): 728–733.
[28] Crump C. et al. Physical Fitness Among Swedish Military Conscripts and Long-Term Risk for Type 2 Diabetes Mellitus: A Cohort Study. Ann Intern Med, 2016; 164(9): 577–584.
[29] American Diabetes Association. Diagnosis and classification of diabetes mellitus. Diabetes Care, 2014; 37 Suppl 1: S81–90.
[30] Leutner M et al. Risk of Typical Diabetes-Associated Complications in Different Clusters of Diabetic Patients: Analysis of Nine Risk Factors. J Pers Med, 2021; 11(5).
[31] Gouni-Berthold I et al. Sex disparities in the treatment and control of cardiovascular risk factors in type 2 diabetes. Diabetes Care, 2008; 31(7): 1389–1391.
[32] Kotseva K et al. Primary prevention efforts are poorly developed in people at high cardiovascular risk: A report from the European Society of Cardiology EURObservational Research Programme EUROASPIRE V survey in 16 European countries. Eur J Prev Cardiol, 2020: 2047487320908698.
[33] World Health Organization. Global Health Estimates: Life expectancy and leading causes of death and disability. 2019; 25.05.2021. https://www.who.int/data/gho/data/themes/mortality-and-global-health-estimates (Zugriff 01.12.2021).
[34] Wing R R et al. Effects of weight loss intervention on erectile function in older men with type 2 diabetes in the Look AHEAD trial. J Sex Med, 2010; 7(1 Pt 1): 156–165.
[35] Rosen R C et al. Erectile dysfunction in type 2 diabetic men: relationship to exercise fitness and cardiovascular risk factors in the Look AHEAD trial. J Sex Med, 2009; 6(5): 1414–1422.
[36] Ma R C et al. Erectile dysfunction predicts coronary heart disease in type 2 diabetes. J Am Coll Cardiol, 2008; 51(21): 2045–2050.
[37] Anderson R J et al. The prevalence of comorbid depression in adults with diabetes: a meta-analysis. Diabetes Care, 2001; 24(6): 1069–1078.
[38] Hu G et al. Type 2 diabetes and the risk of Parkinson's disease. Diabetes Care, 2007; 30(4): 842–847.
[39] Tsilidis K K et al. Type 2 diabetes and cancer: umbrella review of meta-analyses of observational studies. BMJ, 2015; 350: g7607.
[40] Ohkuma T, Peters SAE, Woodward M. Sex differences in the association between diabetes and cancer: a systematic review and meta-analysis of 121 cohorts including 20 million individuals and one million events. Diabetologia, 2018; 61(10): 2140–2154.
[41] Qi J et al. Cancer risk among patients with type 2 diabetes: A real-world study in Shanghai, China. J Diabetes, 2019; 11(11): 878–883.
[42] Kautzky-Willer A, Thurner S, Klimek P. Use of statins offsets insulin-related cancer risk. J Intern Med, 2017; 281(2): 206–216.
[43] Apicella M et al. COVID-19 in people with diabetes: understanding the reasons for worse outcomes. Lancet Diabetes Endocrinol, 2020; 8(9): 782–792.
[44] de Jong M, Woodward M, Peters SAE. Diabetes and COVID-19-Related Mortality in Women and Men in the UK Biobank: Comparisons With Influenza/Pneumonia and Coronary Heart Disease. Diabetes Care, 2021; 44(2): e22–e24.
[45] Micha R et al. Association Between Dietary Factors and Mortality From Heart Disease, Stroke, and Type 2 Diabetes in the United States. JAMA, 2017; 317(9): 912–924.
[46] Aronica L et al. Examining differences between overweight women and men in 12-month weight loss study comparing healthy low-carbohydrate vs. low-fat diets. Int J Obes (Lond), 2021; 45(1): 225–234.
[47] Wyke S et al. In Football Fans in Training (FFIT): a randomised controlled trial of a gender-sensitised weight loss and healthy living programme for men – end of study report. 2015: Southampton (UK).
[48] Tuomilehto J et al. Prevention of type 2 diabetes mellitus by changes in lifestyle among subjects with impaired glucose tolerance. N Engl J Med, 2001; 344(18): 1343–1350.
[49] Perreault L et al. Sex differences in diabetes risk and the effect of intensive lifestyle modification in the Diabetes Prevention Program. Diabetes Care, 2008; 31(7): 1416–1421.
[50] Diabetes Prevention Program Research Group. HbA1c as a predictor of diabetes and as an outcome in the diabetes prevention program: a randomized clinical trial. Diabetes Care, 2015; 38(1): 51–58.
[51] Wadden T A et al. Four-year weight losses in the Look AHEAD study: factors associated with long-term success. Obesity (Silver Spring), 2011; 19(10): 1987–1998.
[52] Gong Q et al. Morbidity and mortality after lifestyle intervention for people with impaired glucose tolerance: 30-year results of the Da Qing

Diabetes Prevention Outcome Study. Lancet Diabetes Endocrinol, 2019; 7(6): 452–461.
[53] Schutt M et al. Gender-specific Effects of Treatment with Lifestyle, Metformin or Sulfonylurea on Glycemic Control and Body Weight: A German Multicenter Analysis on 9 108 Patients. Exp Clin Endocrinol Diabetes, 2015; 123(10): 622–626.
[54] He K et al. The effect of metformin therapy on incidence and prognosis in prostate cancer: A systematic review and meta-analysis. Sci Rep, 2019; 9(1): 2218.
[55] Kautzky-Willer A, Harreiter J. Sex and gender differences in therapy of type 2 diabetes. Diabetes Res Clin Pract, 2017; 131: 230–241.
[56] American Diabetes A. 9. Pharmacologic Approaches to Glycemic Treatment: Standards of Medical Care in Diabetes-2020. Diabetes Care, 2020; 43(1): S98–S110.

4.2

[1] Leone JE, Rovito MJ, Gray KA, Mallo R. Practical Strategies for Improving Men's Health: Maximizing the Patient-Provider Encounter. International Journal of Mens Social and Community Health; 2021; 4(1): e1–e16.
[2] Robert Koch-Institut, Destatis. Gesundheitliche Lage der Frauen in Deutschland. Gesundheitsberichterstattung des Bundes [Internet]. 2020. www.rki.de/frauengesundheitsbericht (Zugriff 10.09.2021).
[3] Setzwein S. Frauenessen – Männeressen? Doing gender und Essverhalten. Kolip P, Altgeld T (Eds.). Weinheim: Juventa Verlag, 2006.
[4] Härtel U. Geschlechterunterschiede bei Krankheiten des Herz-Kreislauf-Systems. Kolip P, Hurrelmann K (Eds). Bern: Hogrefe, 2016.
[5] Lampert T. Smoking, physical inactivity, and obesity: associations with social status. Dtsch Arztebl Int. 2010; 107(1–2): 1–7.
[6] Adani S, Cepanec M. Sex differences in early communication development: behavioral and neurobiological indicators of more vulnerable communication system development in boys. Croat Med J, 2019; 60(2): 141–149.
[7] Lundberg G, Walsh MN, Mehta LS. Sex-Specific Differences in Risk Factors for Development of Heart Failure in Women. Heart Fail Clin, 2019; 15(1): 1–8.
[8] Paul S, Thomas G, Majeed A et al. Women develop type 2 diabetes at a higher body mass index than men. Diabetologia, 2012; 55(5): 1556–1557.
[9] Lyssenko V, Groop L, Prasad RB. Genetics of Type 2 Diabetes: It Matters From Which Parent We Inherit the Risk. Rev Diabet Stud, 2015; 12(3–4): 233–242.
[10] Thomas NJ, Jones SE, Weedon MN et al. Frequency and phenotype of type 1 diabetes in the first six decades of life: a cross-sectional, genetically stratified survival analysis from UK Biobank. Lancet Diabetes Endocrinol, 2018; 6(2): 122–129.
[11] Seeland U. Geschlechtersensibles Denken erweitert die Sichtweise und eröffnet neue Perspektiven. Diabetes aktuell, 2020: 64–67.
[12] Herzstiftung D. Deutscher Herzbericht 20192019 22.02.2021. https://www.herzstiftung.de/system/files/2020-11/DHB19_Herzbericht_2019.pdf (Zugriff 10.09.2021).
[13] Knuuti J, Wijns W, Saraste A et al. 2019 ESC Guidelines for the diagnosis and management of chronic coronary syndromes. Eur Heart J, 2020; 41(3): 407–477.
[14] Kaski JC, Crea F, Gersh BJ, Camici PG. Reappraisal of Ischemic Heart Disease. Circulation, 2018; 138(14): 1463–1480.
[15] Ong P, Safdar B, Seitz A et al. Diagnosis of coronary microvascular dysfunction in the clinic. Cardiovasc Res, 2020; 116(4): 841–855.
[16] Ford TJ, Corcoran D, Padmanabhan S et al. Genetic dysregulation of endothelin-1 is implicated in coronary microvascular dysfunction. Eur Heart J, 2020; 41(34): 3239–3252.
[17] Murthy VL, Naya M, Taqueti VR et al. Effects of sex on coronary microvascular dysfunction and cardiac outcomes. Circulation, 2014; 129(24): 2518–2527.
[18] Seitz A, Gardezy J, Pirozzolo G et al. Long-Term Follow-Up in Patients With Stable Angina and Unobstructed Coronary Arteries Undergoing Intracoronary Acetylcholine Testing. JACC Cardiovasc Interv, 2020; 13(16): 1865–1876.
[19] Ford TJ, Stanley B, Good R et al. Stratified Medical Therapy Using Invasive Coronary Function Testing in Angina: The CorMicA Trial. J Am Coll Cardiol, 2018; 72(23 Pt A): 2841–2855.
[20] Ford TJ, Stanley B, Sidik N et al. 1-Year Outcomes of Angina Management Guided by Invasive Coronary Function Testing (CorMicA). JACC Cardiovasc Interv, 2020; 13(1): 33–45.
[21] Schneider B, Ong P. Improving female enrolment in randomized clinical trials of heart failure with reduced ejection fraction to ensure evidence-based health care recommendations. Eur J Heart Fail, 2020.
[22] Seeland U, Brecht A, Nauman AT et al. Prevalence of arterial stiffness and the risk of myocardial diastolic dysfunction in women. Biosci Rep, 2016; 36(5).
[23] Seeland U, Demuth I, Regitz-Zagrosek V et al. Sex differences in arterial wave reflection and the role of exogenous and endogenous sex hormones: results of the Berlin Aging Study II. J Hypertens, 2020; 38(6): 1040–1046.
[24] Pokorney SD, Al-Khatib SM, Sun JL et al. Sudden cardiac death after acute heart failure hospital admission: insights from ASCEND-HF. Eur J Heart Fail, 2018; 20(3): 525–532.
[25] Merrill M, Sweitzer NK, Lindenfeld J, Kao DP. Sex Differences in Outcomes and Responses to Spironolactone in Heart Failure With Preserved Ejection Fraction: A Secondary Analysis of TOPCAT Trial. JACC Heart Fail, 2019; 7(3): 228–238.
[26] Shah AM, Claggett B, Sweitzer NK et al. Prognostic Importance of Impaired Systolic Function in Heart Failure With Preserved Ejection Fraction and the Impact of Spironolactone. Circulation, 2015; 132(5): 402–414.
[27] Garg R, Yusuf S. Overview of randomized trials of angiotensin-converting enzyme inhibitors on mortality and morbidity in patients with heart failure. Collaborative Group on ACE Inhibitor Trials. JAMA, 1995; 273(18): 1450–1456.
[28] Packer M, Poole-Wilson PA, Armstrong PW et al. Comparative effects of low and high doses of the angiotensin-converting enzyme inhibitor, lisinopril, on morbidity and mortality in chronic heart failure. ATLAS Study Group. Circulation, 1999; 100(23): 2312–2318.
[29] Cohn JN, Tognoni G, Valsartan Heart Failure Trial I. A randomized trial of the angiotensin-receptor blocker valsartan in chronic heart failure. N Engl J Med, 2001; 345(23): 1667–1675.
[30] McMurray JJ, Packer M, Desai AS et al. Angiotensin-neprilysin inhibition versus enalapril in heart failure. N Engl J Med, 2014; 371(11): 993–1004.
[31] Solomon SD, McMurray JJV, Anand IS et al. Angiotensin-Neprilysin Inhibition in Heart Failure with Preserved Ejection Fraction. N Engl J Med, 2019; 381(17): 1609–1620.
[32] Hodis HN, Mack WJ, Henderson VW et al. Vascular Effects of Early versus Late Postmenopausal Treatment with Estradiol. N Engl J Med, 2016; 374(13): 1221–1231.

4.3

[1] Jacobi F et al. Prevalence, co-morbidity and correlates of mental disorders in the general population: results from the German Health Interview and Examination Survey (GHS). Psychological Medicine, 2004; 34(4): 597–611.
[2] Jacobi F et al. Erratum zu: Psychische Störungen in der Allgemeinbevölkerung. Studie zur Gesundheit Erwachsener in Deutschland und ihr Zusatzmodul „Psychische Gesundheit" (DEGS1-MH). Nervenarzt, 2016; 87: 88–90.
[3] Weiser M, Kutz I, Kutz SJ, Weiser D. Psychotherapeutic aspects of the martial arts. American Journal of Psychotherapy, 1995; 49(1): 118–127.
[4] Gilmore DD. Manhood in the Making: Cultural Concepts of Masculinity. London. 1991.
[5] Lynch L, Long M, Moorhead A. Young Men, Help-Seeking, and Mental Health Services: Exploring Barriers and Solutions. Am J Mens Health, 2018; 12(1): 138–149.
[6] Bird N, McCarthy G, O'Sullivan K. Exploring the Effectiveness of an Integrated Mixed Martial Arts and Psychotherapy Intervention for Young Men's Mental Health. Am J Mens Health, 2018; 13: 1.
[7] Weißbach L. Erster Männergesundheitsbericht. Stiftung Männergesundheit, Berlin. 2010.

[8] Fuchs C, Kurth BM, Scriba PC. Die Versorgung psychisch Kranker alter Menschen. Report Versorgungsforschung. In: Stoppe G (Hrsg), Band 3. Köln: Dt. Ärzteverlag, 2011.
[9] Kremer-Preiß U, Stolarz H. Neue Wohnkonzepte für das Alter und praktische Erfahrungen bei der Umsetzung. Zwischenbericht im Rahmen des Projekts „Leben und Wohnen im Alter“ der Bertelsmann Stiftung und des Kuratoriums Deutsche Altershilfe. Bertelsmann Stiftung und Kuratorium Deutsche Altershilfe (Hrsg), Köln: 2003.
[10] S3-Leitlinie/NVL Unipolare Depression Langfassung 2. Auflage, Version 5.
[11] Maercker A, Enzler A, Grimm G et al. Inanspruchnahme und Psychotherapie-Motivation in einer repräsentativen Bevölkerungsstichprobe über 65-Jähriger. Ergebnisse der Zürcher Altersstudie. Psychotherapie, Psychosomatik, Medizinische Psychologie, 2005; 55: 177–182.
[12] Spendelow JS. Cognitive-behavioral treatment of depression in men: tailoring treatment and directions for future research. Am J Mens Health, 2015; 9(2): 94–102.
[13] Stroud LR, Salovey P, Epel ES. Sex differences in stress responses: social rejection versus achievement stress. Biol Psychiatry, 2002; 52(4): 318–327.
[14] David CG, Mark VF. Sex differences in behavioral and hormonal response to social threat: commentary on Taylor et al. Psychol Rev, 2002; 109(4): 745–750.
[15] Häkkinen K, Pakarinen A, Alén M, Kauhanen H, Komi PV. „Relationships between training volume, physical performance capacity, and serum hormone concentrations during prolonged training in elite weight lifters“. International Journal of Sports Medicine, 1987; 8(1): 61–65.
[16] Matthews KA, Gump BB. Chronic work stress and marital dissolution increased risk of post-trial mortality in the Multiple Risk Factor Intervention Trial. Archives of Internal Medicine, 2002; 162: 309–315.
[17] Deisenhammer E. Suizid und Suizidalität. In: Fleischhacker W, Hinterhuber H (Hrsg.). Lehrbuch Psychiatrie. Wien: Springer; 2012. S. 395–404.
[18] Vasiliadis HM, Gagne S, Preville M. Gender differences in determinants of suicidal ideation in French-speaking community living elderly in Canada. Int Psychogeriatr, 2012; 24: 2019–2026.
[19] McHugh RK, Whitton SW, Peckham AD et al. Patient preference for psychological vs pharmacologic treatment of psychiatric disorders: a meta-analytic review. J Clin Psychiatry, 2013; 74(6): 595–602.
[20] Braun SR, Gregor B, Tran US. Comparing bona fide psychotherapies of depression in adults with two meta-analytical approaches. PLoS One, 2013; 8(6): e68135.
[21] Fabre LF, Brodie HK, Garver D et al. A multicenter evaluation of bupropion versus placebo in hospitalized depressed patients. J Clin Psychiatry, 1983; 44(5): 88–94.
[22] Lineberry CG, Johnston. JA, Raymond RN et al. A fixed-dose (300 mg) efficacy study of bupropion and placebo in depressed outpatients. J Clin Psychiatry, 1990; 51(5): 194–199.
[23] Martin LA, Neighbors HW, Griffith DM. The experience of symptoms of depression in men vs women: analysis of the National Comorbidity Survey Replication. JAMA Psychiatry, 2013; 70(10): 1100–1106.
[24] Winkler D, Pjrek E, Kasper S. Anger attacks in depression – evidence for a male depressive syndrome. Psychother Psychosom Med, 2005; 74(5): 303–307.
[25] Apter A. Adolescent suicide and attempted suicide. In: Wasserman D (Hrsg). Suicide. An unnecessary death. Cambridge: Dunitz, 2001. S. 181–194.
[26] Katon WJ, Lin E, Russo J et al. Increased medical costs of a population-based sample of depressed elderly patients. Arch Gen Psychiatry, 2003; 60(9): 897–903.
[27] Härter M, Baumeister H, Bengel J. Psychische Störungen bei Patienten mit einer somatischen Erkrankung aus der medizinischen Rehabilitation. In: Härter M, Baumeister H, Bengel J (Hrsg). Psychische Störungen bei körperlichen Erkrankungen. Berlin: Springer; 2007. S. 55–70.
[28] Volkert J, Schulz H, Harter M et al. The prevalence of mental disorders in older people in Western countries – a metaanalysis. Ageing Res Rev, 2013; 12(1): 339–353.
[29] Beekman AT, Geerlings SW, Deeg DJ et al. The natural history of late-life depression: a 6-year prospective study in the community. Arch Gen Psychiatry, 2002; 59(7): 605–611.
[30] Jansson M, Gatz M, Berg S et al. Gender differences in heritability of depressive symptoms in the elderly. Psychol Med, 2004; 34(3): 471–479.
[31] Oslin DW, Datto CJ, Kallan MJ et al. Association between medical comorbidity and treatment outcomes in late-life depression. J Am Geriatr Soc, 2002; 50(5): 823–828.
[32] de Jong-Meyer R, Hautzinger M, Kühner C et al. Evidenzbasierte Leitlinien zur Psychotherapie Affektiver Störungen. Göttingen: Hogrefe; 2007.
[33] Meltzer H, Gill B, Petticrew M et al. The prevalence of psychiatric morbidity among adults living in private households (OPCS surveys of psychiatric morbidity in Great Britain). London: Palgrave Macmillan; 1995.
[34] Jacobi F, Hofler M, Siegert J et al. Twelve-month prevalence, comorbidity and correlates of mental disorders in Germany: the Mental Health Module of the German Health Interview and Examination Survey for Adults (DEGS1-MH). Int J Methods Psychiatr Res, 2014; 23(3): 304–319.
[35] Bijl RV, Ravelli A, van Zessen G. Prevalence of psychiatric disorder in the general population: results of The Netherlands Mental Health Survey and Incidence Study (NEMESIS). Soc Psychiatry Psychiatr Epidemiol, 1998; 33(12): 587–595.
[36] Wittchen HU. Critical issues in the evaluation of comorbidity of psychiatric disorders. Br J Psychiatry Suppl, 1996; 168(30): 9–16.
[37] Frances A, Widiger T, Fyer MR. The influence of classification methods on comorbidity. In: Maser JD, Cloninger CR (Hrsg). Comorbidity of mood and anxiety disorders. Washington: American Psyiatric Publishing; 1990. S. 41–59.
[38] Regier DA, Farmer ME, Rae DS et al. Comorbidity of mental disorders with alcohol and other drug abuse. Results from the Epidemiologic Catchment Area (ECA) Study. Jama 1990; 264(19): 2511–2518.
[39] Statistisches B. Gesundheit: Todesursachen in Deutschland 2012. Wiesbaden: Destatis; 2013.
[40] Ramchandani P, Stein A. The impact of parental psychiatric disorder on children. BMJ, 2003; 327(7409): 242–243.
[41] Berndt ER, Finkelstein SN, Greenberg PE et al. Workplace performance effects from chronic depression and its treatment. J Health Econ, 1998; 17(5): 511–535.
[42] Sartorius N. The economic and social burden of depression. J Clin Psychiatry, 2001; 62(15): 8–11.
[43] Priest RG, Vize C, Roberts A et al. Lay people's attitudes to treatment of depression: results of opinion poll for Defeat Depression Campaign just before its launch. BMJ, 1996; 313(7061): 858–859.
[44] Glozier N. Workplace effects of the stigmatization of depression. J Occup Environ Med, 1998; 40(9): 793–800.
[45] Härter M, Bermejo I, Niebling W. Praxismanual Depression – Diagnostik und Therapie erfolgreich umsetzen. Köln: Deutscher Ärzteverlag; 2007.
[46] Ballenger JC. Clinical guidelines for establishing remission in patients with depression and anxiety. J Clin Psychiatry, 1999; 60(22): 29–34.
[47] Rudolf G, Henningsen P. Psychotherapeutische Medizin und Psychosomatik: Ein einführendes Lehrbuch auf psychodynamischer Grundlage. Stuttgart: Georg Thieme Verlag; 2013.

4.4

[1] Oelke M, Bachmann A, Descazeaud A, Emberton M, Gravas S, Michel MC, N'dow J, Nordling J, de la Rosette JJ; European Association of Urology. EAU guidelines onthe treatment and follow-up of non-neurogenic male lower urinary tract symptoms including benign prostatic obstruction. Eur Urol, 2013 Jul; 64(1): 118–140.
[2] Wasson JH, Reda DJ, Bruskewitz RC et al. A comparison of transurethral surgery with watchful waiting for moderate symptoms of benign prostatic hyperplasia. The Veterans Affairs Cooperative Study Group on Transurethral Resection of the Prostate. N Engl J Med [Internet]. 1995 Jan 12; 332(2):75–79.
[3] Kortmann BBM, Floratos DL, Kiemeney LALM et al. Urodynamic effects of alpha-adrenoceptor blockers: a review of clinical trials. Urology [Internet]. 2003 Jul; 62(1): 1–9.

[4] Roehrborn CG, Siami P, Barkin J et al. The influence of baseline parameters on changes in international prostate symptom score with dutasteride, tamsulosin, and combination therapy among men with symptomatic benign prostatic hyperplasia and an enlarged prostate: 2-year data from the CombAT stu. Eur Urol [Internet], 2009 Feb; 55(2): 461–471.
[5] McConnell JD, Roehrborn CG, Bautista OM et al. The long-term effect of doxazosin, finasteride, and combination therapy on the clinical progression of benign prostatic hyperplasia. N Engl J Med, 2003 Dec 18; 349(25): 2387–2398.
[6] Scaglione F, Lucini V, Pannacci M et al. Comparison of the potency of different brands of Serenoa repens extract on 5alpha-reductase types I and II in prostatic co-cultured epithelial and fibroblast cells. Pharmacology, 2008 Jan; 82(4): 270–275.
[7] Roehrborn CG, Siami P, Barkin J et al. The effects of dutasteride, tamsulosin and combination therapy on lower urinary tract symptoms in men with benign prostatic hyperplasia and prostatic enlargement: 2-year results from the CombAT study. J Urol, 2008 Feb; 179(2): 616–621; discussion 621.
[8] Naspro R, Suardi N, Salonia A et al. Holmium laser enucleation of the prostate versus open prostatectomy for prostates >70 g: 24-month follow-up. Eur Urol, 2006 Sep; 50(3): 563–568.
[9] Skolarikos A, Papachristou C, Athanasiadis G et al. Eighteen-month results of a randomized prospective study comparing transurethral photoselective vaporization with transvesical open enucleation for prostatic adenomas greater than 80 cc. J Endourol, 2008 Oct; 22(10): 2333–2340.
[10] Tan A, Liao C, Mo Z, Cao Y. Meta-analysis of holmium laser enucleation versus transurethral resection of the prostate for symptomatic prostatic obstruction. Br J Surg, 2007 Oct; 94(10): 1201–1208.
[11] Chung DE, Wysock JS, Lee RK et al. Outcomes and complications after 532 nm laser prostatectomy in anticoagulated patients with benign prostatic hyperplasia. J Urol, 2011 Sep; 186(3): 977–981.
[12] Bachmann A, Tubaro A, Barber N et al. 180-W XPS GreenLight laser vaporisation versus transurethral resection of the prostate for the treatment of benign prostatic obstruction: 6-month safety and efficacy results of a European Multicentre Randomised Trial – the GOLIATH study. Eur Urol, 2014 May; 65(5): 931–942.

4.5

[1] Insenio_GmbH. [cited 2021 11.02.2021] https://www.insenio.de/ratgeber/inkontinenz-zahlen-und-fakten/ (Zugriff 01.12.2021).
[2] Hampel C et al. Urology. 50 (6A): 4–14, 1997.
[3] Junemann K P et al. Urinary incontinence and urodynamics. Urologe A, 2006; 45(4): 106–121.
[4] Bauer R M et al. Urinary incontinence in men. Urologe A, 2015; 54(6): 887–899; quiz 900.
[5] ICIQ.net. The International Consultation on Incontinence Questionnaire. [cited 2021 11.02.] https://iciq.net/iciq-ui-sf (Zugriff 01.12.2021).
[6] ICUD; Abrams P, Cardozo L, Wagg A, Wein I. Incontinence. 6th Edition 2017, 6th International Consultation on Incontinence, Tokyo, September 2016.
[7] Andersson KE, Chapple CR, Cardozo L et al. Pharmacological treatment of urinary incontinence. In: Abrams P, Cardozo L, Khoury S, Wein A (eds.). Incontinence. 4th ed. Health Publication, 2009. S. 631–700.

4.6

[1] Mulhall J, Schiff J, Guhring P. An Analysis of the Natural History of Peyronie's Disease. J Urol, 2006; 175: 2115–2118.
[2] Schwarzer U, Sommer F, Klotz T et al. The prevalence of Peyronie's disease: results of a large survey. BJU international, 2001; 88: 727–730.
[3] Sokolakis I, Dimitriadis F, Psalla D et al. Effects of low-intensity shock wave therapy (LiST) on the erectile tissue of naturally aged rats. International journal of impotence research, 2019; 31: 162–169.
[4] Hatzichristodoulou G, Meisner C, Gschwend JE et al. Extracorporeal shock wave therapy in Peyronie's disease: results of a placebo-controlled, prospective, randomized, single-blind study. J Sex Med, 2013; 10: 2815–2821.
[5] Gao L, Qian S, Tang Z et al. A meta-analysis of extracorporeal shock wave therapy for Peyronie's disease. Int J Impot Res, 2016; 28: 161–166.
[6] Russo GI, Milenkovic U, Hellstrom W et al. Clinical Efficacy of Injection and Mechanical Therapy for Peyronie's Disease: A Systematic Review of the Literature. European urology, 2018; 74: 767–781.
[7] Mulhall J, Hall M, Broderick GA, Incrocci L. Radiation therapy in Peyronie's disease. J Sex Med, 2012; 9: 1435–1441.
[8] Hatzichristodoulou G. Conservative therapy of Peyronie's disease: update 2015. Urologe A. 2015; 54: 641–647.
[9] Mehrsai AR, Namdari F, Salavati A et al. Comparison of transdermal electromotive administration of verapamil and dexamethasone versus intralesional injection for Peyronie's disease. Andrology, 2013; 1: 129–132.
[10] Hatzichristodoulou G. Advances in the surgical treatment of Peyronie's disease. Curr Sex Health Rep, 2016; 8: 186–192.
[11] Sokolakis I, Hatzichristodoulou G. Current trends in the surgical treatment of congenital penile curvature. International journal of impotence research, 2020; 32: 64–74.
[12] Hatzichristodoulou G, Osmonov D, Kübler H et al. Contemporary Review of Grafting Techniques for the Surgical Treatment of Peyronie's Disease. Sex Med Rev, 2017; 5: 544–552.
[13] Hatzichristodoulou G. Partial Plaque Excision and Grafting With Collagen Fleece in Peyronie Disease. J Sex Med, 2016; 13: 277–281.
[14] Verze P, Sokolakis I, Manfredi C, Collà Ruvolo C, Hatzichristodoulou G, Romero-Otero J. Penile prosthesis implant in the management of Peyronies' disease: a systematic review of the literature. Minerva urologica e nefrologica = The Italian journal of urology and nephrology. 2020.
[15] Hatzichristodoulou G. The PICS Technique: A Novel Approach for Residual Curvature Correction During Penile Prosthesis Implantation in Patients With Severe Peyronie's Disease Using the Collagen Fleece TachoSil. J Sex Med, 2018; 15: 416–421.

Kapitel 5

5.1

[1] Yang Y, Wang G, He J et al. Gender differences in colorectal cancer survival: A meta-analysis. Int J Cancer, 2017; 141(10): 1942–1949.
[2] Nanda K, Bastian LA, Hasselblad V, Simel DL. Hormone replacement therapy and the risk of colorectal cancer: a meta-analysis. Obstet Gynecol, 1999; 93(5 Pt 2): 880–888.
[3] Grodstein F, Newcomb PA, Stampfer MJ. Postmenopausal hormone therapy and the risk of colorectal cancer: a review and meta-analysis. Am J Med, 1999; 106(5): 574–582.
[4] Libert C, Dejager L, Pinheiro I. The X chromosome in immune functions: when a chromosome makes the difference. Nature Reviews Immunology, 2010; 10(8): 594–604.
[5] Spatz A, Borg C, Feunteun J. X-chromosome genetics and human cancer. Nat Rev Cancer, 2004; 4(8): 617–629.
[6] van Rijnsoever M, Elsaleh H, Joseph D et al. CpG island methylator phenotype is an independent predictor of survival benefit from 5-fluorouracil in stage III colorectal cancer. Clin Cancer Res, 2003; 9(8): 2898–2903.
[7] Tsai Y-J, Huang S-C, Lin H-H et al. Differences in gene mutations according to gender among patients with colorectal cancer. World Journal of Surgical Oncology, 2018; 16(1): 1–5.
[8] Olén O, Erichsen R, Sachs MC et al. Colorectal cancer in Crohn's disease: a Scandinavian population-based cohort study. Lancet Gastroenterol Hepatol, 2020; 5(5): 475–484.
[9] Winawer SJ. Colorectal cancer screening comes of age. N Engl J, 1993; 328(19): 1416–1417.
[10] RKI. Daten und Fakten: Ergebnisse der Studie Gesundheit in Deutschland aktuell 2010: Beiträge zur Gesundheitsberichterstattung des Bundes; 2012.
[11] Steffen A. Inanspruchnahme der Darmkrebsfrüherkennung in den Jahren 2009 bis 2018: eine Bestandsaufnahme auf Basis bundesweiter vertragsärztlicher Abrechnungsdaten. 2020.
[12] Zi. Jahresbericht 2019 Früherkennungskoloskopien in Deutschland; 2020.
[13] Chacko L, Macaron C, Burke CA. Colorectal cancer screening and prevention in women. Digestive Diseases and Sciences, 2015; 60(3): 698–710.

[14] Krishnan S, Wolf JL. Colorectal cancer screening and prevention in women. Womens Health (Lond), 2011; 7(2): 213–226.
[15] Saunders BP, Fukumoto M, Halligan S et al. Why is colonoscopy more difficult in women? Gastrointest Endosc, 1996; 43(2 Pt 1): 124–126.
[16] Farraye FA, Horton K, Hersey H et al. Screening flexible sigmoidoscopy using an upper endoscope is better tolerated by women. Am J Gastroenterol, 2004; 99(6): 1074–1080.
[17] Quyn AJ, Fraser CG, Stanners G et al. Uptake trends in the Scottish Bowel Screening Programme and the influences of age, sex, and deprivation. J Med Screen, 2018; 25(1): 24–31.
[18] Bahadoer RR, Dijkstra EA, van Etten B et al. Short-course radiotherapy followed by chemotherapy before total mesorectal excision (TME) versus preoperative chemoradiotherapy, TME, and optional adjuvant chemotherapy in locally advanced rectal cancer (RAPIDO): a randomised, open-label, phase 3 trial. Lancet Oncol, 2020.
[19] Grothey A, Sobrero AF, Shields AF et al. Duration of Adjuvant Chemotherapy for Stage III Colon Cancer. N Engl J Med, 2018; 378(13): 1177–1188.
[20] Gray R, Barnwell J, McConkey C et al. Adjuvant chemotherapy versus observation in patients with colorectal cancer: a randomised study. Lancet, 2007; 370(9604): 2020–2029.
[21] Klingbiel D, Saridaki Z, Roth AD et al. Prognosis of stage II and III colon cancer treated with adjuvant 5-fluorouracil or FOLFIRI in relation to microsatellite status: results of the PETACC-3 trial. Ann Oncol, 2015; 26(1): 126–132.
[22] Ribic CM, Sargent DJ, Moore MJ et al. Tumor Microsatellite-Instability Status as a Predictor of Benefit from Fluorouracil-Based Adjuvant Chemotherapy for Colon Cancer. N Engl J Med, 2003; 349(3): 247–257.
[23] Haller DG, O'Connell MJ, Cartwright TH et al. Impact of age and medical comorbidity on adjuvant treatment outcomes for stage III colon cancer: a pooled analysis of individual patient data from four randomized, controlled trials. Ann Oncol, 2015; 26(4): 715–724.
[24] McCleary NJ, Meyerhardt JA, Green E et al. Impact of age on the efficacy of newer adjuvant therapies in patients with stage II/III colon cancer: findings from the ACCENT database. J Clin Oncol, 2013; 31(20): 2600–2606.
[25] van Cutsem E, Cervantes A, Adam R et al. ESMO consensus guidelines for the management of patients with metastatic colorectal cancer. Ann Oncol, 2016; 27(8): 1386–1422.
[26] Fong Y. Clinical score for predicting recurrence after hepatic resection for metastatic colorectal cancer: analysis of 1001 consecutive cases. Ann Surgery 1999; 1999(3): 309–318.
[27] Szpilewska K, Juzwiszyn J, Bolanowska Z et al. Acceptance of disease and the quality of life in patients with enteric stoma. Pol Przegl Chir, 2018; 90(1): 13–17.
[28] Krouse RS, Herrinton LJ, Grant M et al. Health-related quality of life among long-term rectal cancer survivors with an ostomy: manifestations by sex. J Clin Oncol, 2009; 27(28): 4664–4670.
[29] Tamres L. Sex Differences in Coping Behavior: A Meta-Analytic Review and an Examination of Relative Coping. SAGE Journals, 2002; 2002: 2–30.
[30] Thürmann PA. Geschlechtsspezifische Unterschiede bei Arzneimitteln. Ther Umsch, 2007; 64(6): 325–329.
[31] Faltermaier T. Männliche Identität und Gesundheit: Warum Gesundheit von Männern? Weinheim: Juventa; 2004. (Männergesundheit Neue Herausforderungen für Gesundheitsförderung).
[32] Altgeld T KP (Hrsg.). Fitnesssport für Männer: Geschlechtergerechte Gesundheitsförderung und Prävention: theoretische Grundlagen und Modelle guter Praxis [Figurtraining für Frauen?! Gender und Bewegung]. Weinheim: Juventa, 2006.
[33] Böcken J, Braun B, Amhof R et al. (Hrsg.). Gesundheitsmonitor Gesundheitsversorgung und Gestaltungsoptionen aus der Perspektive von Bevölkerung und Ärzten: Auf der Suche nach der Zielgruppe [Informationsverhalten hinsichtlich Gesundheit und Krankheit als Grundlage erfolgreicher Gesundheitskommunikation.]. Gütersloh: Bertelsmann Stiftung, 2006.
[34] Reid RD, Pipe AL, Riley DL, Sorensen M. Sex differences in attitudes and experiences concerning smoking and cessation: results from an international survey. Patient Educ Couns, 2009; 76(1): 99–105.

5.2

Abuzallouf S I et al. Baseline staging of newly diagnosed prostate cancer: a summary of the literature. J. Urol, 2004; 171 (6.1): 2122–2127.
Ahmed H U et al. Diagnostic accuracy of multiparametric MRI and TRUS biopsy in prostate cancer (PROMIS): a paired validating confirmatory study. Lancet (London, England), 2017; 389 (10071): 815–822.
Andriole G L et al. Mortality Results from a Randomized Prostate-Cancer Screening Trial. N. Engl. J. Med, 2009. 360(13): 1310–1319.
Auprich M et al. Contemporary role of prostate cancer antigen 3 in the management of prostate cancer. Eur. Urol, 2011; 60(5): 145–1054.
Bill-Axelson A et al. Radical prostatectomy versus watchful waiting in early prostate cancer. N. Engl. J. Med, 2011; 364(18): 1708–1717.
Beer T M et al. Enzalutamide in metastatic prostate cancer before chemotherapy. New England Journal of Medicine, 2014; 371(5): 424–433.
Bolla M et al. Duration of androgen suppression in the treatment of prostate cancer. N. Engl. J. Med, 2009; 360(24): 2516–2527.
Bono J S et al. Prednisone plus cabazitaxel or mitoxantrone for metastatic castration-resistant prostate cancer progressing after docetaxel treatment: a randomised open-label trial. Lancet, 2010; 376(9747): 1147–1154.
Bono J S et al. Abiraterone and increased survival in metastatic prostate cancer. New England Journal of Medicine, 201; 364(21): 1995–2005.
Boorjian S A et al. A critical analysis of the long-term impact of radical prostatectomy on cancer control and function outcomes. Eur. Urol, 2012; 61(4): 664–675.
Borboroglu P G et al. Repeat biopsy strategy in patients with atypical small acinar proliferation or high grade prostatic intraepithelial neoplasia on initial prostate needle biopsy. J. Urol, 2001; 166(3): 866–870.
Bratt O. Hereditary prostate cancer: clinical aspects. J Urol, 2002; 18(3): 906–913.
Coelho R F et al. Retropubic, laparoscopic, and robot-assisted radical prostatectomy: a critical review of outcomes reported by high-volume centers. J. Endourol, 2010; 24.12: 2003–2015.
Cooner W H et al. Prostate cancer detection in a clinical urological practice by ultrasonography, digital rectal examination and prostate specific antigen. J Urol, 1990; 143(6): 1146–1152.
Crawford E D et al. Comorbidity and mortality results from a randomized prostate cancer screening trial. J. Clin. Oncol, 2011; 29(4): 355–361.
D'Amico A V et al. Identifying men diagnosed with clinically localized prostate cancer who are at high risk for death from prostate cancer. J. Urol, 2006; 176(6): 11–15.
D'Amico A V et al. Biochemical outcome after radical prostatectomy, external beam radiation therapy, or interstitial radiation therapy for clinically localized prostate cancer. The Journal of the American Medical Association, 1998; 280(11): 969–974.
De Bono J et al. Olaparib for Metastatic Castration-Resistant Prostate Cancer. The New England Journal of Medicine, 2020; 382: 2091–2102.
Deger S et al. Brachytherapy of local prostatic carcinoma. Urologe A, 2001; 40(3): 181–184.
Eichler K et al. Diagnostic value of systematic biopsy methods in the investigation of prostate cancer: a systematic review. J. Urol, 2006; 175(5): 1605–1612.
Ellis W J et al. Diagnosis of prostatic carcinoma: the yield of serum prostate specific antigen, digital rectal examination and transrectal ultrasonography. J Urol, 1994; 152(5): 1520–1525.
Fizazi K et al. Denosumab versus zolendronic acid for treatment of bone metastases in men with castration-resistent prostate cancer: a randomised, double-blind study. Lancet, 2011; 377(9768): 813–822.
Fizazi K et al. Abiraterone plus Prednisone in Metastatic, Castration-Sensitive Prostate Cancer. The New England Journal of Medicine, 2017; 377(4): 352–260.
Gayet M et al. The value of magnetic resonance imaging and ultrasonography (MRI/US)-fusion biopsy platforms in prostate cancer detection: a systematic review. BJU Int, 2016; 117(3): 392–400.

Gillessen S et al. Management of patients with advanced prostate cancer: recommendations of the St Gallen Advanced Prostate Cancer Consensus Conference (APCCC). Ann. Oncol, 2015; 26(8): 1589–1604.
Gravis G et al. Androgen-deprivation therapy alone or with docetaxel in non-castrate metastatic prostate cancer (GETUG-AFU 15): a randomised, open-label, phase 3 trial. Lancet Oncol, 2013; 14(2): 149–158.
Halpern J A et al. Prognostic Significance of Digital Rectal Examination and Prostate Specific Antigen in the Prostate, Lung, Colorectal and Ovarian (PLCO) Cancer Screening Arm. J. Urol, 2017; 197(2): 363–368.
Hamdy F C et al. 10-Year Outcomes after Monitoring, Surgery, or Radiotherapy for Localized Prostate Cancer. The New England Journal of Medicine, 2016; 375(15): 1415–1424.
Hammerer P et al. Systematic sextant biopsies in 651 patients referred for prostate evaluation. J. Urol, 1994; 151.1: 99–102.
Harris R et al. Screening for prostate cancer: an update of the evidence for the U. S. Preventive Services Task Force. Ann. Intern. Med, 2002; 137(11): 917–929.
Heidenreich A et al. EAU guidelines on prostate cancer. Eur. Urol, 2008; 53(1): 68–80.
Heidenreich A et al. Prognostic parameters, complications, and oncologic and functional outcome of salvage radical prostatectomy for locally recurrent prostate cancer after 21st-century radiotherapy. Eur. Urol, 2010; 57(3): 437–443.
James N D et al. Addition of docetaxel, zolendronic acid, or both to first-line long-term hormone therapy in prostate cancer (STAMPEDE): survival results from an adaptive, multiarm, multistage, platform randomised controlled trial. Lancet, 2016; 387(10024): 1163–1177.
James N D et al. Abiraterone for Prostate Cancer Not Previously Treated with Hormone Therapy. The New England Journal of Medicine, 2017; 377(4): 338–351.
Lilja H et al. Prediction of significant prostate cancer diagnosed 20 to 30 years later with a single measure of prostate-specific antigen at or before age 50. International Journal of Cancer, 2001; 117(6): 1210–1219.
Masko E M et al. The relationship betwfeen nutrition and prostate cancer: is more always better? Eur. Urol, 2013; 63(5): 810–820.
Miller K et al. Castration resistant prostate cancer 2011. Aktuelle Urol, 2011; 42(2): 95–102.
Morris D E et al. Evidence-based review of three-dimensional conformal radiotherapy for localized prostate cancer: an ASTRO outcomes initiative. Int. J. Radiat. Oncol. Biol. Phys, 2005; 62(1): 3–19.
Parker C et al. The Scandinavian Prostate Cancer Group Study: the case for conservative management. BJU. Int, 2005; 96(7): 952–953.
Parker C et al. Timing of radiotherapy after radical prostatectomy (RADICALS-RT): a randomised, controlled phase 3 trial. Lancet, 2020; 396(10260): 1413–1421.
Roach M et al. Defining biochemical failure following radiotherapy with or without hormonal therapy in men with clinically localized prostate cancer: recommendations of the RTOG-ASTRO Phoenix Consensus Conference. Int. Radiat. Oncol. Biol. Phys, 2006; 5(4): 965–974.
Roobol M J et al. Prostate cancer mortality reduction by prostate-specific antigen-based sceening adjusted for nonattendance and contamination in the European Randomised Study of Screening for Prostate Cancer (ERSPC). Eur. Urol, 2009; 56(4): 584–591.
Ryan C J et al. Abiraterone in metastatic prostate cancer without previous chemotherapy. New England Journal of Medicine, 2013; 368(2): 138–148.
Sargos P et al. Adjuvant radiotherapy versus early salvage radiotherapy plus short-term androgen deprivation therapy in men with localised prostate cancer after radical prostatectomy (GETUG-AFU 17): a randomised, phase 3 trial. Lancet Oncology, 2020; 21(10), 2020: 1341–1352.
Shoag J E et al. Reevaluating PSA Testing Rates in the PCLO Trial. N. Engl. J. Med, 2016; 374(18): 1795–1796.
Sterzing F et al. (68)Ga-PSMA-11 PET/CT: a new technique with high potential for the radiotherapeutic management of prostate cancer patients. Eur. J. Nucl. Med. Mol. Imaging, 2016; 43(1): 34–41.
Studer U E et al. Using PSA to guide timing of androgen deprivation in patients with T0–4 N0–2 M0 prostate cancer not suitable for local curative treatment (EORTC 30891). Eur. Urol, 2008; 53(5): 941–949.
Thompson I M et al. Prevalence of prostate cancer among men with a prostate-specific antigen level < or = 4.0 ng per milliliter. N Engl. J. Med, 2004; 350(22): 2239–2246.
Traish A M et al. Adverse side effects of 5-alpha-reeductase inhibitors therapy: persistent iminished libido and erectile dysfunction and depression in a subset of patients. J. Sex. Med, 2011; 8(3): 872–884.
Tyrrell C J et al. Prophylactic breast irradiation with a single dose of electron beam radiotherapy (10 Gy) significantly reduces the incidence of bicalutamide-induced gynecomastia. Int. J. Radiat. Oncol. Biol. Phys, 2004; 60(2): 476–483.
Wawroschek F et al. The influence of serial sections, immunhistochemistry, and extension of pelvic lymph node dissection on the lymph node status in clinically localized prostate cancer. Eur. Urol, 2003; 43(2): 132–137.
Wilt T J et al. Radical prostatectomy versus observation for localized prostate cancer. N. Engl. J. Med, 2012; 367(3): 203–213.
Wilt T J et al. Follow-up of Prostatectomy versus Observation for Early Prostate Cancer. The New England Journal of Medicine, 2017; 377(2): 132–142.
Wirth M et al. Interdisziplinäre Leitlinie der Qualität S3 zur Früherkennung, Diagnose und Therapie der verschiedenen Stadien des Prostatakarzinoms, Version 5.1, Mai 2019, AWMF-Registernummer: 043/022OL, Deutsche Gesellschaft für Urologie.
Zeegers M P et al. Empiric risk of prostate carcinoma for relatives of patients with prostate carcinoma: a meta-analysis. Cancer, 2003; 97(8): 1894–1903.
Zhang H-Y et al. Isoflavones and Prostate Cancer: A Review of Some Critical Issues. Chin. Med. J. (Engl.), 2016; 129(3): 341–347.

5.3

Bander TS, Nehal KS, Lee EH. Cutaneous Squamous Cell Carcinoma: Updates in Staging and Management. Dermatol Clin. 2019 Jul;37(3): 241–251.
Chu S, Mehrmal S, Uppal P, Giesey RL et al. Burden of skin disease and associated socioeconomic status in Europe: An ecologic study from the Global Burden of Disease Study 2017. JAAD Int. 2020 Jul 28;1(2): 95–103.
Elder DE, Bastian BC, Cree IA et al. The 2018 World Health Organization Classification of Cutaneous, Mucosal, and Uveal Melanoma: Detailed Analysis of 9 Distinct Subtypes Defined by Their Evolutionary Pathway. Arch Pathol Lab Med. 2020 Apr; 144(4): 500–522.
Garbe C, Keim U, Gandini S et al. Epidemiology of cutaneous melanoma and keratinocyte cancer in white populations 1943–2036. Eur J Cancer, 2021 Jul; 152: 18–25.
Garbe C, Keim U, Eigentler TK et al. Time trends in incidence and mortality of cutaneous melanoma in Germany. J Eur Acad Dermatol Venereol, 2019 Jul; 33(7): 1272–1280.
Gellrich FF, Hüning S, Beissert S et al. Medical treatment of advanced cutaneous squamous-cell carcinoma. J Eur Acad Dermatol Venereol, 2019 Dec; 33(8): 38–43.
Kim DP, Kus KJB, Ruiz E. Basal Cell Carcinoma Review. Hematol Oncol Clin North Am, 2019 Feb; 33(1): 13–24.
Larkin J, Chiarion-Sileni V, Gonzalez R et al. Five-Year Survival with Combined Nivolumab and Ipilimumab in Advanced Melanoma. N Engl J Med, 2019 Oct 17; 381(16): 1535–1546.
Migden M, Farberg AS, Dummer R et al. A Review of Hedgehog Inhibitors Sonidegib and Vismodegib for Treatment of Advanced Basal Cell Carcinoma. J Drugs Dermatol, 2021 Feb 1; 20(2): 156–165.
Motaparthi K, Kapil JP, Velazquez EF. Cutaneous Squamous Cell Carcinoma: Review of the Eighth Edition of the American Joint Committee on Cancer Staging Guidelines, Prognostic Factors, and Histopathologic Variants. Adv Anat Pathol, 2017 Jul; 24(4): 171–194.
Que SKT, Zwald FO, Schmults CD. Cutaneous squamous cell carcinoma: Incidence, risk factors, diagnosis, and staging. J Am Acad Dermatol, 2018 Feb; 78(2): 237–247.
S3-Leitlinie zur Diagnostik, Therapie und Nachsorge des Melanoms. J Dtsch Dermatol Ges. 2020 Oct; 18(10). Germany.
Schadendorf D, van Akkooi ACJ, Berking C et al. Melanoma. Lancet. 2018 Sep 15; 392(10151): 971–984. Erratum in: Lancet, 2019 Feb 23; 393(10173): 746.

5.4

Aberle D R, Adams A M, Berg C D et al. Reduced lung-cancer mortality with low-dose computed tomographic screening. N Engl J Med, 365(5), 395–409. doi:10.1056/NEJMoa1102873.

Antonia SJ, Villegas A, Daniel D et al. Overall survival with durvalumab after chemoradiotherapy in stage III NSCLC. N Engl J Med, 2018; 379: 2342–2350.

Arriagada R, Auperin A, Burdett S et al. Adjuvant chemotherapy, with or without postoperative radiotherapy, in operable non-small-cell lung cancer: two meta-analyses of individual patient data. Lancet, 2010; 375(9722): 1267–1277.

Becker N, Motsch E, Trotter A et al. Lung cancer mortality reduction by LDCT screening-Results from the randomized German LUSI trial. Int J Cancer, 2020; 146(6): 1503–1513.

Bolliger C T, Sutedja T G, Strausz J, Freitag L. Therapeutic bronchoscopy with immediate effect: laser, electrocautery, argon plasma coagulation and stents. Eur Respir J, 2006; 27(6): 1258–1271.

Bundesministerium der Justiz für Verbraucherschutz. Berufskrankheiten-Verordnung (BKV).

Chang J Y, Senan S, Paul M A et al. Stereotactic ablative radiotherapy versus lobectomy for operable stage I non-small-cell lung cancer: a pooled analysis of two randomised trials. Lancet Oncol, 2015; 16(6): 630–637.

de Koning H J, van der Aalst C M, de Jong P A et al. Reduced Lung-Cancer Mortality with Volume CT Screening in a Randomized Trial. N Engl J Med, 2020; 382(6): 503–513.

Douillard J Y, Tribodet H, Aubert D et al. Adjuvant cisplatin and vinorelbine for completely resected non-small cell lung cancer: subgroup analysis of the Lung Adjuvant Cisplatin Evaluation. J Thorac Oncol, 2010; 5(2): 220–228.

Goldstraw P, Chansky K, Crowley J et al. The IASLC Lung Cancer Staging Project: Proposals for Revision of the TNM Stage Groupings in the Forthcoming (Eighth) Edition of the TNM Classification for Lung Cancer. J Thorac Oncol, 2016; 11(1): 39–51.

Griesinger F, Absenger G, Eberhardt W et al. Lungenkarzinom, nicht-kleinzellig (NSCLC). 2021. https://www.onkopedia.com/de/onkopedia/guidelines/lungenkarzinom-nicht-kleinzellig-nsclc/@@guideline/html/index.html (Zugriff 01.12.2021).

Griesinger F, Eberhardt W, Früh M et al. Lungenkarzinom, nicht-kleinzellig (NSCLC). Oktober 2019. https://www.onkopedia.com/de/onkopedia/guidelines/lungenkarzinom-nicht-kleinzellig-nsclc/@@guideline/html/index.html (Zugriff 01.12.2021).

Haentschel M, Boeckeler M, Ehab A et al. Cryobiopsy increases the EGFR detection rate in non-small cell lung cancer. Lung Cancer, 2020; 141: 56–63.

Hetzel J, Eberhardt R, Herth F J et al. Cryobiopsy increases the diagnostic yield of endobronchial biopsy: a multicentre trial. Eur Respir J, 2012; 39(3): 685–690.

Hetzel M, Hetzel J, Schumann C et al. Cryorecanalization: a new approach for the immediate management of acute airway obstruction. J Thorac Cardiovasc Surg, 2004; 127(5): 1427–1431.

Horn L, Mansfield A S, Szczęsna A et al. First-Line Atezolizumab plus Chemotherapy in Extensive-Stage Small-Cell Lung Cancer. N Engl J Med, 2018; 379(23): 2220–2229.

Lampert T, von der Lippe E, Müters S. [Prevalence of smoking in the adult population of Germany: results of the German Health Interview and Examination Survey for Adults (DEGS1)]. Bundesgesundheitsblatt Gesundheitsforschung Gesundheitsschutz,2013; 56(5–6): 802–808.

Le Marchand L, Wilkens L R, Kolonel L N. Ethnic differences in the lung cancer risk associated with smoking. Cancer Epidemiol Biomarkers Prev, 1992; 1(2): 103–107. https://cebp.aacrjournals.org/content/cebp/1/2/103.full.pdf (Zugriff 01.12.2021).

Paz-Ares L, Dvorkin M, Chen Y et al. Durvalumab plus platinum-etoposide versus platinum-etoposide in first-line treatment of extensive-stage small-cell lung cancer (CASPIAN): a randomised, controlled, open-label, phase 3 trial. Lancet, 2019; 394(10212): 1929–1939.

Psallidas I, Kalomenidis I, Porcel J M et al. Malignant pleural effusion: from bench to bedside. Eur Respir Rev, 2016; 25(140): 189–198.

Risch H A, Howe G R, Jain M et al. Are female smokers at higher risk for lung cancer than male smokers? A case-control analysis by histologic type. Am J Epidemiol, 1993; 138(5): 281–293.

Robert Koch-Institut [Hrsg.] und die Gesellschaft der epidemiologischen Krebsregister in Deutschland e. V. [Hrsg.] Krebs in Deutschland für 2015/2016. 12. Ausgabe, Berlin 2019. www.gekid.de (Zugriff 01.12.2021).

Schabath M B, Cote M L. Cancer Progress and Priorities: Lung Cancer. Cancer Epidemiol Biomarkers Prev, 2019; 28(10): 1563–1579.

Serke M, Stanzel F, Westhoff M. [Gender-specific difference in lung cancer]. Pneumologie, 2013; 67(5): 270–279.

Song M A, Benowitz N L, Berman M et al. Cigarette Filter Ventilation and its Relationship to Increasing Rates of Lung Adenocarcinoma. J Natl Cancer Inst, 2017; 109(12).

Sun S, Schiller J H, Gazdar A F. Lung cancer in never smokers – a different disease. Nat Rev Cancer, 2007; 7(10): 778–790.

Travis W D, Brambilla E, Nicholson A G et al. The 2015 World Health Organization Classification of Lung Tumors: Impact of Genetic, Clinical and Radiologic Advances Since the 2004 Classification. J Thorac Oncol, 2015; 10(9): 1243–1260.

Wakelee H A, Altorki N K, Zhou C et al. IMpower010: Primary results of a phase III global study of atezolizumab versus best supportive care after adjuvant chemotherapy in resected stage IB-IIIA non-small cell lung cancer (NSCLC). Journal of Clinical Oncology, 2021; 39(15_suppl): 8500–8500.

Wolf M, Eberhardt W, Früh M et al. Lungenkarzinom, kleinzellig (SCLC). 2019.

Wu Y L, Tsuboi M, He J et al. Osimertinib in Resected EGFR-Mutated Non-Small-Cell Lung Cancer. N Engl J Med 2020; 383: 1711–1723.

5.5

[1] Krebs in Deutschland für 2015/2016. 12. Ausgabe. Robert Koch-Institut (Hrsg.) und die Gesellschaft der epidemiologischen Krebsregister in Deutschland e. V. (Hrsg.). Berlin, 2019.

[2] Park JS, Kim J, Elghiaty A, Ham WS. Recent global trends in testicular cancer incidence and mortality. Medicine (Baltimore). 2018; 97(37): e12390.

[3] Kharazmi E, Chen T, Narod S et al. Effect of multiplicity, laterality, and age at onset of breast cancer on familial risk of breast cancer: a nationwide prospective cohort study. Breast Cancer Res Treat. 2014; 144(1): 185–192.

[4] Lip SZ, Murchison LE, Cullis PS et al. A meta-analysis of the risk of boys with isolated cryptorchidism developing testicular cancer in later life. Arch Dis Child. 2013; 98(1): 20–26.

[5] Olesen IA, Andersson AM, Aksglaede L et al. Clinical, genetic, biochemical, and testicular biopsy findings among 1,213 men evaluated for infertility. Fertil Steril. 2017; 107(1): 74–82 e7.

[6] Leitlinienprogramm Onkologie (Deutsche Krebsgesellschaft, Deutsche Krebshilfe, AWMF): S3-Leitlinie Diagnostik, Therapie und Nachsorge der Keimzelltumoren des Hodens, Langversion 1.1, 2020, AWMF-Registernummer: 043/049OL, https://www.leit-linienprogramm-onkologie.de/leitlinien/hodentumoren. (Zugriff 10.09.2021).

[7] Dieckmann KP, Radtke A, Geczi L et al. Serum Levels of MicroRNA-371a-3p (M371 Test) as a New Biomarker of Testicular Germ Cell Tumors: Results of a Prospective Multicentric Study. J Clin Oncol. 2019; 37(16): 1412–1423.

[8] Dieckmann KP, Loy V. Prevalence of contralateral testicular intraepithelial neoplasia in patients with testicular germ cell neoplasms. J Clin Oncol. 1996; 14(12): 3126–3132.

[9] Albers P, Siener R, Krege S et al. German Testicular Cancer Study G. Randomized phase III trial comparing retroperitoneal lymph node dissection with one course of bleomycin and etoposide plus cisplatin chemotherapy in the adjuvant treatment of clinical stage I Nonseminomatous testicular germ cell tumors: AUO trial AH 01/94 by the German Testicular Cancer Study Group. J Clin Oncol. 2008; 26(18): 2966–2972.

[10] Tandstad T, Ståhl O, Håkansson U et al. One course of adjuvant BEP in clinical stage I nonseminoma mature and expanded results from the SWENOTECA group. Ann Oncol. 2014; 25(11): 2167–2172.

[11] Tandstad T, Smaaland R, Solberg A et al. Management of seminomatous testicular cancer: a binational prospective population-based study from the Swedish norwegian testicular cancer study group. J Clin Oncol. 2011; 29(6): 719–725.
[12] Dieckmann KP, Dralle-Filiz I, Matthies C et al. German Testicular Cancer Study G. Testicular seminoma clinical stage 1: treatment outcome on a routine care level. J Cancer Res Clin Oncol. 2016; 142(7): 1599–1607.
[13] Milano MT, Dinh PC, Yang H et al. Solid and Hematologic Neoplasms After Testicular Cancer: A US Population-Based Study of 24 900 Survivors. JNCI Cancer Spectr. 2020; 4(3): pkaa017.

5.6

[1] Robert Koch-Institut ZfK, (https://www.krebsdaten.de).
[2] Hakenberg OW, Compérat E, Minhas S et al. Guidelines on Penile Cancer. UrowebOrg. 2020.
[3] Leitlinienprogramm Onkologie (Deutsche Krebsgesellschaft, Deutsche Krebshilfe, AWMF): S3-Leitlinie Diagnostik, Therapie und Nachsorge des Peniskarzinoms, 2020.
[4] Kidd L et al. Relationship between human papillomavirus and penile cancer – implications for prevention and treatment. Transl Androl Urol, 2017 Oct; 6(5): 791–802.
[5] Spiess PE et al. Pathophysiological basis of human papillomavirus in penile cancer: Key to prevention and delivery of more effective therapies. CA Cancer J Clin, 2016 Nov 12; 66(6):481–495.
[6] Brierley JD, Gospodarowicz MK, Wittekind C. TNM Classification of Malignant Tumours. (UICC) UfICC (ed.). Oxford: Wiley Blackwell, 2016.
[7] Flaherty A et al. Implications for human papillomavirus in penile cancer. Urol Oncol, 2014 Jan; 32(1): 53.e1–8.
[8] Chaux A, Velazquez EF, Amin A et al. Distribution and characterization of subtypes of penile intraepithelial neoplasia and their association with invasive carcinomas: A pathological study of 139 lesions in 121 patients. Hum Pathol, 2012; 2012 Jul; 43(7): 1020–1027.
[9] Alemany L, Cubilla A, Halec G et al. HPV VVAP Study Group. Role of human papillomavirus in penile carcinomas worldwide. Eur Urol, 2016 May; 69(5): 953–961.
[10] Comperat E. Pathology of Penile Cancer. Eur Urol Suppl, 2017.
[11] Chaux A, Torres J, Pfannl R, Barreto J, Rodriguez I, Velazquez EF et al. Histologic grade in penile squamous cell carcinoma visual estimation versus digital measurement of proportions of grades, adverse prognosis with any proportion of grade 3 and correlation of a gleason-like system with nodal metastasis. Am J Surg Pathol. 2009; Jul;33(7):1042–8.
[12] Powell J, Wojnarowska F. Lichen sclerosus. Lancet, May 22; 353(9166): 1777–1783.
[13] Eisendle K, Grabner T, Kutzner H, Zelger B. Possible role of Borrelia burgdorferi sensu lato infection in lichen sclerosus. Arch Dermatol, 2008; May; 144(5): 591–598.
[14] Micali G, Nasca MR, Innocenzi D. Lichen sclerosus of the glans is significantly associated with penile carcinoma. Sex Transm Infect, 2001 Jun; 77(3): 226.
[15] Pietrzak P, Hadway P, Corbishley C, Watkin N. Is the association between balanitis xerotica obliterans and penile carcinoma underestimated? Eur Urol Suppl, 2005; jul; 98(1): 74–76.
[16] Perceau G, Derancourt C, Clavel C et al. Lichen sclerosus is frequently present in penile squamous cell carcinomas but is not always associated with oncogenic human papillomavirus. Br J Dermatol, 2003; May; 148(5): 934–938.
[17] Shabbir M, Minhas S, Muneer A. Diagnosis and management of premalignant penile lesions. Therapeutic Advances in Urology, 2011. Jun; 3(3): 151–158.
[18] McKay DL, Fuqua F, Weinberg AG. Balanitis xerotica obliterans in children. J Urol. 1975; 114(5): 773–775.
[19] GA S, KJ S, WD J. Cutaneous horn of the penis: its association with squamous cell carcinoma and HPV-16 infection. J Am Acad Dermatol, 1990; 23(5 Pt 2): 969–972.
[20] Shabbir M, Minhas M, Asif M. Diagnosis and management of premalignant penile lesions. Ther Adv Urol, 2011 Jun; 3(3): 151–158.
[21] Lucia MS, Miller GJ. Histopathology of malignant lesions of the penis. Urol Clin North Am, 1992 May; 19(2): 227–246.
[22] Wieland U et al. Erythroplasia of queyrat: coinfection with cutaneous carcinogenic human papillomavirus type 8 and genital papillomaviruses in a carcinoma in situ. J Invest Dermatol, 2000 Sep; 115(3): 396–401.
[23] Zhou L et al. Expression of cyclin D1 and cyclin E significantly associates with human papillomavirus subtypes in Bowenoid papulosis. Acta Histochem, 2013; 115(4): 339–343.
[24] von Krough G, Horenblas S. Diagnosis and clinical presentation of premalignant lesions of the penis. Scand J Urol Nephrol Suppl, 2000; 34(205): 201–214.
[25] Morton CA, Birnie AJ, Eedy DJ. British Association of Dermatologists' guidelines for the management of squamous cell carcinoma in situ (Bowen's disease) 2014. Br J Dermatol, 2014 Feb; 170(2):245–260.
[26] Hama N, Ohtsuka T, Yamazakaki S. Detection of mucosal human papilloma virus DNA in bowenoid papulosis, Bowen's disease and squamous cell carcinoma of the skin. J Dermatol, 2006 May; 33(5): 331–337.
[27] P B, KH T, A R, S H, V S. Invasive squamous-cell carcinoma in giant anorectal condyloma (Buschke-Löwenstein tumor). Langenbecks Arch Chir, 1995 Mar 380(2): 115–118.
[28] Manjunath A, Brenton T, Wylie S et al. Topical Therapy for non-invasive penile cancer (Tis)-updated results and toxicity. Translational Andrology and Urology, 2017 6(5): 803–808.
[29] Longley DB et al. The interaction of thymidylate synthase expression with p53-regulated signaling pathways in tumor cells. Semin Oncol, 2003 Jun; 30(3 Suppl 6): 3–9.
[30] An Q, Robins P, Lindahl T, Barnes DE. 5-Fluorouracil incorporated into DNA is excised by the Smug1 DNA glycosylase to reduce drug cytotoxicity. Cancer Res; 2007 Feb 1; 67(3): 940–945.
[31] Alnajjar HM, Lam W, Bolgeri M et al. Treatment of carcinoma in situ of the glans penis with topical chemotherapy agents. Eur Urol 2012; 62: 923–928.
[32] Bargman H, Hochman J. Topical treatment of Bowen's disease with 5-Fluorouracil. J Cutan Med Surg, 2003; 7: 101–105.
[33] Suzuki H, Wang B, Shivji GM et al. Imiquimod, a topical immune response modifier, induces migration of Langerhans cells. J Invest 2000; 114: 135–141.
[34] Hoffmann NE, Bischof JC. The crybiology of cryosurgical injury. Urology. 2002. Aug; 60(2 Suppl 1): 40–49.
[35] Shaw K et al. Combination of imiquimod with cryotherapy in the treatment of penile intraepithelial neoplasia. 2017. JAAD Case reports 3(60): 546–549.
[36] Paoli J, Ternesten Bratel A, Löwhagen GB, Stenquist B, Forslund O, Wennberg AM. Penile intraepithelial neoplasia: Results of photodynamic therapy. Acta Derm Venereol, 2006; 86(5): 418–421.
[37] Schlenker B, Gratzke C, Seitz M et al. Fluorescence-guided laser therapy for penile carcinoma and precancerous lesions: Long-term follow-up. Urol Oncol Semin Orig Investig, 2011; 29(6): 788–793.
[38] Tang DH et al. Laser ablation as monotherapy for penile squamous cell carcinoma: A multi-center cohort analysis. Urol Oncol, 2018 Apr; 36(4): 147–152.
[39] Windahl T, Andersson S. Combined laser treatment for penile carcinoma: results after long-term followup. J Urol, 2003 Jun 1; 169(6): 2118–2121.
[40] Schlenker B, Tilki D, Seitz M et al. Organ-preserving neodymium-yttrium-aluminium-garnet laser therapy for penile carcinoma: a long-term follow-up. BJU Int 2010; 106: 786–790.
[41] Bandieramonte G, Colecchia M, Mariani L et al. Peniscopically Controlled CO2 Laser Excision for Conservative Treatment of In Situ and T1 Penile Carcinoma: Report on 224 Patients. Eur Urol, 2008; Oct; 54(4): 875–882.
[42] Hadway P, Corbishley C, Watkin N. Total glans resurfacing for premalignant lesions of the penis: initial outcome data. BJU int, 2006 Sep; 98(3): 532–536.
[43] Shabbir M et al. Glans resurfacing for the treatment of carcinoma in situ of the penis: surgical technique and outcomes. Eur Urol, 2011. 2011 Jan; 59(1): 142–147.
[44] Azrif M, Logue JP, Swindell R et al. External-beam Radiotherapy in T1–2 N0 Penile Carcinoma. Clin Oncol, 2006; May; 18(4): 320–325.

[45] Zouhair A, Coucke PA, Jeanneret W et al. Radiation therapy alone or combined surgery and radiation therapy in squamous-cell carcinoma of the penis? Eur J Cancer, 2001; 37: 198.
[46] Ozsahin M et al. Treatment of penile carcinoma: to cut or not to cut? Int J Radiat Oncol Biol Phys, 2006 66: 674.
[47] Crook J et al. Penile brachytherapy: technical aspects and postimplant issues. Brachytherapy, 2010; 9: 151.
[48] de Crevoisier R et al. Long-term results of brachytherapy for carcinoma of the penis confined to the glans (N- or NX). Int J Radiat Oncol Biol Phys, 2009; 74: 1150.
[49] Hasan S et al. The role of brachytherapy in organ preservation for penile cancer: A meta-analysis and review of the literature. Brachytherapy, 2015. 14: 517.
[50] Escande A et al. Brachytherapy for Conservative Treatment of Invasive Penile Carcinoma: Prognostic Factors and Long-Term Analysis of Outcome. International Journal of Radiation Oncology, Biology, Physics, 2008. 74(4): 1150–1156.
[51] Leijte JA, Kirrander P, Antonini N et al. Recurrence patterns of squamous cell carcinoma of the penis: recommendations for follow-up based on a two-centre analysis of 700 patients. Eur Urol, 2008; 54(1): 161–168.
[52] Minhas S, Kayes O, Hegarty P et al. What surgical resection margins are required to achieve oncological control in men with primary penile cancer? BJU Int, 2005; 96(7): 1040–1043.
[53] Koifman L, Hampl D, Koifman N et al. Radical open inguinal lymphadenectomy for penile carcinoma: surgical technique, early complications and late outcomes. J Urol, 2013 Dec; 190(6): 2086–2092.
[54] Yao K, Tu H, Li YH et al. Modified technique of radical inguinal lymphadenectomy for penile carcinoma: morbidity and outcome. J Urol, 2010; 184(2): 546–552.
[55] Nauman CM, van der Horst S, van der Horst C et al. Reliability of dynamic sentinel node biopsy combined with ultrasound-guided removal of sonographically suspicious lymph nodes as a diagnostic approach in patients with penile cancer with palpable inguinal lymph nodes. Urol Oncol, 2015; 33(9): 389.
[56] Zou ZJ, Liu ZH, Tang LY et al. Radiocolloid-based dynamic sentinel lymph node biopsy in penile cancer with clinically negative inguinal lymph node: an updated systematic review and meta-analysis. Int Urol Nephrol, 2016 Dec; 48(12): 2001–2013.
[57] Necchi A, Pond GR, Raggi D et al. Clinical Outcomes of Perioperative Chemotherapy in Patients With Locally Advanced Penile Squamous-Cell Carcinoma: Results of a Multicenter Analysis. Clin Genitourin Cancer, 2017 Oct; 15(5): 548–555 e3.
[58] Necchi A, Lo Vullo S, Nicolai N et al. Prognostic Factors of Adjuvant Taxane, Cisplatin, and 5-Fluorouracil Chemotherapy for Patients With Penile Squamous Cell Carcinoma After Regional Lymphadenectomy. Clin Genitourin Cancer, 2016 Dec; 14(6): 518–523.
[59] Nicolai N, Sangalli LM, Necchi A et al. A Combination of Cisplatin and 5-Fluorouracil With a Taxane in Patients Who Underwent Lymph Node Dissection for Nodal Metastases From Squamous Cell Carcinoma of the Penis: Treatment Outcome and Survival Analyses in Neoadjuvant and Adjuvant Settings. Clin Genitourin Cancer, 2016 Aug; 14(4): 323–330.
[60] Spiess PE. New Treatment Guidelines for Penile Cancer. JNCCN2013; 11(5.5): 659–662.
[61] Tang DH, Djajadiningrat R, Diorio G et al. Adjuvant pelvic radiation is associated with improved survival and decreased disease recurrence in pelvic node-positive penile cancer after lymph node dissection: A multi-institutional study. Urol Oncol, 2017 Oct; 35(10): 605 e17–e23.
[62] Dickstein RJ, Munsell MF, Pagliaro LC, Pettaway CA. Prognostic factors influencing survival from regionally advanced squamous cell carcinoma of the penis after preoperative chemotherapy. BJU Int, 2016 Jan; 117(1): 118–125.
[63] Pizzocaro G, Nicolai N, Milani A. Taxanes in combination with cisplatin and fluorouracil for advanced penile cancer: preliminary results. Eur Urol,2009; 55(3): 546–551.
[64] Pagliaro LC, Williams DL DD, Williams MB et al. Neoadjuvant paclitaxel, ifosfamide and ciplatin chemotherapy for metastatic penile cancer: a phase II study. J Clin Oncol, 2010; 28(24): 3851–3857.

5.7

[1] Zenger M, Ernst J, Götze H et al. Betreuungsbedarf und Betreuungswunsch von Patienten mit Prostatakarzinom – eine Längsschnitterhebung. Zeitschrift für Medizinische Psychologie, 2010; 19(2): 51–59.
[2] Riemann F. Grundformen der Angst. München: Reinhardt, 2011.
[3] Kendel F, Helbig L, Neumann K et al. Patients' perceptions of mortality risk for localized prostate cancer vary markedly depending on their treatment strategy. International journal of cancer, 2016; 139(4): 749–753.
[4] Weyland P. Das psychoonkologische Gespräch. Stuttgart: Klett-Cotta, 2018.
[5] Kendel F, Otto I, Engler J, Schrader M, Holmberg C. Living with Localized Prostate Cancer-Decision-Making and Coping with the Illness. Psychotherapie, Psychosomatik, medizinische Psychologie, 2018; 68(11): 462–469.
[6] Berberich HJB S. Psychoonkologische Aspekte Urologischer Tumorerkrankungen. In: Michel MST, JW, Janetschek G, Wirth M (ed.). Die Urologie. Berlin, Heidelberg: Springer, 2016.
[7] Speer SA, Tucker SR, McPhillips R et al. The clinical communication and information challenges associated with the psychosexual aspects of prostate cancer treatment. Soc Sci Med, 2017; 185: 17–26.
[8] Ernst J, Weißflog G, Mehnert A, Koch U. Familie, Partnerschaft und Krebs. Handbuch Psychoonkologie. Göttingen: Hogrefe, 2016. S. 284–295.
[9] Koch U, Lang K, Mehnert A, Schmeling-Kludas C. Die Begleitung schwer kranker und sterbender Menschen. Stuttgart: Schattauer, 2006.
[10] Krüger A. Prostatakrebs und urologische Tumoren. In: Mehnert A, Koch U. (Hrsg.) Handbuch Psychoonkologie. Göttingen: Hogrefe, 2016.

Kapitel 6

6.1

Ainsworth BE, Haskell WL, Herrmann SD et al. 2011 Compendium of physical activities: A second update of codes and MET values. Med Sci Sports Exerc, 2011; 43: 1575–1581.
Benke IN, Leitzmann MF, Behrens G, Schmid D. Physical activity in relation to risk of prostate cancer: a systematic review and meta-analysis Ann Oncol, 2018; 29: 1154–1179.
Bo Y, Jiansheng W. Effects of Exercise on Cancer-related Fatigue and Quality of Life in Prostate Cancer Patients Undergoing Androgen Deprivation Therapy: A Meta-analysis of Randomized Clinical Trials. Chin Med Sci J, 2017; 32: 13–21.
Institute for Health Metrics and Evaluation (IHME). Findings from the Global Burden of Disease Study 2017. Seattle, WA: IHME, 2018.
Mensink GBM, Schienkiewitz A, Lange C. Gemüsekonsum bei Erwachsenen in Deutschland. Journal of Health Monitoring, 2017; 2: 52–58.
Myers J, Prakash M, Froelicher V et al. Exercise capacity and mortality among men referred for exercise testing. N Engl J Med, 2002; 346: 793–801.
Niess A. Gefahren im Sport: Plötzlicher Herztod. In: Niebauer J (Hrsg.). Sportkardiologie. 2015. Berlin,Heidelberg: Springer. S. 67–74.
Samitz G, Egger M, Zwahlen M. Domains of physical activity and all-cause mortality: systematic review and dose-response meta-analysis of cohort studies. Int J Epidemiol 2011, 40: 1382–1400.
Saß AC, Kuhnert R, Rommel A. Unfallverletzungen bei Erwachsenen in Deutschland. Journal of Health Monitoring, 2017; 2: 97–104.
Sattelmair J, Pertman J, Ding EL et al. Dose response between physical activity and risk of coronary heart disease: a meta-analysis. Circulation, 2011; 124: 789–795.
Sawada SS, Lee IM, Naito H et al. Long-term trends in cardiorespiratory fitness and the incidence of type 2 diabetes. Diabetes Care. 2010, 33, 1353–1357.
Statistisches Bundesamt (2014) Todesursachenstatistik ab 1998. Sterbefälle, Sterbeziffern (je 100.000 Einwohner, altersstandardisiert) www.gbe-bund.de (Stand: 15.04.2015).
Wang J, Huang L, Gao Y et al. Physically active individuals have a 23 % lower risk of any colorectal neoplasia and a 27 % lower risk of advanced colorectal neoplasia than their non-active counterparts: systematic review and meta-analysis of observational studies. Br J Sports Med 2020, 54: 582–591.

Wen CP, Wai JMP, Tsai MK et al. Minimum amount of physical activity for reduced mortality and extended life expectancy: a prospective cohort study. Lancet, 2011; 378: 1244–1253.

World Cancer Research Fund/American Institute for Cancer Research. Diet, Nutrition, Physical Activity and Cancer: a Global Perspective. Continuous Update Project Expert Report 2018. www.dietandcancerreport.org (Zugriff 01.12.2021).

6.2

Dilling H, Mombour W, Schmidt MH. Internationale Klassifikation psychischer Störungen: ICD-10 Kapitel V (F) – Klinisch-diagnostische Leitlinie. Bern: Hogrefe, 2015.

Dybek I, Bischof G, Grothues J et al. The reliability and validity of the Alcohol Use Disorders Identification Test (AUDIT) in a German general practice population sample. Journal of Studies on Alcohol, 2006; 67(3): 473–481.

Fagerström K O. Determinants of Tobacco use and renaming the FTND to the Fagerström Test for Cigarette Dependence. Nicotine Tob Res, 2012; 14: 75–78.

Heinz A, Batra A, Scherbaum N et al. Neurobiologie der Abhängigkeit: Grundlagen und Konsequenzen für Diagnose und Therapie von Suchterkrankungen. Stuttgart: Kohlhammer, 2012.

Hyman SE, Malenka RC, Nestler EJ. Neural mechanism of addiction: the role of reward-related learning and memory. Annu Rev neurosci, 2006; 29: 565–598.

Jordan S, Sack P-M. Schutz- und Risikofaktoren. In: Thomas R, Schulte-Markwort, Küstner UJ, Riedesser P (Hrsg.). Suchtstörungen im Kindes- und Jugendalter. Stuttgart, New York: Schattauer, 2009. S. 127–138.

Kokkevi A, Hartgers C. EuropASI: European Adaptation of a Multidimensional Assessment Instrument for Drug and Alcohol Dependence. Eur Addict Res, 1995; 1: 208–210.

Mayfield D, McLeod G, Hall P. The CAGE questionnaire: validation of a new alcoholism screening instrument. Am J Psychiatry, 1974 Oct; 131(10): 1121–1123.

Miller W R, Rollnick S. Motivational Interviewing. Helping People Change. 3rd ed. New York: Guilford, 2012.

Prochaska JO, DiClemente CC. Towards a comprehensive model of change. In: Miller WR, Heather N (eds.). Treating addictive behaviors. New York: Plenum; 1985: 3–27.

Rummel et al. 2020 (2020): Tabak – Zahlen und Fakten zum Konsum. Deutsche Hauptstelle für Suchtfragen. Jahrbuch Sucht 2020. Lengerich: Pabst, 2020.

Schumann A, Rumpf HJ, Hapke U, John U. Deutsche Version des Fagerström-Test for Nicotine Dependence (FTND) (FTND-d) und des Heaviness of Smoking Index (HIS) (HIS-d). In: Glöckner-Rist A, Rist F, Küfner H (eds.). Elektronisches Handbuch zu Erhebungsinstrumenten im Suchtbereich (EHES). 3. Auflage. Mannheim: Institut für Umfragen, Methoden und Analysen (ZUMA) e. V., 2002.

Kapitel 7

[1] Bardehle D, Dinges M, White A. Was ist Männergesundheit? Eine Definition [What is Men's Health? A definition]. Gesundheitswesen, Bundesverband der Ärzte des Öffentlichen Gesundheitsdienstes, 2015; 78(07): e30–e39.

[2] WHO. Ottawa Charter for Health Promotion, 1986. https://www.euro.who.int/__data/assets/pdf_file/0006/129534/Ottawa_Charter_G.pdf (Zugriff 01.12.2021).

[3] WHO. Strategie zur Förderung der Gesundheit und des Wohlbefindens von Männern in der Europäischen Region der WHO. 16. September 2018. https://www.euro.who.int/__data/assets/pdf_file/0007/378205/68wd12g_MensHealthStrategy_180480.pdf (Zugriff 01.12.2021).

[4] Robert Koch-Institut. Gesundheitliche Lage der Frauen in Deutschland. RKI, 2020. S. 138 (Referenz: GEDA-Daten 2009).

[5] Robert Koch-Institut. Gesundheitliche Lage der Männer in Deutschland. RKI, 2014. S. 193 (Referenz: Präventionsbericht 2013).

[6] GKV/MDS. Präventionsbericht 2020. S. 84.

[7] Stiftung Männergesundheit (Hrsg.). Männergesundheitsbericht 2013. Im Fokus: Psychische Gesundheit. Bern: Hans Huber, 2013. S. 232.

[8] Zok K. Unterschiede bei der Gesundheitskompetenz. Ergebnisse einer bundesweiten Repräsentativ-Umfrage unter gesetzlich Versicherten. WIdO Monitor, 2014; 11(2): 1–12.

[9] Reichart E, Huntemann H, Lux T. Volkshochschul-Statistik: 57. Folge, Berichtsjahr 2018. 2., überarbeitete Auflage.

[10] Neubauer G, Winter R. Jungen- und männerbezogene Gesundheitsförderung und Prävention. In: Ministerium für Arbeit und Sozialordnung, Familie, Frauen und Senioren Baden-Württemberg (Hrsg.). Jungen- und Männergesundheit in Baden-Württemberg. Stuttgart 2015. S. 137–177.

[11] https://www.mann-und-gesundheit.com/maennergesundheit/allgemein/nicht-nur-das-auto-muss-zum-tuev (Zugriff 01.12.2021).

[12] https://www.zpg-bayern.de/js_maennergesundheit.html (Zugriff 01.12.2021).

[13] Sieverding M, Kendel F. Geschlechter(rollen)aspekte in der Arzt-Patient-Interaktion. Bundesgesundheitsblatt – Gesundheitsforschung – Gesundheitsschutz, September 2012; 55(9): 1118–1124.

[14] Theunert M, Luterbach M. Mann sein ...!? 2021. Weinheim: Beltz.

[15] https://men-center.at/ (Zugriff 01.12.2021).

Register

ELSEVIER **ESSENTIALS**

Männermedizin – das Wichtigste für Ärztinnen und Ärzte aller Fachrichtungen

Bei männlichen Patienten kommen oft andere Themen zur Sprache als bei Frauen. Deshalb brauchen Allgemeinmediziner und Allgemeinmedizinerinnen spezielles Wissen über männerspezifische Themen und Symptome.

Neben Tumoren und häufigen Erkrankungen des kardiovaskulären Systems oder der Prostata spielen auch heikle Themen wie sexuelle Funktionsstörungen, Hormonveränderungen und Depression eine Rolle.

Das Buch ELSEVIER **ESSENTIALS** Männermedizin gibt Ihnen das notwendige Rüstzeug, um Ihre männlichen Patienten kompetent und erfolgreich zu begleiten.

Unser Plus für Sie:

- **Kernaussagen am Kapitelanfang –** ein schneller Überblick über die behandelten Themen des Kapitels
- **Leitlinienempfehlungen und Evidenzangaben –** zur Absicherung Ihrer Entscheidungen
- **Patienteninfo –** wichtige Tipps auf einen Blick
- **Fallbeispiele –** Patienten-, Praxis- oder Anwendungsbeispiele
- **Interprofessionelles Team –** Hinweise für Spezialisten und Spezialistinnen aus den verschiedenen Fachrichtungen

ELSEVIER **ESSENTIALS**

Die Buchreihe für alle Ärztinnen und Ärzte, die sich über ein Thema informieren möchten, ohne dabei zu sehr ins Detail zu gehen. Kurz und prägnant liefert jeder Band das Faktenwissen, das „Nicht-Spezialisten und Nicht-Spezialistinnen" brauchen.

ELSEVIER www.elsevier.de

ISBN 978-3-437-23535-1
9 783437 235351